Vorwort zur zweiten Auflage

Die Aphasiologie hat in den letzten Jahren erheblich an allgemeinem Interesse gewonnen. Das einschlägige Schrifttum ist fast unübersehbar geworden. An dieser Vielfalt beteiligen sich eine Reihe verschiedener Disziplinen. Dabei haben sich die Linguistik und die Psychologie in den Vordergrund gespielt. Aber auch die Logopädie, die Sonderpädagogik und sogar die Informatik haben ihr Interesse kundgetan. Deshalb hat es die medizinische Forschung, die hinsichtlich der Aphasien von der Neurologie und der Phoniatrie getragen wird, schwer, nicht in den Hintergrund gedrängt zu werden. Um so erfreulicher is es, daß die Kinder- und Jugendpsychiatrie in manchen Bereichen, nämlich bei den Sprachentwicklungsstörungen und der Legasthenie, ihre Zuständigkeit betont hat. Die lokalisatorischen Fragen der Aphasie wurden durch ein neues Verfahren, welches in der Neurologie eine epochale Wirkung ausgeübt hat, die Computertomographie (CT), sehr erleichtert und auf ein neues Geleise geschoben. Seine Bedeutung wird noch dadurch unterstrichen, daß aus vielfältigen, teilweise sogar rechtlichen Gründen pathologisch-anatomische Befunde, die früher reichlich zur Verfügung standen, seltener geworden sind.

Aus allen diesen Gründen muß eine Schilderung der Aphasien, welche vor 6 Jahren geschrieben wurde, als überholungsbedürftig angesehen werden. Die Fülle der neuen, einschlägigen Publikationen ist allerdings so groß, daß man, schon aus räumlichen Gründen, nur eine Auswahl vornehmen kann. Vielfach können nur Hinweise auf vertiefte Darstellungen gegeben werden. Manche strittigen Fragen und gegensätzlichen Meinungen wurden bewußt einander gegenübergestellt. Kritik wurde dort geübt, wo Mitteilungen den eigenen Erfahrungen widersprachen. Aus der neuesten Literatur wurden einige Schwerpunkte herausgehoben, zu denen viele Autoren Beiträge lieferten. Dazu gehören die Verläufe der Aphasien, die CT-Befunde bei Aphasien, die Aphasien bei Mehrsprachigen, die Alexie, die Agraphie, einschließlich des graphischen Disconnection-Syndroms, und nicht zuletzt die Therapie der Aphasie.

Eine Tatsache darf man nicht übersehen. Es gibt viele Ärzte und Therapeuten, die mit ihrer täglichen Arbeit am Patienten so belastet sind, daß es ihnen beim besten Willen nicht möglich ist, die einschlägige Weltliteratur zu verfolgen. Dieses Buch soll ihnen die für die praktische Arbeit wichtigsten neuen Beobachtungen und Erkenntnisse in allgemein verständlicher Sprache vermitteln.

Bonn, im Sommer 1986   *Anton Leischner*

Vorwort zur ersten Auflage

Die Aphasiologie ist eine Spezialwissenschaft, die bereits auf eine fast zweihundertjährige Tradition zurückblickt. Sie begann mit der Beobachtung interessanter Einzelfälle. Dann konzentrierte sie ihr Interesse auf die Frage, bei welchen umschriebenen Hirnläsionen Sprachstörungen auftreten. Es folgten die Beobachtung und die Beschreibung der verschiedenen Aphasietypen. Solange war die Aphasiologie eine ausschließlich ärztliche Domäne, wobei an ihrer Begründung als Wissenschaft sowohl Psychiater und Neurologen als auch Internisten, Chirurgen und Otologen teilhatten. Während der beiden Weltkriege war in allen beteiligten Ländern die Anzahl der Aphasiker durch Hirnverletzungen sprunghaft gestiegen. Die Aphasiologie wurde dadurch in zweifacher Hinsicht vor neue Aufgaben gestellt. Die Forderung, die Aphasiker auch bezüglich ihrer Sprachstörungen zu behandeln, trat gebieterisch auf. Dazu wurden in den Hirnverletzten-lazaretten aber auch Nichtmediziner herangezogen. Dadurch lernten viele Psychologen und Linguisten die Phänomene der pathologisch veränderten Sprache kennen, und manche von ihnen wurden von diesen Erscheinungen so gefesselt, daß sie ihr weiteres wissenschaftliches Wirken ganz auf diese Forschungsrichtung einstellten. Seither ist die Aphasiologie kein Reservat für Mediziner mehr, sondern ein Arbeitsgebiet für viele Disziplinen.

So wichtig die Grundlagenforschung und die wissenschaftliche Analyse aller in Erscheinung tretenden sprachlichen Ausfälle auch sein mögen, die praktische Alltagsarbeit, die auf den Schultern der Therapeuten ruht, rechtfertigt und ermöglicht letzten Endes erst die Tätigkeit der Theoretiker. Es kommt nicht nur darauf an, daß einzelne Aphasiker besonders genau untersucht werden, sondern das medizinische Ziel muß sein, daß die notwendigen Möglichkeiten geschaffen werden, um alle Aphasiker, die sich dafür eignen, behandeln zu können. Die Rehabilitation der Aphasiker ist nicht nur ein qualitatives, sondern auch ein quantitatives Problem.

Als die Psychiatrie und die Neurologie noch ein gemeinsames Fach waren, entstanden im deutschen Sprachraum einige große medizinische Schulen, aus denen viele bekannte Aphasiologen hervorgegangen sind. Ich erinnere nur an die klinischen Schulen von *Wernicke* in Breslau und Halle, an die von *Pick* in Prag, von *Kleist* in Frankfurt oder an jene von *Bonhoeffer* in Berlin. Die Trennung der Psychiatrie von der Neurologie ist der Aphasiologie schlecht bekommen, denn sie war das Bindeglied zwischen diesen beiden Disziplinen, weil sie sich mit psychopathologischen Phänomenen beschäftigt, die durch organische Hirnschädigungen bedingt sind. Die Psychiatrie hat sich seither fast ganz von der Aphasiologie abgewandt; die Neurologie hat sie geerbt, aber wie viele Neurologen beschäftigen sich in unserem Lande noch mit dem Studium der Aphasien und der anderen hirnpathologischen Syndrome? Es sind seltene Ausnahmen. Die Folge ist leider, daß auch in der Ausbildung der Ärzte und selbst der Neurologen die Aphasiologie sträflich vernachlässigt wird. Es ist geradezu paradox, daß die Wissenschaft von den Nervenkrankheiten, die klinische Pathologie des Hirnanteiles, dessen Leistungen unsere ganze Kultur und Zivilisation erst ermöglicht haben, in diagnostischer Hinsicht lieber den Linguisten und Psychologen überläßt und sich um die Behandlung dieser Ausfälle nicht weiter kümmert.

Gerade der Neurologe ist aber das wichtigste Glied bei einer Gesamtrehabilitation der Aphasiker, denn Aphasien sind Hirnerkrankungen mit vielfältigen Symptomen, die sie immer in die Hand des Neurologen führen. Nur unter seiner Leitung können klinische Abteilungen für diese Kranken Bestand haben, denn die Voraussetzung dafür ist, daß stets eine so große Anzahl von Aphasikern in Behandlung steht, daß eine umfassende Behandlung mit allen notwendigen Einrichtungen und der entsprechenden personellen Ausstattung laufend durchgeführt werden kann. In solchen Einrichtungen bieten sich dann den Vertretern weiterer Spezialgebiete, vor allem den Linguisten und Psychologen, ideale Arbeitsmöglichkeiten an.

Das vorliegende Buch stellt sich einige begrenzte praktische Aufgaben. Es soll all den Neurologen und anderen Ärzten, die in ihrer Ausbildung nur ungenügend mit den Problemen der Aphasiologie bekannt gemacht worden sind, eine Hilfe sein, deren Grundtatsachen kennenzulernen oder sie sich ins Gedächtnis zurückzurufen. Sie werden in dieser Einführung auch Hinweise finden, in welchen Werken sie sich noch eingehender über spezielle Fragen Auskunft holen können. Sehr wichtig ist für den praktisch tätigen Neurologen auch die Kenntnis von den Möglichkeiten der Sprachheilbehandlung; denn er muß entscheiden können, ob sich ein Kranker für diese Behandlung eignet oder nicht. Bei dem großen Mißverhältnis zwischen der erheblichen Anzahl der zu behandelnden Kranken und den wenigen zur Verfügung stehenden Behandlungsmöglichkeiten ist eine sinnvolle Auslese der Kranken, die zur Behandlung geführt werden, unerläßlich.

Diese Einführung soll aber auch für alle anderen Disziplinen lesbar sein. Den Psychologen und Linguisten soll sie die medizinische Nomenklatur nahebringen, die medizinischen Begleiterscheinungen erläutern und den Blick für die Gesamtheit des Krankheitsbildes der einzelnen Aphasiearten öffnen. Dadurch wird jenen auch die ganze

Bedeutung ihrer Beschäftigung mit Aphasikern vor Augen geführt. Nicht zuletzt soll das Buch aber den vielen Sprachtherapeuten, die in sehr verschiedener Weise ihre Ausbildung genossen haben und sich von den täglichen therapeutischen Aufgaben manchmal überfordert fühlen mögen, die Möglichkeit geben, sich über die einzelnen Krankheitsbilder zu informieren. Ich werde mich daher bemühen, in einer klaren Sprache zu sagen, was an gesichertem Wissen zur Verfügung steht und für die praktischen Belange der Behandlung der Aphasien notwendig ist. Reine Theorien und Spekulationen würden den Leser wahrscheinlich nur verwirren. In dieser Hinsicht mußte aus didaktischen Gründen im Interesse des nicht spezialisierten Lesers manches Opfer gebracht werden.

Diese Einführung in die Aphasiologie gründet sich auf Vorlesungen über Sprachpathologie und -therapie, die ich seit 1954 an der Universität Bonn für Mediziner, Psychologen, Linguisten, Diplompädagogen und Sonderschullehrer für Sprachheilpädagogik und Lernbehindertenpädagogik halte. Das Buch ist daher nicht zuletzt für Studenten gedacht.

Das Krankengut, aus welchem dieser Leitfaden gespeist worden ist, stammt aus der Rheinischen Landesklinik für Sprachgestörte in Bonn und seinen Vorläuferstationen. Es sind 430 Aphasien, die in den Jahren 1962—1975 in stationärer Behandlung standen. Die endgültige Auswertung des Krankengutes ist noch nicht abgeschlossen. Die Tabellen, welche das Buch enthält, sind deshalb vorläufiger Natur. Die genaue Analyse des Krankengutes würde den Rahmen eines solchen Leitfadens gesprengt haben und wäre seinem Zweck auch nicht dienlich gewesen. Hier kommt es nur auf grundsätzliche Erkenntnisse an, die eine jahrzehntelange Beschäftigung mit Aphasikern vermittelt haben.

Abschließend möchte ich noch allen Mitarbeitern der Klinik meinen Dank aussprechen, denn sie haben an der Dokumentation des Krankengutes mitgeholfen, welches die Grundlage für die mitgeteilten Ergebnisse war. Nicht zuletzt aber fühle ich mich den Patienten, den vielen unbekannten Aphasikern, zu Dank verpflichtet; denn von ihnen habe ich mehr gelernt als aus den vielen Büchern und Einzelarbeiten, die ich zu lesen das Vergnügen hatte.

Bonn, im Frühjahr 1979   *Anton Leischner*

Inhaltsverzeichnis

Einleitung

Definition der Sprache

Die Sprache ist ein zwischenmenschliches Verständigungsmittel, welches sich verschiedener Sinneswege bedienen kann. Ursprünglich erfolgte die Kommunikation zwischen den Menschen vor allem auf optischem Wege durch Zeichen und Gesten. Es folgten akustische Zeichen, Rufe und Schreie. Aus ihnen entwickelte sich die mündliche Sprache. Viel später fand diese wieder eine Unterstützung durch ein Kommunikationsmittel optischer Art, welches die sprachlichen Mitteilungen für lange Zeit bewahren konnte, die Schrift. In jüngster Zeit aber entwickelten sich neue Wege akustischer Kommunikation, bei denen die Mitteilungen gespeichert werden können, die Schallplatte, das Tonband und der Computer. Die zwischenmenschliche Verständigung kann daher sowohl durch optische als auch durch akustische Sinnestätigkeit vermittelt werden. In Ausnahmefällen, z.B. in der Blindenschrift, kann auch die Kinästhesie eine Vermittlerrolle spielen. Die bei den Tieren so wichtige Verständigung durch Geruch spielt beim Menschen praktisch keine Rolle mehr. Allen menschlichen Kommunikationsmitteln ist gemeinsam, daß sie die verschiedenen Zeichen, seien es Laute oder Schriftzeichen, als Symbole benützen, die einen ganz bestimmten beständigen Bedeutungsinhalt haben.

Phylogenese der Sprache

Um die eigenartige Sonderstellung zu verstehen, welche die Sprache im Verlaufe der Entwicklung der Menschheit gewonnen hat, ist es notwendig, einen Blick in die Frühgeschichte des Menschen zu werfen. Dabei muß man sich vor Augen halten, daß der Mensch auf seinem bisherigen Entwicklungswege die längste Zeit ein Wesen ohne Sprache war. Es war die Periode des Homo erectus, welche vor etwa 1 1/2 Mill. Jahren begann und bis 120 000 Jahre v. Chr. währte. Zu dieser Zeit besaß aber der Mensch mit größter Wahrscheinlichkeit ein Gehirn, welches in seinem Grundaufbau dem unserigen nicht wesentlich verschieden war. Er konnte aufrecht gehen, beherrschte alle seine Muskeln, verfügte über sensible Empfindungen, konnte − wahrscheinlich besser als wir heute – sehen und hören, riechen und schmecken. Diese Funktionen wurden bei ihm in beiden Hirnhälften bereits von umschriebenen Regionen aus gesteuert, welche durch Leitungsbahnen mit den zugehörigen Ausführungsorganen verbunden waren. So herrschten über die Muskulatur das sensomotorische System und das extrapyramidale System, über die Sensibilität eine sensorische Rindenzone, über das Auge eine Sehrinde und über das Hören eine Hörrinde; auch Geruch und Geschmack hatten ihre zentralen Vertretungen. Diese Rindenregionen wurden mit ihren Ausführungsorganen durch Bahnen verbunden: Es sind die Pyramidenbahn und die extrapyramidalen Bahnen für das motorische System, die sensorischen Hauptbahnen für das sensible System, die Sehstrahlung für das optische und die Hörbahnen für das akustische System. Das menschliche Hirn war schon damals in seinen Grundfunktionen ein fertiger Bau. Es war aber ein paariges Organ, dessen beide Hälften sich in anatomischer und funktioneller Weise spiegelbildlich glichen. Alle Funktionen, die jenes frühe menschliche Wesen sein Eigen nannte, kann man daher als *primäre Hirnfunktionen* bezeichnen.

Durch das Zusammenleben mehrerer Menschen in Familien waren auch Kommunikationsmittel erforderlich. Zunächst genügten Gesten und unartikulierte Rufe. Je größer die Familienverbände wurden, desto dringender wurde aber der Erwerb differenzierterer Verständigungsmöglichkeiten. Der Schritt zu einer menschlichen Verständigung wurde jedoch erst getan, als mit bestimmten Lauten bestimmte Begriffe verbunden wurden, als die Laute also Symbolfunktion erhielten und mit den gleichen Lauten und Lautfolgen immer die gleichen Begriffe bezeichnet wurden. Diese Lautfolgen wurden allmählich immer länger und komplizierter; es wurden Wörter gebildet, die dann nach bestimmten syntaktischen Regeln zu Sätzen zusammengefügt wurden. Für die steigenden Ansprüche der Verständigung reichte bald die primitive Organisation des menschlichen Hirnes nicht mehr aus. Da aber das Hirn in seinem Grundaufbau bereits ein fertiges Organ war, mußte ein anderer Ausweg gefunden werden. Aus dem anatomisch paarigen Organ wurde ein physiologisch unpaariges Gebilde: Die neu erworbenen Funktionen wurden nur einer Hirnhälfte übertragen, wodurch eine zerebrale Unilateralität mit dem funktionellen Überwiegen einer Hirnhälfte in die Wege geleitet wurde. Die neuen Funktionen mußten sich in die ihnen zugewiesene Hirnhälfte physiologisch einfügen. Es entstand also nicht nur eine Lateralisation der sprachlichen Funktionen, sondern, wie es *Lhermitte* und *Tissot* richtig gekennzeichnet haben, auch eine Spezialisation in der dominanten Hirnhälfte. Diese Dominanzbildung wurde entsprechend der Kreuzung der motorischen Bahnen gekoppelt mit einem gegenseitigen Überwiegen der motorischen Fähigkeiten, der Händigkeit.

Vieles spricht dafür, daß diese Entwicklung erst nach langer Zeit, wahrscheinlich zur Zeit des Neandertalers, etwa zwischen 120 000 bis 40 000 v. Chr., beendet war. Die Sprache mußte sich sekundär in das bereits fertige Gerüst der primären Hirnfunktionen einfügen; man kann sie daher mit Recht als eine „*sekundäre*" *Hirnfunktion* bezeichnen.

Mit der Zunahme der Beziehungen zwischen größeren Menschengruppen, mit der Entwicklung des Handels, der Gründung von Städten und staatlichen Gebilden reichte die mündliche Verständigung der Menschen untereinander zur Bewältigung der wachsenden Aufgaben nicht mehr aus. Man brauchte Verständigungsmittel, welche unabhängig waren von Zeit und Ort; das war die Schrift (zu ihrer Entwicklung s. S. 192). Die ersten Spuren dieser sog. neolithischen Revolution reichen in das Zeitalter des Cromagnonmenschen, etwa 30 000 v. Chr., zurück. Auch diese Fähigkeit stand, als es galt, sie im Gehirn zu verankern, vor der gleichen Situation wie vorher die mündliche Sprache: Sie mußte sich aller Örtlichkeiten in der dominanten und teilweise wahrscheinlich auch in der nichtdominanten Hemisphäre bedienen, welche ihren einzelnen Grundelementen eine Lokalisationsmöglichkeit boten.

Primäre und sekundäre Hirnfunktionen

Die artikulierte Sprache ist heute das beherrschende Verständigungsmittel des Menschen. Neben ihr gewann im Laufe der menschlichen Entwicklung die Schriftsprache immer mehr an Bedeutung. Die Sprache steht zwar nach ihrer Wichtigkeit neben dem Sehen, dem Hören, der Motilität und der Sensibilität in der ersten Reihe der Hirnfunktionen, aber sie unterscheidet sich als sekundäre Hirnfunktion von den genannten in einigen wesentlichen Punkten. Die primären Hirnfunktionen haben nicht nur in der Hirnrinde ein eigenes Areal, welches nur dieser Funktion dient, sondern sie haben auch ein eigenes Ausführungssystem. Alle primären Hirnfunktionen sind autochthon, d.h., der Mensch erlernt sie ohne Hilfe anderer Menschen im Verlaufe seiner frühkindlichen Entwicklung. Bei den sekundären Hirnfunktionen ist das nicht der Fall. Hier genügt für die Erlernung die Entwicklungsspanne eines Kindesalters nicht. Wenn z.B. ein Kind ganz auf sich selbst gestellt wird und keinen erzieherischen Kontakt mit anderen menschlichen Wesen hat, dann erlernt es, wie etwa das Beispiel Kaspar Hauser gezeigt hat, die Sprache nicht. Nur eine jahrtausendelange phylogenetische Entwicklung vieler Generationen kann zur Erlernung solcher Funktionen führen. Es gibt aber auch noch anatomische bzw. neurohistologische Unterscheidungsmöglichkeiten zwischen primären und sekundären Hirnfunktionen. Die Rinde der motorischen Hirnregion kann man histologisch ohne weiteres von der der sensiblen, der optischen oder akustischen Region oder auch der der Geruchsphäre unterscheiden. Niemand aber kann anatomisch oder feingeweblich eine dominante von einer nichtdominanten Hemisphäre differenzieren. Die psychischen Potenzen, welche die Dominanz einer Hirnhälfte ausmachen, entziehen sich bis heute dem anatomischen Nachweis.

Man kann nun, zum Zwecke einer praktischen Nutzanwendung, diese Tatsachen auch in umgekehrter Blickrichtung betrachten. Bei allen primären Hirnfunktionen kann man ohne weiteres aus den Ausfallserscheinungen im Ausführungssystem auf bestimmte, umschriebene zerebrale Läsionen schließen. Bei den sekundären Hirnfunktionen ist das nicht ohne weiteres möglich, weil sie eben keine umschriebene zerebrale Lokalisation a priori haben. Sie haben, als sie sich im Verlaufe der phylogenetischen menschlichen Entwicklung allmählich ausbildeten, das Gehirn als ein in gewissem Grade vollendetes Funktionssystem vorgefunden, dessen einzelne Rindenabschnitte für bestimmte Grundfunktionen zuständig waren, und sie fanden auch keine peripheren Organsysteme vor, die nicht schon eine Funktion gehabt hätten. Deshalb mußten sie sich bereits vorhandener Organsysteme bedienen (z.B. die Sprache des Kau-, Freß-, Schluck- und Atmungsapparates). Sie konnten sich nur auf der Basis ihrer Grundelemente, der motorischen, sensorischen, kinästhetischen, akustischen und optischen Anteile ihrer Funktion, verankern, d.h., daß jedes dieser Teilelemente in dem für seine Grundfunktion zuständigen Bereiche des Hirnes zu lokalisieren sein wird. Die Lokalisation der sekundären Hirnfunktionen kann daher nicht umschrieben sein, sondern nur nach Art eines Funktionsnetzes, welches sich über das ganze Areal des Versorgungsgebietes der mittleren Hirnarterie mit verschiedener Schwerpunktbildung ausbreitet, gedacht werden. Dieses Funktionsnetz kann aber bei verschiedenen Individuen je nach ihrer individuellen zerebralen Grundstruktur und auch in den verschiedenen Entwicklungsstadien des Hirnes in seiner Form variieren.

Die direkte Inbeziehungsetzung von sekundären Hirnfunktionen — man kann wohl auch sagen, höherer Leistungen des Nervensystems — zu einem eng umschriebenen Hirnareal beruht daher auf falschen Voraussetzungen. Ebenso wie sich die Leistungen der Dominanz bisher noch einem anatomischen Nachweis entziehen, entziehen sich die sekundären Hirnfunktionen, die praktisch mit ihnen identisch sind, einem solchen Nachweis. Sie können deshalb nur auf den Spuren ihrer den primären Hirnfunktionen entsprechenden Grundelementen in ihrer Lokalisation verfolgt werden. Die sekundären Hirnfunktionen bewegen sich in einer anderen Schicht als die primären, einer Schicht, die jenseits des

Anatomischen liegt und die nur mit bestimmten Anteilen, eben jenen Grundradikalen, in den anatomischen Bereich hineinragen. Dieser Anteil ist lokalisierbar; die sekundären Hirnfunktionen sind nur innerhalb des Versorgungsbereiches der mittleren Hirnarterie störbar.

Der Unterschied zwischen primären und sekundären Hirnfunktionen entspricht der in der sowjetischen und in vielen osteuropäischen Literaturen üblichen Einteilung von Leistungen des I. und II. Signalsystems, die von *Pawlow* stammt und von *Kreindler* erstmals auf die Aphasieforschung angewendet worden ist. Auch der Begriff des II. Signalsystems ist kein anatomischer, sondern ein physiologischer; er deckt sich praktisch mit dem der sekundären Hirnfunktionen.

Die Tab. 1 soll die wesentlichen Unterschiede zwischen primären und sekundären Hirnfunktionen nochmals veranschaulichen:

Tabelle 1 / Unterschiede in den Hirnfunktionen /

Primäre	Sekundäre
im Gehirn präformiert	im Gehirn nicht präformiert
besitzen eine eigene umschriebene zerebrale Lokalisation	besitzen nur eine relative Lokalisation nach ihren Grundelementen
Lokalisation neurohistologisch in der Felderstruktur erkennbar	Lokalisation neurohistologisch nicht in der Felderstruktur erkennbar
unterliegen nicht der Dominanz	unterliegen der Dominanz
besitzen ein eigenes Organsystem als Ausführungssystem	besitzen kein eigenes Organsystem als Ausführungssystem
können vom Menschen ohne fremde Hilfe in der frühkindlichen Entwicklung erlernt werden	können vom Menschen nicht ohne fremde Hilfe, also ohne Erziehung, erlernt werden

Anatomische und physiologische Grundlagen der Sprachstörungen

Für das allgemeine Verständnis der folgenden Ausführungen wird es notwendig sein, einige anatomische und physiologische Vorbemerkungen zu machen.

Das menschliche Nervensystem teilt sich in das zentrale und das periphere Nervensystem. Das Zentralnervensystem setzt sich aus einzelnen Neuronen (Nervenzellen) zusammen, die morphologische und funktionelle Einheiten darstellen und ein Neuronennetz bilden. Die Erregungsleitung zwischen den einzelnen Neuronen erfolgt an besonderen Kontaktstellen, die man Synapsen nennt. Der Ablauf der höheren Leistungen des Menschen hat die funktionelle Intaktheit bestimmter Hirngebiete zur Voraussetzung. Deshalb ist es notwendig, sich zunächst über die grobe Einteilung des Zentralnervensystems einen Überblick zu verschaffen. Man unterscheidet: das Großhirn, das Zwischenhirn, das Mittelhirn, das Kleinhirn, das verlängerte Mark und das Rückenmark.

Für die Ausführung des Sprechaktes sind das sensomotorische und das extrapyramidale System von wesentlicher Bedeutung. Es sind die beiden Systeme, welche für alle Bewegungsabläufe verantwortlich sind. Beide geben ihre Impulse an das periphere motorische Neuron weiter, welches die Muskeln innerviert.

Sensomotorisches System

Das sensomotorische System besteht aus den langen motorischen und sensorischen Bahnen und ihren vielfachen Verbindungen mit den subkortikalen Strukturen.

Das pyramidale System (Abb. 1) verbindet die motorische Region der Großhirnrinde mit dem Rückenmark und hat seinen Ursprung in der motorischen Zone der Großhirnrinde, vor allem in der vorderen Zentralwindung. Es dient den bewußten, willkürlichen Einzelbewegungen.

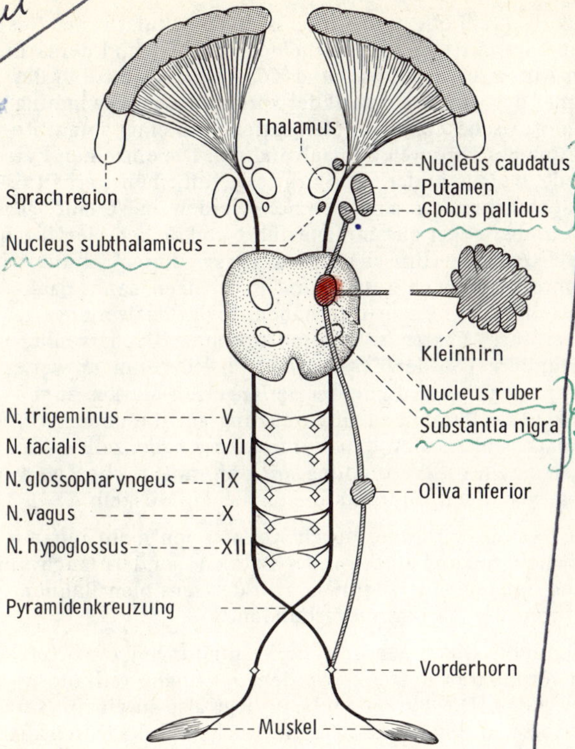

Abb. 1 Pyramidales und extrapyramidales System

Die Ganglienzellen der vorderen Zentralwindung sind bestimmten Muskelgruppen zugeordnet, d.h., bei der Zerstörung eines bestimmten Gebietes dieser Hirnwindung wird eine ganz bestimmte Muskelgruppe gelähmt. Es besteht also eine lokalisatorische Beziehung zwischen den einzelnen Abschnitten der vorderen Zentralwindung und den einzelnen Muskelgruppen des Menschen. Da der größte Teil der Pyramidenbahn in ihrem Verlaufe kreuzt, entspricht die vordere Zentralwindung der Muskulatur der gegenüberliegenden Körperhälfte. Zur näheren Lokalisation der einzelnen Muskelgruppen ist zu sagen, daß der Mensch in der vorderen Zentralwindung sozusagen auf dem

Kopf steht, d.h., in ihrem obersten Anteil ist die Muskulatur des Fusses und der Beine, im mittleren Anteil die des Rumpfes und der Arme und im unteren Anteil die des Halses und Kopfes lokalisiert. Für das Sprechen ist daher der unterste Anteil der vorderen Zentralwindung das wichtigste motorische Zentrum. Man spricht von einer somatotopischen Gliederung der vorderen Zentralwindung. Die einzelnen Pyramidenbahnanteile, welche in der Großhirnrinde von einem verhältnismäßig großen Gebiet ihren Ausgang nehmen, werden im Verlaufe gegen den Hirnstamm immer enger zusammengeführt und ziehen hier durch die innere Kapsel und den Hirnschenkelfuß (Pes pedunculi) hindurch, indem sie mehrere Drehungen ausführen. Sie gelangen dann, nachdem sie das Mittelhirn durchschritten haben, bis in das verlängerte Mark, wo ein Teil ihrer Fasern an den motorischen Hirnnervenkernen endet. Der andere Teil der Fasern zieht im Rückenmark weiter abwärts und tritt am unteren Ende des verlängerten Markes zum größten Teil durch die Pyramidenbahnkreuzung auf die andere Hälfte des Rückenmarkes über. Von den Vorderhornganglienzellen wird über die Vorderwurzeln die Verbindung mit den motorischen Nerven hergestellt. Diese versorgen ihrerseits die einzelnen Muskeln.

Das pyramidale System wird aber durch Kollateralen nicht nur mit den Ursprungszellen anderer absteigender Bahnen, sondern auch mit den Schaltstellen aufsteigender Bahnen, also der sensiblen Bahnen, und den Strukturen des Kleinhirns verbunden.

Zu den absteigenden Bahnen gehören die Verbindungen zum Nucleus ruber und zum retikulären System, von denen schnelle retikulospinale Bahnen ausgehen. Die Pyramidenbahn liegt also in einem Netz von Parallelbahnen von der Rinde bis zum Rückenmark. Durch die aufsteigenden Afferenzen können die kortikospinalen Bahnen Einfluß nehmen auf die sensorischen Mitteilungen. Die wichtigsten Afferenzen gehen vom Thalamus aus. Die verschiedenen Thalamuskerne entsenden ihre Afferenzen zu bestimmten Rindengebieten. So bestehen afferente Verbindungen vom Nucleus medialis dorsalis zur präfrontalen Region, vom Nucleus ventralis lateralis zur präzentralen Region, vom Nucleus ventralis posterior zur vorderen und vom Nucleus lateralis posterior zur hinteren Parietalregion sowie vom Pulvinar zur parietotemporopräokzipitalen Region (nach *Creutzfeld*).

Das Pyramidensystem bildet daher durch seine vielfachen Afferenzen aus den sensiblen Bahnen und aus dem Thalamus eine sensomotorische Einheit oder, wie *Armand* es ausgedrückt hat, es gelang durch die neueren Forschungen zu einer plurifunktionellen Vorstellung vom Pyramidensystem zu kommen.

Für das menschliche Sprechen sind diejenigen Pyramidenbahnfasern von Wichtigkeit, welche zu den unteren Hirnnervenkernen, besonders dem motorischen Glossopharyngeus- und Vaguskern ziehen. Von diesen Hirnnervenkernen gehen nämlich die motorischen Nerven, d.h. die Bewegungsnerven aus, welche zum Schlund und zum Kehlkopf führen. Aber auch der motorische Trigeminuskern, der Fazialiskern und der Hypoglossuskern sind für das Sprechen von Bedeutung. Vom Trigeminuskern ziehen die motorischen Nerven zur Kaumuskulatur, vom Fazialiskern zur Gesichts-, insbesondere zur Lippenmuskulatur und vom Hypoglossuskern zur Zunge. Die vordere Zentralwindung mit den geschilderten Pyramidenbahnteilen, die unteren motorischen Hirnnervenkerne und die motorischen Nerven, welche von ihnen zur Zunge, zu den Lippen, zur Wange, zum Schlund und zum Kehlkopf ziehen, kann man unter den Gesamtbegriff des nervösen Anteiles des Sprechapparates und seiner Vertretung im Großhirn zusammenfassen. Ist dieser Apparat an irgendeiner der gekennzeichneten Stellen gestört, dann kommt es zu einer Störung des Sprechens, zu einer Dysarthrie oder, wenn diese Störung so schwer ist, daß überhaupt kein Laut mehr ausgesprochen werden kann, zu einer Anarthrie.

Von besonderer klinischer Wichtigkeit ist, daß die Hirnnervenkerne, von denen die unteren motorischen Hirnnerven zur Sprechmuskulatur ziehen, supranukleär beiderseits mit der motorischen Zentralregion verbunden sind (eine Ausnahme machen nur die Mundäste des Fazialis). Dadurch ist nicht nur das Atmen und Schlucken, sondern auch das Sprechen besonders gesichert. Schwere Dysarthrien treten deshalb nur dann ein, wenn beiderseitige supranukleäre Läsionen dieser unteren motorischen Hirnnerven vorliegen, wie sie etwa bei der Pseudobulbärparalyse vorkommen.

Extrapyramidales System

Das extrapyramidale System (Abb. 1, S. 7) ist ein motorisches System, welches dem pyramidalen System nebengeschaltet ist und seinen Ursprung in den großen Hirnstammganglien, besonders im Linsenkern und vor allem in dem Teil dieses Kernes, welcher Globus pallidus heißt, nimmt.

Im Gegensatz zum Pyramidensystem hat das extrapyramidale System folgende Eigenschaften:

1. Es besteht aus einer Reihe großer, grauer Ganglien, die im Endhirn, im Zwischenhirn und im Mittelhirn liegen. Die wichtigsten Anteile des extrapyramidalen Systems sind:
   im Endhirn das Putamen und der Nucleus caudatus,
   im Zwischenhirn der Globus pallidus und der Nucleus subthalamicus,

im Mittelhirn der rote Kern (Nucleus ruber) und die schwarze Substanz (Substantia nigra).

2. Es dient den unbewußten, automatischen Massen- und Reaktivbewegungen.

Die größte Bedeutung für die unbewußte Motilität hat der Linsenkern (Nucleus lentiformis). Dieser besteht aus zwei Teilen gegensätzlicher Funktion, dem Neostriatum (Putamen-Schale und Kaudatum-Schwanzkern) und dem Paläostriatum, dem Globus pallidus. Der eigentliche Motor des extrapyramidalen Systems ist der Globus pallidus. Das Putamen wirkt als seine Bremse. Mit dem Globus pallidus eng verbunden sind der Nucleus ruber und die Substantia nigra. Durch Läsionen je eines Teils der beiden gegensätzlich wirkenden Systeme kommt es zu einander gegensätzlichen Syndromen.

Sind der Globus pallidus und die Substantia nigra betroffen, so ist der Motor ausgeschaltet, und nur die Bremse wirkt. Es entsteht dann das sog. hypertonisch-hypokinetische Syndrom.

Hypertonisch-hypokinetisches Syndrom

Der Kranke weist einen erhöhten Spannungszustand der Muskulatur auf, den man Rigor nennt. Die unbewußten automatischen und reaktiven Bewegungen sind vermindert oder fehlen ganz. Die Mimik ist starr, der ganze Körper versteift, der Gang dadurch schwer behindert und der Stand unsicher. Gibt man dem Kranken im Stehen einen Stoß nach vorn, muß er eine Reihe von kleinen Schritten machen, ehe er stehenbleiben kann (Propulsion). Das gleiche geschieht, wenn man ihm im Stehen einen Stoß nach hinten (Retropulsion) oder nach der Seite (Lateropulsion) gibt. Außerdem ist für dieses Syndrom ein Händezittern, ein sog. Antagonistentremor, charakteristisch.

Die typischen Krankheitsbilder, welche ein hypertonisch-hypokinetisches Syndrom aufweisen, sind die Paralysis agitans, der postenzephalitische Parkinsonismus, die progressive hepatolentikuläre Degeneration (Wilsonsche Erkrankung) und Linsenkerndegenerationen bei Kohlenoxid- und Manganvergiftung.

Ist aber das Neostriatum lädiert, dann wird der Motor, der Globus pallidus, enthemmt, und es kommt zum hypotonisch-hyperkinetischen Syndrom.

Hypotonisch-hyperkinetisches Syndrom

Dabei ist der Spannungszustand der Muskulatur herabgesetzt, und die Glieder sind überstreckbar. Es treten unwillkürliche, überschies-

sende, enthemmte Massenbewegungen auf, die Hyperkinesen. Die
typischen Krankheitsbilder, bei denen dieses Syndrom in Erscheinung
tritt, sind die *Chorea*, der Veitstanz, bei der man eine Huntington-Chorea,
eine heredodegenerative Erkrankung des Erwachsenenalters, und
eine Chorea minor, eine postinfektiöse Erkrankung im Kindesalter, unterscheiden kann, und die *A thetose* double, eine heredodegenerative
Erkrankung, die auch nach schweren frühkindlichen Hirnschädigungen in Erscheinung treten kann.

Die Motilitätsstörungen bei allen diesen extrapyramidalen Syndromen
betreffen aber nicht nur die Muskulatur der Extremitäten, sondern
auch die von den Hirnnerven versorgten Muskeln, also auch die
Sprechmuskulatur. Es ist daher ganz natürlich, daß diese Syndrome
von einer Dysarthrie begleitet werden.

Die Systeme, welche bisher beschrieben wurden, sind nicht für die
Sprache selbst zuständig, sondern nur für das Ausführungssystem der
Sprechbewegungen. Das Pyramidensystem ermöglicht die Einzelinner-
vationen der Sprechmuskulatur; das extrapyramidale System automatisiert sie und sorgt für ihre unbewußte Steuerung. Es gibt aber auch
Kranke, bei denen die Pyramidenbahn, die motorischen Hirnnervenkerne im verlängerten Mark, die motorischen Hirnnerven, welche den
Sprechapparat versorgen, das extrapyramidale System und der Sprechapparat selbst, ganz unversehrt sind, und dennoch können sie nicht
sprechen.

Man muß scharf zwischen den Störungen des Sprechens und den Störungen der Sprache unterscheiden. Die Störungen des Sprechens sind
Störungen einer primären, die Störungen der Sprache die einer sekundären Hirnfunktion. Diese Unterscheidung ist im deutschen Schrifttum leider nicht Allgemeingut. Die geschilderten motorischen Systeme beziehen sich auf das Sprechen. Es gibt aber noch ein anderes, übergeordnetes System, welches für die Sprache zuständig ist.
Störungen des Sprechens sind Störungen im neuromuskulären Inner-
vationssystem des Sprechapparates oder im Sprechapparat selbst. Es
ist bezeichnend, daß man vom Sprechapparat und nicht vom Sprachapparat spricht. Bei diesen Störungen des Sprechens kann aber die
Sprache selbst, also die psychische Fähigkeit, Sprache zu bilden und
mit der Sprache umzugehen, ungestört sein. Andererseits gibt es
aber Kranke, bei denen der Sprechapparat mit allen seinen neuromuskulären Innervationen intakt ist, und dennoch können sie keine
sprachlichen Mitteilungen formulieren oder sonst mit der Sprache
umgehen. Die Störungen der höheren Sprachfähigkeit nennt man
Aphasien. Es ist notwendig, zum pathologisch-anatomischen und
pathophysiologischen Verständnis der Aphasien sich zunächst einen
Überblick über die Großhirnhemisphären zu verschaffen (Abb. 2).

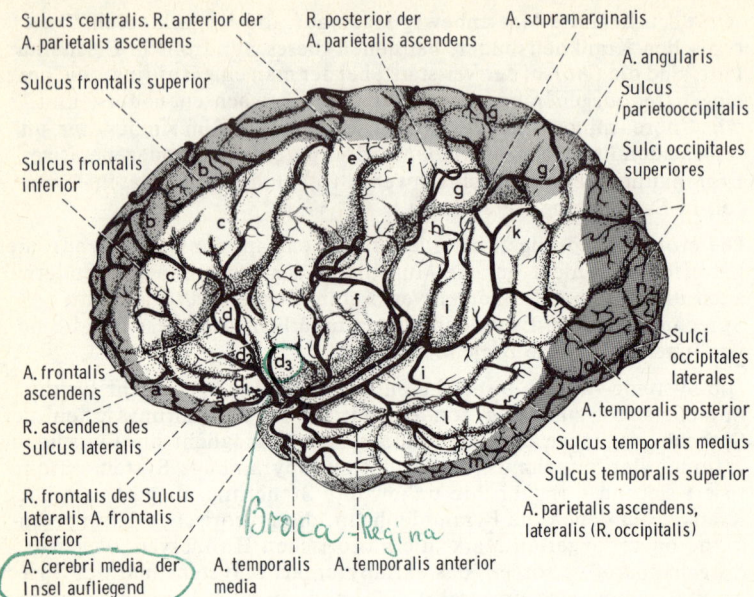

Abb. 2   Linke Hemisphäre von außen (aus: **E. Pernkopf**: Topographische Anatomie des Menschen, Bd. IV/2. Urban & Schwarzenberg, München 1960):

a	=	Gyri orbitales	g	=	Lobulus parietalis superior et inferior
b	=	Gyrus frontalis superior			
c	=	Gyrus frontalis medius	h	=	Gyrus supramarginalis
d	=	Gyrus frontalis inferior	i	=	Gyrus temporalis superior
d_1	=	Pars orbitalis	k	=	Gyrus angularis
d_2	=	Pars triangularis	l	=	Gyrus temporalis medius
d_3	=	Pars opercularis	m	=	Gyrus temporalis inferior
e	=	Gyrus praecentralis	n	=	Gyri occipitales superiores
f	=	Gyrus postcentralis	o	=	Gyri occipitales laterales

(Labels d_1, d_2, d_3 grouped as "des Gyrus frontalis inferior")

e motor. Rindenzentrum

Großhirnhemisphären

Zur Orientierung an der Außenseite der Hemisphären dient am besten die große seitliche Furche, die Fissura lateralis Sylvii. Oberhalb dieser Furche liegt vorn das Stirnhirn (Frontale); daran schließen sich die großen, vertikal verlaufenden Windungszüge der vorderen und hinteren Zentralwindung an. Unterhalb der Sylvischen Furche liegt das Schläfenhirn (Temporale). Die Sylvische Furche läuft nach hinten hin aus in den Gyrus supramarginalis. Die Furche zwischen der ersten und zweiten Temporalwindung mündet in den Gyrus angularis. Der Gyrus supramarginalis und der Gyrus angularis bilden die Basis des unteren Scheitelläppchens (Parietale). Die hinteren Anteile des Temporallappens und des Parietallappens grenzen an den Hinterhauptslappen (Okzipitale). Bei den genannten Hirnlappen kann man noch folgende Windungen unterscheiden:

Frontallappen:
Der Frontallappen (Stirnlappen) besitzt drei Windungszüge, die ungefähr horizontal, aber etwas von vorn nach hinten ansteigend, verlaufen. Es sind:

die 1. Stirnwindung, der Gyrus frontalis superior,
die 2. Stirnwindung, der Gyrus frontalis medius und
die 3. Stirnwindung, der Gyrus frontalis inferior.

Die Basis der 3. Stirnwindung teilt sich in eine Pars orbitalis, eine Pars triangularis und eine Pars opercularis. In letzterer befindet sich die Broca-Region.

Zentralregion:
Die Zentralregionen teilen sich in eine vordere Zentralwindung, den Gyrus praecentralis und eine hintere Zentralwindung, den Gyrus postcentralis. Die vordere Zentralwindung ist das motorische Rindenzentrum. Die somatotopische Gliederung der vorderen Zentralwindung haben *Fritsch* u. *Hitzig* (1870) durch tierexperimentelle Untersuchungen nachgewiesen. Von der vorderen Zentralwindung nimmt die große motorische Hauptbahn, die Pyramidenbahn, ihren Ausgang. Die hintere Zentralwindung ist in gleicher Weise für die Sensibilität in somatotopischer Art gegliedert. Sie ist die zentrale Endstelle der großen sensiblen Hauptbahn. Von manchen Autoren wird die vordere Zentralwindung noch zum Stirnhirn, die hintere Zentralwindung schon zum Scheitelhirn gerechnet. Es erscheint aber zweckmäßiger, die Zentralregion aus hirnphysiologischen Gründen aus der übrigen Lappeneinteilung herauszuheben, weil diese beiden Windungen nicht der Dominanz einer Hirnhälfte unterstellt sind und nur primären Hirnfunktionen dienen.

Parietallappen: - Scheitellappen -
Der Parietallappen (Scheitellappen) gliedert sich in einen Lobulus parietalis superior und einen Lobulus parietalis inferior. Zu letzterem gehören an seiner Basis die schon erwähnten Gyrus supramarginalis, der von der klassischen Aphasielehre als das Agraphiezentrum, und der Gyrus angularis, der von dieser Lehre als das Alexiezentrum angesehen wurde.

Temporallappen:
Der Temporallappen (Schläfenlappen) gliedert sich in:

die 1. Schläfewindung, den Gyrus temporalis superior (das hintere
Drittel dieser Windung wurde von *Wernicke* [1874] als das sensorische Sprachzentrum bezeichnet),
die 2. Schläfewindung, den Gyrus temporalis medius,
die 3. Schläfewindung, den Gyrus temporalis inferior,
die 4. Schläfewindung, den Gyrus fusiformis,
die 5. Schläfewindung, den Gyrus hippocampi.

In dieser Windung berühren sich die Hemisphären mit dem limbischen System, welches insbesondere im Unkus und im Nucleus amygdalae, dem Mandelkern, sein hinteres Ende hat. Die Verbindung des
Temporallappens mit dem limbischen System ist deshalb besonders
wichtig, weil sie gleichzeitig die Verbindung des Sprachgedächtnisses
mit dem Allgemeingedächtnis darstellt.

Zum Temporallappen gehören aber auch die Inselwindungen, die
Gyri temporales transversi, die Heschlsche Querwindung und der Gyrus insulae. Sie liegen in der Tiefe des Sulcus lateralis. In der Heschlschen Querwindung ist der Sitz des Hörzentrums.

Okzipitallappen:
Der Okzipitallappen (Hinterhauptlappen) gliedert sich an der Außenseite in:

die Gyri occipitales superiores,
die Gyri occipitales laterales und
die Gyri occipitales inferiores.

An der Innenseite des Hinterhauptlappens findet sich der Kuneus
(der Keil) und der Gyrus lingualis. Zwischen diesen beiden Windungen liegt der Sulcus calcarinus. Die ihn begrenzenden Lippen, die
Kuneuslippe und die Lingualislippe, enthalten das Sehzentrum, von
dem die Sehstrahlung ausgeht.

Limbisches System

Man kann − nach *Jung* (1967) − zwei Arten von Gedächtnissen unterscheiden, ein allgemeines Gedächtnis und ein spezielles Sprachgedächtnis. Letzteres ist bei der amnestischen Aphasie gestört. Diese
Störung besteht in der Unfähigkeit, akustisch mitgeteilte sprachliche
Inhalte, also vornehmlich Wörter, zu speichern. Wenn man die gleichen Bezeichnungen dem Kranken in Form von Bildern vorlegt (etwa Tierbilder, deren Namen er nicht nennen konnte), dann kann er
diese im Gedächtnis behalten und aus einer größeren Menge von Bildern wieder heraussuchen. Das gleiche gilt für Zahlen, Satzzeichen

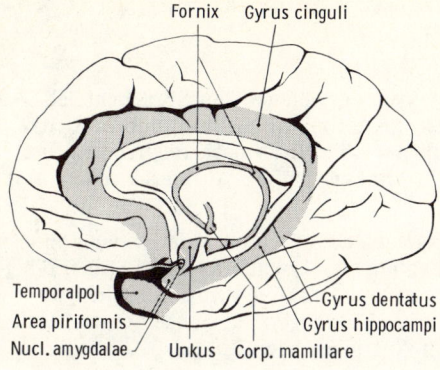

Fornix   Gyrus cinguli

Temporalpol
Area piriformis
Nucl. amygdalae
Unkus   Corp. mamillare
Gyrus dentatus
Gyrus hippocampi

Abb. 3 Übersicht über die Strukturen des limbischen Kortex (Grauton) (aus: *H. Caspers:* Zentralnervensystem. In: Kurzgefaßtes Lehrbuch der Physiologie, 4. Aufl., hrsg. von *W.D. Keidel.* Thieme, Stuttgart 1975)

oder Buchstaben. Alle Symbole, welche dem Kranken auf optischem Wege zugeführt werden können, kann er behalten. Auch kinästhetische Reize kann er in seinem Gedächtnis speichern. Bei den Störungen des Sprachgedächtnisses liegen die Läsionen im hinteren Anteil des oberen Temporale der überwertigen Hirnhälfte.

Die allgemeine Merkfähigkeit ist hingegen an die Intaktheit des limbischen Systems geknüpft. Als *Gamper* (1928) als erster bei Störungen der Merkfähigkeit im Rahmen eines amnestischen Syndroms Ganglienzellenausfälle in den Corpora mamillaria feststellte, hatte er die Aufmerksamkeit der Psychiater von der Großhirnrinde auf die tieferen Strukturen des Hirnstammes gelenkt. Spätere Untersuchungen haben die Befunde *Gampers* immer wieder bestätigt, jedoch auch die Erkenntnis gebracht, daß es nicht nur die Corpora mamillaria waren, deren Läsion zur Störung der Merkfähigkeit führte, sondern daß das ganze System, in welches sie eingebettet sind, welches von ihnen über den Fornix, den Gyrus fornicatus (cinguli) bis zum Hippokampus (Unkus) und zum Nucleus amygdalae des unteren Schläfenlappens reicht und das man das limbische System nennt, eng mit der Fähigkeit zusammenhängt, Gedächtnisinhalte zu speichern. Die Abb. 3 kennzeichnet die ganze Ausdehnung des limbischen Systems.

Wenn bei Aphasien auch Läsionen des limbischen Systems vorhanden sind, dann wird sich das Bild der amnestischen Aphasie entsprechend vielgestaltiger zeigen, und allgemeine Störungen der Merkfähigkeit werden in Erscheinung treten.

Retikuläres System

Es gibt aber noch ein anderes System, welches den Sprachantrieb entscheidend beeinflußt. Es ist das retikuläre System, dessen Strukturen vom Zwischenhirn bis in das obere Halsmark reichen und bei dessen Läsion die Vigilanz, die sinnesgerichtete Aufmerksamkeit und der Antrieb leiden.

Während also das Versorgungsgebiet der A. cerebri media der dominanten Hemisphäre unmittelbar mit der Lokalisation der Sprachfähigkeit zusammenhängt, wird diese noch indirekt vom limbischen System und vom retikulären System hinsichtlich der allgemeinen Merkfähigkeit und des sprachlichen Antriebes beeinflußt.

Optisches System

Die Lichtreize, welche von der Außenwelt das Auge treffen, werden von der Retina über den Sehnerv (N. opticus) weitergeleitet. Sie gelangen zur Sehnervenkreuzung (Chiasma opticum). Die Bündel des Sehnerven sind so angeordnet, daß die von der rechten Hälfte der linken Retina und die von der linken Hälfte der rechten Retina kommenden Fasern im Chiasma zur anderen Seite kreuzen, während die von der linken Hälfte der linken Retina und die von der rechten Hälfte der rechten Retina kommenden Fasern nicht kreuzen. Im Chiasma erfolgt also eine teilweise Kreuzung der Optikusfasern (Abb. 4). Die nun teilweise gekreuzten Fasern ziehen zum Tractus opticus und von hier zum äußeren Kniehöcker (Corpus geniculatum laterale) weiter. Von dort aus verläuft nach Einschaltung einer Verbindung zu den vorderen Vierhügeln (Colliculi superiores) die Sehstrahlung (Radiatio optica) an den Rändern des Hinterhornes, des hinteren Teiles der Seitenventrikel zum Sehzentrum, dem Sulcus calcarinus, der Sehrinde im Okzipitale. Diese setzt sich aus einer oberen, der Kuneuslippe, und aus einer unteren, der Lingualislippe, zusammen.

Läsionen, welche an den verschiedenen Stellen der Sehbahn auftreten, führen zu verschiedenen Ausfällen des Gesichtsfeldes. Ist der N. opticus zerstört, dann tritt eine Blindheit (Amaurose) des gleichseitigen Auges ein. Läsionen im Chiasma opticum führen zu verschiedenen Gesichtsfelddefekten, je nachdem, ob die sich kreuzenden Fasern in der Mitte oder die sich nicht kreuzenden Fasern an den Seiten betroffen werden (Abb. 5). Wird die Mitte der Kreuzung zerstört, dann tritt eine bitemporale Hemianopsie auf. Sie wird bei Hypophy-

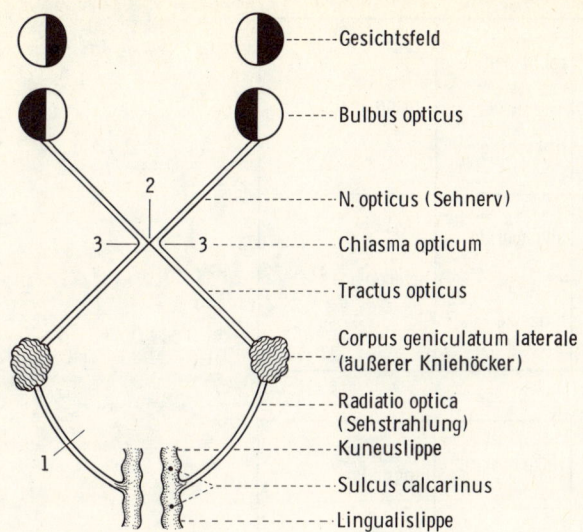

Gesichtsfeld

Bulbus opticus

N. opticus (Sehnerv)

Chiasma opticum

Tractus opticus

Corpus geniculatum laterale
(äußerer Kniehöcker)

Radiatio optica
(Sehstrahlung)

Kuneuslippe

Sulcus calcarinus

Lingualislippe

Abb. 4 Zentrale Sehbahn: 1 = Läsion der linken Sehstrahlung, rechtsseitige homonyme Hemianopsie, 2 = Läsion bei bitemporaler Hemianopsie, 3 = Läsionen bei binasaler Hemianopsie

sentumoren beobachtet. Viel seltener sind Läsionen, die gleichzeitig von beiden Seiten die äußeren, ungekreuzten Fasern schädigen. Dies kann bei beiderseitigen Karotisaneurysmen oder bei den manchmal sehr unregelmäßig wachsenden Kraniopharyngeomen vorkommen. Dann tritt eine binasale Hemianopsie ein. Da die bitemporalen und die binasalen Hemianopsien immer die ungleichen Gesichtsfeldhälften betreffen, faßt man sie unter dem Namen „heteronyme Hemianopsien" zusammen. Trifft die Läsion den Tractus opticus oder die Sehstrahlung, dann treten Hemianopsien auf, die auf beiden Augen das gegenseitige Gesichtsfeld auslöschen (homonyme kontralaterale Hemianopsie). Solche Hemianopsien sind bei Aphasien nicht selten zu beobachten. Weil Aphasien in der Regel bei linkshirnigen Prozessen auftreten und die Sehstrahlung in der Tiefe des Temporallappens um das Hinterhorn des Seitenventrikels herumzieht, sind es vor allem in die Tiefe des linken Temporallappens reichende Prozesse, die neben einer Aphasie eine rechtsseitige homonyme Hemianopsie verursachen. Da sich der Sulcus calcarinus aus zwei verschiedenen Windungszügen, der oberen Kuneuslippe und der unteren Lingualislippe, zusammensetzt, ist es möglich, daß jede dieser Lippen von einer Läsion getrennt befallen wird. Deshalb kann es auch zu Quadrantenhemianop-

⬤ ⬤	rechtsseitige	homonyme
⬤ ⬤	linksseitige	
⬤ ⬤	bitemporale	heteronyme
⬤ ⬤	binasale	

a

⬤ ⬤	linke obere	re. Gyrus Lingualis
⬤ ⬤	rechte obere	li. Gyrus Lingualis
⬤ ⬤	linke untere	re. Kuneus
⬤ ⬤	rechte untere	li. Kuneus

b

Abb. 5 a) Hemianopsien, b) Quadrantenhemianopsien, Lokalisation

sien kommen. Bei ihnen ist nur ein Viertel, ein Quadrant, des Gesichtsfeldes ausgelöscht. Dabei tritt wiederum eine Kreuzung ein, Läsionen des Kuneus beeinträchtigen die unteren, Läsionen des Lingualis die oberen Gesichtsfeldanteile. Man kann daher unterscheiden bei
Läsionen:

des re. Kuneus eine Quadrantenhemianopsie li. unten,
des li. Kuneus eine Quadrantenhemianopsie re. unten,
des re. Lingualis eine Quadrantenhemianopsie li. oben und
des li. Lingualis eine Quadrantenhemianopsie re. oben.

Das zentrale Sehen ist bei den Läsionen der Sehstrahlung meist erhalten. Da die Hemianopsien bei den Aphasien in der Regel durch Läsio-

nen der Sehstrahlung hervorgerufen werden, bestehen Störungen des zentralen Sehens bei Aphasien meist nicht. In der Abb. 5 sind deshalb bei den homonymen Gesichtsfeldausfällen die Orte des zentralen Sehens ausgespart geblieben.

Akustisches System

Die Schallwellen, welche vom Trommelfell aufgenommen werden, werden über die Gehörknöchelchen des Mittelohres zur Schnecke, der Kochlea, weitergeleitet und erreichen damit das Innenohr. Im Ganglion spirale der Kochlea beginnt die zentrale Hörbahn, deren untere Anteile in der Medulla oblongata, dem verlängerten Mark, liegen. Die zentrale Hörbahn besteht aus einer Kette hintereinander geschalteter Ganglienzellengruppen. Die nächsten sind die Nuclei cochleares ventrales und dorsales. Es folgt das Corpus trapezoideum, der Trapezkörper, die Oliva superior, die obere Olive und der Lemniscus lateralis, die laterale Schleife. Im Mittelhirn sind die nächsten Stationen dieser Neuronenkette, die Colliculi caudales, die unteren Vierhügel, gelegen. Das wichtigste Zwischenhirnganglion der Hörbahn ist das Corpus geniculatum mediale, der innere Kniehöcker. Von hier gehen die Verbindungen zur primären Hörrinde, der Heschlschen Querwindung der Insel. Alle diese Ganglienzellgruppen der Hörbahn haben Verbindungen zur gleichen Gruppe der Gegenseite. In der Abb. 6 sind diese Verhältnisse stark schematisch wiedergegeben.

Das Wahrnehmen von Klängen und Geräuschen ist eine Hörleistung, die zu den primären Hirnfunktionen gehört; sie kann von beiden Hemisphären unabhängig voneinander geleistet werden. Anders ist es mit sprachlichen Mitteilungen und deren Verständnis. Das Sprachverständnis ist eine sekundäre Hirnfunktion, die der Dominanz einer Hemisphäre unterliegt. Die Analyse der sprachlichen Mitteilungen erfolgt daher erst in der Sprachregion der dominanten Hemisphäre.

Balken

Der Balken, das Corpus callosum, ist das wichtigste Kommissurensystem des Gehirnes. Er teilt sich in:

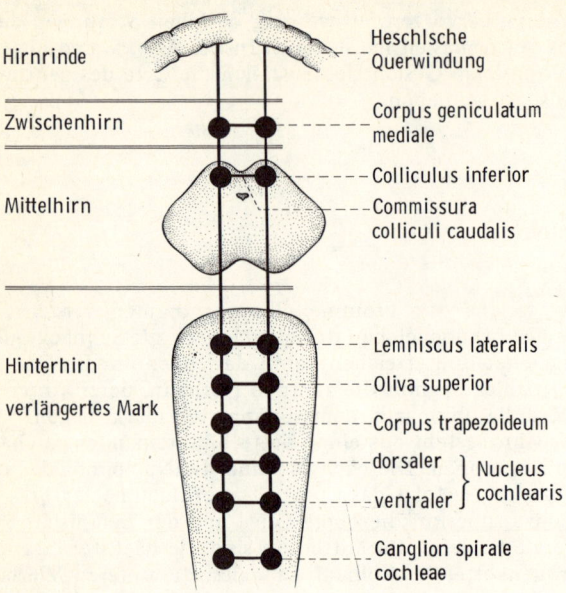

Hirnrinde — Heschlsche Querwindung

Zwischenhirn — Corpus geniculatum mediale

Mittelhirn — Colliculus inferior — Commissura colliculi caudalis

Hinterhirn — Lemniscus lateralis

verlängertes Mark — Oliva superior — Corpus trapezoideum

dorsaler ⎫ Nucleus
ventraler ⎭ cochlearis

Ganglion spirale cochleae

Abb. 6 Zentrale Hörbahn

das Rostrum corporis callosi, den Balkenschnabel, der die vorderen Anteile,
den Truncus corporis callosi, den Balkenkörper, der die mittleren, und
das Splenium corporis callosi, den Balkenwulst, der die hinteren Anteile der beiden Hemisphären miteinander verbindet.

Sprechstörungen

Dysarthrien

Definition:
Dysarthrien sind Störungen des Sprechens, hervorgerufen durch Lähmungen oder Koordinationsstörungen der Muskulatur des Sprechapparates. Sie sind verursacht durch organische Läsionen im neuromuskulären System des Sprechapparates. Der höchste Grad einer Dysarthrie ist die Anarthrie, die vollständige Unfähigkeit zu sprechen.

Die Einteilung der Dysarthrien kann (nach *Grewel* 1957) vorgenommen werden

1. Nach der Lokalisation:
   a) kortikale, in der Hirnrinde,
   b) subkortikale, im Mark des Großhirnes,
   c) pedunkuläre, im Hirnschenkel,
   d) supranukleäre, oberhalb der Hirnnervenkerne des verlängerten Markes,
   e) bulbär-nukleäre, in den Hirnnervenkernen des verlängerten Markes,
   f) zerebellare, im Kleinhirn,
   g) dienzephale, im Zwischenhirn,
   h) mesenzephale, im Mittelhirn,
   i) periphere, bei Läsionen der motorischen Hirnnerven.

Die dienzephalen und die mesenzephalen Dysarthrien sind vielfach durch Störungen im extrapyramidalen System bedingt. Bei ausgedehnten Prozessen oder bei diffusen zerebralen Erkrankungen kann die Dysarthrie natürlich auch gleichzeitig von mehreren Stellen aus verursacht werden.

2. Nach den neurologischen Syndromen:
   a) bei schlaffer Lähmung der unteren motorischen Hirnnervenkerne (Bulbärparalyse),
   b) bei spastischer beidseitiger Lähmung der unteren Hirnnerven (Pseudobulbärparalyse),
   c) bei Rigor,
   d) bei Enthemmungen, wenn die Innervation nicht unterbrochen werden kann (Palilalie),
   e) bei Koordinationsstörungen (zerebellare Ataxie, multiple Sklerose),
   f) bei Apraxie,

g) bei Störungen der Sensibilität des Mundes und des Larynx (Tabes).

Je nach der Lokalisation der dysarthrischen Störungen im Zentralnervensystem werden ganz bestimmte Nachbarschaftssymptome in Erscheinung treten und die Lokalisation der Dysarthrie erleichtern. Deshalb muß jeder Kranke, der eine Dysarthrie hat, einer genauen neurologischen Untersuchung unterzogen werden.

Hinzuzufügen ist, daß aus anatomischen Gründen besonders die motorischen Aphasien häufig mit Dysarthrien kombiniert sind, denn die Region im untersten Anteil der vorderen Zentralwindung, welche das Rindenzentrum der Sprechmuskulatur beherbergt, steht in unmittelbarer Nachbarschaft zur motorischen Sprachregion.

Dyslalien

Zu den Dyslalien gehören alle Störungen des Sprechens, welche durch Mißbildungen oder Erkrankungen im Bereiche des Sprechapparates bedingt sind, nämlich die Sprechstörungen durch Lippenspalten, Gaumenspalten, Gebißanomalien, Zungen- und Kehlkopferkrankungen. Die Dyslalien in diesem Sinne entsprechen bei *Bauer* (1973) dem Begriff der mechanischen Dyslalien.

Dieser Autor hat den Begriff der Dyslalien viel weiter gefaßt und mit dem Begriff des Stammelns gleichgesetzt. Er hat das physiologische Stammeln, die audiogene Dyslalie, sensorische Dyslalien (akustische Unaufmerksamkeit, mangelhafte psychische Verarbeitung der Höreindrücke, Schwäche der auditiven Gedächtnisspanne, Defekte der akustischen Diskriminationsfähigkeit), partielle Lautagnosie, die faziolinguale Apraxie, das enzephalopathische Stammeln und eine psychogene Dyslalie dazugerechnet. Unseres Erachtens wäre es besser, wenn man den Begriff „Dyslalien" im oben angegebenen Sinne nur auf Sprechstörungen infolge Erkrankungen und Mißbildungen des Sprechapparates beschränken würde. Dann hätte er nämlich eine einigermaßen einheitliche Ätiologie. Wenn man ihn aber mit dem Begriff des Stammelns gleichsetzt, dann dehnt sich die Ätiologie von rein peripher bedingten Störungen bis zu den zentral bedingten Sprachstörungen aus. Es ist richtig, daß das Stammeln ein ätiologisch vielschichtiges Syndrom ist. Es ist eine Störung, welche man zwar am häufigsten unter den Dyslalien findet, aber man kann es auch als Durchgangssyndrom bei der Rückbildung von Sprachentwicklungsstörungen beobachten.

Die Dyslalien gehören in den Bereich der Hals-Nasen-Ohren-Heilkunde bzw. der Phoniatrie und werden deshalb hier nicht weiter behandelt.

Konstitutionelle Störungen des Sprechens

Zu den konstitutionellen Störungen des Sprechens muß man vor allem das Stottern rechnen. Diese Störung wirkt sich zwar im Sprechapparat aus, hat aber keine einheitliche Verursachung. Das Stottern ist häufig psychogen bedingt. Man ist aber gerade in letzter Zeit sehr bemüht, andere ätiologische Faktoren des Stotterns zu finden, welche auch in den Bereich des Zentralnervensystems verweisen. Das gilt noch mehr vom Poltern. Es muß vor allem auf die wichtigen Forschungsergebnisse von *Seemann* (1965) hingewiesen werden. In dieser Hinsicht ergeben sich auch aus dem EEG wichtige Hinweise, denn im Hirnstrombild finden sich nicht selten, beim Poltern häufiger als beim Stottern, pathologische Befunde. Das Stottern ist in seltenen Fällen als Begleiterscheinung aphasischer Resterscheinungen als aphasisches Stottern beschrieben worden. Die Gruppe der konstitutionellen Störungen der Rede, das Stottern und das Poltern, müssen wir zwar als Sprechstörungen auffassen, aber nur als Störungen, die sich im Sprechapparat auswirken. Es sind bei ihnen vielfach noch ungeklärte Beziehungen zum Zentralnervensystem vorhanden, die Gegenstand weiterer Forschung werden müssen.

Sekundärer Sprachentwicklungsmangel

Von einem sekundären Sprachentwicklungsmangel kann man dann sprechen, wenn die Entwicklung der Sprache durch das Fehlen einer ihrer Vorbedingungen verhindert wurde, welche selbst an sich nichts mit Sprache zu tun haben. So kann durch den Ausfall des für die Sprachentwicklung wichtigsten Sinnesorganes, des Ohres bzw. des Gehöres, eine Sprachlosigkeit entstehen. Wenn ein Kind taub geboren wurde oder im Verlauf der sieben ersten Lebensjahre ertaubt, dann kommt es zwangsläufig zu einer Taubstummheit.

Schließlich kann auch durch einen primären hochgradigen Intelligenzmangel (Idiotie) jede Sprachentwicklung verhindert werden. Sobald ein solcher Intelligenzmangel das Kind daran hindert, Sprachlaute nachzuahmen, ist eine wesentliche Vorbedingung zur Spracherlernung nicht mehr gegeben, ganz abgesehen davon, daß die vorhandenen Mängel der Merkfähigkeit das Kind außerstande setzen, das Gehörte auch zu behalten.

Eine weitere Vorbedingung zur Erlernung der Sprache im frühen Kindesalter ist das Aufwachsen in einem sprachlichen Milieu. Kinder, welche aus irgendeinem Grunde ohne sprachliche Vorbilder aufwachsen, erlernen die Sprache nicht. Das bekannteste Beispiel aus dem deutschen Schrifttum ist der Nürnberger Findling Kaspar Hauser. Es sind aber auch noch eine ganze Reihe anderer ähnlicher Beobachtungen beschrieben worden. *Kainz* (1956) spricht in diesen Fällen von einer „Alalia ex separatione".

Diese Arten von sekundärem Sprachmangel sind keine Sprachstörungen im eigentlichen Sinne des Wortes, denn sie verdanken ihr Entstehen Umständen, die außerhalb des Sprachlichen liegen.

Dieser Leitfaden ist nur den Sprachstörungen im eigentlichen Sinne gewidmet. Es werden daher nur die Aphasien und die Sprachentwicklungsstörungen behandelt. Mit den Dysarthrien wird er sich nur soweit beschäftigen, als diese mit Aphasien gemeinsam auftreten und ihre Kenntnis differentialdiagnostisch für die Aphasielehre wichtig ist.

Geschichte der Aphasieforschung

Ein wirkliches Verständnis für die Nomenklatur und die Einteilungssysteme, welche gegenwärtig in der Aphasiologie gebraucht werden,
ist nur durch einen Blick in die Geschichte der Aphasieforschung zu
erlangen. Man kann sie in vier Perioden teilen:

1. Vorgeschichte der Aphasieforschung (vor 1800),
2. Beginn der systematischen Aphasieforschung (1800−1860),
3. Periode der klassischen Aphasielehre und ihre Kritiker (1861−1945),
4. neuere Aphasieforschung (nach 1945).

Vorgeschichte der Aphasieforschung

Sie liegt, mit einzelnen früheren Ausnahmen, im 18. Jahrhundert
und kennzeichnet sich dadurch, daß einige Einzelbeschreibungen von
Beobachtungen gegeben wurden, die teilweise so treffend sind, daß
man auch den Aphasietyp unserer heutigen Nomenklatur erkennen
kann (*Rommel* 1683 − zit. nach *Gans*: Die motorische Aphasie;
Gesner 1770: Die Jargonaphasie; *van Swieten* 1771: Die amnestische Aphasie). Damals wurde aber allgemein von Alalie gesprochen.

Beginn der systematischen Aphasieforschung

Sie wurde von *Franz Josef Gall*, dem Begründer der Schädellehre
(Phrenologie), 1810 eingeleitet. Obwohl er der irrtümlichen Meinung
war, daß sich am äußeren knöchernen Schädel durch Knochenvor-
wölbungen die besonders gute Ausbildung bestimmter Hirnteile erkennen ließe, hatte seine Lehre doch dadurch großen Einfluß auf
die spätere Zeit erlangt, daß sie die Idee einer Lokalisation bestimmter psychischer Leistungen in umschriebenen Hirnrindenteilen bein-
haltete. *Gall* hatte 27 verschiedene Hirnorgane beschrieben; die
Sprache lokalisierte er hinter der Orbita.

Er fand Unterstützung bei *Bouillaud* (1825), der aufgrund eigener
klinischer und pathologisch-anatomischer Beobachtungen die Mei-

nung vertrat, daß der Verlust der Sprache immer durch Läsionen der Vorderlappen des Hirnes verursacht würde. Er trennte sie bereits von den durch Lähmungen bedingten Sprechstörungen ab und sprach von einem „organe legislateur", einem gesetzgebenden Organ der Sprache.

Den Zusammenhang von Sprachverlust mit linkshirnigen Läsionen hat *M. Dax* als erster erkannt (1836). Er wurde damit der Begründer der Lehre von der Dominanz. Seine Entdeckung wurde allerdings erst von seinem Sohn *G. Dax* im Jahre 1865 veröffentlicht.

Die erste klassische Selbstschilderung einer Aphasie und einer Alexie stammt von *Lordat* (1843).

In Deutschland hat *Nasse* (1851) die Aphasieliteratur der ersten Hälfte seines Jahrhunderts geschildert und Fälle von motorischer und amnestischer Aphasie und Agraphie beschrieben. Er wandte sich gegen die Lehre von *Bouillaud* und berichtete auch über Aphasiker, deren Hirnläsion nicht in den Vorderlappen saß. Andererseits hat er Fälle beschrieben, die zwar Läsionen im Stirnhirn, aber keine Störungen der Sprache hatten. Deshalb warnte er vor allzu strengen lokalisatorischen Bestrebungen und wurde dadurch der Vater der Antilokalisationisten.

Klassische Aphasieforschung und ihre Kritiker

Die klassische Aphasieforschung wurde von *Broca* (1861, 1864) eingeleitet. Angeregt wurde er von *Auburtin*, der die Möglichkeit der umschriebenen Lokalisation psychischer Fähigkeiten im Hirn verteidigte und in einem Vortrag erklärte, es würde die Lokalisation einer einzigen Fähigkeit genügen, um die Wahrheit dieses Prinzips zu beweisen. Einer seiner Zuhörer war *Broca*, ein Chirurg. Kurze Zeit später wurde an seiner Klinik ein Mann wegen einer Phlegmone am Bein aufgenommen, der seit langer Zeit die Fähigkeit zu sprechen verloren hatte und nur die Silben „tan. . .tan" herausbrachte. Wegen der Schwere des Allgemeinzustandes und wegen des wenige Tage später erfolgten Todes des Kranken konnte *Broca* zwar keine eingehenderen Untersuchungen anstellen, aber er beschrieb das unsezierte Hirn und den Verlust der Fähigkeit der artikulierten Sprache und lokalisierte die Störung, die er Aphémie nannte, in die Pars opercularis am Fuße der linken 3. Stirnwindung. Weitere Beobachtungen ähnlicher Fälle benützte er nur dazu, diese einmal gefaßte Meinung zu verteidigen. Sehr interessant ist die von *Castaigne* u.

Mitarb. (1980) am Gehirn des Patienten „tan tan" von *Broca*, er hieß Leborgne, durchgeführte CT-Untersuchung. Sie bestätigte die von *Broca* schon gesehene Läsion in der Pars orbitalis der F 3 und in der F 2, zeigte aber auch Läsionen im Nucleus caudatus und im vorderen Anteil des Nucleus lentiformis sowie im vorderen Teil der T 1, vor den Heschlschen Querwindungen. Die von *Broca* schon beschriebene Höhle reichte bis zum Seitenventrikel. Die Wernicke-Region war unversehrt.

1864 hat *Trousseau* die Bezeichnung Aphémie für dieses Krankheitsbild als unrichtig erklärt und den Ausdruck Aphasie geprägt. *Broca* wandte sich daraufhin in einem meisterlich stilisierten Brief an *Trousseau*, verteidigte seine Benennung, stellte aber anheim, das Leiden entweder Aphémie oder Aphrasie zu nennen. *Trousseau* antwortete ihm nicht, und das Wort Aphémie wurde sehr bald von der Bezeichnung Aphasie verdrängt.

Der eigentliche Begründer der klassischen Aphasielehre wurde dann *Wernicke* (1874) dadurch, daß er die sensorische Aphasie beschrieb und sie im Gegensatz zur Aphémie *Brocas* setzte, die er motorische Aphasie nannte. Er erkannte, daß die wesentliche Störung der sensorischen Aphasie die Störung des Sprachverständnisses ist, die er in das hintere Drittel der linken T 1 lokalisierte. Obgleich er damals selbst erst 10 Aphasien beschrieben hatte, entwarf er ein Schema, dessen Angelpunkte die motorische und die sensorische Aphasie bildeten, von denen er aufgrund von theoretischen Überlegungen je eine kortikale, eine subkortikale und eine transkortikale unterschied. Außerdem postulierte er das Vorhandensein einer Leitungsaphasie bei Unterbrechung der Verbindung zwischen dem motorischen und sensorischen Sprachzentrum. Dieses Schema änderte er später unter dem Einfluß von *Lichtheim* (1885) etwas ab, und es wurde unter dem Namen Wernicke-Lichtheimsches Schema dann ein Dogma der klassischen Aphasielehre.

Die späteren Vertreter dieser Lehre bemühten sich, für alle Aphasiearten und auch für möglichst viele Einzelsymptome eine genaue Lokalisation zu finden. Dabei war ihr Blick immer auf reine Formen gerichtet. Der bekannteste ältere Forscher dieser Richtung war *Déjérine* (1892). Der extremste Vertreter der „Lokalisationisten" war *Henschen* (1920). In Deutschland schuf *Kleist* (1934) in seiner Hirnpathologie das für lange Zeit beherrschende Werk der klassischen Aphasielehre. Er hat darin die Erfahrungen an 276 Hirnverletzten niedergelegt. Sein Wert liegt heute aber mehr in der genauen Schilderung der Untersuchungsmethode und der Symptomatologie. Die aus den vielen pathologisch-anatomischen Befunden gezogenen lokalisatorischen Schlußfolgerungen schossen aber über das Ziel hinaus. *Kleist* prägte eine ganze Reihe heute·allgemein bekannter Begriffe, wie den des frontalen Antriebsmangels, des Paragrammatismus, der konstruktiven Apraxie sowie die der paralogischen und alogischen Denkstörung.

Zur Zeit der Blüte der klassischen Aphasielehre lebten eine ganze Reihe bedeutender Aphasieforscher, die ihre Eigenständigkeit durchaus bewahrt hatten. In Deutschland war es *Kussmaul*, der 1876 die erste Monographie über die Aphasie, die den Titel hatte „Die Störungen der Sprache, Versuch einer Pathologie der Sprache", schrieb. Darin finden sich auch Schilderungen der Geschichte der Aphasie, der Entwicklung der Sprache und des kindlichen Spracherwerbs. In Frankreich hatte der führende Neurologe seiner Zeit, *Charcot* (1883), über die verschiedenen Formen der Aphasie geschrieben und später (1886) in seinen Vorlesungen seine Ansichten über die Aphasie zusammengefaßt.

1870 hat *Finkelnburg* die Aphasie unter den Oberbegriff der Asymbolie gestellt und darauf hingewiesen, daß es außerhalb der Störungen der sprachlichen Symbole noch Störungen im Gebrauch anderer Symbole, etwa der symbolischen Gesten oder der konventionellen Symbole, gebe.

Der einflußreichste englische Neurologe war *Jackson* (1866). Er beobachtete, daß bei Aphasikern meist nur die willkürliche, nicht aber die unwillkürliche, emotionale Sprache gestört ist. Er nannte die automatisierten Redefloskeln, die bei schwersten Aphasien noch erhalten sein können, „automatic utterances" und brachte sie lokalisatorisch mit der nichtdominanten Hirnhälfte in Verbindung. Der klassischen Aphasielehre stand er kritisch gegenüber und wies darauf hin, daß eine Hirnläsion, die man bei einem Aphasiker findet, nur beweise, daß die Sprache von dieser Stelle aus gestört werden könne, nicht aber, daß die Sprache selbst dort lokalisiert sei. Er erkannte auch bereits, daß bei Aphasien immer das Versorgungsgebiet der A. cerebri media betroffen ist. *Jackson* hat auch die Theorie der hierarchischen Schichtung im Bau des Nervensystems entwickelt. Je jünger und höher eine Schicht ist, desto spezialisierter sei sie in ihrer Funktion, die höheren Schichten können einen hemmenden Einfluß auf die tieferen ausüben. Er unterschied negative (Ausfallzeichen) von positiven (Enthemmungs-) Zeichen. Bei den Aphasien seien die Automatismen sprachliche Enthemmungszeichen.

Zu den eigenständigen Persönlichkeiten der Aphasieforschung ist auch *Pick* zu rechnen. Er erwarb sich dadurch ein großes Verdienst, daß er als erster auf die Notwendigkeit hinwies, die Linguistik für die Aphasieforschung nutzbar zu machen. Sein bekanntestes Werk wurde die Monographie „Über die agrammatischen Störungen" (1913). *Pick* beschrieb eine Reihe hirnpathologischer Symptome erstmals, nämlich die Echolalie, die Mikrographie und die Autotopagnosie.

Auch *von Monakow* schuf sein Lebenswerk ohne wesentlichen äußeren Einfluß. Er wies die Bedeutung des Corpus geniculatum für die Sehbahn nach und beschrieb einen Teil des extrapyramidalen Systems, den Tractus rubrospinalis. Er war ein Gegner der umschriebenen Lokalisation hirnpathologischer Syndrome, sprach bereits von Erregungskreisen, deren Funktion durch eine umschriebene Läsion gestört werden könne und prägte den Begriff der Diaschisis. Dies sei eine passive schockartige Hemmung, durch welche weitere Erregungsbögen, die mit dem unmittelbar lädierten nicht in direktem Zusammenhange stehen, zum Ausscheiden gelangen. *Von Monakow* meinte, alle Arten von Aphasien seien durch eine Diaschisiswirkung bedingt. Seine Hauptwerke sind eine „Gehirnpathologie" (1897) und die „Lokalisation in der Großhirnrinde" (1914).

Die klassische Aphasielehre hatte schon frühzeitig ihre *Kritiker* gefunden. So erklärte *Trousseau* (1864), die Aphémie habe nicht nur ihren Sitz in der linken F 3, er habe Fälle gesehen, die zwar eine Läsion in der linken F 3 hatten, jedoch keine Aphasie boten.

Freud unterzog 1891 die Wernickesche Lehre einer eingehenden Kritik und erklärte, daß man nur die elementarsten psychischen Funktionen im Gehirn lokalisieren könne. Er wies die Annahme, daß der Sprachapparat aus gesonderten Zonen bestehe, welche durch funktionslose Rindengebiete getrennt werden, zurück. Das Sprachgebiet sei ein zusammenhängender Rindenbezirk, innerhalb dessen die Assoziationen und Übertragungen, auf denen die Sprachfunktion beruhe, vor sich gehen. Die Broca- und die Wernicke-Stelle liegen so, daß sie ein ganzes Rindengebiet, dessen Läsion wahrscheinlich immer mit Sprachstörungen verbunden sei, zwischen sich fassen. Die Zentren erscheinen als Ecken des Sprachfeldes. Er meinte, alle Aphasien beruhten auf Leitungsunterbrechung.

Die schärfste Kritik *Broca*s kam von *Marie* (1906). Er wandte sich gegen die Beweiskraft des Falles Leborgne und erklärte, dieser Kranke konnte wegen seines schweren Allgemeinzustandes gar nicht richtig untersucht werden. Alle anamnestischen Angaben stammten nur aus zweiter Hand. Das Gehirn sei niemals seziert, sondern nur von außen beschrieben worden, aber auch da konnte man schon sehen, daß die Erweichung nicht nur die F 3, sondern auch einen großen Teil der Wernicke-Zone erfaßt hatte. Es gebe nur eine Aphasie, die Wernicke-Aphasie; die Aphémie sei eine Kombination von Aphasie und Anarthrie. Bei jeder Aphasie bestehe ein intellektueller Defekt spezieller Art. *Marie* u. *Foix* (1917) haben gemeinsam die von ihnen im 1. Weltkrieg beobachteten traumatischen Aphasien beschrieben. Sie kamen zu dem Schluß, daß es im Hirn zwei Zonen gebe, eine vordere, deren Läsion eine Anarthrie, und eine hintere, deren Läsionen eine Aphasie verursache. Zwischen ihnen liege eine Mischzone, bei deren tiefer Läsion eine globale Aphasie entstehe.

In England ist *Head* (1926), ein Schüler *Jackson*s, ganz eigene Wege gegangen. Er sah die Aphasie als eine Störung der symbolischen Formulierung und des symbolischen Ausdruckes an. Es gebe keine Trennung zwischen motorischen und sensorischen Funktionen der Sprache. Er teilte die Aphasien in verbale, syntaktische, nominale und semantische ein, wobei die verbale der motorischen, die syntaktische der sensorischen und die nominale der amnestischen Aphasie entspricht (zur semantischen Aphasie s. Näheres S. 119). Den Übergang zur modernen Aphasieforschung bilden *Weisenburg* u. *McBride* und *Goldstein.*

Die Arbeit von *Weisenburg* u. *McBride* (1935) hat dadurch historische Bedeutung gewonnen, daß sie eine Gemeinschaftsarbeit eines Neurologen und eines Psychologen darstellte und die in der Psychologie übliche Methode der Kontrollgruppen erstmals in die Aphasieforschung einführte. Es wurden 60 Aphasien, 85 Normalpersonen und 38 Hirngeschädigte ohne Aphasie untersucht. Die Autoren kamen zu dem Schluß, daß zwischen Aphasie und Intelligenzstörung keine direkten Beziehungen bestehen, denn das Ergebnis der Testuntersuchungen hänge von sehr verschiedenen Faktoren ab. Eine umschriebene Lokalisation der aphasischen Ausfälle lehnten sie ab. Sie teilten die Aphasien ein in vorwiegend expressive, vorwiegend rezeptive, expressiv-rezeptive und amnestische Aphasien. Bei der expressiv-rezeptiven Aphasie seien alle sprachlichen Leistungen gestört; sie entspricht wahrscheinlich unserer Totalaphasie. Diese Einteilung hat sich als ebenso einfach wie in der Praxis leicht anwendbar erwiesen und hat deshalb besonders im angloamerikanischen Bereich weite Verbreitung gefunden.

Ganz neue Aspekte hat *Goldstein* (1948) in die Aphasieforschung eingebracht. Er meinte, die Symptomatologie der Aphasiker sei teilweise von der Untersuchungsmethode abhängig. Ein Versagen bei einer Aufgabe besage noch nicht, daß die Fähigkeit wirklich verloren sei. Unzweckmäßige Belastungen bei der Untersuchung könnten zu Katastrophenreaktionen führen. Alle neu erworbenen Leistungen treten zur dominanten Hemisphäre in Beziehung; je mehr solche erworben werden, desto größer werde der Unterschied zwischen der dominanten und der nichtdominanten Hemisphäre. Die höchste Funktion der Hirnsubstanz sei die simultane Funktion. Diese Simultaneität, die zeitliche Koppelung verschiedener Leistungen, gehe unter krankhaften Bedingungen verloren. Der Kranke kann dann nicht gleichzeitig zwei Dinge im Sinne haben. Die größte Nachwirkung hatte aber *Goldstein*s Lehre vom abstrakten Verhalten. Er erläuterte sie anhand der amnestischen Aphasie. Es komme bei ihr nicht nur zum Verlust der Verfügbarkeit über einzelne Wörter an sich, sondern der Kranke habe die Fähigkeit verloren, dieses Wort in einem bestimmten kategorialen Sinne als Ausdruck eines Symboles zu ver-

wenden. Solche Wortfindungsstörungen seien nicht eine Gedächtnisstörung, sondern eine Störung des abstrakten Verhaltens. Beim Benennen meinen wir nämlich nicht den Gegenstand als solchen, sondern den Vertreter einer bestimmten Kategorie. Auch beim Sprachverständnis gebe es Störungen des abstrakten Verhaltens; der Kranke
verstehe dann konkrete Sätze. Sobald man aber bildlich zu ihm spreche, verstehe er zwar die einzelnen Wörter, aber nicht den höheren
Sinn des Gesagten.

Neuere Aphasieforschung

Die neuere Aphasieforschung unterscheidet sich von der älteren
durch die folgenden Punkte:

1. Es treten nichtmedizinische Disziplinen in die Aphasieforschung
ein. Der erste Rufer nach Beteiligung anderer Fachrichtungen war
Pick (1913), der die Linguistik in die Aphasieforschung einbezogen
wissen wollte.

2. Die pathologische Anatomie nimmt an Bedeutung ab; das Lokalisationsproblem wird auf den Lebenden verlagert. Die Lokalisation
nach pathologisch-anatomischen Befunden hatte durch die überspitz-
ten lokalisatorischen Behauptungen der letzten Klassiker an Glaub-
würdigkeit verloren. Die Lokalisation der einzelnen Aphasietypen
nach Gefäßgebieten war zwar von *Marie* u. *Foix* (1917) eingeleitet
worden, konnte aber erst nach Erfindung der Arteriographie, der
Kontrastmitteluntersuchung mit radioaktiven Isotopen, und Hirncom-
putertomographie am Lebenden ausgebaut werden.

3. Die Frage der Behandlung der Aphasien tritt in den Vordergrund.
Die gebieterische Forderung nach Behandlung der Aphasien war
durch die enorme Zunahme ihrer Anzahl in den beiden Weltkriegen
aufgetreten. Im ersten Weltkrieg standen den Aphasiologen oft pathologisch-anatomische Befunde zur Verfügung; die Zahl der die
Hirnverletzung überlebenden Aphasiker war geringer. Im zweiten
Weltkrieg aber blieb — bedingt durch die Fortschritte der Neuro-
chirurgie — eine erhebliche Anzahl der traumatischen Aphasiker
durch geglückte Hirnoperationen am Leben, und sie mußten reha-
bilitiert werden. Es ist daher auch kein Wunder, daß die großen
Werke, die aus dem Krankengut des ersten Weltkrieges schöpften,
ein bisher nie wieder dargebotenes Sektionsmaterial boten (*Kleist*
1934, *Brun*, 1921, 1922), während die Monographien, die aus dem
Krankengut des zweiten Weltkrieges gespeist wurden, viel weniger
Hirnbefunde mitteilen konnten (*Russel* u. *Espir* 1961, *Lurija* 1970b).

4. Es zeigte sich nach dem zweiten Weltkrieg noch ein anderes Phänomen. In der Literatur zeichneten sich sehr deutlich einige große Schulen ab. Die traditionsreichste von ihnen ist die französische Schule, die ihren Ursprung auf *Marie* zurückführt und dann von *Alajouanine* eigentlich ins Leben gerufen wurde. Eine historisch wichtige Arbeit ist die von *Alajouanine* u. Mitarb. (1939), in welcher diese Autoren aufgrund von oszillographischen Aufzeichnungen der expressiven Sprache bei 50 Aphasien das Syndrom der ,,Désintégration phonetique" beschrieben. Sie unterschieden bei ihr einen paretischen, einen dystonischen und einen dyspraktischen Aspekt. *Ombredane* (1951) hat in einer Monographie dieses Syndrom, welches im Grenzbereich zwischen Aphasie und Dysarthrie steht, noch eingehender geschildert.

Die wichtigste Monographie des französischen Schrifttums aber ist wohl der ,,Cortex cérébrale" von *de Ajuriaguerra* u. *Hécaen* (1949), der eine umfassende Schilderung der ganzen klinischen Hirnpathologie gibt. *Hécaen* hat dann mit *Angelergues* (1965) eine ,,Pathologie de langage" und später noch allein eine ,,Introduction à la Neuropsychologie" verfaßt (1972), die man wohl als Nachfolger des ersten Standardwerkes ansehen kann. *Alajouanine* hat in zwei Werken mit seinen Schülern noch monographische Bearbeitungen der hirnpathologischen Syndrome des Temporal- und des Okzipitallappens herausgegeben (*Alajouanine* u. Mitarb. 1957, 1960).

Von dauerndem Wert ist die Einteilung des *Jargons* von *Alajouanine* in:

1. einen undifferenzierten Jargon, der nur aus Phonemen ohne Bedeutung und ohne grammatische Anordnung besteht,
2. einen asemantischen Jargon, der aus Neologismen zusammengesetzt ist und nur den Anschein einer grammatischen Organisation erweckt und
3. den paraphasischen Jargon, bei dem häufig ein Wort für ein anderes gebraucht wird.

De Ajuriaguerra hat mit seinem Schüler *Tissot* (1969) eine Darstellung der Apraxien gegeben. *Tissot* hatte schon vorher (1966) eine Neuropsychopathologie der Aphasie geschrieben. Später hat er mit *Mounin* (1973) eine Analyse des Agrammatismus durchgeführt.

Der Nachfolger von *Alajouanine, F. Lhermitte*, hat in vielen Einzelarbeiten wertvolle Beiträge zur pathologischen Anatomie, der Symptomatologie und Behandlung der Aphasien geliefert.

In England kam es zu keiner so ausgeprägten Schulenbildung wie in Frankreich. Es ragten aber einige Forscherpersönlichkeiten hervor. Der bekannteste ist *Critchley*, der in seiner Aphasiologie der Nachwelt ein ungemein fesselndes Werk geschenkt hat, welches zwar aus didaktischen Gründen nicht für den Anfänger geeignet, sondern eher für fortgeschrittene Feinschmecker bestimmt ist. Man muß dieses Buch sehr gründlich lesen, um die Goldkörner zu finden, die überall verstreut sind. *Critchley* (1970) wurde damit zum großen Epiker der Aphasieliteratur und erinnert in seiner enzyklopädischen Belesenheit an *Pick*.

Letzterer hat übrigens in der englischen Aphasieliteratur nachgewirkt, denn sein Schüler *Klein* hat gemeinsam mit *Mayer-Gross* (1975) (beide waren deutsche Emigranten) ein didaktisch ungemein klares, leicht faßliches und inhaltsreiches Werk über die klinische Untersuchung der Kranken mit organischen Hirnerkrankungen geschrieben. Es gibt im Englischen noch eine zweite kurzgefaßte Schrift von *Brain* (1961), welche als Einführung in die Aphasiologie nützlich sein kann. Die traumatischen Aphasien des zweiten Weltkrieges haben in England *Russel* u. *Espir* (1961) geschildert. Von psychologischer Seite befaßt sich besonders *Zangwill* (1969) mit den Problemen der Psychopathologie der Hirnschäden.

In den USA ist nach dem zweiten Weltkrieg die Aphasiologie zu einer vorher nicht gekannten Blüte gekommen. Es haben *Nielsen* (1946), *Wepman* (1951) und *Schuell* u. Mitarb. (1964) bekannte Lehrbücher über die Aphasie geschrieben. Am bekanntesten wurde aber *Geschwind*, der in Boston ein Aphasiezentrum ins Leben gerufen hat. Er wurde durch die Beschreibung des „Disconnection-Syndroms" (1965), zu dem er durch die experimentellen Arbeiten von *Sperry* (1961, 1969) angeregt wurde, über welches er zuerst gemeinsam mit *Kaplan* (1962) berichtet hatte und das er 1965 nochmals eingehend darstellte, weltbekannt. Bei operativer Durchtrennung des Balkens aus verschiedener neurochirurgischer Indikationsstellung werden die beiden Hirnhälften voneinander getrennt, sie arbeiten dann autonom. Es werden von ihnen nur Reize beantwortet, welche in die gleiche Hemisphäre geleitet worden sind. Diese „split brain"-Fälle sind theoretisch von höchster, praktisch aber von begrenzter Bedeutung; denn es handelt sich bei diesen Erkrankungen ursprünglich nicht um Aphasien, sondern um andere Hirnerkrankungen, in der Regel Epilepsien, bei denen nach dem operativen Eingriff die hirnpathologischen Symptome erstmals oder zusätzlich eingetreten sind.

Der Bostoner Schule gehört auch *Howes* (1964) an, der ein neues Einteilungsprinzip der Aphasien in flüssig und nichtflüssig sprechende Aphasiker inaugurierte. *Geschwind* (1972) hat dieses Prinzip in seine spätere Einteilung der Aphasien übernommen. In einer anderen Bostoner Monographie von *Goodglass* u. *Kaplan* (1972) wurde sie als Haupteinteilungsprinzip nicht mehr verwendet. Hier wird aber der „Boston diagnostic aphasia test" eingehend geschildert, eine Testbatterie, die an 111 Aphasikern erprobt wurde und in der bei den meisten Subtests auch eine Quantifizierung und Standardisierung vorgenommen wurde. *Geschwind* hat 1974 auch seine gesammelten Schriften herausgegeben. Eine neuere Monographie über Aphasie, Apraxie und Agnosie, die auch ins Deutsche übersetzt wurde, stammt von *Brown* (1975). Im Jahre 1979 erschienen drei wichtige anglo-amerikanische aphasiologische Werke (*Benson, Heilman* u. *Valenstein, Kertesz*).

Im *russischen Sprachbereich* ragt *Lurija* hervor, der durch viele Monographien, die teilweise auch in englischer Sprache erschienen sind, in den westlichen Ländern der bekannteste Aphasieforscher des Ostens geworden ist. Er hat seine Erfahrungen ursprünglich aus den traumatischen Aphasien des zweiten Weltkrieges geschöpft. Hinsichtlich der Einteilung der Aphasien wurde *Lurija* durch die Zweiteilung der motorischen Aphasien in efferente, prämotorisch lokalisierte und afferente, die in der Postzentralregion lokalisiert sind, bekannt. Bei ersteren besteht eine kinetisch bedingte und bei letzteren eine kinästhetisch bedingte Störung der expressiven Sprache. Außerdem beschrieb *Lurija* eine dynamische Aphasie, deren Zugehörigkeit zu den Aphasien nicht allgemein anerkannt wurde, denn der sprachliche Antrieb spielt eine entscheidende Rolle bei dieser Störung des sprachlichen Ausdruckes.

Zu den fruchtbarsten Autorinnen russischer Sprache gehört *Bejn*. Sie hat mehrere Lehrbücher der Aphasiologie verfaßt, in denen besonders die Möglichkeiten der Aphasiebehandlung didaktisch hervorragend geschildert werden.

Hinzuweisen ist noch auf die *rumänische* Aphasiologenschule, die von *Kreindler* begründet wurde, dem das Verdienst gebührt, als erster die Pawlowschen Ideen zu einer Zeit in die Aphasiologie eingeführt zu haben, als sie lediglich von rein wissenschaftlicher Bedeutung waren. Aus seiner Schule sind viele neuere Aphasieforscher wie *Fradis* oder *Voinescu* hervorgegangen, und auch *Weigl*, der in der DDR wirkte, kann dazugerechnet werden.

In der *Tschechoslowakei* hat *Hrbek* in Olmütz (Olomouc) eine neurologische Klinik gegründet, die sich, streng nach den Pawlowschen Konzeptionen ausgerichtet, großenteils mit Arbeiten aus dem Bereich der Aphasiologie bekannt gemacht hat; der Einfluß der älteren deutschen Literatur, besonders der von *Wernicke*, ist bei ihnen nicht zu übersehen. Unabhängig von diesem Forschungszentrum sind in jenem Lande Monographien über Aphasie von *Kiml* (1969) und *Pélikan* (1970) erschienen.

In *Polen* gilt als ein grundlegendes Werk die 1967 erschienene „Integrationstätigkeit des Gehirnes" von *Konorski*. Spezieller mit der

Aphasie beschäftigt sich das 1975 von *Maruszewski* verfaßte Buch *[Polen]*
„Sprachkommunikation und das Gehirn". Beide Werke sind in englischer Sprache geschrieben.

Österreich wird durch die Forschergruppen vertreten, in deren Mit- *[Öster]*
telpunkt *Hoff* und *Gloning* standen. − In *Italien* ist durch *de Renzi* *[Ital.]*
und *Vignolo* in Mailand ein Aphasiezentrum entstanden, ein zweites
Zentrum hat sich in Rom durch *Pizzamiglio* und *Gainotti* gebildet. *[−Span.]*
Im *spanischen* Schrifttum sind Monographien über Aphasie von *Gar-
cia* und *Azcoaga* u. Mitarb. erschienen.

In *Israel* erlebte die Aphasieforschung unter *Halpern* eine Blütepe- *[Israel]*
riode. − Die *japanische* Aphasieforschung wurde von *Imura* (1943), *[Japa.]*
der über die eigenartigen Erscheinungen der Aphasien der japanischen Sprache berichtete, in der deutschen Literatur bekannt. *Ohashi* (1960) hat dann eine japanische Monographie über Aphasien,
Apraxien und Agnosien vorgelegt, in der die europäische Aphasieforschung eingehend berücksichtigt worden ist. In neuerer Zeit hat
vor allem *Sasanuma* (s. S. 54) auf die verschiedenen Rückbildungs-
vorgänge bei Agraphien in der Kana- und in der Kanji-Schrift aufmerksam gemacht.

In *Deutschland* wurden nach dem zweiten Weltkrieg als Apha- *[Deutschl]*
sieforscher zuerst *Bay* und *Conrad* bekannt. *Bay* griff in seinen
theoretischen Konzeptionen auf *Marie* zurück, und er hat sich
in vielen Einzelarbeiten hauptsächlich mit Problemen der Lokalisation, der Einteilung, der Untersuchung der Aphasien und mit
den Störungen des begrifflichen Denkens bei diesen Kranken kritisch auseinandergesetzt. *Conrad* (1949) hat ein großes Krankengut
aus dem zweiten Weltkrieg bearbeitet und wurde besonders durch
seine Arbeiten über die Linkshänder unter den Aphasikern bekannt.

In jüngerer Zeit ist es wieder zur Bildung von deutschen Aphasie-
zentren gekommen. In den neurologischen Universitätskliniken besteht gegenwärtig allerdings nur in Aachen unter der Leitung von
Poeck ein Forscherteam, welches sich der Klärung neuropsycholo-
gischer Fragen unter Mitwirkung mehrerer Linguisten widmet (*Huber, Hartje* u.a.). In Zusammenarbeit mit *Poeck* hat der Verfasser
eine Arbeitsgemeinschaft für Aphasieforschung und -behandlung gegründet, die alle an den Aphasien interessierten Neurologen, Linguisten, Phoniater, Psychologen und Therapeuten deutscher Sprache zu
gemeinsamen Jahrestagungen zusammenführen soll. Die Bonner Klinik für Sprachgestörte braucht in diesem Zusammenhang nur kurz
erwähnt werden, denn alle Aphasiker, über welche in diesem Buche
berichtet wird, stammen aus dieser Klinik.

[Berichte über die Jahrestag— i. Aachen.]

Neueste Forschungstendenzen in der Aphasiologie

Das neueste Schrifttum über die Aphasien und die anderen hirnpathologischen Syndrome hat sich im letzten Jahrzehnt so ausgeweitet, daß es im Rahmen dieser Einführung nicht möglich ist, alle wertvollen Arbeiten anzuführen. Es können nur die mir besonders zukunftsträchtig erscheinenden Forschungstendenzen skizziert werden.

Die *Lateralisation* der höheren Leistungen des Nervensystems ist in der Aphasieforschung eine aktuelle Frage. Hier stehen zwei verschiedene Meinungen einander gegenüber. *Hécaen* (1976) ist der Ansicht, daß beim Kleinkind eine relative hemisphärische Gleichwertigkeit bestehe und daß sich die Überwertigkeit einer Hirnhälfte erst innerhalb der frühen Kindheit entwickle. Dabei gebe es im Sinne von *Lenneberg* (1972) eine kritische Periode, in welcher spezifische Sprachreize für die Entwicklung funktioneller Potenzen in der vorgebildeten Area vorhanden sein müssen. Dieser Ansicht scheinen die Befunde von Seitendifferenzen in der Ausbildung des Planum temporale bei 65 % der erwachsenen Rechtshänder, die zur Hypothese von einer angeborenen Linkshirnigkeit geführt haben, zu widersprechen (*Geschwind* u. *Levitzky* 1968). Die Asymmetrien wurden von *Teszner* u. Mitarb. (1972) bestätigt. *Witelson* u. *Pallie* (1973) haben sie auch bei Neugeborenen nachweisen können.

Carmon u. *Gombas* (1970) berichteten aber über ophthalmodynamometrische Untersuchungen bei 110 gesunden jungen Menschen, die ergeben haben sollen, daß der systolische und der diastolische Druck im Bereich der A. ophthalmica bei Rechtshändern rechts höher war als links. Bei Linkshändern war es umgekehrt. Diese Befunde würden, wenn sie sich bestätigen sollten, jedoch auf eine bessere Blutversorgung der rechten Hemisphäre bei Rechtshändern hinweisen.

Sehr bemerkenswert erscheinen in diesem Zusammenhang auch die Befunde von *Campain* u. *Minckler* (1976). Sie haben die Hörrinde von 30 menschlichen Hirnen untersucht und dabei festgestellt, daß in 25 Fällen die rechte Hörrinde Doppelwindungen, in einem Falle sogar einen dreifachen Windungszug, zeigte. Nur bei 13 Hirnen wies die linke Hörrinde eine Doppelwindung auf. Die rechte Hörrinde zeigte daher eine Tendenz zu größerem Windungsreichtum als die linke.

Der Windungsreichtum erscheint mir bedeutsamer als die Breite des Planum temporale.

Chi u. Mitarb. (1977) haben an 207 Gehirnen von Feten, die im letzten Schwangerschaftsdrittel standen, ähnliche Seitendifferenzen festgestellt, wie sie bei Erwachsenen in den früheren Untersuchun-

gen gefunden worden waren. Das Planum temporale war bei 54 %
links breiter als rechts, und der Gyrus temporalis transversus war
rechts breiter als links. Es gebe daher ein anatomisches Substrat für
die Entwicklung der Lateralisierung der Sprache.

Kopp u. Mitarb. (1977) gaben eine gute Übersicht über die bisherigen Untersuchungen der Hirnasymmetrien. Dabei konnten sie feststellen, daß die linke Hemisphäre mehr variiert als die rechte. Die
Autoren selbst haben 181 Gehirne nach Seitendifferenzen untersucht, in 103 Fällen wurden sie in Serienschnitte zerlegt. Dabei
fand sich, daß das Planum temporale in 77 % links größer war als
rechts, in 21,7 % war es rechts größer als links, und in 1,3 % war
es beiderseits gleich. Die Autoren lenkten die Aufmerksamkeit noch
auf „Brücken" zwischen T 1 und T 2, welche sie links viel häufiger
fanden als rechts (50:23). Während sie rechts höchstens 1—2 solche
Brücken fanden, waren sie links manchmal dreifach zu beobachten.
Die Asymmetrie des Planum temporale korrelierte mit der Brücken-
bildung zwischen T 1 und T 2.

Kopp u. Mitarb. fanden aber auch Seitendifferenzen im Fusiformis
und im Präkuneus. Die Unterschiede, welche dabei angegeben.wer-
den, erscheinen mir aber zu gering, um sie als signifikant ansprech-
chen zu können. Die Verfasser haben jedenfalls gezeigt, daß es mehr
Gehirnasymmetrien gibt als allgemein bekannt ist.

Hécaen (1976) führt gegen die Meinung, daß die Linkshirnigkeit
morphologisch fixiert sei, das Vorhandensein von Sprachstörungen
bei rechtshirnigen Läsionen in früher Kindheit, das gewöhnliche
Ausheilen kindlicher Aphasien bei linkshirnigen Läsionen und die
Entwicklung einer Sprache trotz sehr früher linkshirniger Läsionen
an.

Vor allem ist aber auf die sehr exakten zytoarchitektonischen Untersuchungen von *Schulze* (1960) hinzuweisen, der im Bereich des Supramarginalis keinerlei wesentliche Seitendifferenzen in der zytoarchitektonischen Rindenstruktur nachweisen konnte. *Galaburda* u.
Mitarb. (1978) haben nochmals alle Befunde zusammengetragen,
welche eine Asymmetrie der Hemisphären zugunsten der linken Seite ergaben. Sie behaupten dabei, daß auch durch die Pneumoenze-
phalographie, die Angiographie und die Computertomographie solche Seitendifferenzen nachgewiesen werden können. Sie berichten
sogar über Asymmetrien an fossilen Schädeln. Am interessantesten
ist die Mitteilung, daß *Galaburda* u. *Sanides* darangegangen sind, bei
drei Hirnen die zytoarchitektonische Struktur des Planum temporale
beiderseits zu vergleichen, und bereits feststellen konnten, daß diese
Struktur links viel ausgedehnter war als rechts. Diese Untersuchungen sind noch nicht veröffentlicht, und man wird sehr gespannt sein

können, ob sie nur eine quantitative Erweiterung oder eine echte Strukturverschiedenheit gegenüber der anderen Seite ergeben werden.

Die bisher zusammengetragenen Befunde über Seitendifferenzen im Planum temporale sind inzwischen so angewachsen, daß man an ihrer Realität wohl nicht mehr zweifeln kann. Allerdings ist der Prozentsatz der Fälle, in denen das linke Planum temporale größer gefunden wurde als das rechte – bei *Geschwind* u. *Levitsky* waren es 65 %, bei *Kopp* u. Mitarb. 77 % – noch weit unter dem Prozentsatz der Rechtshändigkeit, die bei etwa 95 % liegt. Noch größer ist der Unterschied zwischen dem Vorkommen der Linkshändigkeit (unter 5 %) und der Anzahl der Fälle, bei denen das rechte Planum temporale größer war (21,7 % bei *Kopp* u. Mitarb.).

So interessant und wichtig vor allem auch für die Stereotaxie diese Befunde sind, so muß man doch den Ergebnissen meines Erachtens noch etwas kritisch gegenüberstehen.

Man muß auch an die Möglichkeit denken, daß bei einem paarigen Organ gewisse Schwankungsbreiten in der Größenentwicklung physiologisch sind. Außerdem wären die Befunde im Bereich des Planum temporale für den Beweis einer angeborenen Dominanz erst dann wirklich überzeugend, wenn Fälle von Linkshändern gefunden werden könnten, bei denen das rechte Planum temporale breiter wäre als das linke. Jedenfalls ist diese neue Forschungsrichtung von größtem Interesse.

Brown (1976) vertrat die Meinung, daß der sprachliche Lateralisierungsprozeß durch das ganze Leben hindurch wirksam werde, so daß der Dominanzzustand eines Hirnes zur Zeit einer Läsion sogar einen bestimmenden Einfluß auf den sich ausbildenden Aphasietyp gewinnt. Er meinte, die Lateralisation sei nicht ein Zustand, sondern ein Prozeß, und stellte eine Liste der Altersspezifität der Aphasietypen auf. Es wäre sehr reizvoll, wenn man diese Theorie anhand eines großen Aphasikerkrankengutes nachprüfen könnte. *Brown* entwickelte damit die Theorie der neuralen Organisation, in der entwicklungsgeschichtliche Überlegungen richtungweisend sind. Er sieht die „Zentren" nur als Entwicklungsschichten an. Die Kognition sei eine weitere Entwicklungsstufe. Die fortschreitende wirksame Tätigkeit, die ihr zugrunde liege, nennt er Mikrogenie.

In die gleiche Richtung verweisen die Untersuchungen von *Kretz* u. Mitarb. (1970), die bei 574 drei- bis sechsjährigen Kindern eine gewisse Altersabhängigkeit der extremen Rechtshändigkeit beobachten konnten.

Obler u. Mitarb. (1978) haben das Durchschnittsalter von Broca-Aphasien bei 51 Jahren und das von Wernicke-Aphasien bei 63 Jahren gefunden. Außerdem stieg die Anzahl der Wernicke-Aphasien

mit dem weiteren Alter noch an. Das Durchschnittsalter der Leitungsaphasien, der anomischen und der Globalaphasien lag zwischen
54 und 57,5 Jahren. Diese Aphasiearten zeigten untereinander also
keine wesentlichen Unterschiede.

Kertesz u. *Sheppard* (1981) erklärten den durchschnittlichen Alters-
unterschied zwischen Broca- und Wernicke-Aphasien dadurch, daß
es sich bei den Broca-Aphasikern mit frontalen und frontoparietalen
Läsionen mehr um Embolien handelt, welche die vorderen Äste der
A. cerebri media bevorzugen. Bei Wernicke-Aphasien aber werden
mehr die hinteren Mediaäste durch Thrombosen befallen. Geschlechts-
unterschiede zwischen den einzelnen Aphasiearten haben die Autoren nicht gefunden.

Brown u. *Grober* (1983) haben die Beziehungen zwischen dem
Aphasietyp und dem Alter auch an der Bonner Sprachklinik untersucht. Sie fanden bei 389 Aphasien (273 Männer und 116 Frauen)
ein Durchschnittsalter von 48,7 Jahren. Bei den motorischen und
motorisch-amnestischen Aphasien lag das Durchschnittsalter bei
45,3 Jahren und bei den sensorischen und sensorisch-amnestischen
Aphasien jedoch bei 56,5 Jahren.

Joanette u. Mitarb. (1983) haben nochmals zum Problem der Beziehungen von Aphasie und Alter das Wort ergriffen. Sie nehmen an,
daß im Alter ein fortschreitender Prozeß funktioneller Subkortikali-
sation stattfinde und bestimmte linguistische Funktionen beeinflus-
se. Es werde der Einfluß des Alters auf die aphasischen Bilder zwar
nicht bestritten, aber die Autoren halten ihn für die Folge einer
Entwicklung der funktionellen Organisation des Hirnes für die Sprache und eine Entwicklung des kommunikativen Verhaltens durch
die Sprache.

Über die unterschiedliche Spracherlernung bei neun- bis zehnjähri-
gen Kindern, die vor dem Spracherwerb einseitig hemisphärekto-
miert worden waren, berichteten *Dennis* u. *Whitaker* (1976). Es
zeigte sich, daß diejenigen, bei denen die rechte Hemisphäre verblie-
ben war, ein geringeres Sprachverständnis hatten, besonders, wenn
es sich um Sätze handelte, bei denen das Verständnis vom Erfassen
schwieriger syntaktischer Konstruktionen abhing. Die rechte Hemisphäre entwickle in solchen Fällen nur eine unvollkommene Sprache.

Ettlinger u. Mitarb. (1956) stellten Untersuchungen über die zerebrale Dominanz bei Linkshändern an. *Kreindler* u. Mitarb. (1966)
haben in einer Analyse darauf hingewiesen, daß nicht jede höhere
Funktion unlösbar mit einer Hemisphäre verbunden sei, sondern,
daß die Verteilung dieser Funktionen in sehr verschiedener Weise
auf die beiden Hemisphären erfolgen könne.

Über die Beziehungen der musikalischen Fähigkeiten zur Lateralisation haben *Gates* u. *Bradshaw* (1977) neue Gedanken entwickelt. Sie meinen, daß man nicht global sagen könne, die rechte Hemisphäre sei für die Musik dominant, sondern ihre Lateralisation hänge von der Art des erforderlichen Prozesses ab. Dabei seien die melodischen und die rhythmischen Faktoren voneinander unabhängig; beide seien in den beiden Hemisphären verschieden lokalisiert. Im übrigen seien die musikalischen Faktoren nicht so beständig lokalisiert wie die Sprache.

Lateralitätsuntersuchungen wurden auf verschiedene Weise durchgeführt. So verwendeten *Axelrod* u. Mitarb. (1977) *tachistoskopische Untersuchungen* (Buchstabenketten, Wörter, aussprechbare und unaussprechbare wortähnliche Gebilde) zum Nachweis, daß die linke Hemisphäre zwar auf den Umgang mit Wörtern, aber nicht für den mit Wortfragmenten unter der Wortebene spezialisiert sei. Neuere tachistoskopische Untersuchungen von *Hardyck* u. Mitarb. (1978) haben ergeben, daß deutliche Unterschiede in den Ergebnissen in Erscheinung treten, je nachdem, ob die Versuchsperson den Reiz vorher gekannt hat, ob sie ihn also im Gedächtnis speichern konnte oder ob sie eine neue Information zu bewerten hatte. Diese Autoren vermuten daher, daß die zerebralen Lateralisationsversuche nur den Gedächtnisprozeß entdeckt haben. Wenn aber aktive kognitive Prozesse zur Bewältigung der Aufgaben notwendig seien, dann seien diese unabhängig von der Lateralisierung.

Davis u. *Wada* (1978) führten Untersuchungen mit kortikalen Reizantworten im EEG, mit „*evoked potentials*", durch und konnten seitenunterschiedliche Reaktionen an beiden Hemisphären beobachten. Sie waren bei akustischen (click-)Reizen in der linken und bei optischen „Blitz-"Reizen in der rechten Hemisphäre stärker als in der anderen. Sie schlossen daraus, daß die Analyse der zeitlichen Struktur in der linken Hemisphäre und die der räumlichen Struktur in der rechten Hemisphäre erfolge. Dabei sei noch eine Abhängigkeit von der Händigkeit und dem Geschlecht zu beobachten gewesen.

Sehr beachtet werden gegenwärtig die Untersuchungen des *dichotischen Hörens* für die Klärung der Dominanzfragen.

Diese Untersuchungsmethode geht auf *Broadbent* (1954) zurück, der seinen Versuchspersonen kleine Zahlengruppen gleichzeitig in beide Ohren vorsprach. Dabei zeigte sich, daß die links temporal Geschädigten weniger Zahlen wiedergeben konnten als die rechts temporal Geschädigten. Die Leistungen waren immer besser auf dem der dominanten Hemisphäre gegenüberliegenden Ohr, was dadurch zu erklären ist, daß die gekreuzte akustische Bahn stärker ist als die gleichseitige. Das rechte Ohr hat daher eine bessere Verbindung zur linken Hemisphäre. Bei Linkshändern ist es umgekehrt.

Die Grundversuche von *Broadbent* wurden dann von *Kimura* (1967) weiterentwickelt. Sie hat in vielen Arbeiten die Grundlage für die darauf beruhende Lateralitätsforschung gelegt. Während sprachliche Aufgaben vom rechten Ohr besser bewältigt werden, werden Melodien besser vom linken Ohr aus identifiziert. Man kann aber auch die Rechtsohrüberlegenheit für gesprochene Zahlen als einen Index ansehen, wann eine Hemisphäre die Sprachfunktion übernimmt. So konnte schon bei 4- und 5jährigen Kindern eine Rechtsohrüberlegenheit nachgewiesen werden (*Ingram* [1975] konnte eine solche sogar schon im 3. Lebensjahr beobachten). Diese Befunde sprechen dafür, daß die Sprachfunktion schon vor dem 4. Lebensjahr vorwiegend links lokalisiert ist. Der Rechtsohreffekt ist für Vokale viel geringer als für Silben, die aus Konsonanten und Vokalen zusammengesetzt sind. Bemerkenswert sind die Untersuchungen von *Curry* (1966), der feststellen konnte, daß die Rechtsohrüberlegenheit bei sprachlichen Aufgaben sowohl für Rechtshänder als auch für Linkshänder nachweisbar war, während bei nichtsprachlichen Aufgaben eine Linksohrüberlegenheit zu beobachten war. *Blumstein* (1974) kam zu dem Ergebnis, daß beide Hemisphären zwar zu einer akustischen Analyse befähigt sind, daß aber nur die linke, dominante darauf spezialisiert sei, die akustischen Parameter der Sprache in linguistische und phonetische Parameter zu übertragen. Bei einseitigen Hirnschädigungen, die in früher Kindheit aufgetreten waren, konnte *Goodglass* (1966) bestätigen, daß bei dichotischen Aufgaben von dem der Hirnläsion entgegengesetzten Ohr viel weniger richtige Antworten erhalten wurden als vom anderen. *Godfrey* (1974) meinte, die Rechtsohrüberlegenheit hänge mehr von akustischen als von phonetischen Faktoren ab. Die sprachlichen Signale unterliegen zuerst einem akustischen und später einem phonetischen Prozeß. *Cullen* u. Mitarb. (1974) analysierten die verschiedenen akustischen Parameter, welche die dichotische Wahrnehmung beeinflussen. Sie meinten, die bessere Leistung des rechten Ohres sei darin begründet, daß seine Beziehungen zur Sprachregion in der linken Temporoparietalrinde enger seien. *Blumstein* u. Mitarb. (1977) fanden, daß die Wahrnehmung dichotisch dargebotener Vokale nicht signifikant lateralisiert werde. Die dichotische Untersuchung habe, so erklären *Shankweiler* u. *Studdert-Kennedy* (1975), einen weiten Rahmen von linguistischen Funktionen einbezogen und reiche von der Prosodie über die Syntax bis zur Bedeutung. *Studdert-Kennedy* nimmt einen spezialisierten "speech processor" in der dominanten Hemisphäre an. Die akustischen Informationen können von beiden Hemisphären aufgenommen werden, aber nur die dominante Hemisphäre könne in dem Reiz phonetische Merkmale erkennen. Auf der akustischen Ebene und vor der phonetischen Analyse gebe es auch gewisse Interferenzwirkungen (*Pisoni* u. *McNabb* 1974).

Satz u. Mitarb. (1977) behaupteten, daß bei dichotischen Aufgaben signifikante Seitenunterschiede bis zu 9 Jahren nicht gefunden werden, die Größe
der Unterschiede nähme dann mit dem Alter zu bis zum 11. Lebensjahre;
dann flache sich die Kurve plateauartig ab. – Bei dichotischen Familienunter-
suchungen (49 Familienmitglieder) fand *Bryden* (1975) zwar eine Korrelation zwischen Eltern und Kindern, nicht aber zwischen Zwillingen, woraus
er den Schluß zog, daß die dichotische Lateralisation und vielleicht auch die
Sprachlateralität mehr von Umgebungseinflüssen abhänge als von genetischen
Faktoren. – Auf große Unterschiede bei dichotischen Aufgaben zwischen den
Angehörigen verschiedener Sprachfamilien (Europäer und Japaner) hat *Tsunoda*
(1975) aufmerksam gemacht. – Untersuchungen an Hemisphärektomierten
mit dichotisch dargebotenen Zweitonakkorden veranlaßten *Efron* u. Mitarb.
(1977) zu der Annahme, daß die Tonhöhenmischung eines dichotischen Ak-
kordes durch einen subkortikalen Tonhöhenprozessor bestimmt werde, der
im Thalamus gelegen sei. – Die Differenzierungsfähigkeit von Konsonanten
konnte bei dichotischen Versuchen variiert werden, wenn man ihnen einen
Satz oder eine Melodie vorausschickte und die Versuchsperson die Aufgabe
bekam, beides im Gedächtnis zu behalten. War dem Konsonanten ein Satz
vorausgegangen, dann trat eine rechtsohrige, war ihm eine Melodie vorausgegangen, dann trat eine linksohrige Überlegenheit zutage (*Morais* u. *Landercy*
1977).

Auf die Notwendigkeit, die Zeitdauer, für welche die Versuchspersonen die
dichotischen Aufgaben behalten sollen, zu berücksichtigen (memory load)
wiesen *Yeni-Koneshian* u. *Gordon* (1974) hin. Wenn die Zeitdauer vergrößert
wurde, dann trat die Rechtsohrüberlegenheit viel deutlicher in Erscheinung.
Daraus wurde der Schluß gezogen, daß auch der Gedächtnismechanismus
einer Lateralisierung unterliege.

Zurif (1974) erklärte, daß durch die Prüfung des dichotischen Hörens Asymmetrien auf akustischem und segmental-phonetischem Niveau gut nachgewiesen werden können, sie fänden aber ihre Grenzen beim Studium der syntaktischen und semantischen Ebene der
Sprache. Er betonte auch den Einfluß der Intonation auf die dichotische Leistung; sie scheine besser durch die nichtdominante Hemisphäre bewirkt zu werden. Die Intonation gebe der linken Hemisphäre aber die Fähigkeit, linguistische Urteile zu fällen. Wenn Versuchspersonen stimmhafte und stimmlose Konsonanten unterscheiden sollten, dann käme es zu einer Rechtsohrüberlegenheit, sollten
aber emotionale Töne einer Äußerung beurteilt werden, dann zeige
sich eine Linksohrüberlegenheit. Die Emotionen seien daher in der
rechten Hemisphäre verankert, wenn sie aber zu einer linguistischen
Entscheidung dienen, dann hängen sie sich an die linke Hemisphäre.

Clark (1972) bot auf dichotische Art seinen Versuchspersonen Sätze dar, die
er mit einem „klick"-Laut überlagerte, dessen Position sie angeben sollten.
Die meisten dieser Laute wurden falsch lokalisiert; die Wahrnehmungsfehler
waren asymmetrisch. Man konnte daraus schließen, daß die linke Hemisphäre
für die Segmentierung von Äußerungen in ihre wesentlichen Anteile verantwortlich ist. Diese Hemisphäre sei daher nicht nur für Wörter, sondern für die

Organisation der ganzen sprachlichen Äußerung zuständig. – Im deutschen Sprachraum haben *Sipos* u. *Tägert* (1976) einen dichotischen Hörtest entwickelt.

Zurif wies auch auf die Widersprüche hin, welche bei der Deutung dichotischer Untersuchungsergebnisse bei den einzelnen Autoren bestehen, verlangte noch weitere eingehende Untersuchungen dieser Probleme und stellte schließlich fest, daß die linke Hemisphäre nicht nur speziell darauf eingerichtet sei, die allgemeinen akustischen Eigenschaften einer Äußerung aufzunehmen, sondern auch darauf, diese im Sinne einer linguistischen Entscheidung zu benützen.

Einen Wermutstropfen haben *Blumstein* u. Mitarb. (1975) durch ihre dichotischen Nachuntersuchungen in den Wein der dichotischen Forschung gegossen; denn diese ergaben in erheblicher Anzahl Änderungen in der Ohrüberlegenheit. Am meisten traten sie bei Vokalen (46 %), dann bei Konsonanten (29 %) und am wenigsten bei Musik (19 %) auf. Die Verläßlichkeit der Untersuchung des dichotischen Hörens für die Beurteilung der Ohrdominanz sei daher recht beschränkt. Es scheine, daß mehrere Faktoren zusätzlich zu den Hirnfunktionsasymmetrien beitragen, die vielleicht in den niederen akustischen Zentren oder peripher liegen. Die Brauchbarkeit der Prüfung des dichotischen Hörens würde enorm zunehmen, wenn man diese Faktoren messen könnte.

Im neueren Schrifttum finden sich viele Spekulationen über die Bedeutung des *Hirnstammes* für den Sprachvorgang. Angeregt wurden solche Überlegungen durch die Theorie von *Penfield* u. *Roberts* (1959), die den Thalamus und besonders das Pallidum in das Sprachschema einbezogen.

Bell (1968) hat 50 Parkinson-Kranke, bei denen Thalamotomien durchgeführt worden waren, nachuntersucht und bei 17 Stimmstörungen, bei 34 Dysarthrien und bei 10 Dysphasien gefunden. Die letzteren verschwanden aber meist nach wenigen Wochen, waren also wahrscheinlich Ausdruck eines postoperativen Hirnödems.

Riklan u. *Cooper* (1975) haben bei operativ gesetzten Thalamusläsionen die Flüssigkeit der Sprache, ihre Erweckbarkeit und ihre Wachsamkeit beeinträchtigt gesehen. Dabei scheine der linke Thalamus eine in quantitativer Hinsicht dominante Bedeutung zu haben. Auch *Schaltenbrand* (1975) fand die Ausfallsymptome bei stereotaktischer Thalamusreizung in der dominanten Hemisphäre deutlicher. Bei Reizung des ventrooralen und des hinteren Thalamusanteiles konnte er Sprechunterbrechungen und auch Zwangssprechen beobachten. – *Ojemann* (1975) fand bei linksseitiger Reizung des Nucleus ventrolateralis des Thalamus während stereotaktischer Thalamotomien Störungen des Nachsprechens, Perseverationen und Wortfindungsstörungen. Letztere, so meinte er, seien aber durch Beeinträchtigung des Kurz- und Langzeitgedächtnisses bedingt. – *Van Buren* (1975) schloß sich der Meinung von *Nielsen* (1946) an, der die Auffassung vertrat, diese Störungen von seiten des Thalamus seien durch allgemeine Hirnfunktionsstörungen bedingt, die Sprache leide aber nicht mehr als andere Hirnfunktionen.

Mohr veröffentlichte 1975 mehrere Fälle von linksseitigen Thalamus-läsionen mit Sprachstörungen. In diesen Fällen habe es sich fast immer um Blutungen gehandelt, weshalb man auch mit einem Hirndruck auf die Umgebung rechnen müsse. Die Sprachstörungen seien nicht in die üblichen Aphasietypen einzuordnen. Auffallend war bei allen das ungestörte Nachsprechen. Man müsse auch bedenken, daß wegen der kurzen Phasen, in denen die Kranken bei klarem Bewußtsein waren, eingehende Sprachuntersuchungen nicht durchgeführt werden konnten. Immerhin müsse man annehmen, daß der Thalamus eine Rolle in der Regulierung der Aktivität der oberflächlichen grauen Substanz spielt, so daß eine thalamische Dysfunktion logorrhoische Paraphasien verursachen kann.

Kameyama (1976/77) hat bei 87 Fällen vaskulärer Läsionen des Nucleus ventralis posterolateralis des Thalamus Seitenvergleiche angestellt. Neurologisch boten die linksseitigen Läsionen Halbseiten-lähmungen, die rechtsseitigen Läsionen aber Schmerzzustände. Der Verfasser kommt zu dem Schluß, daß man den lateralen Anteil des linken Thalamus als ein integrierendes Zentrum für verschiedene Sprachaktivitäten ansehen könne, während der rechte Thalamus ein Zentrum des zentralen Schmerzmechanismus enthält.

Mazaux u. Mitarb. (1979) haben über drei Fälle von Thalamusläsionen berichtet, die Störungen des mündlichen Ausdruckes, der Wort-findung, des Nachsprechens, Benennens, Lesens und Schreibens und Perseverationen, aber nur selten Paraphasien hatten. Die Erscheinungen waren schwankend, teilweise widersprüchlich und waren mit Störungen der Aufmerksamkeit und der Merkfähigkeit gemischt. Deshalb konnten die Autoren sie keinem bestimmten Aphasietyp zuordnen.

Im CT zeigten zwei Fälle hypodense Zonen im linken Thalamus, in einem dieser Fälle breitete sie sich bis zum Schenkel der Capsula interna aus. Im dritten Falle bestand eine kleine Blutung medial im Thalamus, im Kopf des Kaudatus mit Ausweitung zum hinteren Schenkel der Capsula interna.

Die Verfasser kommen zu dem Schluß, daß Thalamusläsionen für Sprachstörungen verantwortlich gemacht werden können.

Wallesch u. Mitarb. (1983a) stellten sich die Frage, ob kleine Thala-musläsionen zu Störungen der kognitiven Fähigkeiten führen können. Dazu untersuchten sie 13 Patienten mit (durch die CT festgestellten) kleinen ischämischen Läsionen (6 linksseitige und 7 rechtssei-tige) und 14 Läsionen in der Tiefe der weißen Substanz (8 links-seitige und 6 rechtsseitige). Bei ihnen wurden Untersuchungen der Begriffsbildung und der abstrakten Fähigkeiten durchgeführt. Es zeigte sich, daß die Leistungen bei den Kranken mit Thalamusläsionen bei allen Untersuchungen schlechter waren als die der Kontrollpersonen und der Erkrankten mit Läsionen in der Tiefe der weißen Substanz. Da aber die Ergebnisse durch nichtspezifische Wirkungen wie Demenz und Motivationsstörungen erklärt werden könnten, könne man durchaus noch keine spezifische kognitive Defekte durch Thalamusläsionen nachweisen, sondern nur den Schluß ziehen, daß Thalamusläsionen eine nichtspezifische Beeinträchtigung bei kognitiven Tests verursachen können.

In einer weiteren Untersuchung haben *Wallesch* u. Mitarb. (1983b) über 45 CT-Untersuchungen aus sieben Krankenhäusern berichtet, unter denen 16 Basalganglienläsionen mit Kaudatumischämien (8 links und 8 rechts) und 12 Läsionen des Nucleus lentiformis (6 links und 6 rechts) waren. Ätiologisch handelte es sich um 8 ischämische Läsionen und 4 Blutungen. Als Kontrollgruppe wurden 17 Fälle mit Läsionen der weißen Substanz verwendet. Unter diesen Fällen hatten 3 eine Aphasie. Zur Diagnose wurden die Bostoner Untersuchung und der Aachener-Aphasie-Test (AAT) verwendet, doch ließen die Ergebnisse keinen direkten Leistungsvergleich zu. Die Basalganglienläsionen waren viermal so groß wie die Thalamusläsionen. Die Leistungen der Kranken mit Thalamusläsionen lagen in vielen Parametern zwischen denen der Basalganglienläsionen und denen der Läsionen der weißen Substanz. Die letztere Gruppe bot die besten Leistungen. Die Ergebnisse sprächen dafür, daß diese Strukturen verschiedene Wirkungen auf die Sprachfunktion haben. Die schlechtesten Leistungen hatten die Kranken mit linksseitigen Basalganglienläsionen, nämlich lang anhaltende Sprachstörungen. Daraus könne man auf eine Beteiligung der Basalganglien an den sprachlichen Funktionen schließen. Bei den Thalamusläsionen konnten keine Wirkungen auf die Sprachfunktionen nachgewiesen werden. Nur bei komplexen Sprachverständnisaufgaben lagen ihre Leistungen niedriger, was aber nur als Ausdruck einer Sprachauffassungsstörung angesehen werden könnte, die durch die sensorischen Funktionen vieler Thalamuskerne bedingt sein kann.

Über die anatomische Zusammensetzung und die Bedeutung des *Balkens* für die sprachlichen Leistungen hat *Selnes* (1974) eine erschöpfende Übersicht gegeben. Eine wichtige Funktion des Balkens sei die Übertragung von optischen Informationen und Lernvorgängen zwischen den beiden Hemisphären. Die besonders von *Moskowitch* (1976) vertretene Meinung, daß die dominante Hemisphäre über den Balken einen hemmenden Einfluß auf die nichtdominante Hemisphäre ausübe, zieht *Selnes* in Zweifel. Die Symptome, welche bei Balkentumoren beschrieben wurden, konnten nach chirurgischer Durchtrennung des Balkens nicht festgestellt werden. Diese „splitbrain"-Kranken bieten keine auffallenden Verhaltensstörungen, und nur bei Anwendung spezieller Untersuchungsmethoden konnte man die von *Sperry* (1961) und *Geschwind* (1965) beschriebenen Ausfälle nachweisen. Eine neue Hypothese besage, daß der Balken für die Entwicklung der Lateralität eine wichtige Rolle spiele. Aber auch für diese Annahme stehen Beweise noch aus.

Dimond u. Mitarb. (1977) haben über einen Ingenieur berichtet, bei dem wegen eines unterhalb des Balkens gelegenen Angioms das mittlere Drittel des Balkens entfernt werden mußte. Nach der Operation zeigte sich die Sprache verlangsamt, stereotyp; die früher gehobene sprachliche Ausdrucksweise war verlorengegangen, obgleich der IQ 108 betrug. Die Autoren sprachen von einer "autopragmatic speech".

Durch die Beobachtung von "split-brain"-Fällen erhob sich die Frage, ob und welche Leistungen die isolierte, nichtdominante Hemisphäre vollbringen könne. Alle bisherigen Versuche haben gezeigt, daß nur sprachliche Rudimente, einzelne Wörter, Automatismen vorgebracht, einzelne Wörter geschrieben und einzelne schriftliche Gegenstandsbezeichnungen erfaßt werden können (*Levy* u. Mitarb. 1971, *Gazzaniga* u. *Hillgard* 1971). Das sprachliche Niveau dieser Kranken ähnelt also dem einer schweren Totalaphasie.

Andererseits haben *Caramazza* u. Mitarb. (1976) bei rechtshirnig Geschädigten ohne Aphasien nachgewiesen, daß sie insofern Sprachverständnisstörungen hatten, als sie Komparativsätze, bei denen die Fragen inkongruent, also mit dem Gegenteil gestellt wurden, nicht erfassen konnten. (Beispiel: John ist größer als Bill. Wer ist kleiner?) Die Autoren meinen deshalb, daß auch die rechte Hemisphäre zur vollen Ausarbeitung der sprachlichen Fähigkeiten ihren Beitrag leiste.

Czopf (1962) hat bei 30 Aphasikern das Reihensprechen, das Nachsprechen, das Benennen und die Beantwortung von Fragen untersucht. Dann wurde mit Hilfe des Wada-Tests die nichtdominante Hemisphäre ausgeschaltet. Die vorher vorhandene Aphasie verschlechterte sich meistens noch mehr. *Czopf* schloß daraus, daß die rechte Hemisphäre bei der Wiedererlangung der Sprache der Aphasiker eine gewisse Bedeutung habe.

Seitenunterschiede in den optischen Leistungen bei einer operativen Entfernung der hinteren Balkenanteile haben auch *Levine* u. *Calvanio* (1980) bei einer 36jährigen rechtshändigen Frau beschrieben.

Sie hatte ein Angiom im Plexus chorioideus des rechten Seitenventrikels. Die Sprache war normal. Das Schreiben war mit der linken Hand schlechter als mit der rechten. Dreidimensionale Gegenstände konnte die Patientin nicht zeichnen. Beim Lesen traten manchmal literale Paralexien auf. Bei der tachistoskopischen Untersuchung des Buchstabenbenennens kam es im linken Gesichtsfeld zu Fehlleistungen.

Daß die rechte Hemisphäre eine Dominanz für Bewegungsbereitschaften und Aufmerksamkeit hat, haben *Heilman* u. *van den Abell* (1980) durch Untersuchungen an 12 Studenten dargetan.

Sugishita u. Mitarb. (1980) haben einen 36jährigen Japaner beschrieben, der an einer arteriovenösen Mißbildung in der hinteren Hälfte des Balkenstammes litt, die aus der A. cerebri anterior, der A. cerebri media und der linken A. chorioidea posterior gespeist wurde.

Bei der Operation wurde der hintere Teil des Balkenstammes koaguliert. Nachher trat eine leichte Sensibilitäts- und Koordinationsstörung am linken Arm auf. Nach einem Jahr war die Mißbildung in etwa der gleichen Größe wieder aufgetreten. Der Kranke klagte nun auch über eine linksseitige Agraphie. Bei einer zweiten Operation wurde der hintere Teil des Balkenstammes in einer Länge von 2–2,5 cm abgeschnitten und der linke Seitenventrikel eröffnet. Hier konnte nun das Nest der Mißbildung völlig extrahiert werden. Neurologisch bestand links eine Hemiplegie und rechts eine Hemiparese und Hemihypästhesie sowie eine zentrale Fazialislähmung beiderseits.

Die Agraphie wurde genau analysiert. Von 124 Kanji- und 389 Kana-Zeichen wurden 50 Kana- und 8 Kanji-Zeichen falsch geschrieben. Daß die Kanji-Zeichen weniger betroffen waren, sei dadurch zu erklären, daß die Bedeutung dieser Worte direkt von der optischen Repräsentation des Wortes her möglich ist. Diese Störungen bestanden nur beim Schreiben mit der linken Hand. Das mündliche Lesen, das Lesesinnverständnis, das Farbenbenennen und das Kopieren waren ungestört. Die einseitige Agraphie beruhe auf einer Disconnection der rechten motorischen Rinde von der Spracharea der linken Hemisphäre.

Das Problem des Sprachverständnisses und seiner Untersuchung ist auch eine noch schwebende Frage in der Aphasiologie. Mit dem Verständnis für syntaktische Strukturen beschäftigten sich *Parisi* u. *Pizzamiglio* (1970). − *Shewan* u. *Canter* (1971) haben Tests für die Untersuchung des Satzverständnisses entwickelt, die sie nach Länge, Wortschatz und syntaktischen Schwierigkeiten anordneten. − *Boller* u. *Green* (1972) stellten eine Testbatterie aus 85 Fragen zusammen und untersuchten damit 15 Aphasien. Dabei fiel auf, daß auch Kranke mit schweren Störungen des Sprachverständnisses Aufgaben, welche den eigenen Körper betrafen, gut verstanden, während fremdsprachige Aufträge oder ein Jargon zurückgewiesen wurden. − Dem Verständnis für Präpositionen und Adverbien hat *Smith* (1974) seine Aufmerksamkeit gewidmet. − *Daujat* u. Mitarb. (1974) haben bei Untersuchung des Sprachverständnisses von 74 Aphasikern gefunden, daß außer dem Aphasietyp auch die Schwere der Aphasie und das Alter des Kranken das Sprachverständnis beeinflussen. − *Gainotti* u. Mitarb. (1975) haben die akustischen und die semantischen Aspekte des Sprachverständnisses näher ins Auge gefaßt. − *Yamadari* u. *Albert* (1973) fanden, daß es eine Wortbedeutungstaubheit für bestimmte semantische Kategorien gibt (Körperteile, Gegenstände, Farben). Sie erklären, man müsse die Wortlautwahrnehmung von der Wortbedeutungswahrnehmung unterscheiden. − Daß die Störungen des Sprachverständnisses bei Aphasikern in enger Beziehung mit dem Verständnis für symbolische Gesten stehen, wurde von *Gainotti* u. *Lemmo* (1976) dargetan.

Es hat sich jedoch gezeigt, daß man, wenn man Sprachverständnisprüfungen möglichst vervollständigen will, bald in nicht mehr linguistische Bereiche vorstößt. Daß bei längeren sprachlichen Aufträgen auch die Merkfähigkeit und die Aufmerksamkeit geprüft werden, ist allgemein bekannt. Bei sog. Sprachverständnistests, welche künstliche Testsituationen darstellen, werden die verschiedensten Leistungen beansprucht. Dies haben die Diskussionen um den Token-Test gezeigt. Schließlich hat auch der von *Stachowiak* u. Mitarb. (1977) vorgelegte Textverständnistest, bei dem über mündlichen Auftrag im Multiple-choice-Verfahren unter 5 ähnlichen Bildern eine entsprechende Situation herausgefunden werden muß, sich zur Prüfung des Sprachverständnisses als nicht geeignet erwiesen, weil diese Aufgabe bei manchen Kranken trotz evidenter Sprachverständnisstörungen erfüllt werden konnte.

Heilman u. *Scholes* (1970) haben 9 Broca- und 9 Wernicke-Aphasien, 11 Leitungsaphasien und 8 Nichtsprachgestörte hinsichtlich des Sprachverständnisses miteinander verglichen. Sie verwendeten dazu einen Sprachverständnistest, bei dem 4 Sätze vorgesprochen wurden. Es ergab sich, daß die Wernicke-Aphasien mehr lexikalische und mehr syntaktische Verständnisfehler machten als die beiden anderen Aphasiegruppen. Bei den Broca-Aphasien zeigte sich, daß das Sprachverständnis, wenn es vom Verständnis syntaktischer Beziehungen abhing, schlecht, wenn es vom lexikalischen Bestandteil der Mitteilung abhing, aber gut war. Die Broca- und die Leitungsaphasien machten aber mehr Fehler bei den syntaktischen Aufgaben als die Kontrollgruppe. Es wäre interessant zu wissen, wie sich die gemischte Aphasie unserer Definition, die Störungen des Sprachverständnisses mit einem beginnenden Agrammatismus verbindet, also wahrscheinlich zu den Broca-Aphasien gerechnet wurde, bei diesen Untersuchungen verhalten hätte.

Romero (1976) hat bei 55 Aphasikern das Sprachverständnis an 12 akustisch-amnestischen Aphasien, 3 akustisch-gnostischen, 15 motorischen, 19 gemischten Aphasien und 6 Aphasien, welche keiner dieser Gruppen zugeteilt werden konnten, untersucht. Ätiologisch hat es sich um 36 Hirngefäßprozesse, 6 Hirntumoren und 13 Fälle anderer Ätiologie gehandelt. In gleicher Anzahl standen auch Kontrollpersonen ohne Hirnschädigung zur Verfügung. Den Kranken wurde eine Serie von Gegenstandsbildern gezeigt, dazu wurden ihnen 4 Worte auf Platte vorgespielt. Sie mußten sagen, welches der Worte dem Bilde, welches gezeigt wurde, entspricht. Eine Störung der auditiven Erfassung von Worten wurde bei den akustisch-amnestischen Aphasien, bei den Aphasietypen ohne motorische Komponente und bei der motorischen Aphasie gefunden. Bei letzterer seien deutliche Korrelationen zwischen den Störungen der akustischen Wortstruktur und der semantischen Interpretation vorhanden. Diese beiden Störungen scheinen auf einen gemeinsamen Störungsmechanismus zurückzugehen.

Im gleichen Jahre haben auch *Bisiacchi* u. Mitarb. bei 16 Aphasikern Untersuchungen des Wortverständnisses angestellt, welche in Broca- und Wernicke-Aphasien geteilt wurden. Ein Testwort war einem von drei anderen Worten zuzuordnen, welches dem Patienten als dem Testwort am ähnlichsten erschien. Bei den Broca-Aphasien erfolgte die Zuordnung zur Wortklasse und bei den Wernicke-Aphasien nach den Eigenschaften.

Das Satzverständnis der Aphasiker haben *Just* u. Mitarb. (1977) dadurch untersucht, daß sie den Kranken Sätze vorgesprochen oder vorgelegt haben. Diese mußten dann zeigen, ob sie einem vorgezeigten Bild entsprechen oder nicht. Der Versuch wurde an 8 Aphasikern, davon 7 linkshirnig Geschädigten und 6 Nicht-hirngeschädigten, unternommen. Es zeigte sich, daß die Aphasiker unfähig waren, Sätze mit Negationen zu verstehen. Vorgesprochene Sätze erkannten sie leichter als schriftlich vorgelegte.

Cohen u. Mitarb. (1977) untersuchten den Einfluß der Störungen des Sprachverständnisses auf die Leistungen im Token-Test unter verbalen und nichtverbalen Bedingungen. Beim Vergleich von Aphasien mit diffus Hirngeschädigten ohne Aphasie und Schizophrenen (etwa 19 Fälle) zeigte sich, daß die Aphasien bei nonverbalen Aufträgen weniger Fehler machen als bei verbalen, aber immerhin noch mehr als die beiden Kontrollgruppen. Es ergab sich, daß der Token-Test weniger das Sprachverständnis im üblichen Sinne, sondern vielmehr Störungen einer weit grundlegenderen und modalitätsübergreifenden Kommunikationsfähigkeit erfaßt. Er prüfe anscheinend gewisse analytische Fähigkeiten, etwas klassifikatorisch in Einzelheiten zu zergliedern, was wahrnehmungs- und erfahrungsgemäß zunächst als pragmatische Einheit gegeben ist. Diese Fähigkeit aber hängt von Funktionen ab, welche für die linke Hemisphäre charakteristisch sind.

Ammon (1977) hat herausgefunden, daß bei den Aphasien nicht nur die Bezeichnung von Worten mit denotativer, sondern auch die mit konnotativer Bedeutung gestört ist, also Wörtern, die etwas Spezielles bezeichnen und Wörtern, deren Stamm den Ausgangspunkt vieler anderer Wörter bildet. Er hat 26 deutschen, 20 holländischen und 19 französischen Aphasikern (und entsprechenden Kontrollgruppen) vier Kunstwörter vorgelegt und sie sinnlosen Figuren zuordnen lassen, denn synthetische Wörter haben eine konnotative Bedeutung. Es zeigte sich eine Korrelation der Störungen mit der Schwere der Sprachstörung. Alle Aphasiker ordneten die synthetischen Wörter den gleichen sinnlosen Figuren zu.

Coughlan u. *Warrington* (1978) haben Untersuchungen über die Natur des Wortverständnisses und der Wortfindung bei lokalisierten Hirnschäden veröffentlicht. Sie stützten sich dabei auf 57 linkshirnige Läsionen, unter denen 44 Dysphasien waren, 43 rechtshirnige Läsionen, unter denen eine Aphasie war, und 52 Kontrollfälle. Ätiologisch waren es meistens Hirntumoren. Die Autoren unterscheiden beim Wortverständnis das Gedächtnis für semantische und phonemische Störungen, bei der Wortfindung das für artikulatorische Fähigkeiten. Es wird vermutet, daß die Mängel im Wortverständnis und der Wortwiedererkennung (retrieval) mit einer Störung des semantischen Gedächtnisprozesses zusammenhängen, und diese seien beide verbunden mit einer Läsion des linken Temporale.

Blumstein u. Mitarb. (1983) haben besonders das Verstehen von Reflexivformen ins Auge gefaßt (sie nennen es "reflexivization"). Als Beispiel nahmen sie "himself" und "herself". 5 Broca-, 5 Leitungs- und 5 Wernicke-Aphasien waren mit dem Boston-Test untersucht worden. Ihnen wurden 132 verschiedene Sätze vorgelegt, die zum Verständnis entweder lexikalische, morphologische oder syntaktische Schlüsselwörter enthielten. Alle Gruppen hatten Beeinträchtigungen des Sprachverständnisses, wenn syntaktische Wörter fehlten oder wenn das Verstehen von morphologischen Schlüsselwörtern gefordert wurde. Bei der Broca-Aphasie besserten sich sofort die Leistungen, wenn lexikalische Schlüsselwörter zur Verfügung standen. Es zeigte sich, daß die motorischen, die sensorischen und die Leitungsaphasien zwar die Pronomentests richtig ausführten, aber bei den Reflexivformen versagten. Die Autoren kommen zu dem Schluß, daß das Verständnis für Beziehungen kein einheitlicher Prozeß sei, sondern von vielen Schlüsselwörtern abhänge.

Poeck (1983) schrieb, die Qualität des Sprachverständnisses trage oft unterschiedlich zur Definition der aphasischen Syndrome bei. Zur Diagnosestellung eines Aphasietyps halte er das Sprachverständnis nicht für unerläßlich, denn die Diagnose könne man auch aus der Sprachproduktion stellen. Das Sprachverständnis umfasse aber auch pragmatisch-kognitive Faktoren, die Kenntnis der Situation, das Erwecken semantisch-assoziativer Felder bei Worten; auch die Fähigkeit, Folgerungen zu ziehen, spielen dabei eine Rolle. Deshalb können manchmal trotz schwerer Defekte in der Struktur Äußerungen verstanden werden. Das Sprachverständnis hänge mehr als die Sprachfunktion von der linguistischen Strategie ab.

Mit der Einteilung der flüssigen Aphasien und ihrer linguistischen Analyse haben sich *Buckingham* u. *Kertesz* (1974) beschäftigt. Sie unterschieden 3 Typen von flüssiger Aphasie: die Leitungsaphasie, die sensorische Aphasie und die transkortikale sensorische Aphasie.
– *Kertesz* u. *Phipps* (1977) haben durch eine taxonomische Analyse

eine Aufteilung von 142 Aphasien in 10 Gruppen von Symptomen vorgenommen. Dabei traten Gruppen in Erscheinung, die der globalen Aphasie, der Broca- und der Wernicke-Aphasie, der amnestischen und auch den transkortikalen motorischen und sensorischen Aphasien entsprachen. Bemerkenswert ist, daß sich bei der Leitungsaphasie eine afferente, flüssige von einer efferenten, wenig flüssigen unterscheiden ließ. − *Strub* u. *Gardner* (1974) haben sich die Frage gestellt, ob die Störung des Nachsprechens bei der Leitungsaphasie ein mnestischer oder ein linguistischer Defekt sei. Sie sind zu der Auffassung gekommen, daß man diese Frage nicht durch Tests entscheiden könne, denn die linguistischen und die Gedächtnisfaktoren schließen sich nicht gegenseitig aus. − *Shallice* u. *Warrington* (1977) haben darauf aufmerksam gemacht, daß bei vielen Kranken, welche als Leitungsaphasie klassifiziert werden, eine Störung des Kurzzeitgedächtnisses vorliegt. Sie meinen, die Diagnose Leitungsaphasie sollte nur bei Störungen der Reproduktionsfähigkeit angewandt werden. In den anderen Fällen sollte man von einem Mangel an auditivem sprachlichem Kurzzeitgedächtnis sprechen.

Die Schriftsprache hat in der neueren Aphasieforschung wieder zunehmende Bedeutung gewonnen. Mit dem Problem des *Transkodierens*, d.h. der Inbeziehungsetzung bestimmter Einheiten eines Zeichensystems zu den entsprechenden Einheiten eines anderen Zeichensystems, hat sich *Weigl* (1974) beschäftigt. Anhand von Untersuchungen an 54 Aphasikern hat er gezeigt, daß es Kranke gibt, die zwar akustisch oder optisch dargebotene Wörter nicht verstehen, sie aber zeigen können. In anderen seltenen Fällen bestehe eine spezielle Transkodierungsschwäche. *Weigl* schließt daraus, daß das Transkodieren ein weitgehend automatisierter Prozeß sein müsse, der unabhängig von anderen linguistischen Prozessen ablaufen könne. − Eine Analyse des Lesesinnverständnisses haben *Gardner* u. *Zurif* (1976) vorgenommen. Sie fanden eine bestimmte Anordnung der Schwierigkeiten im Lesesinnverständnis unabhängig von der Lokalisation der Läsion und meinten, die Strategie des Lesens könne sich bei schweren Aphasien ändern. Die Kranken stellen sich dann weniger auf semantische Betrachtungen ein, sondern richten ihre Aufmerksamkeit mehr auf orthographische Informationen und auf die Anordnung der Wortfolge.

Auf mögliche Unterschiede zwischen schriftlichen und mündlichen Leistungen bei Aphasien haben *Hier* u. *Mohr* (1977) aufmerksam gemacht.

Leischner u. Mitarb. (198) haben sich dann mit dieser Frage anhand von 175 Aphasien durch Vergleiche der mündlichen und schriftlichen spontanen Leistungen eingehender beschäftigt. Es waren je 50 Total-, gemischte und motorisch-amnestische Aphasien und

25 sensorisch-amnestische Aphasien. Dabei ergab sich, daß bei den Totalaphasien die Anzahl der Kranken, bei denen beide Performanzen gleich waren, und die Anzahl der Kranken, bei denen eine der beiden Performanzen überwog, gleich war. Bei den gemischten Aphasien war die Anzahl der Fälle, bei denen die orale Performanz überwog, deutlich größer als die Anzahl derer, bei denen die schriftlichen Leistungen besser waren als die mündlichen. Bei den motorisch-amnestischen Aphasien waren zwar die Fälle, bei denen eine Performanz überwog in der Mehrzahl, aber diese Unterschiede glichen sich gegenseitig aus. Bei der sensorisch-amnestischen Aphasie zeigte sich zwar ein Trend zum Überwiegen der oralen Leistungen, aber die Unterschiede waren nicht signifikant. Die Verfasser schlossen daraus, daß sich bei der Rückbildung der Totalaphasie zu einer gemischten Aphasie die mündliche Ausdrucksweise meist früher bessert als die schriftliche. Jedenfalls kann sich die schriftliche und die mündliche Ausdrucksmöglichkeit der Aphasiker bei der Rückbildung in gewissem Sinne voneinander unabhängig bessern.

Eine Verlaufsuntersuchung am gleichen Krankengut (*Leischner* u. *Mattes* 1982) ergab, daß bei der Totalaphasie die orale Performanz deutliche Besserungen zeigte, während bei der motorisch-amnestischen und bei der sensorisch-amnestischen Aphasie die graphischen Leistungen deutlich aufholten.

Von linguistischer Seite hat sich *Peuser* (1978) in seiner Habilitationsschrift mit den Beziehungen der oralen zur graphischen Performanz bei den Aphasikern auseinandergesetzt. Dort wird auch die neuere linguistische Literatur, die Aphasie betreffend, ausführlich besprochen.

Beauvois u. *Dérouesné* (1981) haben einen schon mehrmals veröffentlichten Fall noch einer genauen Analyse der Schriftsprache unterzogen und ihn als ein Beispiel für eine rein *lexikalische oder orthographische Agraphie* dargestellt.

Bei einem 62jährigen Kranken war ein Angiom in der linken Parietookzipitalgegend operiert worden. Er hatte prämorbid als Verkaufsmanager viele Briefe geschrieben. Nun machte er bei allen orthographisch zweifelhaften und unregelmäßigen Wörtern viele Fehler. Die meisten Nichtwörter aber schrieb er richtig. Der phonologische Schreibprozeß war ungestört. Im Lesen zeigte sich aber ein lexikalisches Vorgehen. Unregelmäßige Wörter las er viel besser als er sie schrieb. Nichtwörter aber schrieb er viel besser als er sie las. Beim Abschreiben machte er ähnliche Fehler wie beim Diktatschreiben.

Die Verfasser schlossen daraus, daß die orthographischen Kenntnisse für das Erkennen von Wörtern beim Lesen verschieden sind von denen, welche für das schriftliche Buchstabieren, also das Diktatschreiben, notwendig sind. Es bestand eine teilweise Unabhängigkeit der linguistischen Mechanismen zwischen der mündlichen und der schriftlichen Sprache. Es lasse sich vermuten, daß es zwei voneinander unabhängige Schreibprozesse, nämlich einen phonologischen und einen nichtphonologischen, gebe.

Im gleichen Jahr hat *Shallice* (1981) als Gegenstück eine *phonologische Agraphie* als ein neues Agraphiesyndrom beschrieben.

Der Kranke bekam jenseits des 50. Lebensjahres eine schwere Thrombose der A. carotis interna links. Neurologisch hatte er eine rechtsseitige Hemiplegie und eine Hemihypästhesie. Im Rahmen einer Leitungsaphasie hatte er eine Agraphie, welche sich dadurch auszeichnete, daß er Wörter zwar mit nur leichten Schwierigkeiten schrieb, beim Diktat von sinnlosen Wortgestalten aber sehr viele Fehler machte. Besonders schwer fiel es ihm, die vorgegebenen Laute in kleine Lauteinheiten zu segmentieren. Als Hilfe bildete er oft ähnlich klingende Worte. Er konnte Nichtwörter zwar nachsprechen, aber nicht so lange im Gedächtnis behalten, daß er sie hätte niederschreiben können. Abstrakte Wörter konnte er nur dann schreiben, wenn er sie verstanden hatte. Der Kranke hatte auch eine leichte phonologische Alexie. Es bestand bei ihm ein direkter lexikalischer Weg zum semantischen Schreibsystem.

Roeltgen u. *Heilman* (1984) haben je 4 Kranke mit lexikalischer Agraphie und 4 Fälle phonologischer Agraphien analysiert und einander gegenübergestellt.

Von den lexikalischen Agraphien hatten 3 leichte anomische Aphasien und einer eine leichte Wernicke-Aphasie und Alexie. Alle hatten Schwierigkeiten beim Diktatschreiben unregelmäßiger Wörter, aber keine beim Buchstabieren und Diktatschreiben von Nichtwörtern. Von den phonologischen Agraphien hatten 2 eine leichte Anomie, einer eine leichte Wernicke-Aphasie, und bei einem war die Aphasie nicht näher bestimmbar. Von diesen Kranken konnten Nichtwörter nicht buchstabiert und richtig geschrieben werden.

Die Verfasser meinen, es gebe daher vier verschiedene Systeme für das phonologische mündliche und schriftliche Buchstabieren, das phonologische Lesen, das lexikalische mündliche und schriftliche Buchstabieren und das lexikalische Lesen. Die Lokalisation der Läsionen sei bei den beiden Arten verschieden, die phonologische Agraphie habe die Läsionen im Bereich des Supramarginalis oder in der Insel, die lexikalische Agraphie aber im Bereich des Angularis und seiner Verbindungen zwischen Parietale und Okzipitale.

Die *japanische Sprache* hat sich als ein besonders interessantes Objekt der Agraphieforschung erwiesen.

Vorauszuschicken ist, daß bei dieser Sprache teilweise chinesische Ideogramme (Kanji) und teilweise japanische Silben (Kana) verwendet werden. Die Kanji-Schrift hat zwei Lesarten, "on", bei der die chinesischen Zeichen in chinesischer Aussprache gelesen werden, und "kun", bei der man die Aussprache aus dem Sinne des Wortes innerhalb des Kontextes erkennen muß. Dann kann man sie phonetisch lesen.

In der japanischen Literatur wurde von *Imura* (1943) ein Syndrom beschrieben, bei dem ein Aphasiker eine umschriebene Lesestörung der Kanji-Zeichen hatte, während die Kana-Zeichen gelesen werden konnten. Dieses Syndrom wurde „Gogi-Syndrom" genannt, was Wortbedeutungsstörung heißt.

Sasanuma u. *Fujimura* (1971) haben im Gegensatz dazu Aphasiker beobachtet, bei denen eine umschriebene Lesestörung der Kana-Zeichen bestand, also das phonetische Lesen gestört war, während die Kanji-Zeichen fehlerfrei gelesen werden konnten. Die Läsionen lagen in der F 3.

Sasanuma u. *Monoi* (1975) berichteten über einen 29jährigen Mann, der durch ein Schädeltrauma eine Kontusion in T 2 und teilweise in T 3 mit einem intrazerebralen Hämatom bekommen hatte und drei Monate später ein Gogi-Syndrom zeigte. Im Vergleich mit den früher beschriebenen Fällen betonen nun die Verfasser, daß die duale Natur der orthographischen Systeme im Japanischen ein brauchbarer Indikator für die Unterscheidung einer phonologischen von einer semantischen Lesestörung sei.

Einen 78jährigen Japaner, der eine linksseitige Hemiparese und Hemianopsie bekommen hatte und nachher weder die Kanji- noch die Kana-Schrift und auch die Zahlen nicht lesen konnte, beschrieben *Hirose, Kin* u. *Murakami* (1977). Es bestand auch eine Störung des Schreibens und des Farbenbenennens. Im CT ließ sich eine hypodense Zone rechts okzipital und im lateralen Teil des hinteren Balkendrittels erkennen. Es wurde ein Infarkt im Bereiche der A. cerebri posterior angenommen. Der Kranke wurde als Rechtshänder bezeichnet, hatte aber in der Familie viele Linkshänder. Es wird deshalb angenommen, daß die rechte Hemisphäre die dominante gewesen ist.

Wichtige Arbeiten sind in der angloamerikanischen Literatur über das *"spelling"* erschienen. So haben *Wapner* u. *Gardner* (1979) darauf hingewiesen, daß das *"spelling"* bei den Aphasikern zu wenig untersucht worden sei.

Dazu ist zu bemerken, daß im englischen Schrifttum ein orales und ein schriftliches Buchstabieren unterschieden wird, letzteres ist unserem Diktatschreiben von Worten gleichzusetzen. Die Autoren rechnen dazu aber auch das Schreibmaschinenschreiben und das Schreiben mit Anagrammen, worunter sie das Zusammensetzen von Worten aus Buchstabentäfelchen oder Holzwürfeln verstehen. Der Ausdruck "spelling" ist im englischen Schrifttum also ein Oberbegriff, für den wir im Deutschen vier verschiedene Worte haben, nämlich Buchstabieren, Diktatschreiben, Zusammensetzen von Worten und Maschinenschreiben.

Die Autoren berichten über 31 Aphasiker, bei denen sie diese vier Arten von "spelling" untersucht haben.

Es sind 14 "anterior" Aphasien (4 Broca-Aphasien mit gutem Sprachverständnis, 6 gemischte Aphasien mit mäßigen Störungen des Sprachverständnisses, 3 transkortikal-motorische und 1 andere "anterior" Aphasie). Die Kranken mußten 25 häufige Hauptwörter, die aus 4–6 Buchstaben bestanden, auf die erwähnten vier Arten buchstabieren. Alle Wörter wurden viermal in Abständen von 2–3 Tagen dargeboten. In der Bewertung wurden richtige, angemessene und unrichtige Antworten unterschieden. Von den angemessenen Reaktionen wurden 10 Wörter ausgewählt und hinsichtlich der Rechtschreibung und der orthographisch-phonemischen Beziehungen untersucht.

Es ergab sich, daß zwischen den "anterior" und "posterior" Aphasien kein Unterschied im Buchstabieren zu finden war. Hingegen fanden sich deutliche Unterschiede, wenn man die Aphasietypen mit gutem (Broca-, transkortikale und anomische Aphasie) und schlechtem Sprachverständnis (Wernicke- und gemischte Aphasie) gegenüberstellte. Das Schreiben fiel allen Gruppen am leichtesten. Besondere Schwierigkeiten machten die Doppelkonsonanten und die stummen Buchstaben, welche nicht gelesen werden. Jedes Aphasiesyndrom hatte ein spezielles Muster. Interessant ist, daß die gefundenen Unterschiede im "spelling" anscheinend verschwanden, wenn man die gemischten Aphasien zur "anterior" Aphasie, also zur Borca-Aphasie rechnete. (Wie anders würden die Statistiken aussehen, wenn man, wie wir immer vorgeschlagen haben, die gemischte Aphasie, eine nichtflüssige Aphasie, aus den Broca-Aphasien herauslesen würde!)

Bei der "posterior" Aphasie fanden sich mehr akustische Irrtümer, sie hatten mehr Schwierigkeiten in der Wortfindung und gebrauchten dabei häufiger Hilfe. Sie haben sichtlich die Übertragungsregeln vom Laut zum Buchstaben besser behalten als die "Vorderen", denn die Fehlleistungen, welche sie boten, hatten mehr Ähnlichkeiten mit dem Zielwort. Es gebe, zu diesem Schluß kommen die Autoren, zwei Lesesysteme, welche bei den erwachsenen Hirngeschädigten getrennt gestört sein können.

Kreindler u. Mitarb. (1983) haben in jüngster Zeit statistische Untersuchungen des *Wortschatzes* bei Aphasikern vorgelegt. Sie haben dazu von 10 Aphasikern vaskulärer Genese (7 Broca- und 5 Wernikke-Aphasien) je 2500 Wörter der expressiven oralen Sprache aufgenommen. Diese wurden verglichen mit denen, die von 10 Kontrollpersonen stammten. Es ergab sich, daß bei den Aphasien eine allgemeine Verminderung des Wortschatzes in dem Sinne bestand, daß weniger verschiedene Wörter gebraucht wurden. Diese Verminderung des Wortschatzes hat die einzelnen grammatischen Kategorien verschieden betroffen. Die Begriffswörter waren erheblich mehr vermindert als die operationalen Wörter. Die Folge war, daß die Aphasiker relativ mehr Adverbien, besonders „ja" und „nein", Zahlwörter und Interjektionen gebrauchten als die Kontrollpersonen. Im Gegensatz zu den Normalen trat die Abhängigkeit des Wortschatzes von der Bildungsstufe bei ihnen nicht mehr in Erscheinung. Die Aphasiker gebrauchten eine geringere Anzahl von Wörtern, die viel, und eine große Anzahl von Wörtern, die wenig Informationswert hatten. Dadurch werden, so meinen die Autoren, ihre Sprache ärmer, ungenauer und farbloser.

Einteilung der zentralen Sprachstörungen

Erste Einteilungsversuche der vorklassischen Zeit

In der ältesten Zeit, als nur Einzelbeobachtungen zur Veröffentlichung gelangten, wurden naturgemäß Einteilungssysteme noch nicht benötigt. Der Ausdruck Alalie wurde für alle Sprach- und Sprechstörungen verwendet. Die vielfach vorhandene Meinung, daß der älteste Einteilungsversuch der Aphasien von *Wernicke* stammt, ist aber irrig. Bereits im siebenten Jahrzehnt des vorigen Jahrhunderts, als der Ausdruck Aphasie noch nicht allgemein anerkannt wurde und als der nomenklatorische Streit zwischen *Broca* und *Trousseau* um die Bezeichnungen Aphémie oder Aphasie noch nicht entschieden war, versuchten mehrere französische Forscher eigene Einteilungsprinzipien zu entwickeln.

Der erste war *Jaccoud* (1864). Er benützte den Ausdruck Alalie noch als Oberbegriff für An- bzw. Dysarthrie und Aphasie und unterschied auch eine von ihm nicht näher bezeichnete Gruppe, die sowohl Anarthrien wie auch Aphasien einschloß. (Zu dieser Gruppe zählte er die Fälle von *Broca*!) Dann trat in seiner Einteilung die "Alalie par Amnesie verbale" auf, eine Gruppe, in der er amnestische Aphasien beschrieb, aber anscheinend auch sensorische Aphasien unterbrachte.

Ein Jahr später wurden drei weitere Einteilungsvorschläge gemacht. *De Fleury* (1865) unterschied:

1. Störungen der Sprache durch Läsionen der Intelligenz. Für sie gebrauchte er die Ausdrücke A-, Dys- und Paraphrasien.
2. Störungen der Sprache durch Fehler der Übertragung der gestalteten Gedanken auf den motorischen Apparat. Diese bezeichnete er als Aphasien, Dysphasien und Paraphasien. *De Fleury* scheint demnach der Schöpfer des Terminus Paraphasie zu sein.
3. Störungen der Sprache durch Lähmung der Artikulationsorgane. Dafür gebrauchte er die Bezeichnungen Alalie, Dyslalie und Paralalien.
4. Die vierte Gruppe besteht aus Stummheiten durch Reflexlähmung. Er nannte sie Aphthongie, Dysphthongie und Paraphthongien. *De Fleury* stellte sich dadurch in Gegensatz zu seinem Zeitgenossen *Broca*.

Im deutschen Schrifttum scheint die älteste Einteilung der Aphasien von *Benedikt* (1865) zu stammen. Er unterschied Aphasien (hatte also sehr bald den von *Trousseau* vorgeschlagenen Terminus übernommen) durch Ausfall der Sprachvorstellungen, durch Assoziations-

störungen der Artikulationsbewegungen und durch eigentliche Koordinationsstörungen.

Einteilungen der klassischen Periode

Wie schon näher beschrieben (s. S. 27), hat *Wernicke* (1874) die
Trennung der motorischen und der sensorischen Aphasie vorgenommen. Diese wurde im Prinzip 1883 von *Marie* übernommen. Dieser
unterschied eine Aphasie der "réception ou sensorielle" (Aphasie
des Empfanges oder sensorische Aphasie), eine Aphasie "de trans-
mission ou motrice" (Aphasie der Übertragung oder motorische
Aphasie) und eine Aphasie "de réception secondaire ou motrice-
sensorielle" durch Verlust des Gedächtnisses für die Sprech- bzw.
die Schreibbewegungen. Damit war er wohl der erste, der die Sonderstellung der gemischten Aphasie erkannt hatte.

Ungefähr zur gleichen Zeit hat *Kussmaul* (1881) die Aphasie eingeteilt in die ataktische Aphasie (das Unvermögen der motorischen
Koordination der Worte), die amnestische Aphasie, die Worttaubheit, die Paraphasie (das Unvermögen, die Wortbilder mit ihren Vorstellungen richtig zu verknüpfen) und in den Agrammatismus und
die Akataphasie (das Unvermögen, die Worte grammatisch zu formen und syntaktisch im Satz zu ordnen).

Wernicke (1886) hat dann unter dem Einfluß von *Lichtheim* (1885)
die Einteilung gewählt, die unter dem Namen „Wernicke-Lichthem-
sches Schema" besonders im deutschen Schrifttum die klassische
Epoche beherrschte:

1. kortikale sensorische Aphasie (Kernsprachtaubheit),
2. subkortikale sensorische Aphasie (periphere Leitungssprachtaubheit),
3. transkortikale sensorische Aphasie (zentrale Leitungssprachtaubheit),
4. kortikale motorische Aphasie (Kernaphasie),
5. subkortikale motorische Aphasie (periphere Leitungsaphasie),
6. transkortikale motorische Aphasie (zentrale Leitungsaphasie),
7. Leitungsaphasie (Leitungsparaphasie).

Wernicke fügte damit seinem früher entwickelten Schema eine kleine
Veränderung hinzu.

Es ist in der Literatur der folgenden Zeit eine große Menge von Variationen dieses Schemas zu finden, die für die heutige Aphasieforschung nur noch wenig von Bedeutung sind. Auf ihre Darstellung
soll daher verzichtet werden. Die Autoren, die sich bemühten, möglichst alle sprachlichen Vorgänge in mehr oder weniger komplizier-

ten Schemata darzustellen und zu erklären, wurden später von *Head* als die "diagram makers" verspottet.

Im englischen Schrifttum wurde die erste eigenständige Einteilung der Aphasien von *Head* (1926) gegeben. Er unterschied eine verbale, eine syntaktische, eine nominale und eine semantische Aphasie. Dabei reihte er unter die verbalen Aphasien meist die motorischen und unter die syntaktischen Aphasien die sensorischen ein. Das Sprachverständnis wurde dabei aber nicht als das entscheidende differentialdiagnostische Mittel verwendet. Seine nominalen Aphasien entsprechen in vieler Hinsicht den amnestischen Aphasien. Die Störungen des Schreibens und Lesens werden in allen diesen Kategorien untergebracht. Während diese ersten drei Gruppen gegenüber den Unterscheidungen von *Wernicke* mit Ausnahme der nominalen Aphasie keine greifbaren Vorteile erbrachten, weil sie die schon vorher bekannten Typen der motorischen, sensorischen und amnestischen Aphasie zwar mit anderen Namen belegten, aber nicht klarer darstellten, wurde die vierte Gruppe von *Head* der Ausgangspunkt für einen neuen Aphasietyp. Deshalb folgt hier die von *Head* im Original gegebene Definition der semantischen Aphasie in Übersetzung:

„Es besteht dabei eine Störung des Erkennens der vollen Bedeutung von Worten und Sätzen, abgesehen von ihrer unmittelbaren wörtlichen Bedeutung. Die letzte Absicht und das letzte Ziel einer Handlung, die er spontan unternimmt oder zu der er (der Kranke) von anderen bestimmt wurde, kann nicht erkannt werden. Er kann seine Rede weder innerlich noch äußerlich genau formulieren. Von dem, was er gesagt hat, was er selbst gelesen hat und was er in einem Bild gesehen hat, kann er keine allgemeine Zusammenfassung geben. Er kann lesen und schreiben, versteht, was gesagt wurde, aber nur ungenau. Er kennt zwar Zahlen und Münzen, aber das Rechnen ist doch gestört, und bei den alltäglichen geldlichen Verrichtungen hat er große Schwierigkeiten. Das Zeichnen, sogar nach Vorlage, ist gewöhnlich gestört. Das Anlegen einer Skizze ist meist unmöglich. Die Orientierung ist beeinträchtigt. Es bestehen große Schwierigkeiten, eine Handlung zu planen oder einen Gegenstand, dessen Teile der Kranke selbst hergestellt hat, zusammenzusetzen. Das macht ihn untauglich für jeden Beruf. Das Gedächtnis und die Intelligenz können verhältnismäßig gut sein."

Wegen der Originalität und der klinischen Wichtigkeit dieser Gruppe habe ich sie auch in das eigene Einteilungsschema der Aphasien aufgenommen (s. S. 65).

Kleist, der ein Schüler *Wernicke*s war, hat in seinem Hauptwerke (1934) das Wernickesche Schema insofern verändert, als er die Nomenklatur mit deutschen Bezeichnungen zu bereichern suchte. Er übernahm die großen Gruppen der sensorischen und motorischen Aphasie und unterteilte dann die sensorische Aphasie (Sprachtaubheit) in die Lauttaubheit, die Worttaubheit, die Leitungsaphasie (Nachsprechaphasie), die Satztaubheit (temporaler Para- und Agrammatismus) und in die Wortsinntaubheit (amnestische Aphasie oder Namenaphasie).

Bei den motorischen Aphasien unterschied *Kleist* die Lautstummheit (aphasische Anarthrie), die Wortstummheit (Lautfolgestummheit), die Namenstummheit (Spontanstummheit) und die Satzstummheit (Agrammatismus im engeren Sinne).

Soweit mir bekannt ist, hat sich die Nomenklatur von *Kleist* auch zu seinen Lebzeiten niemals gegen die frühere Einteilung von *Wernicke* durchsetzen können.

Ein Jahr später haben *Weisenburg* u. *McBride* (1935) eine Einteilung der Aphasien vorgeschlagen, die sich wegen ihrer Einfachheit und klinisch guten Anwendbarkeit besonders im angloamerikanischen Schrifttum einer weiten Anwendung erfreut. Sie unterscheiden vorwiegend expressive, vorwiegend rezeptive, expressiv-rezeptive und amnestische Aphasien.

Weniger Nachfolger fand die Einteilung von *Goldstein* (1948). Ihre Schwäche liegt darin, daß er die peripheren Störungen, die Dysarthrie, die Taubheit und Allgemeinstörungen in das Aphasieschema hineinzubringen versuchte. Dadurch wird es für klinische Zwecke unbrauchbar. Bei der Einteilung der Agraphien und Alexien aber ist *Goldstein* ein guter Wurf gelungen. Die Einteilung der Schriftsprache in primäre Störungen (apraktische Agraphie und optisch-gnostische Alexie) und sekundäre Störungen, die durch die Aphasie selbst bedingt sind, ist klinisch wichtig und leicht anwendbar. Ich habe sie daher in die eigene Einteilung in etwas abgeänderter Form als linguistische (sekundäre) und konstruktiv-apraktische Agraphie (primäre) übernommen. Auch bei der Alexie kann man eine linguistische und eine optisch-gnostische unterscheiden.

Der Versuch einer ganz neuen Einteilung nach linguistischen Gesichtspunkten wurde von *Jakobson* u. *Halle* (1956) unternommen. Sie gehen von dem Gedanken aus, daß die Sprache eine bipolare Struktur hat, in der es zwei Arten von linguistischen Anordnungen gebe, die Kombination und die Selektion. Der Aphasiker beherrsche nicht mehr die strukturelle Bipolarität der normalen Sprache; seine Sprache sei auf ein unipolares Schema amputiert. Es gebe daher zwei Arten von Sprachstörungen, Störungen der Gleichartigkeit, der Similiarität, und Störungen des Aneinanderstoßens, der Kontiguität.

Bei den *Störungen der Similiarität* ist die Fähigkeit der Auswahl der Wörter gestört. Am besten erhalten bleiben die Wörter, welche vom Kontext unabhängig sind und nur helfen, ihn aufzubauen, die Pronomina, die Adverbialpronomina und die Hilfszeitwörter. Die Namen fallen weg. Wesentlich sei die Störung der Fähigkeit der Substitution und der Selektion. Diese Beschreibung entspricht der sensorischen Aphasie.

Bei den *Störungen der Kontiguität* sind die syntaktischen Regeln verlorengegangen, wodurch ein Agrammatismus entsteht. Der Mangel an Wörtern ist kennzeichnend. Die Wörter mit grammatischen Funktionen sind verschwunden. Dadurch kommt es zum Telegrammstil. Dieser Typ entspricht der motorischen Aphasie.

Die Einteilung von *Jakobson* u. *Halle* hat damit eigentlich nur neue Bezeichnungen und linguistische Begründungen für die alte Zweiteilung in sensorische und motorische Aphasie erbracht. Sie steht daher, auch bei klinisch tätigen Linguisten, meines Wissens nicht in Gebrauch.

Gegenwärtig üblichste Einteilungen der Aphasien

Jeder Aphasiologe wird, wenn er sehr viele Aphasiker untersucht hat und sie auch klinisch behandeln muß, vor der Notwendigkeit stehen, Einteilungen zu treffen. Je mehr eigene Erfahrungen er erworben hat, desto eher wird er sich genötigt sehen, ein eigenes Einteilungsprinzip zu entwerfen. Dieses wird dann auch von der Art des Krankengutes, über welches er verfügt hat, beeinflußt worden sein. Häufig ändern die Aphasiologen im Verlaufe der Anreicherung ihrer persönlichen Erfahrungen auch ihre eigenen Einteilungsprinzipien. Das kann man bei *Lurija*, bei *Hécaen* und bei *Geschwind* beobachten. Vergleicht man die in verschiedenen Ländern gebrauchten Einteilungen, dann muß man eine Merkwürdigkeit erkennen. Während im deutschen Sprachraum im allgemeinen die Tendenz vorhanden ist, die Einteilung der Aphasien möglichst einfach und überschaubar zu machen, sieht man bei den französischen und amerikanischen Aphasiologen die Tendenz, ihre Einteilungsschemata zu erweitern. Mit dem zunehmenden Reichtum ihrer Erfahrungen schmücken sie sie mit kleinen, von ihnen beobachteten Gruppen immer weiter aus. Man kann vier große Gruppen von Einteilungen unterscheiden, die französischen, die angloamerikanischen, die sowjetrussischen und die deutschen Einteilungen. Jede dieser Einteilungen hat bezüglich ihrer Verbreitung ihr Einzugsgebiet, welches über viele Länder streuen kann, in welchen die Aphasieforschung historisch weniger verwurzelt ist. Die ausländischen Einteilungen werden hier kurz erwähnt, weil ihre Kenntnis die Lektüre der fremdsprachigen Aphasieliteratur erheblich erleichtert.

Einteilungen der französischen Autoren

Die neueste französische Einteilung von *Hécaen* (1972) hat sich seit Jahren allmählich aus den früheren Einteilungen von *de Ajuriaguerra* u. *Hécaen* (1949, 1960) entwickelt und zeigt die Tendenz, in ihr auch alle seltenen Beobachtungen unterzubringen. Es werden drei Hauptgruppen, die Störungen der oralen Sprache (expressive, amnestische und sensorische Aphasien), die Störungen der Schriftsprache (Agraphien und Alexien) und besondere Formen, unterschieden. Dabei fällt vor allem auf, daß die Nomenklatur starke linguistische Einflüsse zeigt. Bemerkenswert ist die Unterordnung der Leitungsaphasie unter die expressiven Aphasien. Die Ausdrücke motorische und Broca-Aphasien werden vermieden. Agraphien und Alexien werden stark unterteilt. Unter den besonderen Formen taucht neu (im Gegensatz zu seinen früheren Einteilungen) die Aphasie bei den Dementen auf. Eigene Gruppen bilden die Aphasien bei Polyglotten, bei Kindern und bei Taubstummen.

Ich hege Zweifel, ob sich diese sehr differenzierte Einteilung bei den Klinikern, die sich nicht ausschließlich mit Aphasien beschäftigen, durchsetzen wird. Meines Erachtens sollte man die Einteilung der Aphasien, die auch für Therapeuten und den klinischen Alltag bestimmt sind, nicht mit Raritäten belasten.

Einteilungen der angloamerikanischen Autoren

Weite Verbreitung hat wegen ihrer Einfachheit im angloamerikanischen Schrifttum die Einteilung von *Wepman* (1951) gefunden. Er unterscheidet expressive, rezeptive, expressiv-rezeptive und globale Aphasien sowie Agnosien und Apraxien.

Die neuen angloamerikanischen Einteilungen sind deutlich von den Forschungen von *Howes* (1964) beeinflußt worden, der eine grundsätzliche Zweiteilung in flüssig (fluent) und nichtflüssig (non-fluent) sprechende Aphasiker gefordert hat. Er hat damit einen Unterscheidungsfaktor zwischen der motorischen und der sensorischen Aphasie zum hauptsächlichen Unterscheidungsprinzip der Einteilung erhoben.

Die Einteilung von *Geschwind* (1972) wird diesem Prinzip gerecht. Sehr bedeutsam ist dabei, daß die Totalaphasie als eigene Aphasieart herausgestellt und gemeinsam mit der motorischen Aphasie der Gruppe der "non-fluent aphasias" zugeordnet wird. Bei den "fluent aphasias" taucht neben der Wernicke-Aphasie, der amnestischen und der Leitungsaphasie eine neue Gruppe, die Isolationsaphasie, auf. Die Differentialdiagnose zwischen diesen vier Gruppen wird durch die Störungen oder das Erhaltensein des Sprachverständnisses und des Nachsprechens durchgeführt. Bei der Wernicke-Aphasie sind beide gestört, bei der amnestischen Aphasie beide erhalten. Bei der Leitungsaphasie ist das Nachsprechen, bei der Isolationsaphasie das Sprachverständnis gestört. Unter Isolationsaphasie, die "isolation of speech area", versteht *Geschwind* die Lostrennung der Sprachregion von allen ihren kortikalen Verbindungen, sie entspricht der alten transkortikalen sensorischen Aphasie von *Wernicke* (1874).

Unter dem Einfluß von *Geschwind* ist anscheinend später die neueste Einteilung von *Goodglass* u. *Kaplan* (1972) entstanden. Bei ihr ist bemerkenswert, daß die Gruppen der "fluent" und "non-fluent aphasias" nun zusammengeworfen werden. Die erste Gruppe enthält alle üblichen Aphasieformen, einschließlich der Alexie und Agraphie. Sie hebt auch zwei transkortikale Formen heraus. Die seltenen reinen Aphasieformen der reinen Worttaubheit, der reinen Wortblindheit und der reinen Agraphie werden (sichtlich den gemischten) Formen der ersten Gruppe gegenübergestellt. Dann wird in einer dritten Gruppe das von *Gazzaniga* u. Mitarb. (1962) beschriebene und von *Geschwind* (1965) klinisch bearbeitete Balkendurchtrennungssyndrom ("Disconnection-Syndrom") herausgehoben, und es werden drei Untergruppen davon unterschieden.

Einteilungen der sowjetischen Autoren

Im sowjetrussischen Schrifttum findet sich bei *Tkatschew* (1961) eine Einteilung der Aphasien, die stark an die alte Einteilung von *Wernicke* erinnert. Motorische und sensorische Aphasien werden in kortikale, transkortikale und subkortikale unterteilt. Die amnestische Aphasie, die Totalaphasie und die Leitungsaphasie werden als eigene Gruppen behandelt. Auch die transkortikale sensomotorische Aphasie wird herausgehoben.

Dieses Einteilungsprinzip ist aber in jüngerer Zeit im osteuropäischen Raum von der Einteilung von *Lurija* (1974) verdrängt worden. Dieser unterscheidet:

1. eine temporal-akustische Aphasie,
2. eine frontal-dynamische Aphasie,
3. eine motorische Aphasie mit den Unterformen:
   a) afferent-motorische,
   b) efferent-motorische (kinetische),
4. eine semantische Aphasie.

Klinisch recht brauchbar erscheint auch die Einteilung von *Bejn* (1964) in:

1. Totalaphasie,
2. sensorische Aphasie:
   a) mit Störung des phonematischen Gehörs,
   b) ohne Störung des phonematischen Gehörs,
3. motorische Aphasie:
   a) afferente mit Apraxie des artikulatorischen Apparates,
   b) efferente,
4. amnestisch-semantische Aphasie.

Diese trägt vor allem der klinischen Sonderstellung der Totalaphasien Rechnung, hebt bei den sensorischen Aphasien die Störungen des phonematischen Gehörs als Unterscheidungsmerkmal heraus und schließt sich in der Einteilung der motorischen Aphasien sowie in der Sonderstellung der amnestisch-semantischen Aphasien an *Lurija* an.

Die beiden letzteren Einteilungen haben die in den osteuropäischen Ländern üblichen Aphasieeinteilungen stark beeinflußt, sind aber auch im Westen allgemein bekanntgeworden.

Einteilungen der Aphasien in den anderen osteuropäischen Ländern

In Rumänien haben *Kreindler* u. *Fradis* (1970) die Einteilung in expressive, rezeptive, gemischte und totale Aphasien bevorzugt. In Polen hat *Maruszewski* (1975) die Einteilung von *Lurija* angenommen. In der Tschechoslowakei schlug *Hrbek* (1955) aufgrund von theoretischen Überlegungen eine Neueinteilung der Aphasien vor, deren Gerüst den starken Einfluß der klassischen Aphasielehre, insbesondere den der Konzeptionen von *Wernicke* (1874) und *Lichtheim* (1885), zeigt, die aber mit den Vorstellungen der Pawlowschen Lehre und vor allem auch ihrer Nomenklatur in Einklang gebracht wurde. *Hrbek* unterscheidet kortikale Kernaphasien und Leitungsaphasien, die noch weiter in kinästhetische, motorische und akustische Aphasien, kinästhetische und motorische Agraphien und kinästhetische und motorische Alexien unterteilt wurden. Auch bei den Leitungsaphasien werden weiter Untergruppen gebildet.

In einer neueren Arbeit hat *Hrbek* (1976) diese Einteilung noch wesentlich erweitert und alle hirnpathologischen Syndrome der dominanten Hemisphäre in sie einbezogen. Bei Läsionen von 6 verschiedenen Rindenfeldern stellte er 47 und bei Läsionen mit deren Verbindungen 23 weitere Syndrome auf, so daß er im ganzen 70 verschiedene Syndrome benennt. Es ist zu bezweifeln, ob sich eine solche überdehnte Einteilung klinisch durchsetzen wird.

Für den täglichen klinischen Gebrauch eignet sich wohl die Einteilung von *Kiml* (1969) viel besser, der aus der bekannten Phoniaterschule von *Seemann* stammt. Er unterscheidet eine Aphasia totalis, eine Aphasia motorica mit den Sonderformen Aphasia motorica Ty-

pus Jargon und Aphasia motorica anarthrica, eine Aphasia sensorica
mit den Sonderformen Aphasia sensorico-amnestica, Aphasia sensorica Typus Jargon und Aphasia sensorica dyslogica.

Es ist hervorzuheben, daß sich bei *Kiml* eine gute Beschreibung der
Totalaphasie findet. Bemerkenswert ist, daß er die amnestische
Aphasie nur in Verbindung mit einer sensorischen Aphasie, also als
sensorisch-amnestische Aphasie, gesehen hat. Unter der Gruppe der
sensorisch-dyslogischen Aphasie versteht er eine aphasische Pseudo-
demenz und vergleicht sie mit dem asemantischen Jargon von *Alajouanine* (1948).

Aphasieeinteilungen des deutschen Sprachraumes

Die im deutschen Sprachraume üblichen Einteilungen der Aphasien
kennzeichnen sich durch die Tendenz, möglichst wenige, gut über-
schaubare Aphasietypen herauszustellen und alle Untereinteilungen
zu vermeiden. So trennen *Gloning* u. *Quatember* (1964) die globale,
die motorische, die sensorische, die amnestische und die Leitungsaphasie voneinander ab.

Poeck u. Mitarb. (1975) unterscheiden nur eine globale, eine Broca-,
eine Wernicke- und eine amnestische Aphasie. An der Berechtigung,
eine Leitungsaphasie als Sonderform anzuerkennen, zweifeln sie.
Poeck (1983) schrieb, man erreiche am besten eine Einteilung,
wenn man mit einem möglichst standardisierten Test tunlichst ho-
mogene Gruppen von Aphasien miteinander vergleiche. Er gibt aber
zu, daß sich 15 % der Aphasien nicht in diese Standardsyndrome
einteilen lassen. Das sei dadurch bedingt, daß die Patienten zu früh,
noch vor der Ausbildung eines bestimmten Syndroms, oder in einem zu späten Stadium der Rückbildung untersucht würden. Eigentlich ergäben nur die vaskulären Aphasien gut definierbare Gruppen.

Wir meinen demgegenüber, es sei nicht statthaft, bei der Bezeichnung eines Syndroms seine Entstehung und seine Rückbildung außer
Betracht zu lassen, denn der Verlauf eines Syndroms muß als ein
Ganzes betrachtet werden. Wir haben deshalb unsere Einteilung auf
die Syndromverläufe aufgebaut und sind dabei auf das Phänomen
des Syndromwandels gestoßen. Als Beispiel, daß die fortgeschritte-
nen Rückbildungsstadien auch von diagnostischer und klinischer
Wichtigkeit sind, kann ich die von uns herausgehobene Gruppe der
aphasischen Reste und die semantischen Mischformen anführen
(s. S. 190). Wir halten es auch nicht für richtig, die nichtlinguistischen Symptome der Aphasien, wie *Poeck* es tut, als Epiphänome-
ne abzutun, sondern haben vielmehr den Eindruck, daß die aphasischen Syndrome oft nur die auffallendsten Symptome eines fronto-

temporoparietalen Syndroms der dominanten Hemisphäre bilden. Dem Linguisten mag die Sprachstörung als das Wesentlichste erscheinen, der Neurologe aber muß alle hirnpathologischen Phänomene in gleicher Weise bedeutsam finden.

Wir haben in Tab. 2 die Grundmodalitäten der Aphasien und ihre klinischen Entsprechungen aufgeführt.

Tabelle 2 Grundmodalitäten und ihre klinischen Entsprechungen

1. oral motorisch od. expressiv	1. motorische Aphasie
2. oral sensorisch od. rezeptiv	2. sensorische Aphasie
3. oral mnestisch	3. amnestische Aphasie
4. graphisch expressiv	4. Agraphie
5. graphisch rezeptiv	5. Alexie
6. Modalität des abstrakten Verhaltens	6. semantische Aphasie

Vor allem aber ließ sich beobachten, daß im Verlauf der Aphasien manche dieser Aphasietypen in andere übergingen und daß sich gewisse Gesetzmäßigkeiten dieser Verläufe ergaben, so daß man innere Zusammenhänge bestimmter Aphasietypen annehmen mußte. So kam ich zur Auffassung, daß man eine Einteilung nur dadurch entsprechend fundieren kann, daß man die Grundmodalitäten, welche das Wesen der einzelnen Aphasietypen ausmachen, auch zur Richtschnur für die Einteilung der Aphasien benützen müsse.

Wir unterscheiden folgende Aphasiearten:

 1. Totalaphasie,
 2. gemischte Aphasie,
 3. motorisch-amnestische Aphasie,
 4. sensorisch-amnestische Aphasie,
 5. motorische Aphasie,
 6. amnestische Aphasie,
 7. zentrale (Leitungs-)Aphasie,
 8. sensorische Aphasie,
 9. semantische Aphasie,
10. Reste einer Aphasie.

Zur letzten Gruppe werden solche Aphasien gerechnet, bei denen zwar sichere aphasische Symptome nachweisbar sind, die ganze Symptomatologie aber so symptomverarmt ist, daß eine Zuteilung zu einem bestimmten Aphasietyp nicht mehr möglich ist.

Wie wir in einer früheren Veröffentlichung (*Leischner* 1972) schon zeigen konnten, sind die häufigsten Aphasietypen die großen kombinierten Aphasieformen, nämlich die Totalaphasie, die gemischte Aphasie und die motorisch-amnestische Aphasie. Bei der Totalaphasie sind alle Modalitäten der Aphasie schwer betroffen. Bei der gemischten Aphasie stehen die Störungen der oral expressiven und der oral rezeptiven Modalität im Vordergrund. Bei der motorisch-amnestischen Aphasie sind die Störungen der oral expressiven und der oral mnestischen Modalität das Wesentliche. Für die kleinere Gruppe der sensorisch-amnestischen Aphasie ist die Störung der oral rezeptiven und der oral mnestischen Modalität das Ausschlaggebende, wobei sich auch in der oral expressiven Modalität ganz spezifische Veränderungen zeigen. Von den reinen Formen konnten wir nur die rein motorische Aphasie in nennenswerter Zahl beobachten; die rein sensorische und die rein amnestische Aphasie bildeten so kleine Splittergruppen, daß wir sie für eine statistische Auswertung nicht verwenden konnten.

Eine besondere Erwähnung muß die Rolle der graphischen Performanzen finden. Bei der Totalaphasie sind sowohl die graphisch expressive wie auch die graphisch rezeptive Modalität schwer gestört. Deshalb bestehen bei ihr gesetzmäßig eine Agraphie und eine Alexie. Bei allen anderen Aphasieformen sind Störungen der Schriftsprache recht häufig, aber nicht immer vorhanden. In unserem Krankengut waren gestört (in Prozent der Fälle):

bei der gemischten Aphasie das Schreiben bei 99 %, das Lesen bei 97 %,
bei der motorisch-amnestischen Aphasie das Schreiben bei 92 %, das Lesen bei 88 %,
bei der sensorisch-amnestischen Aphasie das Schreiben bei 93 %, das Lesen bei 93 %,
bei der motorischen Aphasie das Schreiben bei 70 %, das Lesen bei 52 %.

Die kleineren Gruppen sollen wegen der geringen Anzahl der Fälle und der dadurch bedingten statistischen Unverwertbarkeit hier nicht besprochen werden, aber man kann wohl darauf verweisen, daß alle Fälle von reiner sensorischer Aphasie Störungen des Schreibens und Lesens aufwiesen.

Der Umstand, daß die Störungen der Schriftsprache bei allen Aphasieformen mit Ausnahme der Totalaphasie zwar sehr häufig, aber nicht immer vorkommen, erfordert es, daß sie in der Diagnose irgendwie gesondert zum Ausdruck gebracht werden sollten. Dies ist besonders als Hinweis für den Therapeuten wichtig. Ihm muß eine so vollständige hirnpathologische Diagnose vor Beginn der Behandlung vorgelegt werden, daß er aus ihr alle Konsequenzen, die sich für seinen Behandlungsplan ergeben, entnehmen kann. So haben wir z.B. eine gemischte Aphasie, wenn Schreiben und Lesen gestört waren, in der Diagnose mit dem Zusatz „mit Agraphie und Alexie" versehen.

Es hat sich für den klinischen Alltagsgebrauch überhaupt als nützlich erwiesen, drei Arten von Diagnosen zu unterscheiden:

1. die *klinische Diagnose*, welche das Grundleiden kennzeichnet, etwa „Hirnembolie",
2. die *neurologische Diagnose*, die das neurologische Syndrom beschreibt, z.B. „Hemiparese rechts",
3. die *hirnpathologische Diagnose*, die alle Ausfälle der höheren Nerventätigkeit zusammenfassen muß, z.B. motorisch-amnestische Aphasie mit Agraphie, Störung des Lesesinnverständnisses und des Rechnens.

Die klinische Diagnose braucht man für ärztliche Berichte an den Kostenträger oder an alle Stellen, bei denen die Tatsache, daß es sich um eine organische Hirnerkrankung handelt, unterstrichen werden muß. Die neurologische Diagnose ist für den Hausgebrauch des Neurologen und des behandelnden Arztes von Wichtigkeit. Die hirnpathologische Diagnose ist für den Therapeuten ausschlaggebend.

Eine Begründung für die Einführung einer „semantischen Aphasie" als gesondertem Aphasietyp findet sich auf S. 119ff.

Abschließend möchte ich nochmals darauf hinweisen, daß man niemals in den Fehler verfallen darf, einen Aphasietyp als etwas absolut Konstantes anzusehen. Man muß stets mit der Möglichkeit rechnen, beim gleichen Kranken zu einer späteren Zeit eine gewandelte Symptomatologie vorzufinden. Dieser nicht seltene Syndromwandel ist bei den meisten Aphasikern der Ausdruck einer Besserung seiner sprachlichen Leistungsfähigkeit. Er unterliegt aber, wie auf den S. 127ff gezeigt wird, bestimmten Gesetzmäßigkeiten. Es kann natürlich auch umgekehrt, bei progressiven Leiden, zu Verschlechterungen kommen. Solche rückläufige Syndromwandel haben wir nur in einzelnen Fällen gesehen. Ein anderes, weniger nach der Eignung zur Sprachheilbehandlung ausgelesenes Krankengut würde jedoch mehr darüber auszusagen vermögen.

Ätiologie der Aphasien

Der Frage der Ätiologie der Aphasien wird im Schrifttum merkwürdig wenig Beachtung geschenkt. Dies hängt wahrscheinlich mit der schon den ersten Aphasieforschern bekannten Tatsache zusammen, daß es nicht auf die Art, sondern auf den Sitz einer zerebralen Läsion ankommt, ob sie zu einer Aphasie führt. Für den Verlauf und die Prognose der Aphasien, also für wichtige praktische Fragen, ist aber die ätiologische Zusammensetzung eines Aphasikerkrankengutes doch von erheblicher Bedeutung. Zwischen den Kliniken, die überhaupt über ein größeres einschlägiges Krankengut verfügen, werden sich wahrscheinlich in dieser Hinsicht manche Unterschiede finden, je nachdem, welche Kranke bevorzugt aufgenommen werden, wie lange sie dort verbleiben und ob auch sprachtherapeutische Maßnahmen durchgeführt werden.

Von den wenigen ätiologischen Angaben über Aphasien, die in der neueren Literatur voliegen, möchte ich die von *Kiml* (1969) erwähnen, auch deshalb, weil sein Krankengut von dem unseren abweicht. Er fand unter 100 Aphasikern 50 Hirngefäßerkrankungen, 30 Hirngeschwülste, 15 Hirnverletzungen und 5 Hirnentzündungen bzw. Hirnabszesse. Diese ätiologische Zusammensetzung erklärt sich aus dem Umstand, daß *Kiml*, der selbst Phoniater ist, seine Kranken in zwei neurologischen und einer otolaryngologischen Abteilung untersuchte. Es waren die neurologische und die otolaryngologische Abteilung des Zentralmilitärkrankenhauses Prag und die Neurologische Klinik der Universität in Prag.

Dieser Übersicht möchte ich die ätiologische Aufgliederung meines eigenen Krankengutes aus der Rheinischen Landesklinik für Sprachgestörte in Bonn gegenüberstellen. Es setzte sich aus 450 stationär behandelten Aphasikern zusammen:

I. Hirngefäßerkrankungen	330	(73,33 %)
A. Insulte (davon 34 mit deutlicher Hirnsklerose)	156	
B. Hirngefäßverschlüsse	156	
1. Embolien	54	
2. Thrombosen	27	
3. Verschlüsse bestimmter Gefäße:	68	
a) A. cerebri media sinistra	30	
b) A. carotis interna sinistra (davon 5 nur Stenosen)	28	
c) A. carotis communis sinistra	8	
d) A. cerebri anterior sinistra	1	
e) A. carotis interna dextra	1	
4. sonstige Gefäßverschlüsse	7	
C. andere zerebrale Gefäßerkrankungen	18	

II. Hirnverletzungen	45	(10,00 %)
1. offene	25	
2. gedeckte	20	
III. Hirntumoren	29	(6,44 %)
1. Angiome	11	
2. Gliome	12	
3. Meningeome	3	
4. Lymphosarkomatose	1	
5. Hirntuberkel	1	
6. Hirntumor (ohne nähere Angabe)	1	
IV. Aneurysmen	18	(4,00 %)
V. Hirn- oder Hirnhautblutungen	19	(4,20 %)
1. intrazerebrale Hämatome	7	
2. subdurale Hämatome	7*	
3. subarachnoidale Hämatome	4	
4. epidurale Hämatome	2*	
VI. Enzephalitiden	7	(1,55 %)
VII. Hirnabszesse	1	(0,22 %)
VIII. Hirnatrophien	1	(0,22 %)

*ein Fall hatte beide Hämatome

Diese Zusammenstellung wurde von *Mattes* (nicht publiziert) in noch detaillierterer Weise auf der 16. Jahrestagung der Gesellschaft für Hirntraumatologie und klinische Hirnpathologie in Bad Homburg 1975 vorgetragen. Hier sollen nur die Ergebnisse in großen Zügen herausgestellt werden.

Da Aphasien nur dann entstehen, wenn Hirnerkrankungen das Einzugsgebiet eines bestimmten Hirngefäßes, der A. cerebri media, der dominanten Hemisphäre befallen haben, ist die Ätiologie dieser Syndrome auf diejenigen Hirnerkrankungen beschränkt, welche in dieser Gegend auftreten können. Das klassische Bild der Aphasien ist deshalb auch ein Gefäßverschlußsyndrom, und aus diesem Grund standen Hirngefäßerkrankungen im Vordergrund der Ätiologien (330 Fälle). Es können Embolien und Thrombosen, also plötzlich oder langsam entstehende Gefäßverschlüsse der mittleren Hirnarterie oder der Gefäße, sein, aus denen diese entspringt, also der A. carotis interna oder der A. carotis communis der dominanten Hemisphäre. Solche Hirngefäßverschlüsse können meistens arteriographisch nachgewiesen werden.

Die Embolien werden meist durch mit dem Blutstrom fortgeleitete Gewebsteile entzündeter Herzklappen hervorgerufen. Bei diesen Kranken bestehen oft dauernde Herzklappenfehler.

Thrombosen werden in der Regel durch Gefäßwanderkrankungen bedingt. Am häufigsten ist dabei die Arteriosklerose, welche in den meisten Fällen gemeinsam mit einem Hochdruck auftritt, das Grundleiden.

Unter den arteriographisch nachgewiesenen Hirngefäßverschlüssen (68 Fälle) waren die Verschlüsse der A. cerebri media sinistra und der A. carotis interna sinistra die häufigsten (je 30 bzw. 28 Fälle).

Von praktischer Bedeutung waren 5 Kranke, bei denen es als Komplikation eines diagnostischen Eingriffes (Arteriographie) zu einem Hirngefäßverschluß gekommen war. Meist war ein vorgeschädigtes Gefäßsystem vorhanden gewesen.

Die ätiologisch zweitstärkste Gruppe waren die Hirnverletzungen, es waren 45 Fälle des gesamten Krankengutes. Man muß sie in offene Hirnverletzungen und gedeckte Hirndauerschäden unterteilen. Bei den offenen Hirnverletzungen wurden durch das Trauma der Schädelknochen und die harte Hirnhaut (Dura) eröffnet; bei den gedeckten Hirndauerschäden sind alle Hirnhäute intakt geblieben, aber es ist eine Schädigung der Hirnsubstanz eingetreten. Offene Hirnverletzungen haben dann eine Aphasie zu Folge, wenn sie die für die Sprache dominante, also meist die linke Hemisphäre betreffen und das Versorgungsgebiet der A. cerebri media lädieren. Es sind in der Regel temporale, frontotemporale oder temporoparietale Verletzungen.

Bei den gedeckten Hirndauerschäden treten Rindenprellungsherde auf, die später zystisch einschmelzen. Sie können an den Stoß- und an den Gegenstoßstellen zu finden sein, sind aber meist an Stellen lokalisiert, an denen eine Aphasie nicht verursacht werden kann. Liegt aber einmal ein Kontusionsherd temporoparietal, dann kann er eine Aphasie bedingen. Es kann aber auch zu Blutungen in tieferen Teilen des Hirnes kommen.

In unserem Krankengut befanden sich 25 offene Hirnverletzungen und 20 gedeckte Hirndauerschäden; die durch letztere bedingten Aphasien haben im allgemeinen eine bessere Prognose als die durch offene Hirnverletzungen hervorgerufenen.

Einen nicht seltenen ätiologischen Faktor kann bei den Aphasien auch ein raumfordernder Prozeß im Schädel bilden. Dabei handelt es sich fast immer um Hirntumoren (29 Fälle).

Die *Angiome*, welche zwar Hirngefäßfehlbildungen sind, führen durch ihre Ausdehnung und nicht selten durch intrazerebrale Blutungen zu Raumforderungen. Deshalb werden sie an die Seite der Hirntumoren gesetzt (*Peters* 1970).

Ausschließlich durch die Druckwirkung und die damit in Zusammenhang stehenden Zirkulationsstörungen werden die Aphasien bei den gutartigen Hirntumoren, den Meningeomen, bedingt. In unserem Krankengut waren sie auffallend selten. Das liegt wahrscheinlich daran, daß bei ihnen die Hirndruckerscheinungen so stark waren, daß sie schnell zur operativen Behandlung geschickt wurden und daß sich postoperativ, wenn der Hirndruck beseitigt war, Sprachstörungen so rasch zurückbildeten, daß sich eine stationäre Sprachheilbehandlung erübrigte.

Obwohl also im wesentlichen die Gliome als maligne Hirntumoren an sich eine Kontraindikation gegen eine Sprachheilbehandlung bilden, finden sie sich doch häufiger in unserem Krankengut als die gutartigen Hirngeschwülste. Es sind jedoch meist Vertreter jener Gliomarten, die wegen ihres langsamen Wachstums manchmal als „relativ" benigne bezeichnet werden, also die Astrozytome* und die Oligodendrogliome. Nach operativer Entfernung solcher Hirntumoren folgt in der Regel eine monatelang dauernde Zeit relativen Wohlbefindens, in welcher der Kranke, wenn er eine Aphasie hat, auch deren Behandlung verlangt. Obwohl die Langzeitprognose ungünstig ist und außerdem nicht selten der Tumor wegen seiner unregelmäßigen Form nicht vollständig entfernt werden kann, darf man in solchen Fällen aus ärztlichen Gründen eine Sprachheilbehandlung nicht ablehnen. Die Besserung, die man durch sie erreicht, dauert natürlich nur so lange an, bis der Tumor wieder zu wachsen beginnt und ein Rezidiv eintritt.

Aneurysmen führen nur dann zu Aphasien, wenn sie im Bereich der A. cerebri media der dominanten Hemisphäre oder ihrer großen Ursprungsgefäße liegen oder die Zirkulationsverhältnisse in diesen Bereichen erheblich stören. Die größte Gefahr aber bilden sie dadurch, daß sie bei Zerreißung ihrer Wände zu Hirnblutungen Anlaß geben können. Im ganzen hatten 18 Aneurysmen zu einer Aphasie geführt.

Die intrazerebralen Hämatome zerstören unmittelbar das Hirngewebe. Ihre Verursachung bleibt manchmal unklar. Jedenfalls fanden sich in diesen Fällen bei den vorausgegangenen Operationen keine Aneurysmen. Die Hirnhautblutungen schädigen das Hirngewebe durch den Druck ihrer Masse. Je nach der Lage zu den Hirnhäuten muß man epidurale Blutungen (außerhalb der harten Hirnhaut, der Dura mater), subdurale Blutungen (zwischen harter und weicher Hirnhaut, zwischen Dura und Arachnoidea) und subarachnoidale Blutungen (zwischen den beiden Blättern der weichen Hirnhaut) unterscheiden. Sie sind oft traumatischen Ursprunges und können auch bei stumpfer Gewalteinwirkung auf den Schädel entstehen. Das ganze Krankengut wies 19 Hirn- und Hirnhautblutungen als Ursache der Aphasien auf.

---

*Nach der neueren Einteilung die Astrozytome I und II.

Zu den seltenen Ursachen der Aphasien (7 Fälle) gehören die *Enzephalitiden*. Sie können immer dann, wenn sie das Innervationsgebiet der A. cerebri media der dominanten Hemisphäre befallen, eine Aphasie hervorrufen. Kindliche Aphasien werden häufiger durch sie bedingt als die der Erwachsenen.

Die *Hirnabszesse* waren nur durch 1 Fall vertreten.

In höherem Lebensalter spielen auch *Hirnatrophien* eine gewisse Rolle in der Verursachung der Aphasien. Besonders eindrucksvolle Bilder können die umschriebenen Pickschen Herdatrophien des Temporal- und des Parietallappens liefern. Auch die allgemeine Hirnatrophie, die Alzheimersche Erkrankung, kann aphasische Symptome bieten. Da diese Kranken dann außer der Aphasie bald noch viele andere psychische Ausfallerscheinungen bekommen, finden sie meist in psychiatrischen Kliniken Aufnahme.

Symptomatologie der einzelnen Aphasiearten und Kasuistik

Totalaphasie

In diesem Kapitel werden die einzelnen Aphasiearten, entsprechend der eigenen Einteilung (s. S. 65f.) geschildert und jeweils mit einem kasuistischen Beispiel veranschaulicht.

Historisches:
Die Totalaphasie ist die wichtigste Aphasieart, und gerade sie wird im Schrifttum zu Unrecht sehr vernachlässigt. Die ersten Beschreibungen spielten nur die Rolle von interessanten kasuistischen Mitteilungen, und die späteren Aphasieforscher haben wenig Notiz davon genommen. Sie lief, soweit sie überhaupt Erwähnung fand, unter den Namen Totalaphasie, globale Aphasie, komplette oder komplexe Aphasie. Im ausländischen Schrifttum findet man sie in den Einteilungen von *Tkatschew* (1961) und von *Kiml* (1969), der in seiner Monographie eine gute Beschreibung von ihr gibt. Im deutschen Sprachbereich wird sie als globale Aphasie bei *Gloning* u. *Quatember* (1964) und bei *Poeck* (1975) als Einteilungsprinzip gebraucht. Vielfach wurde sie nur als eine Kombination von motorischer und sensorischer Aphasie angesehen.

Symptomatologie:
Für uns ist die Totalaphasie die ursprünglichste und häufigste Aphasieform. Sie bietet die reichste Symptomatologie von allen Aphasiearten. Alle Modalitäten der Sprache sind bei ihr schwer gestört.

In der *Spontansprache* ist es dem Kranken nicht möglich, sich verständlich zu machen. Er verfügt in der Regel nur über einige Automatismen, welche entweder aus einzelnen Wörtern oder manchmal auch aus kurzen Redewendungen bestehen, an denen er dann immer wieder perseveriert und die er bei jedem Sprechversuch flüssig und gut artikuliert hervorbringt. Man spricht von "automatic utterances" (*Jackson*) oder Embolophrasien. Jede Satzbildung ist unmöglich. Die Wörter, die er gelegentlich sagt, sind spärlich und unzusammenhängend. Bei der Untersuchung muß man sich durch Aktivierungsmethoden bemühen, doch einige sprachliche Reaktionen hervorzulocken (nähere Beschreibung der Untersuchungsmethode s. S. 311ff.). Bei der Ergänzung alltäglicher Redewendungen äußert der Kranke häufig nur die auch in der Spontansprache vorkommenden isolierten Wörter; oft sind es nur die Wörter „ja" und „nein".

Erstes Anzeichen einer Besserung ist es, wenn der Kranke auf die vorgesprochenen Präfixe der Vergangenheitsformen dadurch reagiert, daß er das Wort paraphasisch oder im Infinitiv vorbringt. Erst in späteren Rückbildungsstadien kann er sie dann in richtiger Weise ergänzen. Das Ergänzen der Wortpaare kann anfangs auch noch unmöglich sein, oder der Kranke wiederholt nur die vorgesprochenen Reizwörter. Erst später ergänzt er dann schon einige dieser Wortpaare richtig. Ähnlich ist es beim Ergänzen von Sprichwörtern. In ausgeprägten Fällen ist es ganz unmöglich, erst allmählich gelingt es, die kürzeren Sprichwörter teilweise zu ergänzen. Die Automatismen können lange Zeit das Ergänzen überhaupt unmöglich machen.

Das *Reihensprechen* ist ebenfalls schwer gestört. Am ehesten gelingt es noch bei der Zahlenreihe, meist muß aber auch hier der Beginn mit entsprechenden Zählgesten vorgesprochen werden. Dann kann der Kranke manchmal noch weitere Zahlen sagen. Das Hersagen der Wochentage und der Monatsreihe ist am Beginn meist trotz Nachhilfe noch nicht möglich.

Das *Nachsprechen* beschränkt sich in der Regel auf die Vokale und auf einige Einzellaute oder leichte, kurze Wörter. Die meisten Wörter können nicht nachgesprochen werden oder werden paraphasisch wiedergegeben. Häufig antwortet der Kranke auf vorgesprochene Wörter nur mit seinen Automatismen. Manchmal bemerkt man, daß die Patienten schon nachsprechen wollen, während der Untersucher das Vorsprechen noch nicht beendet hat. Es zeigt sich darin eine Tendenz zur Echolalie.

Die *Wortfindung* ist meist ganz unmöglich. Vorgelegte Gegenstände können nicht benannt werden. Wenn man dem Kranken die ersten Silben vorspricht, kann er sie nicht richtig ergänzen oder bringt paraphasische Silbengemengsel vor.

Das *Sprachverständnis* ist schwer gestört. Es finden sich aber auf der rezeptiven Seite doch noch einige Leistungsreste. Mündliche Aufträge können meist nicht ausgeführt werden. Es gibt aber gewisse Ausnahmen. So ist sehr merkwürdig, daß Aufträge, die sich auf den Körper, besonders auf den Kopf des Patienten beziehen, auch dann, wenn er bei allen anderen Aufträgen versagt, manchmal überraschend prompt ausgeführt werden. Den Auftrag „Schließen Sie die Augen!" kann man solchen Kranken oft auch mit leiser Stimme und absichtlich undeutlich geben, und er führt ihn prompt aus. Es fällt auf, daß dieses bevorzugte Gebiet des Sprachverständnisses mit dem übereinstimmt, dessen Motorik durch beiderseitige zentrale Verbindungen gesichert ist. Bei Aufträgen, bei denen der Kranke mit mehreren Gegenständen bestimmte Handlungen ausführen soll, kommt es oft vor, daß er zwar versteht, mit welchen Gegenständen er diese Handlung vornehmen soll, aber nicht erfaßt, was er tun soll. Das Heraussuchen von Gegenständen über mündlichen Auftrag gelingt ihm daher am ehesten.

Das *Spontanschreiben* ist hochgradig gestört. Oft kann der Kranke nur seinen Namen schreiben, also nur eine automatisierte Schreibleistung vollbringen. Dabei kommt es manchmal noch zu paragraphischen Entgleisungen. Meist wird das Schreiben zuerst in Blockschrift versucht. Manchmal werden einzelne Silben, Wortfragmente oder höchstens einzelne unzusammenhängende Wörter spontan niedergeschrieben. Es besteht jedenfalls immer eine Agraphie.

Das *Diktatschreiben* beschränkt sich in der Regel auf einzelne Wörter konkreten Inhaltes, die häufig auch noch paragraphisch entstellt werden. Oft können sie auch dann, wenn man dem Kranken die ersten Silben mit geführter Hand vorschreibt, nur paragraphisch oder gar nicht ergänzt werden. Einen Satz auf Diktat zu schreiben gelingt niemals.

Beim *Zahlenschreiben auf Diktat* kann man vielfach beobachten, daß der Kranke sich nicht von den Buchstabensymbolen auf die Zahlensymbole umstellen kann, so daß er wieder beginnt, Buchstaben zu schreiben. Die einfachste Methode, ihn auf das Zahlensystem umzustellen, besteht darin, daß man ihm mit geführter Hand den Beginn der Zahlenreihe bis zu der Zahl vorschreibt, die vor der im Diktat verlangten Zahl steht. Dann kann er sie meist richtig niederschreiben. Es besteht in der Regel eine deutliche Differenz zwischen dem Schreiben von Buchstaben und Wörtern einerseits und dem Schreiben von Zahlen andererseits. Das Zahlenschreiben auf Diktat ist auch bei der Totalaphasie oft deutlich besser als das Schreiben von Wörtern. Wenn es sich um mehrstellige Zahlen handelt, dann treten allerdings häufig Zahlenparagraphien und Stellenwertfehler ein. Der Kranke beherrscht aber das Schreiben der Zahlenformen viel besser als das Schreiben der Buchstabenformen.

Das *Lesen* ist bei der Totalaphasie schwer gestört. Ein Lautlesen ist selbstverständlich unmöglich. Schriftliche Aufträge können nicht ausgeführt werden. Es gelingt dem Kranken aber manchmal, einzelne Wörter in diesen Aufträgen zu erkennen; in der Regel sind es Gegenstandsbezeichnungen. Gelegentlich werden auch Tätigkeitswörter erkannt. Es besteht also immer eine Satzalexie, meist auch eine Wortalexie. Hingegen ist bei der Totalaphasie fast immer das *Symbolerkennen* erhalten. Wenn man dem Kranken in ein Wort, welches er nicht lesen kann, eine Zahl einmischt, dann erkennt er sie als etwas Wortfremdes und entfernt sie. Das gleiche geschieht, wenn man ihm ein anderes Symbol, etwa ein Satzzeichen, in ein Wort einmischt. Es besteht aber auch, selbst wenn er kein einziges Wort lesen kann, die Möglichkeit, die richtige Stellung der Buchstaben im Raum zu beurteilen. Legt man den Kranken ein Wort vor, in dem man einen Buchstaben verkehrt gestellt hat, dann drehen sie ihn in der Regel richtig um, obwohl sie den Sinn des Wortes nicht erfaßt haben. Wenn bei einer Totalaphasie das Symbolerkennen gestört ist, dann liegen zusätzlich optisch-gnostische Störungen vor.

Die Totalaphasie ist auch dadurch gekennzeichnet, daß sie von allen Aphasiearten die schwersten parietalen Ausfallserscheinungen besitzt. An unserem Krankengut (122 Totalaphasien) waren bei 86 % eine Akalkulie, bei 83 % eine Störung der Rechts-links-Unterscheidung, bei 82 % eine Störung der Autotopagnosie, bei 78 % eine Störung der Fingergnosie und bei 58 % eine Störung der Praxie vorhanden. Konstruktive Störungen waren bei 44 % und optisch-gnostische Störungen bei 39 % nachweisbar. Dazu ist zu bemerken, daß die Störungen im Bereich des Körperschemas nicht durch Störungen des Sprachverständnisses vorgetäuscht werden dürfen. Es ist deshalb unbedingt erforderlich, daß man bei der Untersuchung des Zeigens von Körperteilen als Gegenproben immer auch eine Reihe von Gegenständen der Umwelt, deren Bezeichnung linguistisch ebensoschwer ist wie die der Körperteile, zeigen lassen muß. Nur dann, wenn es eindeutig feststeht, daß der Kranke die Gegenstände der Umwelt zeigen kann und bei den Körperteilen bzw. Fingern versagt, kann man von einer Autotopagnosie bzw. von einer Fingeragnosie sprechen. Für letztere ist besonders charakteristisch, daß die Differenzierung zwischen den einzelnen Fingern verlorengegangen ist. Gegen die Vermutung, daß die Störungen des Körperschemas bei der Totalaphasie vielleicht durch die immer vorhandenen Störungen des Sprachverständnisses bedingt sein könnten, spricht auch, daß deren Häufigkeit nicht 100 % erreichte, sondern etwa bei 80 % lag. Außerdem ist die Tatsache, daß am häufigsten die Rechenstörungen waren, bei denen, wenn die Aufgaben stets auch schriftlich durchgeführt werden, die Sprachverständnisstörungen keine wesentliche Rolle spielen konnten, ein gleicher Gegenbeweis gegen die Meinung, daß die parietalen Begleiterscheinungen durch die Aphasie selbst bedingt sind.

Prognose:
Über die Prognose der Totalaphasie wird auf S. 128 ausgesagt, daß sich bei den Behandelten in 29,6 % ein Syndromwandel, meist zur gemischten oder motorisch-amnestischen Aphasie, zeigte. Auf S. 379 wird bei den Behandlungserfolgen darauf verwiesen, daß bei der Totalaphasie leichte Besserungen etwas häufiger waren als deutliche und daß schlechte Behandlungsergebnisse öfter in Kauf genommen werden mußten als bei den anderen Aphasiearten, eine Tatsache, die keineswegs überraschen kann. Bemerkenswert bleibt aber, daß etwa ein Drittel der Fälle von Totalaphasie bei entsprechender Behandlung gute Rückbildungschancen hat.

Eine besondere Gruppe der Totalaphasien scheinen bestimmte schwere Jargonaphasien zu sein, bei denen der Kranke an den gleichen oder nur wenigen sinnlosen Silbengruppen ständig perseveriert.

Poeck u. Mitarb. (1984) haben 8 Aphasien, bei denen stets nur die gleichen "consonant-vowel-recurring-utterances" (automatische Äußerungen, welche nur aus einer sinnlosen Silbe, nämlich einem Konsonanten und einem Vokal, bestehen) geäußert wurden, aus der Gruppe der Jargonaphasien herausgehoben und eingehend dargestellt. Ätiologisch handelte es sich stets um Hirninfarkte. Neurologisch lagen rechtsseitige Hemiparesen vor. Die sprachlichen Leistungen der Kranken bestanden aus den minimalsten linguistischen Einheiten, nämlich den Phonemen. Die CV-Gruppen wurden aber mit sehr wechselnder Intonation vorgebracht, wobei diese nicht nur bei den verschiedenen Kranken sondern auch beim gleichen Kranken oft schwankte. Das sprachpathologische Bild ähnelte am ehesten einer Totalaphasie, unterschied sich aber auch von dieser dadurch, daß Elemente des Sprachsystems überhaupt fehlten und daß die CV-Elemente flüssig gesprochen wurden. Prognostisch verläuft diese Aphasikergruppe außerdem ungünstig, sie bildet sich nicht zurück und ist weitgehend behandlungsresistent. Sie macht etwa 1 % aller Aphasiker aus.

Im CT fanden sich zwischen den Totalaphasien und den CV-Patienten keine deutlichen Unterschiede. Bei beiden wechselten die Läsionen erheblich von Fall zu Fall, nach der Größe, nach der Lokalisation vorn oder hinten und nach einzelnen oder multiplen Herden. Es hat sich demnach eine typische Läsion für diese Fälle nicht ergeben. Die Verfasser nehmen an, daß es sich bei diesen Fällen um die Unterbrechung der Verbindungen zwischen wesentlichen Rindenfeldern handelt.

Stachowiak (1979) brachte seine Erfahrungen mit Aphasien in einer Monographie über die semantische Struktur des subjektiven Lexikons ein. Er fand, daß lexikalisch-semantische Fehlleistungen bei allen Aphasiearten in verschiedener Ausprägung zu beobachten sind. Am schwersten seien sie bei den globalen und den Wernicke-Aphasien. Die semantischen Paraphasien haben gewöhnlich eine bedeutungsmäßige Ähnlichkeit mit dem Zielwort, je nach Art der Beziehungen zwischen diesem und der Paraphasie könne man verschiedene Typen unterscheiden. Nur bei den schwersten Aphasien könne man keine solchen Beziehungen mehr erkennen. Die semantischen Fehlleistungen beruhen sowohl auf einer Störung der zugrunde liegenden lexikalischen Struktur als auch auf einer Störung der Aktivierung dieser Struktur. Bei den Aphasien seien alle semantischen Kategorien betroffen. Die grobe Struktur des Lexikons bleibe erhalten, die Aufgliederung in feinere Kategorien sei aber gestört.

Beim Wortverständnis werde vom Kranken zuerst die dominante Bedeutung eines Wortes erwartet, wenn dies nicht ausreiche, dann werden erst semantische Felder anderer Bedeutung herangezogen. Bei den Aphasien sei das lexikalisch-semantische Sprachgedächtnis gestört.

Die theoretischen Ausführungen des Verfassers werden durch viele interessante Untersuchungsberichte aufgelockert und veranschaulicht.

Kasuistisches Beispiel:
Fall 474, St. B., geb. 1910, Schreinermeister.

Anamnese: Der Kranke litt seit Jahren an Hochdruck. Im Februar 1969 trat ein Insult mit rechtsseitiger Lähmung ohne Sprachstörung auf. Im April 1971 kam es zu einem zweiten Insult, der von einer sich verschlechternden Sprachstörung gefolgt war. Der Patient stand vom 26.2.–25.5.1973 in Behandlung der Klinik für Sprachgestörte in Bonn. Neurologisch: rechtsseitige Hemiplegie, Hemianopsie rechts.

Hirnpathologischer Befund vom 27.2.1973:

Spontansprache
(Sie sind gestern hierhergekommen?)   „ja"
(Oder sind Sie schon vorgestern gekommen?)   „Ja. . .ja ja"

Ergänzen von alltäglichen Sätzen
(Heute morgen sind Sie zuerst aufge. . .)   „ja"
(Dann haben Sie sich das Gesicht ge. . .)   „ja ja" (wa!) „ja ja"
(Dann haben Sie eine Tasse Kaffee ge. . .)   „ja ja" (trun!) „ja ja"

Ergänzen von Wortpaaren
(Papa und . . .)   . . . (Mama!)   „ja ja"
(Tag und . . .)   „ja ja"
(Sonne und . . .)   „ja ja"

Reihensprechen
(1–10)   „ja ja ja"
(1–4)   „ja"

Nachsprechen
(a)   „ja"   (u)   „jo"
(o)   „jo"   (au)   „ja ja"
(i)   „jo"   (oh je) „jo jo"

Wortfindung – Bezeichnen von Gegenständen
(Würfel)   „jo jo" (Wür!) „ja ja" Es wird ihm gesagt.
(Nagel)   „jo jo" (Na!) „ja ja"
(Schlüssel) „ja ja" (Schlüs!) „ja ja"
(Schraube)   „ja ja" (Schrau!) „ja ja"
(Knopf)   „ja ja" (Kn!) „ja ja"

Alle Gegenstände wurden ihm benannt.

Sprachverständnis
(Nehmen Sie den Knopf und legen Sie ihn auf den Würfel!)   Er nimmt nur
den Würfel in die Hand.
(Geben Sie mir die Schraube!)   Er sagt „ahja" und nimmt den Nagel in
die Hand.
(Zeigen Sie mir den Schlüssel!)   +
(Heben Sie das Telefon ab!)   Er nimmt den Telefonhörer in die Hand.
(Heben Sie es ab!)   „ja"
(Machen Sie die Augen zu!)   +
(Legen Sie den Nagel zwischen Schlüssel und Schraube!)   Er nimmt den
Nagel und die Schraube in die Hand und legt beide wieder hin.

Spontanschreiben
„St. B.
Monzefaled"   (vgl. Abb. 7, S. 197).

Diktatschreiben
(Lampe)   Er versucht zuerst, die Lampe zu zeichnen.   (Lam) „e"
(Fenster)   . . . (Fen)   „br"
(Bier)   „Bin"

Zahlenschreiben
(3)   „23"   (8)   „68"
(5)   „45"   (24)   „20"

Lesen
(Legen Sie die Kreide auf den Würfel!)   Er nimmt das Meßband in die
Hand und zeigt dann auf das Wort „legen" und sagt „jo jo".
(Uhr)   Er fährt nur mit dem Finger die Buchstaben nach. Als man ihm
verschiedene Gegenstände mit der Frage anbietet, ob es dies wohl sei, lehnt
er Bleistift, Nagel und Uhr ab.
(Fenster)   Er fährt nur für die Buchstaben mit dem Finger nach.
(Messer, verkehrt vorgelegt)   Zuerst zuckt er mit der Achsel, dann dreht er
die Tafel um und fährt wieder mit dem Finger die Buchstaben nach.

Verbessern falscher Worte
(N sae)   Er fährt wieder die Buchstaben mit dem Finger nach und sagt immer „ja" dazu.
Es werden ihm dann vier Möglichkeiten (N sae, Naes, Nase, Neas) in Blockbuchstaben hingeschrieben. Er bekommt einen Rotstift und soll zeigen, welches Wort das richtige ist.   Er fährt nun nur bei dem richtigen Wort die
Buchstaben richtig nach.

Erkennen falscher Symbole
(Ra7en)   Er wirft die 7 sofort heraus.
(Fas§)   Das §-Zeichen wird sofort herausgeworfen.

Reihenlegen
(a—e)   Er legt „a e b c d".
(1—9)   +

Zusammenfassung des hirnpathologischen Befundes:

Die Spontansprache erwies sich hochgradig gestört. Auf Fragen antwortete
der Kranke nur mit „ja", woran er ständig perseverierte. Auch beim Versuch,

alltägliche Sätze oder Wortpaare ergänzen zu lassen, kam es zu der gleichen
Reaktion. Das Reihensprechen war unmöglich; er brachte auch bei Nachhilfe
wiederum nur mehrmals „ja" hervor. Beim Versuch, Vokale nachzusprechen,
wandelte er „ja" manchmal in „jo" um. Sprach man zweisilbige emotionale
Ausrufe vor, dann entgegnete er zweimalig „ja" oder „jo". Eine Wortfindung
war ganz unmöglich; beim Versuch, Gegenstände zu bezeichnen, reagierte er
wiederum in der gleichen Weise, selbst dann, wenn ihm die ersten Silben dieser Gegenstände vorgesagt wurden. Das Sprachverständnis war schwer gestört.
Von 6 mündlichen Aufträgen wurden nur die beiden leichtesten richtig ausgeführt. Bei allen anderen kam es zu Fehlleistungen. Nur zweimal hatte er dabei einen Gegenstand berührt, der im mündlichen Auftrag auch genannt worden war. Spontan schrieb er seinen Namen richtig, seinen Wohnort aber paragraphisch. Als man ihm eine Gegenstandsbezeichnung diktierte, versuchte er
zunächst, diesen Gegenstand zu zeichnen; als man ihm dann die erste Silbe
mit geführter Hand vorschrieb, ergänzte er paragraphisch. Auch ein weiteres
Wort ergänzte er paragraphisch. Ein drittes Wort wurde ohne Nachhilfe paragraphisch geschrieben. Er konnte keine einzige Zahl auf Diktat richtig schreiben, es fiel aber auf, daß er anstelle einstelliger Zahlen immer zweistellige
schrieb, worin die ihm diktierte einstellige Zahl enthalten war. Bei einer zweistelligen Zahl schrieb er eine Ziffer richtig und eine falsch. Er konnte die vorgelegten schriftlichen Aufträge und Wörter weder lesen noch erkennen. Er
versuchte nur einige Male, mit dem Finger bestimmte Buchstaben nachzufahren. Ein konkretes Wort mit verstellten Buchstaben konnte er weder verbessern, noch lesen und erkennen. Als ihm dann in Buchstabentäfelchen dieses
Wort viermal vorgelegt wurde, dreimal in falscher und einmal in richtiger
Buchstabenanordnung, fuhr er beim Auftrag, das richtige Wort zu zeigen, bei
diesem die Buchstaben richtig nach. Dadurch deutete sich ein erstes Lesesinnverständnis an. Zahlen und Satzzeichen, welche in ein Wort eingemischt worden waren, wurden aber als fremde Symbole erkannt und entfernt. Das Reihenlegen gelang beim Beginn der Buchstabenreihe nicht, jedoch bei der Zahlenreihe.

Die Autotopognosie, die Fingergnosie und die Rechts-links-Unterscheidung
waren gestört. Es bestand eine Dyspraxie links. Geometrische Figuren konnte
er erst zeichnen, als sie ihm entweder in der Luft vorgezeigt oder auf dem
Papier vorgezeichnet worden waren. Von einem Haus zeichnete er getrennt
die Vorderansicht und die Seitenansicht. Das Rechnen war schwer gestört.
Von einfachen Grundrechenarten wurde nur eine Multiplikation mit einstelligen Zahlen richtig durchgeführt, nachdem sie ihm an Strichen demonstriert
worden war. Alle anderen Rechenaufgaben im Zahlenraum bis 50 wurden
falsch ausgeführt. Auf die Binet-Bilder I und II reagierte er wiederum nur mit
mehrfachem „Ja" und konnte auch nicht auf Fragen durch Gesten andeuten,
daß er den Inhalt verstanden hatte. Auch bei den Bildern mit optischen Unsinnigkeiten I (Schneemann im Blumenbeet) und II (Baumgruppe mit falschem Schatten) war keine Reaktion zu erzielen, aus der man schließen konnte, daß er den Fehler gefunden hat. Hingegen setzte er eine in 4 Teile zerschnittene Bildpostkarte (schweres Blumenstilleben) nach 35 Sek. richtig zusammen. Er konnte keine der 8 vorgelegten Farben benennen; auch bei Nachhilfe äußerte er nur manchmal „ja ja", manchmal auch gar nichts. Über mündlichen Auftrag zeigte er 6 Farben richtig und 2 falsch. Er konnte aber alle
Grundfarben richtig zuordnen; eine grobe Nuance lehnte er ab, eine feine

Nuance ordnete er zu. Beim Halbieren einer Horizontalen war der linke Anteil kleiner 22/27. Beim Halbieren einer Vertikalen fiel der obere Anteil etwas kleiner aus (21/23). Eine Grundrißskizze des Untersuchungszimmers wurde zwar in der Anlage richtig hergestellt, aber die Gegenstände waren meist in der Form unrichtig und wurden teilweise auch an falscher Stelle eingezeichnet.

Es fanden sich daher eine Totalaphasie mit Akalkulie, Störungen der Autotopognosie, der Fingergnosie, der Rechts-links-Unterscheidung und eine Dyspraxie links.

Sehr aufschlußreich war die Änderung, die sich nach einer 3 Monate dauernden Sprachheilbehandlung in der expressiven Sprache vollzogen hatte. Deshalb wird dieser Teil der Nachuntersuchung wörtlich wiedergegeben:

Hirnpathologische Nachuntersuchung vom 23.5.1973:

Spontansprache
(Was haben Sie heute den ganzen Tag gemacht?)   „Ja doch. . .ja aber. . ."

Ergänzen von Sätzen
(Heute morgen sind Sie zuerst aufge. . .)   „angen"
(Dann haben Sie sich das Gesicht ge. . .)   „sich. . .aten"
(Dann haben Sie Kaffee ge. . .)   „Kaffee". . .(getrun!) „unken"
(Dazu haben Sie ein Brötchen ge. . .)   . . .(Brötchen ge. .) „eten"
(Und jetzt sind Sie zur Tür hereinge. . .)   „ja" (kom!) „owen"
(Und dann haben Sie sich auf den Stuhl ge. . .)   „gesessen"

Ergänzen von Wortpaaren
(Papa und . . .)   „Mane"   (Wind und . . .)   „Wetter"
(Tag und . . .)   „Nacht"   (Donner und . .)   „Wet. .itz"
(Sonne und . . .)   „Ond"

Reihensprechen
(1–10) . . .(1!)   „wei. . .eit" (4) „rei. . .sechs", dann sagt er etwas Unverständliches (8!)   „jech ja" (9) „een"

Nachsprechen
(a, o, i, u, au)   +   (Stefan)   „Eter"
(oje)   „je"   (B. sein Name)   ungefähr richtig
(Anna)   „Aner"   (Schreiner)   fast richtig
(Otto)   „Ote"   (Lampe)   „Ampe"
(Ida)   „I ja"   (Telefon)   . . . (Tele!) „on"
(Udo)   „U o"   (Der Baum ist groß)   „aum. . .grot"

Wortfindung – Bezeichnen von Gegenständen
(Nagel)   „ja ma" (Na!) „Jajel"   (Telefon) . . . (Tele!) „jon"
(Schlüssel)   „O" (Schlüs!) „üssel"   (Uhr)   . . . (Armband!) „urr"
(Würfel)   . . . (Wür!) „Würgel"   (Bleistift)   . . . (Blei!) „Bleiti"
(Kreide)   . . . (Kr) . . . (Krei!) dann +   (Schraube). . . (Schrau!) „Oide"
(Knopf)   „Ofe. . .of"

Hirnpathologisch erwies sich die Spontansprache noch hochgradig gestört. Der Kranke fügte jetzt dem „Ja", mit dem er auf Fragen antwortete, aber mehrmals ein zweites Wort hinzu. Auf Versuche, alltägliche Sätze zu ergänzen, wurden einige Worte aktiviert, welche aber teilweise paraphasisch entgleisten. Von Wortpaaren wurden 2 richtig und 3 paraphasisch ergänzt. Beim Versuch, die Zahlenreihe herzusagen, reagierte er bei Nachhilfe mit mehreren sinnlosen Silben, einmal aber auch mit einer Zahl. Das Wort „ja" tauchte dabei nur einmal auf. Die Vokale wurden jetzt richtig nachgesprochen. Von zweisilbigen Worten sprach er aber alle paraphasisch nach, nur sein Name und sein Beruf wurden fast richtig nachgesprochen. Von einem Satz aus 4 Wörtern konnte er kein Wort nachsprechen, sondern brachte nur 2 sinnlose Silben vor. Eine Wortfindung war noch unmöglich. Keiner der vorgelegten Gegenstände konnte bezeichnet werden. Beim Vorsprechen der ersten Silben fand er nur einmal die richtige Bezeichnung; in anderen Fällen kam es dabei nur zu paraphasischen Entgleisungen. Der weitere Befund war im wesentlichen unverändert.

Die hirnpathologische Diagnose blieb die gleiche. Die Ausfälle hatten sich aber, wie der Vergleich der expressiven Sprachleistung zeigt, trotzdem deutlich gebessert.

Gemischte Aphasie

Historisches:

Die gemischte Aphasie ist eine Aphasieform, die bei mehreren in der Literatur zu findenden Einteilungsprinzipien berücksichtigt wird (gemischte transkortikale Aphasie von *Goldstein* 1948, transkortikale sensomotorische Aphasie von *Tkatschew* 1961 und expressivrezeptive Aphasie von *Wepman* 1951, gemischte Aphasie bei *Kreindler* u. *Fradis* 1970, "mixed aphasia" bei *Wapner* u. *Gardner* 1979 und "mixed transcortical aphasia" bei *Benson* 1979 und bei *Heilman* u. *Valenstein* 1979). Sie ist vor allem klar von der Totalaphasie zu trennen, die, besonders in ihren älteren Beschreibungen, als eine Kombination von motorischer und sensorischer Aphasie dargestellt wurde. Bei der Schilderung der Totalaphasie habe ich, so hoffe ich, genügend deutlich gemacht, daß dies keineswegs zutrifft und daß die Totalaphasie viel symptomenreicher und in ihrem Grade viel schwerer ist, als daß sie lediglich eine Kombination dieser beiden Aphasieformen sein könnte. Die Symptomatologie der gemischten Aphasie wird nur dann verständlich, wenn man sich ihre Entstehung aus der Totalaphasie veranschaulicht.

Definition und Symptomatologie:

Zum Begriff der gemischten Aphasie gehört eine Anreicherung der Spontansprache durch so viele sinnvolle Wörter, daß sich der Kranke der Umgebung bereits verständlich machen kann. Es müssen schon die Anzeichen eines Telegrammstils vorhanden sein, d.h., der Kranke wird Substantive und oft auch Verben in Nominalform gebrauchen können. Flexionen beherrscht er noch nicht. Es besteht also ein Agrammatismus. Er spricht bereits so viel, daß Aktivierungsmethoden bei der Untersuchung nicht mehr nötig sind. Mit der Zunahme der Wörter ist auch die Gelegenheit, Paraphasien zu produzieren, gewachsen. Es treten meist literale, aber auch manchmal verbale Paraphasien auf.[1] Das Reihensprechen ist noch gestört, aber die meisten Reihen werden wenigstens teilweise oder mit Nachhilfe aufgesagt. Das Nachsprechen ist ebenfalls gestört; einfache Wörter können jedoch schon nachgesprochen werden; auch bei leichteren Sätzen gelingt dies manchmal. Die Wortfindung kann noch deutlich gestört sein, in leichteren Fällen muß sie aber nicht mehr beeinträchtigt sein. Das Sprachverständnis ist immer gestört, jedoch in geringerem Maße als bei der totalen und bei der sensorischen Aphasie. Es ist bezeichnend, daß sich im Verlauf der gemischten Aphasie die Störungen des Sprachverständnisses zuerst zurückbilden. Dann entsteht in der Regel aus ihr eine motorisch-amnestische Aphasie. Es kann auch vorkommen, daß, wenn die Störung der Wortfindung gleichzeitig mit der Störung des Sprachverständnisses verschwindet oder wenn diese schon vorher verschwunden war, aus der gemischten Aphasie direkt eine motorische Aphasie wird. Hingegen haben wir eine Wandlung in eine sensorisch-amnestische oder eine amnestische Aphasie nur selten gesehen. Daß die Rückbildung der gemischten Aphasie fast immer in Richtung zur motorisch-amnestischen Aphasie und zur motorischen Aphasie verläuft, ist dadurch erklärlich, daß die Wortartenauswahl bei diesen Aphasiearten die gleiche ist, während sie bei den sensorischen Formen gegensätzlich erscheint. Außerdem gehört sowohl die gemischte wie die motorisch-amnestische Aphasie zu den nichtflüssigen Aphasien.

Die *Schriftsprache* ist bei der gemischten Aphasie fast immer gestört. Die Agraphien sind in der Regel linguistischer Art, d.h., sie spiegeln die Störungen in der oral expressiven Sprache wider. Im Schreibentwurf ist eine Satzbildung unmöglich oder mangelhaft. Die geschriebenen Wörter weisen häufig Paragraphien auf. Im Verlauf der Besserung werden die geschriebenen Sätze vollständiger, und manchmal gelingt es schon, leichtere Sätze zu schreiben. Aber auch dann treten in ihnen immer wieder Paragraphien auf. Wir haben dieses Stadium der Wiederherstellung der Schriftsprache in unserer hirnpathologischen Diagnose dann nicht mehr als Agraphie, sondern als ,,Paragraphien" bezeichnet, weil das wesentliche Symptom dieser Schreibstörung nicht mehr die Unfähigkeit zur schriftlichen Satzbildung ist, sondern weil nur die Paragraphien das Symptombild beherrschen.

---

[1]Neuerdings werden als Synonyma oft die Ausdrücke phonemische und semantische Paraphasien gebraucht.

Das *Lesen* kann bei der gemischten Aphasie ebenfalls in sehr verschiedener Weise gestört sein. Einzelne Wörter, besonders Gegenstandsbezeichnungen und Tätigkeitswörter, können meist mit Sinnverständnis gelesen werden. Das Lesen von schriftlichen Aufträgen oder von Texten ist aber noch gestört. Man kann dabei oft eine merkwürdige Auswahl der Wörter beim Lautlesen beobachten. Die kleinen Satzteile werden vielfach ausgelassen, und es werden aus Sätzen vornehmlich die Hauptwörter und Tätigkeitswörter herausgelesen. Das kann man sowohl bei schriftlichen Aufträgen wie bei zusammenhängenden Erzählungen beobachten. Das Gesetz der Wortartenauswahl hat also nicht nur für die orale, sondern auch für die graphische Performanz bei den Aphasien seine Geltung. Dadurch ist es auch bedingt, daß die Kranken den Inhalt einer so gelesenen Fabel zwar in groben Umrissen erfassen können, aber sie verstehen nicht den eigentlichen Sinn der Aussage, vor allem bleiben ihnen die übertragenen Bedeutungen verborgen. Wir haben auch beim Lesen die schwereren Grade der Störung als Alexie bezeichnet. Bei den leichteren Graden aber sprechen wir nur von ,,Paralexien" oder ,,Störungen des Lesesinnverständnisses". Paralexien treten meist als literale oder phonematische in Erscheinung, es kommen aber auch verbale oder semantische vor. Unabhängig von ihnen können Störungen des Lesesinnverständnisses zurückbleiben. Dann kann zwar der Leseakt als solcher schon einwandfrei sein, aber der gelesene Text wird in seinen Zusammenhängen noch nicht erfaßt. Da bei der gemischten Aphasie Störungen des Schreibens und Lesens nicht immer vorhanden waren, ist es notwendig, bei der hirnpathologischen Diagnose diese nach dem Aphasietyp gesondert zu kennzeichnen, z.B. ,,gemischte Aphasie mit Agraphie und Alexie".

Die *innere Sprache* ist bei der gemischten Aphasie noch häufig gestört. Der Aufbau von Wörtern aus ihren Lauten und Silben, das Erkennen falscher Wortbildungen ist, besonders bei abstrakten Begriffen, noch mangelhaft. Die Kranken können daher manchmal Wörter mit falscher Buchstabenstellung nicht verbessern.

An der gemischten Aphasie sind auch in beträchtlichem Ausmaße *parietale Symptome* beteiligt (s. S. 266ff.).

Differentialdiagnose:
Die Differentialdiagnose gegenüber der Totalaphasie und der motorisch-amnestischen Aphasie wird auf S. 186f besprochen.

Prognose:
Die Prognose der gemischten Aphasie ist deutlich besser als die der Totalaphasie. In unserem Krankengut trat in 42,1 % also in über einem Drittel der Fälle, ein Syndromwandel zu günstigeren Aphasieformen in Erscheinung. Die Behandlungserfolge waren besser als bei der Totalaphasie: Meist konnten deutliche Besserungen erzielt

werden, und in wenigen Fällen konnte man sogar von einer praktischen Heilung sprechen (s. S. 379). Die schlechten Behandlungserfolge waren deutlich seltener als bei der Totalaphasie.

Neuere Literatur:
In der neueren amerikanischen Literatur finden sich eine Reihe von
Hinweisen auf die Anerkennung der gemischten Aphasie als beson-
derer Aphasietyp.

So haben *Heilman, Tucker* u. *Valenstein* (1976) über einen Fall von
gemischter transkortikaler Aphasie berichtet.

Ein 53jähriger Mann bekam plötzlich eine Hemiparese, eine Hemihypästhesie
und eine Aphasie. Durch die Arteriographie wurde ein vollständiger Verschluß
der linken Karotis an der Bifurkation gefunden. Die Spontansprache war
nicht flüssig, der Kranke verwendete dabei niemals Hauptwörter. Es kam häufig zu Echolalien. Beim Nachsprechen von Sätzen sagte er meist nur den letzten Teil des Satzes nach. Er konnte Sätze nicht ergänzen, sondern wiederholte nur den Anfang. Das Sprachverständnis war stark gestört. Schriftliche Aufträge konnte er zwar laut lesen, führte sie aber nicht aus. Das Schreiben war
hochgradig gestört. Nach mehreren Versuchen konnte er drei Worte unmittelbar nachsprechen.

Wapner u. *Gardner* (1979) unterschieden in einer Studie über das
Buchstabieren bei den "anterior aphasias" von den Broca-Aphasien
mit gutem Sprachverständnis die "mixed aphasias", bei denen mäßige Störungen des Sprachverständnisses vorhanden sind.

Von *Benson* (1979) wurde eine gemischte transkortikale Aphasie beschrieben, die viele Gemeinsamkeiten mit unserer gemischten Aphasie hat. Sein Kranker sprach erst, wenn er angesprochen worden war,
und dann beschränkte sich sein Wortschatz nur auf das, was ihm
gesagt worden war. Er konnte aber Sätze vervollständigen. Während
die Artikulation, das Nachsprechen gut waren, war das Sprachverständnis deutlich und das Benennen erheblich gestört. *Benson* erklärt, man könnte sagen, es sei eine globale Aphasie, aber das Nachsprechen war zu gut dafür. Nur in einem Punkte finden wir keine
Übereinstimmung mit dieser Beschreibung, denn die Prognose wird
rundweg als schlecht bezeichnet. Die "isolation of speech area"
scheint daher doch andere Fälle zu umfassen. Der Kranke unterscheidet sich von unserer gemischten Aphasie aber auch dadurch,
daß er keine Hauptwörter und Zeitwörter spontan vorbrachte, hatte aber mit ihnen gemeinsam, daß die Sprache nicht flüssig war.

Jedenfalls sprechen diese Beobachtungen dafür, daß man gemischte
Aphasien aus den beiden großen Kategorien Broca- und Wernicke-
Aphasie herausheben sollte, deren Hauptsymptom die Nichtflüssigkeit ist, die aber mit Störungen des Sprachverständnisses einhergehen.

Kasuistisches Beispiel:
Fall 530, Frau A. W., geb. 1934, Arbeiterin.

Anamnese: Die Kranke erlitt am 28.11.1972 einen Insult. In der Neurologischen Klinik in Bremen wurde ein partieller Verschluß der A. cerebri media sinistra festgestellt (Prof. *Steinbrecher*). Die stationären Behandlungen an der Rheinischen Landesklinik für Sprachgestörte in Bonn erfolgten vom 8.1.–29.3. und vom 3.10.–19.12.1974. Neurologisch: Hemiparese und Störung der Tiefensensibilität rechts. Gesichtsfeld: o.B.

Zusammenfassung des hirnpathologischen Befundes vom 23.10.1974:

Auf Fragen reagierte die Kranke mit einzelnen Verben im Infinitiv und mit Substantiven; es bahnte sich demnach deutlich ein Telegrammstil an:

(Was tun Sie den ganzen Tag bei uns?)	„putzen. . .lesen"
(Erzählen Sie, wenn Sie aufstehen, was tun Sie zunächst einmal?)	„waschen. . .Zähne"
(Die Zähne tun Sie. . .)	„putzen"
(Was tun Sie dann?)	„waschen, kämmen, Frühstück, lesen, schreiben"

Das Reihensprechen war deutlich gestört. Die Zahlenreihe konnte mit leichter Nachhilfe hergesagt werden. Von der Wochentagsreihe brachte sie trotz Nachhilfe nur Bruchstücke vor. Das Nachsprechen gelang bei einigen kurzen Wörtern; bei mehrsilbigen Wörtern ließ sie Teilwörter aus. Beim Nachsprechen von Sätzen wurden die Artikel und ein Pronomen ausgelassen. Von acht vorgelegten Gegenständen wurden sechs prompt, einer wurde ganz unverständlich bezeichnet und einer konnte trotz Nachhilfe nicht benannt werden. Von sechs Tierbildern bezeichnete sie zwei richtig, zwei erst bei Nachhilfe richtig; eines wurde paraphasisch benannt. Bei einem brachte sie zunächst zwei Wörter vor, die einen sinngemäßen Bezug hatten, aber erst, als man ihr die erste Silbe vorsprach, konnte sie den Namen nennen. Das Sprachverständnis war deutlich gestört. Von sechs mündlichen Aufträgen führte sie zwei richtig, einen erst bei Wiederholung richtig und zwei falsch aus. Bemerkenswert ist, daß unter den richtig ausgeführten Aufträgen auch die alte P. Mariesche Probe war, ein Hinweis, daß sie für die Untersuchung des Sprachverständnisses allein nicht ausreicht. Spontan schrieb die Patientin ihren Vor- und Nachnamen und einen Satz aus drei Wörtern richtig. Von drei diktierten Substantiven schrieb sie eines richtig und zwei paragraphisch. Mündlich diktierte Zahlen mußten ihr mit der Hand vorgezeigt werden. Selbst dabei kam es bei einer zweistelligen Zahl noch zu Fehlleistungen. Aus schriftlichen Aufträgen konnte sie nur das Substantiv lesen, die Aufträge aber nicht ausführen. Zwei einzelne Substantive und zwei Verben konnte sie dagegen richtig lesen und zeigen. Ein konkretes Wort mit falscher Buchstabenreihe wurde richtig verbessert, gelesen und gezeigt. Ein abstraktes Wort konnte die Patientin nicht richtig verbessern, lesen und erklären; das Wort wurde von ihr verkonkretisiert. Ein konkretes Wort konnte sie aus seinen Einzelbuchstaben nicht richtig zusammensetzen, sagte und zeigte es aber richtig. Ein abstraktes Wort konnte sie aus seinen Einzelbuchstaben nicht zusammensetzen, lesen und erklären. Es bestanden Störungen der Autotopognosie, der Fingergnosie und der Rechts-links-Unterscheidung sowie eine leichte Dyspraxie. Ein Dreieck und ein Viereck zeichnete sie erst dann richtig, als man sie mit der Hand in der Luft vorzeigte.

Einen Kreis zeichnete sie dagegen über mündlichen Auftrag richtig. Ein Haus wurde in der Anlage richtig gemalt, nur in der Perspektive zeigten sich Fehler. Das Rechnen in den vier Grundrechenarten erwies sich als schwer gestört. Die Situation auf dem Binet-Bild I konnte sie richtig interpretieren, bei den Bildern II und III erfaßte sie sie nicht. Die Fehler auf den Bildern mit optischen Unsinnigkeiten I und II (Schneemann im Blumenbeet und Baumgruppe mit falschem Schatten) fand sie nur beim ersten Bild. Von den sechs Konstruktionsfehlern eines Hauses (Bild III) fand sie nur drei. Eine in vier Teile zerschnittene Bildpostkarte wurde nach 55 Sek. richtig zusammengesetzt. Von acht vorgelegten Farben konnte sie nur eine spontan richtig bezeichnen, vier Farbnamen fand sie nach Hilfe; bei einem kam es bei Nachhilfe zu einer Paraphasie innerhalb der Kategorie, und einen Farbnamen fand sie trotz Nachhilfe nicht. Auf mündlichen Auftrag hin konnte die Patientin von acht Farben vier richtig heraussuchen, bei den übrigen kam es zu Fehlleistungen. Alle Farben wurden jedoch richtig zugeordnet, Nuancen lehnte die Patientin ab. Beim Halbieren einer Horizontalen fiel der linke Anteil viel kleiner aus (17/22). Beim Halbieren einer Vertikalen war der untere Anteil deutlich größer (26/24). Eine Skizze des Untersuchungszimmers wurde in der Anlage zwar richtig gezeichnet, aber die Proportionen der einzelnen Gegenstände waren falsch, und die Fenster projizierte sie in den Raum hinein.

Es bestanden somit eine gemischte Aphasie mit Agraphie, Alexie, Akalkulie, eine Störung der Autotopognosie, der Fingergnosie und der Rechts-links-Unterscheidung, eine Dyspraxie sowie optisch-räumliche Schwierigkeiten.

Am Ende der Behandlung hatten sich die Ausfälle leicht gebessert.

Motorisch-amnestische Aphasie

Historisches:
Über die Geschichte der motorisch-amnestischen Aphasie kann man so gut wie nichts aussagen, weil diese Aphasieform in keiner der früheren Einteilungen vorkam und auch in den zeitgenössischen Einteilungen nicht berücksichtigt wird. Es ist deshalb notwendig, die Aufstellung dieses Aphasietypes zu begründen.

Definition:
Die motorisch-amnestische Aphasie ist für uns eine der großen und häufigsten Aphasieformen und die typischste Rückbildungsform der gemischten Aphasie, die mit Störungen der Wortfindung einhergeht. Oft merkt man bei solchen gemischten Aphasien schon sehr bald, daß sich die Störungen des Sprachverständnisses auffallend schnell zurückbilden, während die Störungen der Satzbildung und der Wortfindung noch lange bestehenbleiben. Meist werden die motorisch-amnestischen Aphasien einfach unter die Gruppe der Broca-Aphasien eingereiht. Das hat diagnostische Nachteile, denn in der Broca-Aphasie ist einerseits auch die gemischte Aphasie mit ihren Sprach-

verständnisstörungen enthalten, andererseits wird der amnestische
Anteil nicht entsprechend gekennzeichnet. Beachtenswert ist aber,
daß bei der motorisch-amnestischen Aphasie symptomatisch das
Schwergewicht bezüglich der Spontansprache, vor allem der Nichtflüssigkeit des Sprachablaufes, auf dem motorischen Anteil liegt,
der das Syndrombild prägt.

Symptomatologie:
Symptomatologisch stehen bei der motorisch-amnestischen Aphasie
die Störungen der Satzbildung und die der Wortfindung ganz im
Vordergrunde. Die Störung der Satzbildung kann noch recht schwer
sein, aber meist bringen die Kranken doch schon so viele Wörter
hervor, daß man — denn es sind doch meistens Substantive und
Verben — schon von einem Telegrammstil sprechen kann. Hinzu
kommen dann die Störungen der Wortfindung, die noch recht erheblich sein können. Das Sprachverständnis ist aber nicht mehr wesentlich gestört. Schreiben und Lesen können in sehr verschiedener
Weise beeinträchtigt sein. Im Spontanschreiben kann sich die Störung der Spontansprache widerspiegeln, so daß eine typische linguistische Agraphie mit Störungen des Schreibentwurfes auftritt. Die
einzelnen Wörter, die von den Kranken geschrieben werden, ergeben
zusammen schon einen Sinn. Es können dabei, besonders aber beim
Diktat, Paragraphien auftreten, die meist literale sind. Das Zahlenschreiben auf Diktat ist in der Regel weniger gestört als das Schreiben von Wörtern.

Häufig ist die motorisch-amnestische Aphasie auch von Störungen
des Lesens begleitet, die alle Schweregrade haben können. Oft können die Kranken zwar einzelne Wörter mit Sinnverständnis lesen, bei
schriftlichen Aufträgen aber kommt es schon zu Fehlleistungen.
Beim Lautlesen eines Textes tritt auch die oben schon geschilderte
Wortartenauswahl in der graphischen Performanz auf, so daß die sog.
kleinen Wörter ausgelassen und die Gegenstandsbezeichnungen und
manchmal auch Tätigkeitswörter, die für die Sinnerfassung auch wesentlicher sind, herausgelesen werden. Man kann dann von einem
Telegrammlesen sprechen. Trotzdem wird häufig der Sinn mißdeutet.
Beim Lesen des Textes kommt es oft zu Paralexien, die literalen
überwiegen die verbalen. Die Kranken können manchmal zwar in
groben Zügen über den Inhalt einer gelesenen Fabel berichten, die
expressive Sprache kann dabei schlechter, manchmal aber auch besser sein, als die in der Spontansprache. Man kann nicht selten feststellen, daß zwar der konkrete Inhalt der Geschichte ungefähr erfaßt worden ist, daß aber für die übertragene Bedeutung, etwa einer
Fabel, das Sinnverständnis fehlt. Es liegt dann eine Störung des Lesesinnverständnisses vor. Die Störungen des Schreibens und des Lesens können jedenfalls bei der motorisch-amnestischen Aphasie so

verschiedener Art sein, daß man sie für die Diagnose dieses Aphasietyps nicht verwenden kann; man muß sie daher bei der hirnpathologischen Diagnose eigens anführen. Über die Schreibstörungen wird auf S. 199 eingehend berichtet. Es bestehen auch meistens noch Störungen der inneren Sprache, die man am besten durch schriftliche Synthese und Analyse von Wörtern nachweisen kann. Man legt Wörter in falscher Buchstabenfolge vor und läßt sie verbessern oder solche Wörter aus ihren Buchstaben zusammensetzen. Man muß dazu Buchstabentäfelchen verwenden. Dabei beobachtet man regelmäßig, daß der Umgang mit abstrakten Begriffen viel mehr gestört ist als der mit konkreten Gegenstandsbezeichnungen.

Parietale Begleiterscheinungen sind bei der motorisch-amnestischen Aphasie ebenfalls in der Regel vorhanden, allerdings bereits in deutlich geringerem Grade und weniger häufig als bei den anderen beiden großen Aphasieformen.

Differentialdiagnose: s. S. 187

Verlauf:
Über den Verlauf der motorisch-amnestischen Aphasie wird auf S. 128 berichtet. Dort wird anhand der eigenen Erfahrungen festgestellt, daß in etwa einem Fünftel der Fälle eine Umwandlung in eine günstigere Aphasieform, meist in eine motorische Aphasie, zu beobachten war. Seltener verlagerte sich nur der Schwerpunkt der beiden Anteile dieser kombinierten Form. Es gab — bei fortschreitenden Prozessen — auch einige Verschlechterungen zu einer gemischten Aphasie durch neuerliches Auftreten von Sprachverständnisstörungen. Auffallend war, daß die Rückbildung der motorisch-amnestischen Aphasie zu einer amnestischen Aphasie viel seltener war als die zu einer motorischen Aphasie, ein Umstand, der mit der Tatsache, daß das Bild dieser Aphasie durch den motorischen Anteil geprägt wird, gut übereinstimmt.

Die Prognose der motorisch-amnestischen Aphasie ist besser als die der gemischten Aphasie und viel besser als die der Totalaphasie. Die deutlichen Besserungen überwiegen erheblich die leichten und geringen Besserungen, und manchmal kommen sogar praktische Heilungen vor (Näheres s. S. 379).

Kasuistisches Beispiel:
Fall 420, Frau H. B., geb. 1947.

Anamnese: Im Oktober 1971 trat bei der Kranken eine Hirnembolie ein, die von einer rechtsseitigen Lähmung und einem Sprachverlust gefolgt war. Sie stand in der Zeit vom 21.4.–14.7.1972 und vom 15.10.–21.12.1973 in stationärer Behandlung der Rheinischen Landesklinik für Sprachgestörte in Bonn. Neurologisch: Hemiparese rechts, Gesichtsfeld: o.B.

Zusammenfassung der hirnpathologischen Untersuchung:

In der Spontansprache wurden Fragen nur mit Tätigkeitswörtern im Infinitiv und mit Hauptwörtern beantwortet; es bestand also ein ausgesprochener Telegrammstil:

(Was haben Sie zu Hause gemacht?)	„Pit. . .Frühstück. . .Spiele. . .esse. . . stricke. . .bügeln. . .wasche. . .“
(Wann sind Sie hierhergekommen?)	„Sonntag“
(Was haben Sie gestern getan?)	„Klinik. . .lesen“
(Was haben Sie bei der Ärztin getan?)	„Klopfen. . .höre. . .“

Bemerkenswert war dabei der Einfluß des schwäbischen Dialektes: Bei der Endung -en der Verben wurde der Schlußkonsonant fast immer ausgelassen. Das Reihensprechen der Wochentage war nur nach Vorsagen des ersten Wortteils möglich. Die Monatsreihe war unvollständig und konnte nur nach weiterführender Hilfe richtig zu Ende geführt werden. Einzelne mehrsilbige Wörter wurden richtig nachgesprochen. Bei langen Testwörtern traten Silbenauslassungen ein; bei kurzen Sätzen kam es zu Wortauslassungen. Die Wortfindung war gestört. Von 11 Gegenständen konnte die Kranke 5 prompt benennen, 2 wurden etwas unvollständig benannt; 2 Bezeichnungen fand sie bei Nachhilfe und 2 Namen fand sie nicht. Von 7 Tierbildern wurden 2 prompt bezeichnet; eines benannte sie paraphasisch; 3 Bezeichnungen fand sie bei Nachhilfe, und ein Tier wurde trotz Nachhilfe paraphasisch benannt. Das Sprachverständnis war nicht gestört. Mündliche Aufträge wurden richtig ausgeführt. Spontan schrieb sie drei Eigennamen richtig. Beim Diktatschreiben traten Paragraphien auf. Das Zahlenschreiben auf Diktat war schon bei einstelligen Ziffern gestört. Von 5 schriftlichen Aufträgen wurden 4 richtig und einer falsch ausgeführt. Ein konkretes Wort mit verkehrter Buchstabenfolge wurde richtig verbessert, gelesen und gezeigt. Ein abstraktes Wort mit falscher Buchstabenfolge konnte nicht verbessert und erkannt werden. Das Zusammensetzen eines Wortes aus Buchstaben gelang bei einem konkreten Wort prompt; bei einem abstrakten Wort versagte die Patientin.

Die Autotopognosie war nicht gestört. Bei der Rechts-links-Unterscheidung und der Fingergnosie zeigten sich noch Störungen. Die Praxie war links etwas ungeschickt. Geometrische Figuren wurden richtig gezeichnet. Ein Haus zeichnete sie zwar primitiv, aber sonst richtig. Von 10 Rechenaufgaben in den vier Grundrechenarten wurden nur 7 richtig gelöst. Die auf den Binet-Bildern dargestellten Situationen wurden nur beim Bild I richtig erkannt, bei den Bildern II und III mißdeutet. Optische Unsinnigkeiten (Schneemann im Blumenbeet, I, und Baumgruppe mit falschem Schatten, II) fand sie sofort. Von den 6 Konstruktionsfehlern eines Hauses im Bild III wurden 3 gefunden. Eine in 4 Teile zerschnittene Bildpostkarte wurde in 50 Sek. richtig zusammengesetzt. Von 8 Farben wurden 4 prompt bezeichnet; die übrigen Farbnamen fand sie trotz Nachhilfe nicht. Das Heraussuchen von Farben ergab keine Fehler. Beim Halbieren einer Horitzontalen fiel der linke Anteil etwas größer aus (21/19). Eine Vertikale wurde genau halbiert. Eine Grundrißskizze des Untersuchungszimmers wurde in der Anlage richtig gezeichnet. Die Größe der einzelnen Gegenstände war jedoch nicht korrekt.

Es konnte daher eine motorisch-amnestische Aphasie mit Agraphie, Alexie, Störungen der Fingergnosie, der Rechts-links-Unterscheidung, der Praxie und des Rechnens nachgewiesen werden.

Am Ende der Behandlung hatten sich die Ausfälle deutlich gebessert.

Motorische Aphasie

Historisches:
Der Ausdruck „motorische Aphasie" stammt von *Wernicke*. Als er im Jahre 1874 einen neuen Aphasietyp beschrieb und diesen terminologisch von der 1861 von *Broca* beschriebenen Aphémie, die 1864 von *Trousseau* Aphasie genannt wurde, unterscheiden wollte, suchte er zwei neue Adjektive zur genaueren Kennzeichnung der beiden verschiedenen Aphasieformen. Da der vordere Anteil des Hirnes, in den *Broca* seine Aphémie lokalisiert hatte (Fuß der F 3), vorwiegend motorischen Funktionen dient und der hintere Anteil, in dem *Wernicke* die Läsionen bei seinen Fällen fand (T 1), sensorische Funktionen hat, benannte er die Aphémie *Brocas* „motorische" und den von ihm selbst beschriebenen Typ „sensorische Aphasie". Für diese Bezeichnung war sichtlich die hirnanatomische Grundhaltung *Wernickes*, die er seit seinem Aufenthalte bei *Meynert* angenommen hatte, bestimmend. Diese Ausdrücke wurden dann auch von den französichen Forschern übernommen, die von einer Aphasie motrice bzw. sensorielle sprachen. Später, besonders von *Alajouanine* (mündliche Mitteilung), wurden die Bezeichnungen „Aphasie de Broca" und „Aphasie de Wernicke" bevorzugt.

Im englischen Schrifttum haben sich hingegen, entsprechend dem Vorschlag von *Weisenburg* u. *McBride* (1935) die Benennungen „expressive Aphasie" für die motorische und „rezeptive Aphasie" für die sensorische Aphasie allgemeiner durchgesetzt.

Der Ausdruck „Broca-Aphasie" ist allerdings in letzter Zeit von *Hécaen* (1972) – ich glaube zu Recht – wieder fallengelassen worden, denn der von *Broca* beschriebene Kranke Leborgne hatte, worauf schon *Marie* (1906c) hingewiesen hatte, sicher keine motorische Aphasie, sondern eine Totalaphasie. Deshalb wurde auch im französischen Schrifttum manchmal von der "grande aphasie de Broca" gesprochen.

Neuere Literatur:
Goodglass u. *Hunt* (1958) konnten feststellen, daß bei den Agrammatismen die Passivbildungen mehr gestört sind als die Mehrzahlbildungen. Sie bestätigen auch die schon von *Pick* beobachtete Tatsa-

che, daß es einen rezeptiven Agrammatismus gibt, der unabhängig vom expressiven Agrammatismus auftreten kann.

Michailescu u. Mitarb. (1972) haben die Leistungen der Aphasiker im Umgang mit begrifflichen und Funktionswörtern miteinander verglichen.

Von 9 vaskulär bedingten Aphasikern (5 gemischte, aber vorwiegend expressive, 4 expressive) hatten 4 neurologisch eine Hemiplegie, 4 eine Hemiparese und einer keine Ausfälle. Sie bekamen Hauptwörter, Zeitwörter, Präpositionen und Konjunktionen zunächst alleinstehend und dann in Syntagmen von 2−3 Wörtern zum Lautlesen, Nachsprechen und Diktatschreiben.

Es ergab sich, daß das Nachsprechen besser gelang als das Lautlesen und dieses besser als das Diktatschreiben. Substitutionen und Auslassungen traten bei Präpositionen und Konjunktionen häufiger auf als bei Substantiven und Verben.

Martin u. Mitarb. (1975) haben die Fehler im Nachsprechen von Aphasikern analysiert.

Sie haben 10 männliche Aphasiker 125 Wörter von steigender Schwierigkeit nachsprechen lassen. Diagnostisch befanden sich 8 in der Gruppe I und 2 in der Gruppe III nach *Schuell*.

Es zeigte sich, daß bei sinnlosen Silben mehr Fehler auftraten als bei sinnvollen Wörtern. Substitutionsfehler waren häufiger als Sequenzfehler, welche aus Additionen und Omissionen bestehen. Additionen, die besonders bei Endsilben auftraten, waren häufiger als Omissionen. Bei den Fehlern wirkten verschiedene Komponenten mit: die akustische Analyse des Testwortes, die Silbenstruktur, die Schwierigkeiten der Aufladung und die morphologisch-lexikalischen und semantischen Komponenten. Die Befunde sprechen dafür, daß die wechselseitigen Wirkungen aller beteiligten Prozesse das Wesentliche der Störung des Nachsprechens bei Aphasien ausmachen.

Hatfield u. *Walton* (1975) haben sich mit den phonemischen Substitutionen bei einem Patienten mit schwerer Broca-Aphasie beschäftigt. Sie haben bei ihm das Nachsprechen von VC- und von CVC-Silben verlangt. Es bestand ein großer Unterschied zwischen der großen Anzahl von Substitutionen bei Konsonanten und den wenigen Substitutionen von Vokalen.

Demgegenüber haben *Fradis* u. *Calavrezo* (1976) eine Analyse der Elisionen und Additionen der Phoneme bei drei Aphasikern durchgeführt.

Es waren eine vorwiegend expressive, eine gemischte und eine rezeptive Aphasie. Kontrollpersonen waren drei Gesunde mit verschiedenem Bildungsniveau. In Gesprächen wurden von jedem der Untersuchten 10 000 Phoneme aufgenommen.

Bei den Aphasikern waren Elisionen viel häufiger als Additionen, die Endlaute wurden viel häufiger ausgelassen als die mittleren und die Anfangslaute.

Boudouresques u. Mitarb. (1977) haben eine afferente motorische Aphasie beschrieben.

Ein 39jähriger Mann (M.A.) bekam nach einem Motorradunfall eine Sprachstörung. Neurologisch war in der rechten Hand eine Oberflächen- und eine Tiefenempfindungsstörung festgestellt worden. Im CT fand sich eine hypodense Zone im linken Operculum Rolandi und an der Spitze des Temporale. • Der linke Seitenventrikel war erweitert. Hirnpathologisch war die Spontansprache stark gestört. Die expressive Sprache bestand sowohl im Spontansprechen wie auch im Reihensprechen und Benennen fast nur aus Neologismen. Das Sprachverständnis war nicht gestört. Im Schreiben kam es zu literalen, manchmal auch zu verbalen Paragraphien, aber zu keinen Neologismen. Hingegen fiel, besonders in der Kursivschrift, eine Mikrographie auf.

Die Verfasser meinen, bei der Genese der Neologismen spiele der vordere Anteil des Parietale eine Rolle. Die sensiblen Afferenzen seien unentbehrlich für die richtige Programmation des motorischen Aktes. Es wird daher dieser Fall, dessen Besonderheit auch im Auftreten von Neologismen in der expressiven Sprache besteht, als eine afferente motorische Aphasie im Sinne von *Lurija* bezeichnet, denn bei ihm seien die sensiblen Afferenzen, welche zu den bukkophonatorischen Organen führen, lädiert.

Yamadori u. Mitarb. (1977) befaßten sich mit dem Erhaltensein des Singens bei der motorischen Aphasie.

Nach einem ausführlichen Bericht über die Literatur der motorischen Amusie berichteten die Autoren über 24 Fälle (15 Männer und 9 Frauen) von Broca-Aphasien, die mit einer Ausnahme alle vaskulärer Genese waren. Unter ihnen war kein Berufssänger oder Musiker. Die meisten (21) konnten hinreichend bekannte Lieder singen oder wenigstens brummen. 12 konnten die Worte dabei gut aussprechen.

Es wurde keine sichere Beziehung zwischen der Schwierigkeit der expressiven Sprache und der Textproduktion und zwischen der Melodiebildung und der Textwortproduktion gefunden. Die Verfasser meinen, daß die rechte Hemisphäre für die musikalische Produktion mehr verantwortlich sei als die linke. Die Grade dieser Dominanz scheinen aber nicht so stark zu sein wie bei der Sprache. Das spontane Singen sei anscheinend mehr von der linken Hemisphäre abhängig als von der rechten. Sprachmelodie und Textproduktion seien wahrscheinlich voneinander unabhängig.

Schwartz u. Mitarb. (1980) haben an 5 Aphasikern das Verständnis für reversible aktive und passive Sätze, für reversible lokative Aussagen und für die Wortordnung transitiver Verben untersucht.

Es waren 4 Infarkte im Bereiche der A. cerebri media und eine Hirnverletzung in der linken Temporoparietalgegend. Die Spontansprache war bei allen agrammatisch.

Es zeigten sich Wortordnungsdefekte, Verständnisstörungen für Passivformen und lokative Präpositionen. Die Verfasser kommen zu dem Schluß, daß die Agrammatiker einen syntaktischen Defekt haben.

Caramazza u. Mitarb. (1981) haben sich mit den syntaktischen Vorgängen bei Aphasien beschäftigt. Sie verglichen bei zwei Broca-Aphasien, einer zentralen Aphasie und einer Wernicke-Aphasie die syntaktischen Störungen. Bei den beiden Broca-Aphasien fanden sie nicht nur Störungen im Satzbau, sondern auch im Verständnis für syntaktische Informationen. Bei der Leitungsaphasie waren zwar Verständnisstörungen für syntaktische Informationen vorhanden, aber keine syntaktischen Störungen der expressiven Sprache. Die Wernicke-Aphasie hatte auch keine Störungen im syntaktischen Vorgehen. Syntaktische Störungen können sich auch auf die Wortordnung auswirken. Die Broca-Aphasien haben daher anscheinend eine syntaktische Schwäche für alle Sprachmodalitäten. Die Verfasser vermuten, daß bei der Leitungsaphasie die Störungen des Satzverständnisses keine syntaktischen Störungen sind, sondern auf einer Merkfähigkeitsstörung beruhen.

Es wäre sehr interessant zu wissen, zu welchen Ergebnissen die Untersuchungen geführt hätten, wenn die Autoren die große Gruppe der sog. Broca-Aphasien dadurch eingeengt hätten, daß sie, wie wir es tun, eine gemischte Aphasie anerkennen würden, die sich gegenüber der motorischen Aphasie dadurch abgrenzt, daß sie deutliche Sprachverständnisstörungen bei einem beginnenden Agrammatismus hat.

Der Frage, ob die Nichtflüssigkeit einer Sprache mit einer bestimmten frontalen Lokalisation der Läsion zusammenhängt, sind *Hécaen* u. *Ruel* (1981) nachgegangen.

143 frontale Hirnläsionen (69 linksseitige, 64 rechtsseitige und 10 beiderseitige) wurden einem Test der sprachlichen Flüssigkeit unterworfen. Sie bekamen jeweils einen Buchstaben des Alphabetes genannt und mußten dann möglichst viele Worte finden, welche mit diesem Buchstaben beginnen, durften aber nur je ein Wort aus einer Wortfamilie gebrauchen. Die Probe wurde an drei Buchstaben durchgeführt.

Die Summe der gegebenen Antworten ergab, daß die Lokalisation innerhalb der Frontallappen keine Unterschiede zeigte. Hingegen war bei linksseitigen frontalen Läsionen mit Aphasie eine stärkere Verlangsamung der Flüssigkeit als bei solchen ohne Aphasien nachweisbar. Sowohl bei linksseitigen wie auch bei rechtsseitigen Läsionen konnte eine deutliche Abhängigkeit der Fehlleistungen von der Ausdehnung der Läsionen beobachtet werden.

Friederici ([1981] u. mit Mitarb. [1982]) hat über die Ergebnisse von Untersuchungen berichtet, bei denen die Produktion und das Verstehen von Präpositionen bei Aphasikern geklärt werden sollte.

6 Broca- und 6 Wernicke-Aphasien bekamen Bilder vorgelegt, auf denen eine Katze in verschiedenen Positionen zu einem Stuhl dargestellt war. Diese konnten mit 11 Präpositionen des Ortes und der Richtung gekennzeichnet werden. Jede dieser Stellungen war auf zwei Bildern zu sehen, die unter 22 Bildern ausgesucht werden konnten. Dann wurden Karten geboten, auf denen die Präpositionen aufgeschrieben waren, sie mußten in unvollständige Sätze, bei denen die richtigen Präpositionen ausgelassen waren, entsprechend dem gezeigten Bilde eingesetzt werden. Für das Verstehen wurden zu jedem Bild zuerst vier Karten mit verschiedenen Präpositionen zur Auswahl vorgelegt. Dann wurden vier Karten mit Sätzen vorgelegt, von denen nur einer dem Bild entsprach; die Ablenker zeigten syntaktische und lexikalische Fehler.

Die Broca-Aphasien boten die schlechtesten Produktionsleistungen, meistens waren es Auslassungen, selten Substitutionen aus verschiedenen grammatischen Kategorien. Die Verständnisleistungen waren viel besser. Sobald aber die Kenntnis einer Satzstruktur zum Verständnis notwendig war, versagten sie. Bei den Wernicke-Aphasien waren die Produktionsleistungen deutlich besser, die Unterschiede zwischen Produktion und Verstehen aber waren geringer. *Friederici* meint, daß es bei linkshirnigen Läsionen eine allgemeine Unfähigkeit gebe, mit komplexem Sprachmaterial umzugehen und die Kenntnisse von der Satzstruktur in Produktion und Sprachverständnis anzuwenden. Die Unterschiede zwischen Produktion und Wahrnehmung der Präpositionen seien bei den Aphasien kein modalitätsspezifischer Kompetenzmangel. Bei der Broca-Aphasie zeige sich eine Unfähigkeit, syntaktische Strukturen zu ordnen, und bei der Wernicke-Aphasie liege mehr eine Störung in der Auswahl innerhalb richtiger syntaktischer Kategorien vor.

Symptomatologie:
Bei der motorischen Aphasie ist die wesentliche Erscheinung die Störung der Satzbildung in der Spontansprache. Sie kann sehr verschiedene Grade annehmen. Sehr charakteristisch ist für die motorische Aphasie die Wortartenauswahl. Bei der Rückbildung kehren zuerst die Hauptwörter und dann die Tätigkeitswörter in der Nennform wieder; die Flexionen können nicht angewendet werden. Das ist das Urbild des Telegrammstiles und des Agrammatismus. Erst später treten die Eigenschaftswörter, die Adverbien und die sog. kleinen Satzteile wieder in Erscheinung. Reihensprechen und Nachsprechen sind in sehr verschiedenem Maße betroffen. Die Wortfindung ist an sich nicht gestört. Das Sprachverständnis ist intakt. Das Schreiben ist häufig durch die Störung der Satzbildung als Störung des Schreibentwurfes erheblich beeinträchtigt. Es besteht oft eine Satzagraphie, die schriftliche Formulierung der Sätze ist unmöglich. Auch im Diktatschreiben zeigt sich häufig eine Agraphie. Die Störungen des Schreibens und Lesens sind bei der motorischen Aphasie aber sehr unterschiedlich und nicht so häufig wie bei den drei großen Aphasiefor-

men. Von unseren 27 reinen motorischen Aphasien hatten 19 (70 %) Störungen des Schreibens und 14 (52 %) Störungen des Lesens. Ebenso sind die parietalen Begleiterscheinungen bei der motorischen Aphasie seltener als bei den großen Aphasieformen.

Häufigkeit:
Die reine motorische Aphasie ist viel seltener als die motorisch-amnestische Aphasie, aus der sie häufig entsteht. In unserem Krankengut fanden sich nur 27 reine motorische Aphasien (6 %), während 114 motorisch-amnestische Aphasien vorhanden waren (25,3 %).

Differentialdiagnose:
s. S. 184, 187

Verlauf:
Die motorische Aphasie bildet sich nicht mehr in andere Aphasieformen zurück; nur bei Verschlechterung kann sie in Aphasieformen übergehen, aus denen sie normalerweise entsteht. Bei Besserung wird sie so symptomverarmt, daß man dann aus der vorliegenden Symptomatologie nicht mehr die Diagnose motorische Aphasie stellen kann. Wir nennen solche Zustände Reste einer Aphasie. In unserem Krankengut sind aus motorischen Aphasien 20 %, meist in Reste einer Aphasie zurückgebildet worden.

Prognose:
Die Prognose der reinen motorischen Aphasie ist die beste von allen Aphasiearten. In unserem Krankengut war die einzige linguistische Heilung eine motorische Aphasie gewesen. Auch einige praktische Heilungen wurden erzielt. Sonst überwogen die deutlichen Besserungen erheblich die leichten Besserungen. Geringe oder keine Besserungen kamen überhaupt nicht vor.

Kasuistisches Beispiel:
Fall 435, J. D., geb. 1941, Formschleifer

Anamnese: Im Jahre 1964 war es bei dem Kranken zu einer Ruptur eines Aneurysmas am Stamme der A. cerebri media sinistra gekommen. Er wurde zunächst in der Medizinischen Klinik in Krefeld (Prof. *Sack*) behandelt. Nach Klärung des Leidens wurde er an die Neurochirurgische Klinik in Düsseldorf (Prof. *Kuhlendahl*) verlegt, wo die Gefäßwand mit einer Schale von Paladur umhüllt wurde. Nach sechsjähriger Beschwerdefreiheit trat eine rechtsseitige Halbseitenlähmung mit Aphasie auf. Ob es sich um eine erneute Gefäßruptur oder einen Gefäßverschluß gehandelt hat, konnte nicht ganz geklärt werden. Wegen seiner Sprachstörung stand der Kranke in den Jahren 1972 und 1975 je drei Monate und im Jahre 1973 einen Monat in stationärer Behandlung der Rheinischen Landesklinik für Sprachgestörte in Bonn. Bemerkenswert ist, daß einmal angegeben wurde, daß der Kranke vor seiner rechtsseitigen Lähmung Linkshänder gewesen sei. Neurologisch: Hemiplegie und Hemihypästhesie rechts. EEG: Herdbefund temporobasal und temporal hinten links (Dr. *Linck*). Gesichtsfeld: o. B.

Zusammenfassung des hirnpathologischen Befundes:

In der Spontansprache war die Satzbildung noch deutlich gestört. Der Kranke brachte nur Satzteile vor, wobei er meist Tätigkeitswörter im Infinitiv oder Imperfekt gebrauchte. Die Substantive waren manchmal paraphasisch entstellt:

(Was haben Sie den ganzen Tag gemacht?) „Gelernt und unter in Geschäfter"
(Was haben Sie da gemacht?)   „Blumenfase und ein Bild aus Stein. . .
                    Mosa. . ."
(Und was sonst?)   „Gelesen und hier spazieren. . ."
(Was haben Sie gegessen?)   „Aben ausgegangen"
(Was getrunken?)   „Wein. . .Bier will ich nicht trinken"

Das Reihensprechen war bei der Monatsreihe trotz Nachhilfe noch deutlich gestört. Das Nachsprechen von Wörtern gelang ziemlich gut. Beim Wiederholen eines Satzes trat eine Paraphasie auf. Von 8 vorgelegten Gegenständen wurden 3 prompt bezeichnet, bei den anderen kam es zu Paraphasien, aus denen aber zu erkennen war, daß er das Wort selbst gefunden hatte. Von 7 Tierbildern wurden 5 prompt benannt; bei zweien traten leichte Paraphasien ein. Das Sprachverständnis war nicht gestört. Spontan schrieb der Patient seinen Vor- und Nachnamen, davon sichtlich einen paragraphisch. Auf Diktat wurden in einem kurzen und einem längeren Satz je eine Paragraphie geschrieben. Beim Zahlenschreiben auf Diktat wurde nur eine zweistellige Zahl richtig niedergelegt; bei höherstelligen Zahlen traten Stellenwertfehler auf. Beim Lesen eines Textes kam es zu mehreren literalen Paralexien. Beim Nacherzählen zeigte es sich, daß der Sinn des Textes verstanden worden war. Ein konkretes und ein abstraktes Wort mit verstellter Buchstabenfolge verbesserte, las und erfaßte er richtig. Auch das Zusammensetzen eines konkreten und eines abstrakten Wortes aus Buchstaben gelang; beide Wörter wurden richtig gelesen und erklärt. Nennenswerte parietookzipitale Ausfälle waren nicht nachweisbar.

Es bestand daher eine motorische Aphasie mit Paragraphien und Paralexien. Die Ausfälle hatten sich nach dem ersten Aufenthalt deutlich, nach dem zweiten Aufenthalt noch weiter leicht gebessert.

Sensorisch-amnestische Aphasie

Historisches:
Die sensorisch-amnestische Aphasie ist eine jener Mischformen, die im Schrifttum nicht geschildert werden. Aus diesem Grunde können wir auch keinen historischen Rückblick über sie geben, sondern müssen auf die bei der sensorischen und bei der amnestischen Aphasie zu findenden historischen Bemerkungen verweisen. Es ist aber in fast allen Einteilungsprinzipien ihr sensorischer und ihr amnestischer Anteil insofern vertreten, als häufig zugegeben wird, daß bei der sen-

sorischen Aphasie auch Wortfindungsstörungen und bei der amnestischen Aphasie auch manchmal Sprachverständnisstörungen vorkommen.

Definition:
Da es unser Prinzip ist, die Aphasietypen so darzustellen, wie man sie in der Klinik wirklich beobachten kann, haben wir uns entschlossen, die sensorisch-amnestische Aphasie als eigenen Aphasietyp anzuerkennen. Sie ist hauptsächlich durch Störungen des Sprachverständnisses und der Wortfindung gekennzeichnet. Es handelt sich dabei zwar nicht um eine der großen Aphasieformen, sondern es ist ein kleiner, aber symptomatisch wohl abgegrenzter Aphasietyp. Er kam unter unseren 450 Aphasikern in 8,4 % der Fälle vor.

Symptomatologie:
Symptomatologisch spielt der Einfluß des sensorischen Anteiles und seiner Folgeerscheinungen die wesentliche Rolle. Die Spontansprache ist gekennzeichnet durch die gleichen Anzeichen wie die der sensorischen Aphasie, nämlich durch die Flüssigkeit, den Paragrammatismus sowie durch eine Wortartenauswahl, welche die kleinen Satzteile bis zu den Verben bevorzugt und die Substantive vernachlässigt. Reihensprechen und Nachsprechen sind fast immer mehr oder weniger beeinträchtigt. Die Wortfindung ist deutlich und das Sprachverständnis erheblich gestört. Es treten häufig Paraphasien auf, wobei die verbalen die literalen überwiegen, und es sind vielfach auch Überproduktionen zu beobachten. Oft besteht ein Mangel an Selbstkritik gegenüber den eigenen sprachlichen Fehlleistungen. Die Stimmung der Kranken ist häufig eher gehoben und steht in einem gewissen Gegensatz zu ihrer tatsächlichen Lage. Das sprachliche Gesamtverhalten gleicht daher dem, wie es bei den Wernicke-Aphasien allgemein beschrieben wird. In einem sehr hohen Prozentsatz (93 %) bestehen in unserem Krankengut auch Störungen des Schreibens und Lesens. Dabei ist bemerkenswert, daß die Art der Agraphie durchaus von der sensorischen Komponente geprägt erscheint (s. Näheres S. 200). Aber auch die anderen parietalen Begleiterscheinungen sind stärker vertreten als bei den motorischen Mischformen.

Differentialdiagnose:
s. S. 189

Verlauf:
Man kann im Verlaufe der sensorisch-amnestischen Aphasie manchmal eine günstige Wendung daran erkennen, daß sich die Sprachverständnisstörungen vermindern und gleichzeitig die Wortfindungsstörungen mehr in den Vordergrund treten. Eine vollständige Rückbildung zu einer amnestischen Aphasie ist allerdings selten. Die Rückbildungstendenzen bewegen sich immer in Richtung auf eine solche. Das Krankheitsbild bleibt also im Rahmen der flüssig sprechenden Aphasien.

Prognose:

Die Prognose der sensorisch-amnestischen Aphasie ähnelt der der motorisch-amnestischen Aphasie, denn die deutlichen Besserungen sind auch bei ihr am häufigsten.

Kasuistisches Beispiel:

Fall 369, Dr. J. R., geb. 1907

Persönliche Anamnese: Der Kranke war nach seiner Promotion zunächst einige Jahre als Assistent an einem physiologischen Institut; später arbeitete er an einer medizinischen Klinik, wo er den Facharzt für innere Krankheiten erreichte. Er war auch wissenschaftlich tätig und veröffentlichte eine Reihe von Arbeiten in Fachzeitschriften, die sich besonders mit pathophysiologischen Problemen der Herzerkrankungen beschäftigten. Er praktizierte dann jahrelang als Internist in einer Großstadt. Seine Stimmungslage war stets gehoben, manchmal auch reizbar bis zornmütig. Dabei war er exzessiver Raucher und sprach auch dem Alkohol in übermäßiger Weise zu. Seine Freizeit widmete er der Jagd und der Fischerei. Man gewann den Eindruck, daß eine chronisch-hypomanische Persönlichkeit vorgelegen hat.

Krankheitsanamnese: Am 19.11.1970 trat ein Insult ein, der eine rechtsseitige Hemiparese und eine Aphasie zur Folge hatte. Er wurde in die Medizinische Klinik des Katharinen-Hospitals in Stuttgart aufgenommen, wo er bis zum 21.12.1970 in Behandlung stand (Prof. *Sprang*). Internistisch wurde ein paroxysmales Vorhofflimmern festgestellt. Wegen seiner Aphasie wurde er in den Jahren 1971, 1972 und 1975 jeweils drei Monate an der Rheinischen Landesklinik für Sprachgestörte in Bonn behandelt.

Der Aufnahmebefund ergab: Intern zeigte sich im EKG eine absolute Arrhythmie mit Vorhofflimmern. Neurologisch: leichte Hemiparese rechts. Gesichtsfeld: o.B. EEG: Herdbefund temporobasal, temporal vorn und temporal hinten links (Dr. *Linck*). Audiometrisch wurde eine mittelgradige Innenohrschwerhörigkeit von etwa 50–60 dB, beginnend bei C 3, gefunden (HNO-Klinik Bonn).

Psychologisch war im Handlungsteil des Hawie der IQ 97. Im Raven-Test wurden von 36 Aufgaben 23 richtig gelöst. Im Benton-Test wurden von 10 vorgelegten Tafeln sechs richtig nachgezeichnet und acht Fehler gemacht. Die konzentrative Belastbarkeit war unterdurchschnittlich.

Wegen der sehr charakteristischen Veränderung der expressiven Sprache wird der Beginn der Anfangsuntersuchung aus dem Protokoll wörtlich mitgeteilt:

Hirnpathologische Anfangsuntersuchung 29.7.1971:

Spontansprache
(Krankengeschichte)   „Leider Gottes furchtbar."
(Was gefällt Ihnen an   „Überhaupt nichts. Ich geb was ich habe, aber ich
Ihrer Sprache nicht?)   kann nicht. Ich geh später etwas heraus, und ich seh
                          ich, was das ist, kann ich ja schon, aber ich kann
                          nicht, es geht nicht, ich weiß nicht, was dabei, als
                          ob dabei eine. . .wie sagt man, daß. . .so. . .irgend
                          wir was."

(Was haben Sie heute   „Ich kann ja nicht, ich kann was anders, ich kann
schon getan?)   nicht eine nach der anderen. . .ich kann, ich kann
                     nicht, nein. . .etwas ist da, aber wo. . .rauh, Moment,
                     warum. . .sagt man nicht?"

Hirnpathologisch bot der Kranke daher in der Spontansprache einen ausgesprochenen Paragrammatismus. Er sprach viel, brachte aber nur unvollständige
Satzfetzen vor, zwischen welche er häufig sprachliche Automatismen mischte.
Das Ergänzen von alltäglichen Sätzen war nicht möglich; dabei brachte er
entweder Paraphasien, sinnlose Silben oder abgerissene Satzfetzen vor. Auch
das Ergänzen von Wortpaaren gelang nur einmal, bei den übrigen kam es zu
Fehlleistungen. Das Reihensprechen war schwer gestört. Nur die Zahlenreihe
konnte er teilweise hersagen. Bei der Wochentagsreihe perseverierte er zuerst
an der Zahlenreihe; bei Nachhilfe brachte er nur einzelne unzutreffende Wörter vor. Das Nachsprechen gelang bei einigen zweisilbigen Wörtern; bei etwas
schwierigeren Wörtern kam es zu paraphasischen Entgleisungen. Von kurzen
Sätzen konnte er nur einzelne Wörter nachsprechen. Sinnlose Silben und Silbenkombinationen sprach er meistens richtig nach, es kam aber auch dabei zu
einigen Fehlleistungen. Die Wortfindung war praktisch unmöglich. Keiner der
vorgelegten Gegenstände, keines der Tierbilder konnte prompt benannt werden: Er brachte Paraphasien, sinnlose Silbenkombinationen vor und streute
häufig automatisierte Wörter und Redewendungen ein. Das Sprachverständnis
war sehr schwer gestört. Von fünf mündlichen Aufträgen wurden vier falsch
ausgeführt. Spontan schrieb er den Beginn eines Briefes und einen Satz, der
zwar richtige Wörter enthielt, dessen syntaktischer Aufbau aber falsch war.
Auf Diktat schrieb er anstelle eines Wortes eine Paragraphie, ein Wort schrieb
er teilweise richtig und fügte ein Wort hinzu, welches gar nicht diktiert worden war. Einen kurzen Satz schrieb er auf Diktat richtig, ließ aber den Artikel aus. Eine zweistellige Zahl konnte er erst niederschreiben, als man sie ihm
mit den Fingern zeigte. Auf mündliches Diktat schrieb er zwei- bis dreistellige
Zahlen unrichtig. Von fünf schriftlichen Aufträgen wurden zwei richtig ausgeführt. Er las die Aufträge aber mit vielen Paralexien. Einen Text konnte er
noch nicht lesen. Als er ihn leise gelesen hatte, konnte er ihn nicht nacherzählen. Auf Rückfragen antwortete er so paragrammatisch, daß man nicht
klar erkennen konnte, ob er den Inhalt der Erzählung erfaßt hatte. Ein konkretes Wort mit verstellter Buchstabenfolge konnte er nicht verbessern. Hingegen wurde eine Zahl, die in ein Wort eingemischt worden war, als etwas
Wortfremdes erkannt und entfernt. Ein abstraktes Wort mit verstellten Buchstaben konnte er nicht verbessern und erklären. Als er ein konkretes Wort aus
seinen Buchstaben zusammensetzen sollte, erkannte er zwar, was es für ein
Wort ist, konnte es aber nicht zusammenfügen. Hingegen setzte er ein abstraktes Wort aus seinen Buchstaben zusammen, konnte dann aber nicht erklären, was es bedeutet.

Die Autotopognosie, die Fingergnosie und die Rechts-links-Unterscheidung
waren ungestört. Die Praxie war nicht wesentlich beeinträchtigt, die Ausdrucks-
bewegungen links aber etwas schlechter als rechts. Geometrische Figuren wurden richtig gezeichnet. Ein Haus zeichnete er aus der Vorderansicht recht
schleuderhaft. Ein Prisma zeichnete er mit deutlichen Fehlern in der Perspektive ab. Das Rechnen war nicht gestört. Die Situationen bei den Binet-Bildern
I und II wurden richtig erkannt. Beim Bild III hat er sie wahrscheinlich nicht
erkannt. Eine in 4 Teile zerschnittene Bildpostkarte wurde in 45 Sek. richtig

zusammengesetzt. Von den vorgelegten Farben konnte er nur eine bezeichnen. Hingegen suchte er über mündlichen Auftrag alle Farben richtig heraus. Eine Horizontale wurde genau halbiert. Beim Halbieren einer Vertikalen war der untere Anteil deutlich größer. Eine Grundrißskizze des Untersuchungszimmers wurde in der Anlage richtig gezeichnet, die einzelnen Gegenstände waren aber teilweise am falschen Ort und in falscher Form.

Es fanden sich daher eine sensorisch-amnestische Aphasie mit Agraphie, Paralexien, Störungen des Lesesinnverständnisses und konstruktive Störungen. Der Kranke sprach mit stark bayerischem dialektischem Beiklang.

Psychisches Verhalten:
Herr Dr. R. war ständig in gehobener Stimmung. Es bestand eine ausgesprochene Kritiklosigkeit gegenüber seinen eigenen sprachlichen Fehlleistungen. Trotz seiner guten medizinischen Vorbildung erklärte er mehrmals, daß sein Leiden vom Gehörgang seinen Ausgang nehme. Auch bezüglich der Prognose äußerte er übertriebene optimistische Vorstellungen. Er meinte, er könne nach seiner Entlassung gleich seine Praxis wieder aufnehmen, wollte seinen Führerschein wiedererhalten und auch wieder auf die Jagd gehen.

Bei der Entlassung lautete die hirnpathologische Diagnose: sensorisch-amnestische Aphasie, Paragraphien, Paralexien, Störung des Lesesinnverständnisses. Die Ausfälle hatten sich nur leicht gebessert.

Beim zweiten Aufenthalt im Jahre 1972 war diese Diagnose unverändert geblieben, es fanden sich aber außerdem − obwohl sich das Sprachverständnis etwas gebessert hatte − jetzt Störungen der Autotopognosie, der Rechts-links-Unterscheidung und der Fingergnosie. Die Ausfälle hatten sich am Ende dieses Aufenthaltes insgesamt, trotz laufender stationärer Sprachheilbehandlung, nicht wesentlich verändert.

Während dieses Aufenthaltes war ihm ein Absatz einer wissenschaftlichen Arbeit, die er im Jahre 1959 veröffentlicht hatte, nochmals diktiert worden (Dr. *Peuser*). Der ursprüngliche Text lautete:

„Wie in einer bereits erschienenen Arbeit beschrieben, zeigen die Froscherythrocyten im elektrischen Feld eine verschieden große Wanderungsgeschwindigkeit von der Kathode zur Anode. Die Leukocyten zeigen die gleiche Wanderungstendenz. Selbst Zellen verschiedener Organe, z.B. Herzmuskelzellen vom Frosch in entsprechender Kochsalzlösung wandern ebenfalls zum negativen zum positiven Pol, wobei sich ihre Struktur wesentlich verändert. Die Zellen werden größer, blasser, wobei alle Abstufungen zwischen Kontraktur und zellulärem Zerfall sichtbar werden. Läßt man den Gleichstrom auf die Blutzellen längere Zeit einwirken, dann lösen sich diese Zellen unter Veränderung der Grenzmembran auf."

Das von ihm geschriebene Diktat hatte folgenden Wortlauf:

„Die in angegebenen Arbeiten (?) schrieben zum Teil der frosch Erythrocyten im elektrischen feld ein verschiedenen Grüsee Wanderung geschwindelt zu Kathoden zu Anoden. Diese Leukocyten zeigen die Wanderg Tendenz Selbst Zellen der verschieden Organe z.B. Herzmuskelzellen vom frosch, und eben entsprechenden *Kochsalz* von Lösung. Wanderung von dem negativen zum positiven Pol. Während ihren Struktur Verhaltnis zu Erkenntnis. Die Zellen vermehren zur Größe bleicher worüber bei stufenweise in Kontraktion und

Möliehuld Zeuflös sichtbar werden. Letztlich man zu Ende Gleichstrom auf die *Blutzelle* hinein gleich die Einwirkung der of Lösung zu ihr Ähnlichkeit sich unter Verfärbung wieder die Membran auf.''

Es wurde ihm dann ein Film über diese Versuche vorgeführt, den er selbst früher hergestellt hatte, und er wurde aufgefordert, die gezeigten Vorgänge zu erläutern. Er tat dies mit folgenden Worten:

,,Na ja, da ham ja, da haté haben Sie ja auch, ja da muß ich, muß ja, muß es das, ja? Nachher, einen so, jetzt her, ja, nicht wahr, und ja, nach einer Zeit, hier, bleibt blei. . ., auf einmal nichts mehr, auf nichts mehr. Nach eine geht's und das is ásó. Überall dasselbe. Und jetzt legt geht noch leich. .dasselbe wie auf einmal, bumm! Schaun Sie her! Ja, ja, dasselbe. Jetzt haben Sie eine weg. Das heißt, sie is her ein. . .eins. Schaun Sie her! Eins ist weg, ja? Die ander auch, eine auch (. . .) Jetzt haben Sie, ah Moment! Jetzt die andere, jetzt, jetzt sehen Sie, das, das und das, bitte schaun Sie her? Das kommt daher, nicht? Furchtbar ist das. Wie heißt das? (Sch. .) wie sagen Sie? Doch, und das is weg. Sie! Wie sagt man hier?. . .''

Sensorische Aphasie

Historisches:

Die sensorische Aphasie wurde 1874 von *Wernicke* beschrieben und benannt. Vor ihm hat allerdings schon *Bastian* (1869) das Vorkommen von Sprachverständnisstörungen bei Aphasien erwähnt und betont, daß diese Kranken das zu ihnen Gesprochene nur als Geräusch und nicht als Sprache hören. Er hat diese Störung aber nicht als charakteristisch für eine besondere Aphasieart angesehen. In seinem bekannten Schema teilte *Wernicke* die sensorische Aphasie in eine kortikale, eine subkortikale und eine transkortikale ein, eine Untergliederung, welche durch die ganze klassische Epoche beibehalten wurde. *Kussmaul* nannte 1876 diese Aphasieart ,,Worttaubheit'' und definierte sie als das Unvermögen, bei gutem Gehör und ausreichend erhaltener Intelligenz die Wörter wie früher zu verstehen. Eine erweiterte Definition hat *v. Monakow* (1914) gegeben, der sie eine Unfähigkeit nannte, die gesprochenen und geschriebenen Wörter aufzufassen, als Symbole wahrzunehmen und insbesondere auch zum Wortsinnverständnis zu gelangen. *Kleist* (1934) hat dann die sensorische Aphasie in eine Laut-, Wort-, Satz- und Wortsinntaubheit unterteilt. Dementsprechend unterschied er bei den auditiven Lautagnosien eine Geräuschtaubheit und eine Geräuschsinntaubheit. Die meisten dieser Fälle sind aber kombiniert mit einem gestörten Sprachverständnis für Sprachlaute.

Im französischen Schrifttum wurde die sensorische Aphasie von *Déjérine* (1892) „Surdité verbale" genannt. *Marie* (1883) sprach von einer „Aphasie de Réception ou sensorielle". *Alajouanine* (mündliche Mitteilung) hat dann meistens die Bezeichnung „Aphasie de Wernicke" bevorzugt.

In der englischen Literatur tauchte in der Einteilung von *Head* (1926) die sensorische Aphasie unter dem Begriff der syntaktischen Aphasie unter. *Weisenburg* u. *McBride* (1935) haben sie später als vorwiegend rezeptive Aphasie bezeichnet.

Symptomatologie:
Die wesentlichsten Symptome der sensorischen Aphasie sind die Störung des Sprachverständnisses, die Flüssigkeit der Sprache und die eigenartige Wortartenauswahl. Durch die beiden letzten Symptome ist der besonders in der Spontansprache zutage tretende Paragrammatismus zu erklären. Die Kranken bringen mühelos eine große Menge von Wörtern, Wortgruppen und Satzteilen vor, die an sich meist richtige grammatische Konstruktionen aufweisen, aber die Satzbildung ist doch unvollständig und oft auch fehlerhaft. Die kleinen Satzteile überwiegen, Hauptwörter bleiben in der Minderheit, und es treten viele Paraphasien auf. Dabei sind die verbalen Paraphasien häufiger als die literalen. Dadurch, daß gerade die am meisten bedeutungstragenden Wörter gegenüber den Wörtern, welche vieldeutiger und weniger bedeutungskräftig sind, in verschwindender Minderheit auftreten, leidet auch die Verständlichkeit der Sprache. Obwohl der sensorisch Aphasische viel spricht, ist seine sprachliche Kommunikationsfähigkeit doch gering. Hinzu kommt, daß er auch die eigenen sprachlichen Fehler meist nicht erkennt und sich darüber wundert oder sogar ärgert, daß ihn seine Umgebung nicht versteht.

Ein sehr charakteristisches Kennzeichen dieser Aphasieart ist auch die sprachliche Überproduktion. Man kann oft im einzelnen Fall nur schwer entscheiden, ob es sich bei einer Fehlleistung um eine verbale Paraphasie oder einfach um eine sprachliche Überproduktion handelt; denn es werden nicht nur Wörter verwechselt, unangemessene Wörter gebraucht, sondern die Anzahl der geäußerten Wörter übertrifft vielfach die für die Aussage nötigen. Das kann man besonders beim Nachsprechen und beim Benennen beobachten. Beim Nachsprechen von Wörtern werden silbenreichere Wörter oder mehr Wörter entgegnet, als vorgesprochen wurden, und beim Nachsprechen von Sätzen enthalten die wiederholten Sätze oft Wörter, die gar nicht vorgesprochen worden waren.

Wenn die Paraphasien so überhandnehmen, daß sie das ganze Bild des sprachlichen Ausdruckes beherrschen, dann spricht man von einem *Jargon.* Wir selbst ziehen den Rahmen des Jargons sehr eng, enger als die meisten anderen Autoren, und sprechen nur dann von einem Jargon, wenn der Kranke praktisch keine fehlerfreien Wörter mehr gebraucht. Meist sind dann auch starke Perseverationstendenzen vorhanden. Dies entspricht dem, was *Alajouanine* (1955) einen undifferenzierten Jargon genannt hat. Da sich ein solcher Jargon aber im Verlaufe der Krankheit oft derartig zurückbildet, daß immer mehr Paraphasien auftreten, in denen man schon das Wort erkennt, welches der Kranke äußern wollte, und der Jargon auch nicht unbedingt an die sensorische Aphasie geknüpft ist, sondern auch bei der Totalaphasie oder bei der Leitungsaphasie vorkommt, haben wir die Jargonaphasie nicht als eigenen Aphasietyp anerkannt, sondern nur als Durchgangsphase der schweren Aphasiearten, welche eine sensorische Komponente enthalten, angesehen.

In ganz ähnlichem Sinne hat sich *Benson* (1979) ausgesprochen, wenn er schreibt, die Jargonaphasie sollte als Ausdruck eines Zustandes angesehen werden, aber nicht als ein selbständiges aphasisches Syndrom.

Die von *Kinsbourne* u. *Warrington* (1963) beschriebenen Jargonaphasien beleuchteten besonders die Kritiklosigkeit dieser Kranken gegenüber ihren eigenen sprachlichen Fehlleistungen.

Brown (1981) hat mehrere Fälle von semantischem Jargon bei Polyglotten beschrieben. Sie werden deshalb an anderer Stelle (s. S. 164f.) näher besprochen. *Peuser* u. *Temp* (1981) haben im gleichen Jahre zwei Fälle von Jargonaphasie eingehend analysiert und kamen zu dem Schluß, daß der semantische Jargon der Normalsprache ähnelt. Seine Phoneme gehören zum normalen Bestandteil der Muttersprache, nur die Häufigkeitsverteilung sei anders. Der neologistische Jargon weiche hingegen stark von der normalen Sprache ab, denn er hat viele Phonemfolgen, die in der Sprache des Kranken gar nicht vorkommen. In therapeutischer Hinsicht empfehlen die Autoren, sich bei der Behandlung solcher Fälle auf die Sprachwahrnehmung und auf die Schriftsprache zu konzentrieren.

Eine Eigenart der sensorischen Aphasie ist es auch, daß die Kranken von ihrer Sprachstörung meist auffallend wenig bedrückt werden. Teilweise mag das dadurch zu erklären sein, daß sie keine Mühe haben zu sprechen und daß ihre Kritikfähigkeit der eigenen Sprachstörung gegenüber gering ist. Damit steht es in Übereinstimmung, daß die Stimmungslage der Kranken meist eher gehoben, manchmal sogar ausgesprochen euphorisch erscheint.

Die Schriftsprache spiegelt meist das Bild der oralen Sprachstörung wider. Der Kranke läßt sich nicht lange zum Schreiben auffordern und schreibt dann mühelos die Sätze oft in schleuderhafter Weise hin. Die schriftliche Satzbildung zeigt aber auch ein paragrammatisches Gepräge. Sie weist viele Paragraphien auf und kennzeichnet sich oft durch eine deutliche Überproduktion. Besonders beim Diktatschreiben fällt es auf, daß Wörter und manchmal ganze Satzteile hinzugefügt werden, die gar nicht diktiert worden waren. Auf S. 200 ist ein Beispiel einer solchen Schreibstörung angeführt.

Die von uns beobachteten — wenigen — Fälle reiner sensorischer Aphasie hatten alle eine Agraphie und eine Alexie. Aber auch Störungen der Autotopognosie, der Fingergnosie und der Rechts-links-Unterscheidung waren immer vorhanden. Störungen der Praxie und konstruktive Störungen waren meist nachweisbar. Auch Störungen des Rechnens und optisch-gnostische Schwierigkeiten waren nicht selten.

Differentialdiagnose:
Die Differentialdiagnose der sensorischen Aphasie gegenüber der motorischen Aphasie wird auf S. 184 eingehend besprochen. Hier sollen nur einige Worte zur schwierigsten Differentialdiagnose der sensorischen Aphasie, nämlich gegenüber der sensorisch-amnestischen Aphasie, gesagt werden. Die meisten „Wernicke-Aphasien" sind sensorisch-amnestische Aphasien, d.h., bei ihnen finden sich auch Störungen der Wortfindung. Wir konnten nur in sehr wenigen Fällen von Wernicke-Aphasien nachweisen, daß — zumindestens zeitweise — keine Wortfindungsstörungen mehr vorhanden waren. Erschwert wird diese Beurteilung durch den starken Rededrang der Kranken, der es verursacht, daß auf so konkrete eindeutige Aufgaben wie das Benennen eines Gegenstandes, die nur ein Wort erwarten, einfach nicht eingegangen wird, weil es dem Kranken unmöglich ist, ein einzelnes Wort zu sagen. Er überschüttet dann den Untersucher mit einem Schwall von Worten, in dem vielleicht einmal auch das gesuchte Wort auftaucht. Wenn sich später die sprachliche Überproduktion bessert, kann man dann manchmal nachweisen, daß wirklich keine Wortfindungsstörung vorhanden ist. Unser Beispiel K.K. zeigt ein solches Vorkommnis. Gegenüber der zentralen Aphasie grenzt sich die sensorische Aphasie dadurch ab, daß jene weniger Störungen des Sprachverständnisses, dafür aber viel erheblichere Störungen des Nachsprechens hat. Die Schriftsprache bietet dagegen keinen Anhaltspunkt für diese Differentialdiagnose.

Prognose:
Die Prognose der reinen sensorischen Aphasie ist relativ ungünstig, jedenfalls schlechter als die der sensorisch-amnestischen Aphasie, denn die Möglichkeit einer Rückbildung zu einer amnestischen Aphasie ist bei ihr nicht mehr gegeben. Es gibt also keinen Syndromwandel zum Besseren mehr. Wir haben bei unseren Fällen von reiner sensorischer Aphasie nur leichte Besserungen erreichen können; deutliche Besserungen wurden niemals erzielt. Dies ist wohl teilweise auch dadurch zu erklären, daß bei den Kranken durch die fehlende

Krankheitseinsicht gegenüber der eigenen Sprachstörung auch oft
die richtige Motivation für die Sprachheilbehandlung fehlt.

Kasuistisches Beispiel:
Fall 225, K.K., geb. 1915, Kaufmann.

Anamnese: Der Patient litt seit seiner Kindheit an einer Dystrophia musculorum progressiva. Im Jahre 1948 bekam er Herz- und Kreislaufbeschwerden.
Am 13.3.1968 trat ein Insult ein, der eine rechtsseitige Lähmung mit Sprachstörungen zur Folge hatte. Nach den Angaben seiner Ehefrau zeigte sich ein
Rededrang; er sprach ständig, aber unverständlich. Es sei gewesen, als ob er
eine fremde Sprache spreche. Er habe auch nicht mehr verstanden, was man
zu ihm gesagt habe.

Der Kranke stand vom 2.6.–15.8.1969 und vom 30.7.–27.8.1970 in Behandlung der Rheinischen Landesklinik für Sprachgestörte in Bonn.

Neurologisch stand die Symptomatik der Muskeldystrophie so im Vordergrund,
daß Halbseitenerscheinungen nicht sicher nachweisbar waren. Gesichtsfeld:
Hemianopsie links.

Wegen der seit früher Kindheit bestehenden Muskelerkrankung konnten keine
verwertbaren Angaben über die Händigkeit erhoben werden.

Hirnpathologische Untersuchung (4.6.1969).

Spontansprache
(Beruf?)   „Wann ich ... war groß, ich hab fünf, sechs, sieben, waren wir
                da alles ... wo von Sima achtzehn Zimmer 176, 78 ... Sema."
(Sie waren Kaufmann?)   „Ja, ja so".
(Was haben Sie denn verkauft?)   „Ich war, ich viel machen alles, noch ersten-
                mal in fünf, dann habe ich nur gemacht eine
                ganze ... in Bonn."
(Wo sind Sie geboren?)   „In Kent, in Kaum Texan."
(In Römerstadt?)   „Bis 168 ungefähr." Dann wird ihm die Frage
                schriftlich gestellt, und er antwortet: „Wo sind Sie
                gewaren? 21.9.1915 wo sie sollen ..."
(Wo?)   „Römerstadt"
(Wo ist das?)   „In Romerstadt", er schreibt dann auf „Sudeten".
(Wie alt sind Sie?)   „53 und jetzt um elf ... vierte".

Zusammenfassung der hirnpathologischen Untersuchung:

Die Spontansprache war demnach schwer gestört. Auf Fragen antwortete der
Kranke rasch mit abgerissenen Satzfetzen. Dabei fiel auf, daß Substantive und
Verben auffallend wenig verwendet wurden. Wenn er eine bestimmte Anzahl
nennen wollte, zeigte sich eine deutliche Reihentendenz. Es traten auch Paraphasien auf. Die Zahlenreihe sagte er richtig auf und fügte noch einen Satz-
teil hinzu; die anderen Reihen brachte er mit leichten Fehlern vor. Das Nachsprechen gelang bei einer Reihe von Wörtern; einmal kam es wieder zu einer
Paraphasie. Bei einem längeren Testwort versagte er. Von einem kurzen Satz
konnte er nur das erste Wort nachsagen; die übrigen drei Wörter ersetzte er
durch eines, welches nicht vorgesprochen worden war. Beim Nachsprechen
sinnloser Silben brachte er andere Silben vor, und einmal antwortete er mit
einem an sich fehlerlosen Satz. Von den vorgelegten Gegenständen konnte er

nur einen richtig bezeichnen; einen anderen benannte er bei Nachhilfe. Bei einem schrieb er, als man ihm das Wort nannte, dieses richtig nieder. Bei den übrigen Gegenständen begann er sofort satzartige Gebilde zu sagen; darin trat immer wieder die Reihentendenz an der Zahlenreihe zutage. Es kamen auch einige Paraphasien vor. Das Sprachverständnis war hochgradig gestört. Von den mündlichen Aufträgen wurde keiner richtig ausgeführt. Sehr auffallend war der ausgesprochene Rededrang. Das Spontanschreiben und das Diktatschreiben werden auf S. 200f geschildert. Schriftliche Aufträge wurden teils richtig, teils schwer paralektisch gelesen, aber nur einer von ihnen wurde richtig ausgeführt. Falsch zusammengesetzte Wörter wurden prompt korrigiert und richtig verstanden, konnten aber nicht gelesen werden. Aus einzelnen Buchstaben konnte ein konkretes Wort richtig zusammengesetzt und auch erkannt werden, er konnte es aber nicht lesen. Ein abstraktes Wort wurde erst über Fehlleistungen richtig zusammengesetzt; es blieb fraglich, ob er es verstanden hatte.

Die Autotopognosie, die Rechts-links-Unterscheidung und die Fingergnosie waren über das Maß der Sprachverständnisstörung hinaus noch deutlich gestört. Die Praxie war links etwas beeinträchtigt. Einfache geometrische Figuren wurden richtig gezeichnet. Ein Haus zeichnete er auch perspektivisch sehr gut. Rechenaufgaben in den vier Grundrechenarten und mit 2–3stelligen Zahlen wurden schriftlich richtig ausgeführt, die Zahlen wurden jedoch falsch gelesen. Die Sinnzusammenhänge auf den Binet-Bildern hat er möglicherweise erkannt, aus seinen sprachlichen Äußerungen ließ sich das aber nicht nachweisen. Die Fehler auf den Bildern mit optischen Unsinnigkeiten I (Schneemann im Blumenbeet) und II (Baumgruppe mit falschem Schatten) wurden prompt erkannt. Eine in vier Teile zerschnittene Bildpostkarte wurde in 15 Sek. sehr schnell zusammengesetzt. Beim Halbieren einer horizontalen Strecke fiel der linke Anteil wesentlich kleiner aus (20/26); beim Halbieren einer Vertikalen war der untere Anteil etwas größer (28/26). Eine Grundrißskizze des Untersuchungszimmers wurde sehr gut angelegt. Farben wurden fast alle richtig benannt; nur einmal nannte er eine falsche Farbe in paraphasischer Entstellung.

Da bei dieser Untersuchung eine Störung der Wortfindung wegen des starken Rededranges nicht sicher ausgeschlossen werden konnte und weil man den Eindruck hatte, daß der Kranke die ihm gestellten Aufgaben, das Bezeichnen der Gegenstände, möglicherweise gar nicht verstanden hatte, wird noch das Ergebnis einer Kontrolluntersuchung (12.8.1969) mitgeteilt:

Dabei zeigte sich bei der Beantwortung von Fragen, daß nur Satzteile geäußert wurden. Die Reihentendenz hatte sich etwas gemildert. Der Kranke schaltete den Zahlen jeweils eine Präposition vor. Es bestanden noch Perseverationstendenzen. Das Reihensprechen war nur gering beeinträchtigt. Beim Nachsprechen kam es zu mehreren Paraphasien. Auf Wörter, die er nicht nachsprechen konnte, reagierte er mehrmals mit ablehnenden Redewendungen. Das Bezeichnen gelang nur bei einer Reihe von Gegenständen prompt, bei den übrigen kam es zu Paraphasien, die man meist als Verstümmelungen der richtigen Bezeichnungen erkennen konnte:

(Schlüssel)	„Ziehel, Schlüssel"
(Nagel)	„Se ... Schagel ... Schnagel"
(Fenster)	„Fenner ... Fenter"
(Watte)	„Walte ... Watte"

Das Sprachverständnis hatte sich sichtlich gebessert. Einfache Aufträge konnten schon richtig ausgeführt werden, bei einigen versagte er aber noch.

Wesentlich ist die Feststellung, daß nun das Sprachverständnis noch deutlich gestört war, während die Wortfindung praktisch intakt war. Bei der Voruntersuchung hat möglicherweise noch eine sensorisch-amnestische Aphasie bestanden, jetzt aber lagen sicherlich nur eine sensorische Aphasie mit Agraphie und Alexie, wahrscheinlichen Störungen der Autotopognosie, der Fingergnosie, der Rechts-links-Unterscheidung und eine linksseitige Dyspraxie vor. Die Differenz zwischen der deutlichen Störung des Sprachverständnisses und dem praktischen Erhaltensein der Wortfindung konnte auch bei nochmaligen Nachuntersuchungen am 31.7.1970 und am 5.8.1970 bestätigt werden. Es traten beim Bezeichnen von Gegenständen aber immer wieder Paraphasien in Erscheinung, z.B.:

(Schlüssel)   „Schnittel ... Schnitzel ... Schnissel"
(Stempelkissen)   „Schnebelkissen"

Die Ausfälle hatten sich beim ersten Aufenthalt leicht, beim zweiten Aufenthalt deutlich gebessert.

Diese Beobachtung beweist jedenfalls, daß es reine sensorische Aphasien gibt. Sie sind allerdings viel seltener als die sensorisch-anamnestischen Mischformen.

Amnestische Aphasie

Die in ihrer Symptomatologie einfachste Form der Aphasie ist die amnestische Aphasie, denn bei ihr bestehen die Ausfälle im wesentlichen aus einer Störung der Wortfindung. Sie ist auch am leichtesten einfühlbar, denn diese Ausfälle sind nur eine Steigerung eines im höheren Lebensalter schon physiologischerweise vorhandenen Mangels. Es ist allgemein bekannt, daß das Behalten von Eigennamen bei Menschen, die das 50. Lebensjahr überschritten haben, auf Schwierigkeiten stößt. Soweit sich dieser Mangel bei diesen Menschen auf Eigennamen beschränkt, die nur gelegentlich gehört worden sind, ist ihm kein pathologischer Wert zuzuschreiben. Sobald sich diese Merkschwäche aber auch auf Gegenstandsbezeichnungen ausdehnt, dann nimmt sie krankhafte Formen an. Derartige Wortfindungsstörungen treten aber bei allen exogenen Hirnerkrankungen oft als ernste Krankheitszeichen in Erscheinung. Sie sind es, welche die Brücke bilden zwischen allen exogenen Psychosen und den Aphasien. Wenn diese Wortfindungsstörungen aber nicht eine Nebenerscheinung anderer psychischer Ausfallserscheinungen, sondern das Hauptsyndrom des Krankheitsbildes bilden und im übrigen die Persönlichkeit des Kranken voll erhalten und das Verhalten des Kranken ungestört ist, dann liegt eine amnestische Aphasie vor.

Historisches:
Die erste Beschreibung einer amnestischen Aphasie wurde 1771 von *van Swieten* gegeben, er sprach von einer „besonderen Art von Alalie". 1876 hat *Kussmaul* das gleiche Krankheitsbild als amnestische Aphasie beschrieben und hat ihm damit den nun allgemein üblichen Namen gegeben. Da diese Bezeichnung erst später geprägt wurde, ist es erklärlich, warum *Wernicke* in seinem Aphasieschema sie noch nicht aufgenommen hatte. Dann hat sich von den französischen Autoren besonders *Déjérine* mit diesem Krankheitsbild beschäftigt. *Head* (1926) beschrieb die gleichen Störungen unter dem Namen „nominale Aphasie". In der deutschen Literatur hat sich besonders *Goldstein* (1911) mit der amnestischen Aphasie befaßt. Er hielt sie für die eigentliche Aphasie und benützte die Beschreibung solcher Fälle dazu, seine Konzeption von den Störungen des abstrakten Verhaltens zu begründen. Reine Fälle von amnestischer Aphasie sind ziemlich selten. Sehr häufig kommt sie in Kombination mit anderen Aphasieformen vor. Sie tritt aber auch als Restzustand solcher Aphasieformen in Erscheinung. Neuerdings haben *Lhermitte* u. *Derouesné* (1976) eine ausführliche Schilderung des Krankheitsbildes gegeben. Etwas früher hatten *Poeck* u. Mitarb. (1975) eine linguistische Deutung der amnestischen Aphasie angestrebt. Sie sei kein einheitliches Syndrom und könne nicht auf das isolierte Symptom einer Störung der Namensfindung zurückgeführt werden. Entscheidend seien die dabei nachweisbaren Ersatzstrategien, die Umschreibungen und die Selektionsbeschränkungen bei den semantischen Paraphasien, d.h., die Auswahl der Ersatzwörter aus dem gleichen semantischen Felde. Nur selten kämen phonematische Paraphasien vor. Es komme zu einer Koppelung der zur Verfügung stehenden phonologischen und semantischen Merkmale.

Die Bezeichnung motorisch-amnestische Aphasie lehnen *Poeck* u. Mitarb. ab. Dies begründen sie damit, daß sich die Sprachproduktion der motorischen und der amnestischen Aphasie in vielen Kriterien voneinander unterscheide. Abgesehen davon, daß wir die motorisch-amnestische Aphasie von der rein amnestischen Aphasie trennen, ist dazu zu sagen, daß bei der motorisch-amnestischen und bei der sensorisch-amnestischen Aphasie das klinische Bild stets vorwiegend vom motorischen bzw. sensorischen Anteil geprägt erscheint. Daß der amnestische Anteil aber vorhanden – wenn auch unterdrückt – ist, beweist die häufig zu beobachtende Rückbildung dieser Aphasietypen in eine amnestische Aphasie, die übrigens jüngst auch von *Willmes* u. *Poeck* beobachtet wurde (s. auch S. 131f). Gerade dieser Rückbildungsweg wird erst dadurch verständlich, daß der amnestische Anteil immer schon vorhanden, aber verdeckt war.

Symptomatologie:
Goldstein schilderte eingehend ihre Symptomatologie: Das Hauptsymptom sind Wortfindungsstörungen, besonders der Verlust der Hauptwörter, der Eigenschaftswörter, der Zeitwörter und besonders der Namen für konkrete Dinge. Sehr charakteristisch ist dabei das

„Einschnappen", wenn man den richtigen Namen unter anderen nennt. Die Spontansprache ist nur insofern gestört, als der Kranke manchmal dabei eine Bezeichnung oder einen Namen nicht findet. Reihensprechen und Nachsprechen sind ungestört. Es bestehen keine Paraphasien. Das Sprachverständnis ist praktisch intakt. Schreiben und Lesen sind höchstens insofern gestört, als das Benennen erschwert ist. Es können also manchmal im Spontanschreiben Wörter ausgelassen werden.

Differentialdiagnose:
Differentialdiagnostisch ist wesentlich, daß sich die amnestische Aphasie von der motorischen Aphasie dadurch abhebt, daß bei ihr die Satzbildung nicht wesentlich gestört sein muß. Von der sensorischen und der gemischten Aphasie unterscheidet sie sich dadurch, daß das Sprachverständnis ungestört ist. Gegenüber der motorisch-amnestischen Aphasie aber zeigt die rein amnestische Aphasie eine geringere Beeinträchtigung der Spontansprache; es fehlen vor allem die Zeichen eines Telegrammstiles. Die Spontansprache kann nur insofern erschwert sein, als gelegentlich Wörter fehlen und dann durch andere oder Umschreibungen ersetzt werden müssen.

Häufigkeit:
Meist ist die amnestische Aphasie der Endzustand schwererer Aphasieformen wie der motorisch-amnestischen oder der sensorisch-amnestischen Aphasie. Als reine Form tritt sie viel seltener auf. In unserem Krankengut fanden sich nur 2,2 % reine amnestische Aphasien. In Kliniken, in denen sie als erstes Symptom progredienter Prozesse, etwa Tumoren oder Hirnatrophien, auftritt, wird sie wahrscheinlich häufiger zu beobachten sein.

Kasuistisches Beispiel:
Fall 397: H.M., geb. 1926, Ingenieur

Anamnese: Im Jahre 1969 erkrankte der Patient an einer Claudicatio intermittens. Dann trat ein Verschluß der Aorta abdominalis unterhalb der A. renalis mit Kollateralkreislauf über die A. mesenterica auf. Der Zustand besserte sich. Die interne Diagnose lautete: „chronische Arteriopathie mit Aortenverschluß."

Im Jahre 1971 litt der Patient zunehmend an Kopfschmerzen. Es wurde ein Hochdruck (RR 260/160) gefunden. Am 30.5.1971 trat plötzlich eine Bewußtlosigkeit ein, die durch eine Subarachnoidalblutung bedingt war. Nach dem Erwachen bestand eine Aphasie.

Die erste ambulante Untersuchung an der hiesigen Klinik (11.11.1971) ergab eine sensorisch-amnestische Aphasie mit Paragraphien und einer Alexie. Der Kranke stand dann vom 21.1.–14.4.1972 und vom 27.6.–19.9.1972 in stationärer Behandlung.

Im Allgemeinbefund fiel ein Hochdruck von 220/110 auf. Der linke Arm war nach einer Kriegsverletzung oberhalb des Ellenbogens amputiert. Neurologisch fanden sich geringe rechtsseitige Halbseitenerscheinungen. Es bestanden eine Fundussklerose und eine rechtsseitige homonyme Hemianopsie. Im EEG zeigte sich ein Herdbefund temporobasal links mit homolateraler Ausbreitung (Dr. *Linck*).

Zusammenfassung der hirnpathologischen Untersuchung:

Hirnpathologisch erwies sich die Spontansprache als nicht wesentlich gestört, Das Reihensprechen war ungestört. Beim Nachsprechen schwieriger Testwörter kam es nur einmal zu einer Silbenwiederholung. Beim Nachsprechen eines Satzes wurde ein Wort zunächst verändert, dann aber selbst verbessert. Die Wortfindung war noch deutlich gestört. Von 8 vorgelegten Gegenständen wurden 7 richtig und einer erst nach einer Fehlleistung richtig benannt. Von 7 Tierbildern wurden nur 4 prompt benannt, 2 bezeichnete er zuerst falsch, verbesserte sich aber selbst, und eines konnte er nur mit Nachhilfe benennen.

Wortfindung – Bezeichnen von Gegenständen:
(Würfel)   „Das ist ein Geldstück, ein Würfel"
(Schraube)   „Das ist ein Büro, nee eine Schraube"
(Globus)   „Oben ist eine Weltkugel, Globus"
(Knopf, Radiergummi, Schlüssel)   +
(Pfennig, Büroklammer)   +

Bezeichnen von Tierbildern:
(Känguruh)   „Moment" (kennen Sie es?) „ja, natürlich ... ein Beutel", dann +
(Giraffe)   „Das spuckt immer, na, komm nich darauf" (Gi!), dann +
(Krokodil)   „Das ist na ..." (K!) dann +
(Nashorn)   „Ich kenne das Tier, aber das ist natürlich" (Nas!) dann +
(Eichhörnchen) „Känguruh", auf Einwand, „nee", dann +
(Papagei, Elefant, Pelikan, Schildkröte)   +

Das Sprachverständnis war nicht gestört. Spontan schrieb er einen Satz und machte dabei einen Rechtschreibfehler. Auf Diktat schrieb er einen längeren Satz fehlerlos. Das Zahlenschreiben war ungestört. Die Ausfälle beim Lesen werden auf S. 222ff geschildert. Ein konkretes und ein abstraktes Wort mit verstellten Buchstaben wurden richtig verbessert, gelesen und erkannt. Er konnte auch sowohl ein konkretes wie ein abstraktes Wort aus ihren Buchstaben richtig zusammensetzen, lesen und erklären. Das Rechnen war noch verunsichert und verlangsamt. Von den vorgelegten 8 Farben wurden nur 3 prompt bezeichnet, bei 2 war er in der Bezeichnung unsicher; eine bezeichnete er zuerst falsch, verbesserte sich dann aber, und eine benannte er falsch, ohne sich zu verbessern. Sonst fanden sich keine parietookzipitalen Ausfälle.

Es bestand daher eine amnestische Aphasie mit Paragraphien, Paralexien, eine Störung des Lesesinnverständnisses und des Rechnens.

Die sprachlichen Ausfälle hatten sich deutlich gebessert.

Bei der psychologischen Untersuchung (Dipl.-Psych. H. *Haberkamp*) fand sich eine durchschnittliche intellektuelle Leistungsfähigkeit (IQ 94). Bemerkenswert war, daß der verbale IQ höher lag (107) als der Handlungsteil (84). Die psychomotorische Geschwindigkeit war verlangsamt und die Konzentrationsfähigkeit gestört.

Lokalisatorisch bestand wegen der ursprünglich sensorisch-amnestischen Aphasie mit Schreib- und Lesestörungen und der rechtsseitigen Hemianopsie an einer temporoparietalen Läsion kein Zweifel.

Bei den amnestischen Aphasien ergibt sich aber immer auch die Frage, ob es sich um eine reine Störung des Sprachgedächtnisses oder um eine allgemeine Merkfähigkeits- und Gedächtnisstörung handelt. Dieses Problem ist deshalb von besonderer Bedeutung, weil die Lokalisation der amnestischen Aphasie und die Lokalisation der Störung der allgemeinen Merkfähigkeit im Temporallappen benachbart sind, da das limbische System, welches mit seinen kaudalen Anteilen, dem Hippokampus und dem Corpus amygdaloideum, im unteren Temporallappen verankert ist, für die allgemeine Merkfähigkeit zuständig ist.

Der folgende Krankenbericht ist deshalb sehr geeignet, diese Problematik an einem praktischen Beispiel zu erläutern, weil bei der Kranken wegen einer intrazerebralen Blutung im linken Temporallappen eine Resektion des vorderen und mittleren Anteiles des linken Temporallappens durchgeführt wurde und neben einer amnestischen Aphasie eine deutliche Störung der allgemeinen Merkfähigkeit und des Gedächtnisses festgestellt werden konnte.

Fall 422: Frau E.P., geb. 1922, Hausfrau

Anamnese: Die Kranke war am 24.6.1971 bewußtlos geworden. Sie wurde in die neurochirurgische Abteilung des Clemenshospitals in Münster eingewiesen. Da eine linksseitige Karotisserienangiographie einen raumfordernden Herd im linken Temporallappen erkennen ließ, wurde eine temporoparietale osteoplastische Kraniotomie vorgenommen. Dabei fand sich ein mandarinengroßer, hämorrhagischer, die Hirnrinde perforierender Erweichungsherd im linken Schläfenlappen. Es wurde eine Resektion der vorderen und mittleren Anteile des linken Schläfenlappens durchgeführt (Prof. *Tiwisina*). Postoperativ zeigte sich eine Sprachstörung, die sich allmählich zurückbildete.

Die Kranke stand vom 2.5.–21.7.1972 und vom 23.9.–13.12.1974 in stationärer Behandlung der Rheinischen Landesklinik für Sprachgestörte in Bonn.

Neurologisch fand sich eine leichte Hemiparese links.

Hirnpathologisch bestand bei der ersten Aufnahme eine sensorisch-amnestische Aphasie mit Paragraphien, Störungen des Lesesinnverständnisses sowie Störungen der Fingergnosie und des Rechnens. Außerdem konnten deutliche Störungen der Merkfähigkeit beobachtet werden. Bereits im Juli 1972 hatte sich die sensorisch-amnestische Aphasie in eine amnestische Aphasie umgewandelt. Die Schlußdiagnose im Dezember 1974 lautete: amnestische Aphasie, Paragraphien, Paralexien, Störungen des Lesesinnverständnisses und der Merkfähigkeit.

Hirnpathologisch war die Spontansprache insoweit gebessert, als die Patientin jetzt in der Lage war, längere grammatikalisch richtig aufgebaute Sätze zu formulieren. Manchmal hatte sie noch Mühe, bei der Satzbildung das gesuchte Wort zu finden, sie umschrieb es dann. Das Reihensprechen war ungestört. Beim Nachsprechen kam es bei längeren Testwörtern zur Auslassung oder

Verdrehung von Teilwörtern. Beim Nachsprechen von Sätzen wurden einzelne Wörter ausgelassen. Von 13 vorgelegten Gegenständen bezeichnete sie 10 spontan richtig, 2 paraphasisch, einen Gegenstand zuerst verbal paraphasisch und erst auf Einwand richtig. Bei der Wortfindung nach Beschreibung fand sie 2 Gegenstandsbezeichnungen richtig und eine erst nach Hilfe. Von 6 umschriebenen Fremdwörtern konnte sie nur 2 nennen; offensichtlich waren ihr die übrigen nicht geläufig. 4 vorgegebene Sprichwörter konnte sie nur sehr umständlich und unklar erläutern, sie hatte aber bei den meisten den Sinn sichtlich ungefähr verstanden. Das Sprachverständnis war intakt. Spontan schrieb sie 3 Sätze, in denen eine Paragraphie und eine Wortauslassung auftraten. In einem längeren diktierten Satz trat nur ein Rechtschreibfehler auf. Eine siebenstellige Zahl wurde auf Diktat richtig niedergeschrieben. Beim Lesen einer Fabel kam es zu einzelnen Paralexien. Das Lesesinnverständnis hatte sich nicht gebessert. Ein konkretes und ein abstraktes Wort mit falscher Buchstabenreihe konnte sie richtig verbessern, lesen und erklären. Desgleichen konnte sie ein konkretes und ein abstraktes Wort aus ihren Buchstaben richtig zusammensetzen, lesen und erklären.

Autotopognosie, Fingergnosie und Rechts-links-Unterscheidung waren nicht gestört. Einfache geometrische Figuren wurden korrekt gezeichnet. Ein Haus zeichnete sie in der Anlage richtig, jedoch mit Fehlern in der Perspektive. Das Rechnen in den 4 Grundrechenarten war ungestört. Die Situationen auf den Binet-Bildern I und II konnte sie richtig interpretieren, das Bild III wurde mißdeutet. Die Fehler auf den Bildern mit optischen Unsinnigkeiten I und II erkannte sie. Von den 6 Konstruktionsfehlern eines Hauses (Bild III) fand sie alle. Eine in 4 Teile zerschnittene Bildpostkarte wurde in 1 Min. und 20 Sek. richtig zusammengesetzt. Beim Halbieren einer Horizontalen war der linke Anteil deutlich größer (20/16). Beim Halbieren einer Vertikalen war der untere Anteil etwas größer (17/15). Eine Grundrißskizze des Untersuchungszimmers wurde gut angelegt. Die akustische Merkfähigkeit war weiterhin gestört.

Es bestanden somit eine amnestische Aphasie, Paragraphien, Paralexien, eine Störung des Lesesinnverständnisses und eine Störung der akustischen Merkfähigkeit.

Die allgemeine Merkfähigkeit und das Gedächtnis waren auf folgende Weise geprüft worden:

1. Prüfung auf akustischem Wege (Merkfähigkeit):
(3 6 7 0 5)   Nach 3 Min. konnte die Patientin keine Zahl wiederholen.
(1 9 0 4)   Nach 3 Min. nannte sie die Zahlen „1 3 7 9".
(Herbst, Obst, Zufriedenheit)   Nach 3 Min. wiederholte sie richtig.

2. Prüfung auf optischem Wege (Merkfähigkeit):
Es wurden ihr folgende Wörter vorgelegt:
(trinken, Tisch, schreiben, Schuhe)   Nach 3 Min. suchte sie diese Wörter aus insgesamt 9 vorgelegten richtig heraus.
(Eichhörnchen, Papagei, Elefant, Krokodil)   Nach 3 Min. suchte sie diese 4 Tiere aus insgesamt 9 Tieren wieder richtig heraus.
(3 6 4 5)   Nach 3 Min. suchte sie aus der Zahlenreihe von 1−9 die Zahlen „2 6 5 7" heraus.
(grün, orange, blau, schwarz)   Nach 3 Min. suchte sie aus insgesamt 8 Farben diese 4 gezeigten Farben richtig heraus.

3. Prüfung auf kinästhetischem Wege:
Es werden ihr 4 Großbuchstaben (G, P, F, K) zum Abtasten in die Hand gegeben; die Figuren sind aus Holz. Danach werden insgesamt 9 Buchstaben auf den Tisch gelegt, und sie soll die 4 vorher getasteten Buchstaben wiedererkennen. Aus den 9 Buchstaben sucht sie ein B, ein G und ein P heraus.
(Wieviele Buchstaben waren es denn insgesamt?)   „Drei"
Der Untersucher berührt den rechten Zeigefinger, den linken Daumen und den linken Ringfinger der Patientin. (Welche Finger wurden berührt?) Sie zeigt alle 3 Finger richtig.
Der Untersucher bewegt nun 3 Finger der Patientin in eine ganz bestimmte Richtung: Daumen rechts abwärts, Mittelfinger rechts abwärts, Kleinfinger links aufwärts. Auf Aufforderung hin ist die Patientin in der Lage, die Bewegungen zu wiederholen.

4. Prüfung des Gedächtnisses:
(Wielange sind Sie schon da?)   „Das weiß ich nicht genau."
(In welchem Jahr sind Sie geboren?)   +
(Wissen Sie, wer 1922 Reichspräsident war?)   „Hindenburg"
(Wer war denn der Vorgänger von Hindenburg?   Danach sind doch viele Straßen benannt! Fällt er Ihnen jetzt ein?)   „Adenauer" (Ebert)
(Nennen Sie einige Bundeskanzler nach 1945!)   „Adenauer . . ."
(Wie heißt denn der jetzige Kanzler?)   „Herr Schmidt"
(Welche Kanzler gab es denn noch?)   . . .
(Da gab es doch einen Mann, der das Wirtschaftswunder bewirkt haben soll!)
„Ach ein Herr Erhard ja?". Dann zählt sie weiter auf: „Kiesinger und Brandt."
(Wie hießen denn die Bundespräsidenten?)   „Heuss, Lübke, Heinemann, Scheel."
(Wann war der erste Weltkrieg?)   „Weiß ich nicht, achtzehn oder so."
(Welches Jahr haben wir denn jetzt?)   „74"
(Wann war der zweite Weltkrieg?)   „32 nicht?"
(Wann hat das Dritte Reich begonnen?)   „1948"
(und wann war das Kriegsende?)   „1947"
(Kann denn das sein, daß das Dritte Reich später war als das Kriegsende?) . . .
(Was haben Sie für eine Schulbildung?)   „Ich war Säuglingsschwester im Krieg, ja war das, da hatten wir nur eine anderthalbjährige Ausbildung."
(Wie heißt denn die berühmte Krankenschwester, die im Krieg so bekanntgeworden ist?) . . .

Es ist daher sehr auffallend, daß eine schwere Störung der akustischen Merkfähigkeit für Zahlen bestand. Wurde die Merkaufgabe auf kinästhetischem Wege vermittelt, waren die Ausfälle deutlich geringer. Noch besser waren die Leistungen bei optischer Vorlage von Wörtern, Bildern und Farben. Bei Zahlen kam es dabei aber noch zu einer Fehlleistung. Das Gedächtnis wies ebenfalls sehr deutliche Ausfälle auf. Sie bezogen sich nicht nur auf Jahreszahlen, sondern auch auf Eigennamen.

In diesem Falle war daher eine Störung der Wortfindung, also eine amnestische Aphasie, mit einer deutlichen Störung der Merkfähigkeit für Zahlen und Eigennamen kombiniert. Es besteht deshalb der Verdacht, daß bei der operativen Entfernung der vorderen zwei Drittel des linken Temporallappens auch Teile des limbischen Systems mitbetroffen wurden.

Zentrale Aphasie (Leitungsaphasie)

Historisches:
Nach der Konzeption von *Wernicke* (1874), der diesen Aphasietyp
als erster beschrieb, sollte es sich um eine Aphasieform handeln,
welche durch eine Unterbrechung der Assoziationsbahn zwischen
dem motorischen und dem sensorischen Sprachzentrum zustande
kommt. Da diese Bahn, der Fasciculus arcuatus, das Bogenbündel,
durch den Sulcus circularis insulae am oberen Rande des Klaustrums
hinzieht, wurde auch von einer Inselaphasie gesprochen. Tatsächlich
hat (nach *Bastian*) bereits *Meynert* 1868 darauf aufmerksam gemacht,
daß eine Läsion der Insel zu einer typischen Aphasieform führt.

Das Krankheitsbild besteht nach *Wernicke* (1874) und *Lichtheim*
(1885) in einem Verlust der Möglichkeit nachzusprechen, laut zu
lesen und auf Diktat zu schreiben. In der Spontansprache treten
Paraphasien und im Spontanschreiben Paragraphien auf. Das Sprachverständnis bleibt erhalten. Da das Nachsprechen das führende Symptom sein sollte, bürgerte sich auch der Ausdruck „Nachsprechaphasie" ein. Ausführliche Besprechungen des Krankheitsbildes finden
sich bei *Kleist*. 1905 hat er eine Leitungsaphasie beschrieben, bei
der aber neben den Störungen des Nachsprechens auch eine Wortfindungsstörung und eine geringe Störung des Sprachverständnisses
zu beobachten waren. 1916 erklärte *Kleist*, daß bei der Leitungsaphasie regelmäßig auch eine Störung des Sprachverständnisses vorhanden sei, es sei aber eine „tiefe Stufe des Sprachverständnisses" gestört. Er lokalisierte die zu ihr führenden Läsionen auch nicht mehr
in die Insel allein, sondern glaubte an Nachbarschaftsschädigungen
in der T 1 und T 2 und im Supramarginalis. *Kleist* war auch der
erste, der den Gedanken aussprach, es könnte bei der Nachsprechaphasie auch eine Apraxie der Mund-, Gesichts- und Zungenbewe-
gungen bei der Lautbildung eine Rolle spielen.

Neue Gesichtspunkte in das Problem der Leitungsaphasie brachte
Goldstein, der sich schon seit 1911 mit diesem Krankheitsbild be-
faßte. Er wählte für dieses Syndrom den Ausdruck „zentrale Aphasie"; denn bei ihr liege nicht eine Störung der Leitung vor, sondern
eine Entdifferenzierung eines komplexen Apparates, den man in das
Zentrum des Sprachapparates legen müsse. Es bestehe eine Störung
der inneren Sprache. Klinisch führt *Goldstein* als charakteristisch
an: eine Störung der Spontansprache und in geringem Maße auch
des Sprachverständnisses, literale und verbale Paraphasien, Paralexien
und Paragraphien, eine Störung des Nachsprechens und eine Störung
des Buchstabierens und der Fähigkeit, Buchstaben in Wörter zusammenzusetzen. Besonderen Wert legte *Goldstein* auf die Störung der

inneren Sprache. Er definiert die innere Sprache als die Gesamtheit der Prozesse und Erlebnisse, welche in Erscheinung treten, wenn wir unsere Gedanken ausdrücken wollen. Die höchste Funktion der Hirnsubstanz sei aber die simultane Funktion. Ist sie gestört, dann ist der Kranke nicht fähig, zwei Dinge zu gleicher Zeit im Sinne zu haben, sie zu unterscheiden und sie zu einem neuen Ganzen zusammenzusetzen. Dieser Prozeß der Simultanität sei bei der zentralen Aphasie gestört.

In jüngster Zeit haben sich besonders französische Autoren mit dem Problem der Leitungsaphasie befaßt. Sie verwenden stets den Ausdruck „aphasie de conduction" (Leitungsaphasie).

De Ajuriaguerra u. *Hécaen* (1960) stellten als ein wesentliches Symptom des Krankheitsbildes die Störung der Möglichkeit, das Sukzessiv einzuordnen, in seine Teile zu zergliedern und es zusammenzusetzen, wenn die einzelnen Teile geboten werden, heraus, legten also Wert auf die Störung der inneren Sprache.

Hécaen u. Mitarb. (1955), die mehrere Fälle von Leitungsaphasien beschrieben, meinten, es liege eine Störung der zeitlichen Ordnung vor. Pathologisch-anatomisch fanden die Autoren in einem dieser Fälle eine Läsion des Sm, des Angularis, des hinteren Teiles der T 2 und der Heschlschen Querwindung. *Hécaen* u. *Angelergues* haben 1965 nochmals eine eingehende Schilderung des Krankheitsbildes gegeben.

Hécaen erwähnt auch 1972 wieder die anfangs vorübergehenden Sprachverständnisstörungen und betont, daß sie schnell verschwinden. Um so mehr fällt auf, daß er, wahrscheinlich unter dem Einfluß von *Dubois* u. Mitarb. (1964), die eine linguistische Analyse dieser Aphasieform durchgeführt hatten, nun die Leitungsaphasie unter die expressiven Aphasien einteilt. Er erklärt, es bestehe im wesentlichen eine Störung der Programmierung der Sätze.

Geschwind (1972) verwendet das Fehlen von Sprachverständnisstörungen sogar als differentialdiagnostisches Merkmal gegenüber der Wernicke-Aphasie, ordnet die Leitungsaphasie aber unter die „fluent aphasia" ein.

Benson (1979) hat eine ausführliche Beschreibung dieses Aphasietyps gegeben und als wichtigste Symptome die schwere Störung des Nachsprechens, Störungen der Wortfindung, Paragraphien und Paralexien herausgestellt. Ätiologisch sieht er in einem Verschluß der A. angularis die häufigste Ursache. Lokalisatorisch seien dabei nicht nur Unterbrechungen des Fasciculus arcuatus, sondern auch Läsionen zu finden, die um das Ende der Sylvischen Furche herum im hinteren Temporallappen und im Supramarginalis liegen.

Sehr interessant ist eine Bemerkung von *Benson*, daß die Kranken am Beginn der Aphasie häufig einen neologistischen Jargon mit beträchtlichen Sprachverständnisstörungen hätten, und erst später vermindere sich der Jargon zu literalen Paraphasien, das Sprachverständnis bessere sich und dann erst zeige sich das typische Bild der Leitungsaphasie, die selbst sich noch weiter zu einer Anomie zurückbilden könne. Diese Beobachtungen erweisen aber, daß auch bei den flüssigen Aphasien ein Syndromwandel vorkommt. Obwohl dadurch Zweifel an der Eigenständigkeit dieses Aphasietyps gerechtfertigt erscheinen, hält *Benson* doch daran fest, daß das Syndrom heute erkennbar sei und für den Kliniker ausgezeichnete Lokalisationsmöglichkeiten biete.

Symptomatologie:
Wir haben unter unseren 450 Aphasien nur in 8 Fällen die Diagnose „zentrale Aphasie" gestellt. Voraussetzung für diese Diagnose war immer eine so schwere Störung des Nachsprechens, daß kein Wort und keine Silbe nachgesprochen werden konnten. Wir haben also den Rahmen der zentralen Aphasie bewußt eng gezogen.

Die Kranken hatten ein Alter zwischen 15 und 83 Jahren. 5 Männer und eine Frau litten an Arteriosklerosis cerebri mit Hochdruck und einem Insult. Sie standen im Alter zwischen 57 und 83 Jahren. Der jüngste (15 Jahre) hatte eine Blutung aus einem Hämangiom der Inselarterie.

Neurologisch fiel auf, daß sich unter den 8 Kranken nur eine rechtsseitige Hemiplegie befand; alle übrigen hatten zwar rechtsseitige Halbseitenerscheinungen, die Hemiparesen waren aber meist nur leichter Art.

Im EEG fand sich fünfmal ein linksseitiger temporaler Herdbefund; einmal bestand eine EEG-Veränderung über der ganzen linken Hemisphäre und einmal (bei unserem 15jährigen Jungen) eine basale Dysrhythmie mit Linksbetonung und Amplitudenminderung parietookzipital links. Der Kranke hatte als einziger eine rechtsseitige Hemianopsie.

Hirnpathologisch fanden sich bei unseren Kranken die schwersten Störungen im Nachsprechen, der Wortfindung und beim Diktatschreiben. Geringere Ausfälle zeigten sich im Spontanschreiben und in der Fingergnosie, im Reihensprechen, im Lesen und Rechnen, im Zahlenschreiben und bei der Autotopognosie. Noch leichter waren die Störungen des Sprachverständnisses und des Zeichnens.

Alle bisher genannten Störungen waren aber, und das ist sehr bemerkenswert, bei allen Kranken vorhanden. Hingegen fehlte die Störung der Rechts-links-Unterscheidung bei einem, die Störung der Praxie bei 2 und die optische Agnosie sogar bei 4 Kranken. Optisch-gnostische Störungen gehören daher anscheinend nicht zum Bilde der zentralen Aphasie. Es war auch sehr auffallend, daß sie, wenn solche vorhanden waren, sehr schwer waren. Das spricht wohl dafür, daß es sich in diesen Fällen um zusätzliche Komplikationen gehandelt hat.

Es muß noch begründet werden, warum wir lieber von einer zentralen Aphasie als von einer Leitungsaphasie sprechen: Die pathologisch-anatomischen Befunde sagen übereinstimmend aus, daß es sich bei diesem Syndrom nicht nur um eine Unterbrechung des Bogenbündels handelt, sondern daß auch benachbarte Teile des Temporal- und des Parietallappens, also insbesondere der 1. und 2. Temporalwindung und des Gyrus supramarginalis, durch Läsionen zur Symptomatologie beitragen. Auch in der Symptomatik sind ständig parietale Symptome vorhanden. Alle unsere Fälle hatten Störungen des Rechnens, der Autotopognosie, der Fingergnosie und des Zeichnens, die meisten auch Störungen der Praxie und der Rechts-links-Unterscheidung. Die Störungen der inneren Sprache waren in allen Fällen, bei denen sie untersucht wurden, vorhanden (6 Fälle). Im Erscheinungsbild dieser Aphasie ist daher die Störung der inneren Sprache wesentlich. Schon aus diesem Grund ist es meines Erachtens richtig, von einer zentralen Aphasie zu sprechen.

Eine weitere Frage ist die, ob man, wie es *Hécaen* (1972) in letzter Zeit tut, diese Aphasie zu den expressiven Aphasien oder, wie es u.a. *Hoefft* (1957) getan hat, den rezeptiven Aphasien zurechnen soll. Der Umstand, daß wir in allen Fällen Störungen des Sprachverständnisses fanden, und die Vermutung, daß in den Fällen des Schrifttums, bei denen sie nicht gefunden wurden, das Sprachverständnis entweder nicht ausreichend untersucht wurde oder die Untersuchung zu einer Zeit stattfand, in der das Sprachverständnis sich bereits wesentlich gebessert hatte, und nicht zuletzt die Tatsache, daß auch *Hécaen* zugibt, daß am Beginn der Erkrankung meist Sprachverständnisstörungen vorhanden sind, erlauben mir nicht, sie den expressiven Aphasien zuzuordnen. Im gleichen Sinne spricht unsere Erfahrung, daß bei unseren Kranken auch bei längerer Beobachtung die Sprachverständnisstörungen niemals ganz verschwunden sind. Nur in einem Falle konnten wir am Schluß nicht mehr die Diagnose „zentrale Aphasie" stellen, sondern mußten sie in „gemischte Aphasie" umändern. Das war auch der einzige der 8 Fälle, welcher bei der Schlußuntersuchung eine Störung der Satzbildung bot, die man unter den Begriff des Agrammatismus einordnen könnte; in den meisten anderen Fällen lagen in verschiedener Ausprägung paragrammatische Bilder vor. Wir haben aber niemals eine Rückbildung in eine motorisch-amnestische oder in eine motorische Aphasie beobachten können.

Einen wichtigen Beitrag zur Frage der Zugehörigkeit der Leitungsaphasie zu einer der großen Aphasiegruppen liefern auch die Ergebnisse der Analyse der Störungen der Schriftsprache. Wie auf S. 201
eingehend dargestellt wird, konnten wir bei der zentralen Aphasie
sehr verschiedenartige Störungen des Schreibens beobachten, nämlich solche wie sie bei der Totalaphasie, der motorisch-amnestischen
Aphasie oder auch der sensorisch-amnestischen Aphasie charakteristisch erschienen. Darin liegt meines Erachtens ein wichtiger Hinweis, daß diese Aphasieart kein einheitliches, scharf definiertes Syndrom bildet und Zweifel an der Eigenständigkeit nicht unterdrückt
werden können. Sie entzieht sich dadurch auch der Zuteilung zu
einer der beiden großen Aphasiegruppen, die sich durch die Flüssigkeit des sprachlichen Ausdrucks unterscheiden.

Semantische Aphasie

Historisches:
Der Begriff der semantischen Aphasie, der von *Head* (1926) geschaffen wurde (s. S. 30), ist später nur von wenigen Untersuchern wieder aufgenommen worden. *Riese* (1959) hat sich in mehreren Arbeiten mit ihm beschäftigt. Ich möchte ihm in bezug auf seine Fälle
ganz zustimmen, aber den Begriff der semantischen Aphasie für solche Rückbildungsstadien von Aphasien reservieren, bei denen, ohne
das Vorhandensein einer allgemeinen Demenz, die von *Head* beschriebenen Störungen auftreten. Die semantische Aphasie ist daher
ein seltenes Vorkommnis. Es muß betont werden, daß bei der Rückbildung der günstigeren Aphasieformen, insbesondere der motorisch-
amnestischen Aphasie, die Verfügbarkeit über abstrakte sprachliche
Inhalte in der Regel zurückkehrt. Die wenigen Fälle, in denen dies
nicht der Fall ist, verdienen daher — besonders wegen der manchmal
schweren prognostischen Folgen — mit Recht eine eigene Bezeichnung. Der Begriff „semantische Aphasie" darf nicht verwechselt werden mit den „semantischen Störungen bei Aphasien". Das sind Störungen des semantischen Feldes bestimmter sprachlicher Begriffe.
Darüber haben *Lhermitte* u. Mitarb. (1971) eine eingehende Studie
vorgelegt.

Symptomatologie:
Bei der semantischen Aphasie hat der Kranke die Fähigkeit, konkrete sprachliche Inhalte zum Ausdruck zu bringen und zu verstehen, behalten oder wiedergewonnen, aber die Fähigkeit verloren,
abstrakte Begriffe oder Gedankengänge in seiner expressiven Spra-

che zu gebrauchen und Mitteilungen abstrakten Inhalts zu verstehen. Die Kranken können daher abstrakte Begriffe nicht definieren, Unterscheidungen zwischen ähnlichen abstrakten Begriffen nicht sprachlich erläutern, übertragene Redewendungen nicht erfassen und daher auch Metaphern und Sprichwörter meist nicht erklären. Diese semantischen Störungen sind allerdings in ihrer Manifestation durch die Störungen der expressiven Sprache stark beeinträchtigt. Bei allen schweren Aphasieformen, bei denen sie zwar wahrscheinlich auch vorhanden sind, können sie deshalb nicht nachgewiesen werden, weil die Kranken in ihrer sprachlichen Ausdrucksfähigkeit so stark gestört sind, daß der erhebliche Unterschied zwischen der konkreten und der abstrakten Sprache, welche diese Aphasieform kennzeichnet, gar nicht sichtbar werden kann. Es ist deshalb nicht verwunderlich, daß in unseren hirnpathologischen Diagnosen der Ausdruck „semantische Aphasie" nur bei den Aphasien vorkommt, die schon einen erheblichen Grad der Rückbildung aufweisen, und nur in Verbindung mit solchen Aphasieformen auftaucht, die schon Rückbildungsprodukte sind.

Häufigkeit:
Unter unseren 450 Aphasien wurden 8 Aphasien (1,7 %) mit semantischen Mischformen beobachtet. In keinem Falle war eine semantische Aphasie in reiner Form aufgetreten. Es waren 3 amnestisch-semantische, 2 semantisch-amnestische und 3 motorisch-semantische Aphasien.

Verlauf:
Über den Verlauf dieser Fälle kann ausgesagt werden: Die 3 amnestisch-semantischen Aphasien veränderten sich in ihrem Syndrom nicht. Von den 2 semantisch-amnestischen Aphasien wurde eine zu einer amnestischen Aphasie und von den 3 motorisch-semantischen Aphasien bildete sich eine in ihrem motorischen Anteil so zurück, daß man nur noch von Resten einer motorischen Aphasie sprechen konnte.

Prognose:
Die Prognose dieser Aphasieart wird dadurch beeinflußt, daß sie erst in fortgeschrittenem Rückbildungsstadium anderer Aphasietypen klar in Erscheinung tritt. Dann aber ist die Prognose eher individuell zu beurteilen, je nachdem, inwieweit der Kranke für sein Berufsleben den abstrakten Bereich der Sprache benötigt. Für eine rein manuelle Tätigkeit ist sie gut, für geistige Arbeiter bedeutet diese Aphasieart in der Regel Berufsunfähigkeit.

Kasuistisches Beispiel:
Fall 360, Frau M.M., geb. 1924, Apothekerin

Anamnese: Die Kranke erlitt im Dezember 1961 einen Insult, der eine rechtsseitige Lähmung und eine Aphasie zur Folge hatte. Sie stand vom 1.6. 24.8.71

und vom 2.5.–24.7.1972 in stationärer Behandlung der Rheinischen Landesklinik für Sprachgestörte in Bonn.

Neurologisch: Hemiplegie rechts. Gesichtsfeld: Quadrantenhemianopsie rechts
unten. EEG: Herdbefund temporobasal links (Dr. *Linck*).

1. u. 29.6.1971: Hirnpathologische Untersuchung:

Spontansprache
(Was haben Sie gestern alles gemacht?)   „Och, gestern war schlechtes Wetter. Zuerst am Morgen, da hab ich Aufgabe angehabt ... die Aufgabe ... die
Aufgabe, die ich hatte vorgenommen und dann hab ich die ich weiß nicht
wie die heißen ... ich hab gespielt ...“

(Was haben Sie sonst noch gemacht?)   „Ja, Frau Braun kam dann, und
da haben wir gespielt miteinander, und dann war Mittagessen, und ich weiß
gar nicht mehr, was es gegeben hat, und nach dem Essen, da war ... da mußte
ich mich hinlegen, der Blutdruck war wohl zu niedrig, ich weiß es nicht.“

Ein Satz konnte aus 3 vorgegebenen Wörtern richtig gebildet werden. Das
Reihensprechen war nur in der Monatsreihe noch geringfügig gestört. Beim
Nachsprechen schwerer Testwörter kam es bei einem zu Silbenverdrehungen
und Auslassungen. Die Wortfindung war leicht gestört. Von 8 Gegenständen
wurden 4 prompt benannt. Bei 3 Gegenständen brauchte sie Nachhilfe, ehe
sie die Bezeichnung fand; einen bezeichnete sie unvollständig; bei einem brachte sie zuerst ein unzutreffendes Wort vor. Von 6 Tierbildern wurden 5 prompt
bezeichnet; bei einem benötigte sie Nachhilfe dazu. Das Sprachverständnis
war ungestört.

Erklären von Sprichwörtern
(Viele Köche verderben den Brei.)   „... daß man für alle, was man alles ...
                                        ich kann es nicht erklären.“
(Eine Schwalbe macht noch keinen Sommer.) „Ja, das ist dasselbe, was ich
                                        denke, aber nicht sprechen kann.“
(Kein Meister fällt vom Himmel.)   „Ja, jeder muß das tun, was sich gehört,
                                        nee, das ist ja Quatsch.“

Die Bildung abstrakter Oberbegriffe gelang nicht. Sprichwörter konnten nicht
erklärt werden. Sie konnte falsche von richtigen Erklärungen nicht unterscheiden. Das Erklären von Metaphern gelang nur teilweise. Spontan schrieb sie
einen Satz richtig. Einen längeren Satz schrieb sie diktiert mit mehreren Paragraphien. Auf Diktat wurde eine dreistellige Zahl richtig geschrieben, bei einer
siebenstelligen Zahl kam es aber zu einer Fehlleistung. Einen Text las sie mit
einigen Paralexien, sonst aber richtig. Beim Nacherzählen der gelesenen Fabel
zeigte sich die Satzbildungsstörung viel deutlicher als in der Spontansprache.
Sie hatte auch den Inhalt nicht verstanden. Ein konkretes Wort mit verstellten
Buchstaben wurde richtig verbessert, gelesen und erkannt. Bei einem abstrakten Wort mit verstellten Buchstaben kam es zu einer deutlichen Verkonkreti-
sierung (Kraft zu Karst). Ein anderes konkretes Wort setzte sie aus seinen
Buchstaben richtig zusammen, las und erkannte es. Ein abstraktes Wort, welches sie aus seinen Buchstaben zusammensetzen sollte, erkannte sie sehr
schnell, setzte es auch richtig zusammen; als sie es erklären sollte, brachte sie
aber nur satzähnliche Fragmente vor. Von parietookzipitalen Ausfällen war
nur eine Störung des Rechnens nachweisbar.

Es bestanden daher eine semantisch-amnestische Aphasie mit Paralexien und Paragraphien und eine Störung des Lesesinnverständnisses sowie eine Störung des Rechnens.

Am Ende des zweiten Aufenthaltes waren nur noch leichte Wortfindungsstörungen, besonders bei Fremdwörtern vorhanden. Die Schwierigkeiten beim Erklären von Sprichwörtern bestanden aber weiter.

Die Schlußdiagnose lautete: amnestisch-semantische Aphasie mit Paragraphien und Paralexien. Die Ausfälle hatten sich nur leicht gebessert.

Wegen des qualifizierten Berufes der Kranken bestand jedoch weiterhin Berufsunfähigkeit.

Amusie

Bald nach Beschreibung der wichtigsten Aphasietypen wurde auch die Amusie, die Störung der musikalischen Fähigkeiten durch Hirnläsionen, bekannt. Der Terminus stammt (nach *Wertheim* 1969) von *Steinhals* (1871). Ausführliche Beschreibungen wurden von *Henschen* (1919), *Kleist* (1934) und *Feuchtwanger* (1930) gegeben. In jüngster Zeit haben sich besonders *Wertheim* u. *Botez* (1961) mit der Amusie beschäftigt. Sie haben auch einen sehr detaillierten Untersuchungsplan der Amusien entworfen.

Die Amusie kann gemeinsam mit einer Aphasie auftreten, kann aber auch ohne sie vorkommen. Voraussetzung jeder Amusie ist natürlich, daß der Kranke prämorbid entsprechende musikalische Fähigkeiten und Kenntnisse gehabt hat. Man kann eine rezeptive und eine expressive Amusie unterscheiden.

Bei der *rezeptiven Amusie* erkennt der Kranke nicht mehr die Tonhöhen, die Melodien, den Rhythmus und die dynamischen Elemente eines Musikstückes und kann diese auch nicht mehr durch Singen oder Spielen auf einem Instrument wiedergeben. Es besteht auch eine Notenalexie, und er kann auf Diktat die Noten nicht mehr schreiben. Sekundär wird durch diese Störung auch die expressive Seite der musikalischen Tätigkeit beeinträchtigt. Der Kranke erkennt seine eigenen Fehler nicht.

Die *expressive Amusie* ist meist eine dyspraktische Störung. Der Kranke macht Fehler beim Singen von Tönen und Melodien und beim Spielen von Instrumenten, die er früher beherrschte. Er erkennt seine Fehler, kann sie aber nicht verbessern.

Lokalisatorisch kann man die rezeptive Amusie am ehesten mit dem vorderen Anteil des dominanten Temporallappen in Beziehung setzen.

Bei der expressiven Amusie scheint der hintere Anteil des Frontallappens, insbesondere der nichtdominanten Hemisphäre, eine Rolle zu spielen.

Die rezeptiven musikalischen Fähigkeiten wurden bei 15 musikalisch begabten Aphasikern unseres Krankengutes von *Elsholz* (1976) untersucht. Die Kranken boten zwar deutlich schlechtere Leistungen als vergleichbare Gesunde, aber ihre musikalischen Fähigkeiten waren viel weniger betroffen als die sprachlichen.

Traumatische Aphasien

In der Literatur sind in den letzten Jahren verhältnismäßig wenig Berichte über traumatische Aphasien zu finden. Dies hängt nicht nur damit zusammen, daß die vaskulär bedingten Aphasien in Friedenszeiten bei weitem überwiegen, sondern auch damit, daß bei den traumatischen Aphasien wegen der Zufälligkeit der Lokalisation der Hirnschädigung die einzelnen aphasischen Syndrome weniger deutlich zum Ausdruck kommen. Trotzdem sind die traumatischen Aphasien von großer klinischer Wichtigkeit, denn diese Kranken gehören meist jüngeren Altersstufen an, und ihre Prognose ist vielfach besser als die der vaskulär bedingten Aphasien.

1971 haben *Heilman* u. Mitarb. über 13 Aphasien berichtet, welche schwere Hirntraumen erlitten hatten.

Davon waren 9 anomische und 4 sensorische Aphasien. Der Ort der Gewalteinwirkung war entweder rechts orbitofrontal oder links temporoparietal. Dies scheinen bevorzugte Stoßrichtungen bei gedeckten Hirntraumen, die zu einer Aphasie führen können, zu sein. Die Frage der Contre-coup-Wirkung wird nicht aufgeworfen, sondern es wird nur darauf hingewiesen, daß frontale Schädeltraumen überhaupt überdurchschnittlich häufig sind.

1975 hat *Thomsen* Langzeitbeobachtungen bei 12 Fällen von Aphasien nach schweren Schädelhirntraumen angestellt.

Es waren 10 Rechtshänder, die meist rechtsseitige Hemiparesen bis Tetraplegien hatten. Nur einer davon hatte eine linksseitige Hemiparese. Von den beiden Linkshändern hatte einer eine Quadriplegie und der andere eine linksseitige Schwäche. Neuropsychologisch waren amnestische Aphasien (9) und Paraphasien am häufigsten. Dabei überwogen verbale die literalen Paraphasien. Eine Dysgraphie und Lesestörungen hatten 8 Fälle. Das EEG zeigte in der Hälfte der Fälle eine Frequenzverlangsamung in der dominanten Temporalgegend. Die Prognose war gut, denn die Rückbildung der Sprachstörung erfolgte bei einem Patienten in zwei Wochen, bei 4 in drei bis vier Wochen und bei 7 in fünf bis acht Wochen.

Levin u. Mitarb. (1976) berichteten über 50 Fälle von gedeckten Hirntraumen (45 Männer und 5 Frauen), deren Ursache meistens Verkehrsunfälle waren. Die expressiven und die anomischen Aphasien standen mit Schreibstörungen bei leichten und mittleren Formen im Vordergrund. Bei den schweren Schädeltraumen hingegen waren expressive und rezeptive Sprachstörungen am häufigsten. Die Verfasser betonen, daß die schweren Schädeltraumen mit langanhaltendem Koma und Hirnstammbeteiligung das Risiko einer Aphasie vergrößern.

Über den Verlauf und die spätere soziale Situation von 200 traumatischen Aphasien haben *Leischner* u. *Pendzialek-Langer* (1977) katamnestische Nachuntersuchungen angestellt (s. S. 346).

Gekreuzte Aphasien

Gegen Ende des vorigen Jahrhunderts wurden Fälle von Aphasien beschrieben, bei denen die Halbseitenlähmungen auf der gleichen Seite auftraten wie die Hirnläsionen (*Forge* 1877, *Oppenheim* 1889) Der Ausdruck gekreuzte Aphasie stammt von *Bramwell* 1899 (*Lancet* 1899). Sie kommt bei Linkshändern mit linkshirnigen Läsionen relativ häufig (bei 60–70 %), bei Rechtshändern mit rechtsseitigen Läsionen aber sehr selten vor (bei 1,8 %).

Schachter (1977) hat sich der mühevollen Aufgabe unterzogen, die ganze Weltliteratur nach solchen Fällen zu durchforschen. Dabei fand er 25 Fälle, deren wesentliche Züge er kurz beschrieb.

Von *Urbain* u. Mitarb. (1978), welche die obigen Prozentzahlen angeben, wurde vor kurzem ein solcher Fall beschrieben. Die Symptomatologie kennzeichnet sich meistens durch anfänglichen Mutismus, der dann in einen Agrammatismus übergeht. Die Störungen des Schreibens entsprechen in der Regel denen im mündlichen Ausdruck. Die sprachlichen Ausfälle bilden sich meist auffallend schnell zurück, wodurch eine Ähnlichkeit mit der Aphasie der Linkshänder entsteht. Das führte zu der Annahme, daß bei diesen Aphasien die intrahemisphärischen Läsionen diffuser lokalisiert sind als bei den anderen.

Ein Jahr später haben *Pillon* u. Mitarb. (1979) über zwei weitere Fälle als gekreuzte Aphasie berichtet, die sich von den früheren Beobachtungen in manchem deutlich unterschieden. Es lagen nämlich linksseitige Lähmungen bei vaskulären Erkrankungen der rechten Hemisphäre vor, einmal war es eine Embolie der rechten A. cerebri media und einmal eine Thrombose der rechten Karotis. Auch die EEG- und die CT-Befunde wiesen eindeutig auf die rechte Hemisphäre hin. Beide Kranke waren Rechtshänder und hatten in ihren Familien nur ganz vereinzelt Linkshänder. Während der mündliche sprachliche Ausdruck nur mäßig beeinträchtigt war, kennzeichnete sich der schriftliche Ausdruck durch eine ausgesprochene Jargonagraphie. Es kamen auch viele Perseverationen dabei vor.

Der Begriff der gekreuzten Aphasie wird durch diese Mitteilung insofern ausgeweitet, als er nicht nur Fälle betrifft, in denen die Läsionen, welche die Aphasie bedingt haben, auf der gleichen Seite des Hirnes lagen wie die Halbseitenlähmung, sondern auch solche Fälle einschließt, bei denen eine linksseitige Lähmung durch einen rechtsseitigen zerebralen Herd verursacht worden war, obwohl die Kranken praktisch Rechtshänder waren.

Im gleichen Jahr wurde eine gekreuzte Aphasie von *April* (1979) bei zwei geborenen Chinesen, die Rechtshänder waren, beschrieben. Sie waren in die USA ausgewandert und hatten durch einen rechtsseitigen Hirninfarkt neben einer linksseitigen Hemiplegie eine motorische Aphasie bekommen. Bemerkenswert ist, daß der eine (Fall 1, H.C.) seine chinesische Muttersprache vollkommen verloren hatte. Er konnte chinesische Schriftzeichen nicht mehr schreiben und hatte schwere Störungen, wenn er sie lesen sollte, während das Englische relativ gut erhalten war. Der Verfasser meint, das Lesen der Ideogramme habe einen besonderen Bezug zur rechten Hemisphäre.

Daß die in einigen Fällen beschriebenen zerebralen Asymmetrien bei gekreuzter Aphasie nichts über die Sprachlateralisation der Kranken aussagen können, wird von *Hendersen* u. Mitarb. (1984) betont.

Paroxysmale Aphasien

Plötzlich einsetzende, aber vorübergehende aphasische Störungen nennt man paroxysmale Aphasien. Sie können als Aura von epileptischen Anfällen auftreten oder solchen Anfällen nachfolgen. Sie können aber auch epileptische Äquivalente sein, d.h., sie können epileptische Anfälle ersetzen. Ebenso können sie als Migräneäquivalente vorkommen. Schließlich können sie durch vorübergehende Hirngefäßspasmen bedingt sein.

Die paroxysmalen Aphasien sind meist expressiver Art. Der Kranke kann plötzlich nicht mehr sprechen. Er kann keine Sätze bilden, es können Paraphasien auftreten, oder er kann überhaupt nicht mehr sprechen. Manchmal kann er nur noch einige sprachliche Automatismen vorbringen. Die noch verbliebenen Wörter können auch dysarthrisch entstellt sein. Bei den expressiven paroxysmalen

Aphasien muß man allerdings immer daran denken, daß auch eine plötzlich einsetzende Anarthrie zu einem Anhalten der Sprache („speech arrest") führen kann. Paroxysmal aber können auch rezeptiv aphasische Störungen auftreten. Dann verstehen die Kranken plötzlich nicht mehr, was die anderen Menschen der Umgebung zu ihnen sagen. Schließlich können auch paroxysmal agraphische und alektische Störungen vorkommen. Bei ersteren wird der Kranke plötzlich während des Schreibens Paragraphien produzieren, oder er ist überhaupt nicht mehr in der Lage, schriftlich Sätze zu entwerfen und niederzuschreiben. Ebenso kann es vorkommen, daß der lesende Kranke plötzlich nicht mehr den Sinn dessen, was er liest, versteht. Voraussetzung für derartige paroxysmale aphasische Störungen ist allerdings stets, daß das Bewußtsein des Kranken bei den anfallsartigen Störungen erhalten war. Das kann man am besten daran erkennen, daß er nachher über seine eigenen Beobachtungen berichten kann.

Bereits *J.H. Jackson* hat 1866 eine paroxysmale Aphasie mit Agraphie und Alexie im Anschluß an einen epileptischen Anfall beobachtet. In der neueren Literatur haben *Hécaen* u. *Piercy* (1956) über 126 Fälle von paroxysmalen Aphasien berichtet.

Störungen der Prosodie

Monrad-Krohn (1947) hat die Variationen der Stärke, der Tonhöhe und des Rhythmus der Sprache als Prosodie bezeichnet. Er hat die folgenden Formen der Störung der Sprachmelodie unterschieden:

1. ihre Erhöhung, die Hyperprosodie,
2. ihre Veränderung, die Dysprosodie und
3. ihre Verminderung, die Hypoprosodie.

Dysprosodien können bei Aphasikern die seltenen Beobachtungen erklären, bei denen solche Kranke einen „ausländischen Akzent" in ihrer Sprechweise bekommen.

Verlauf der Aphasien

Über die Verläufe der aphasischen Syndrome gibt die Literatur sehr wenig Auskunft. Wenn man aber Gelegenheit hat, eine große Anzahl von Aphasien durch längere Zeit zu beobachten, und in regelmäßigen Abständen hirnpathologische Untersuchungen durchführt, erkennt man die klinisch sehr wichtige Tatsache, daß die aphasischen Syndrome nicht etwas Konstantes sind, sondern Veränderungen zeigen, die bestimmten Gesetzmäßigkeiten unterliegen. Daß sich Aphasien spontan rückbilden können, ist allgemein bekannt. In einer Klinik, in welcher die Behandlung der Aphasien die wesentliche therapeutische Aufgabe ist, werden aber spontan rückgebildete Aphasiker gar nicht zur Aufnahme kommen. Es wird ihr auch nicht möglich sein, während des Aufenthaltes ihrer Kranken spontane Rückbildungserscheinungen abzuwarten; denn es wäre für keinen der Kranken zumutbar, aus rein wissenschaftlichen Gründen von der Behandlung ausgeschlossen zu werden. Der folgende Bericht über die beobachtete Rückbildung von Aphasien bezieht sich daher ausschließlich auf stationär behandelte Sprachstörungen. Hinzuweisen ist auf die Tatsache, daß zwischen dem Auftreten der Aphasie und der Aufnahme in der Klinik mindestens ein halbes Jahr Wartezeit vergangen war, so daß spontane Rückbildungen sicherlich nicht vorlagen. Inwieweit aber die Behandlung allein für die Rückbildungen der Symptome und damit für die Veränderung des Krankheitsbildes verantwortlich war, ist dabei in diesem Zusammenhang unerheblich und steht nicht zur Frage.

Eine nachgewiesene Veränderung des hirnpathologischen Syndroms mit Änderung des Aphasietyps haben wir „Syndromwandel" genannt. Er ist fast immer der Ausdruck einer deutlichen Besserung. Natürlich konnte er nur bei solchen Aphasiearten zur Beobachtung kommen, bei denen noch irgendwelche Veränderungen möglich waren.

Die Tab. 3 gibt einen Überblick über den Syndromwandel bei den Totalaphasien, den gemischten Aphasien, den motorisch-amnestischen Aphasien, den sensorisch-amnestischen Aphasien und den reinen motorischen Aphasien. Es ist zu erkennen, daß bei allen Aphasietypen, bei denen sensorische Anteile vorhanden waren, der Prozentsatz des Syndromwandels größer war, als bei denen, bei welchen ein sensorischer Anteil fehlte. Bei der motorisch-amnestischen Aphasie und bei der motorischen Aphasie war er daher geringer als bei den anderen Formen. Bemerkenswert ist auch, daß sogar bei der Totalaphasie in fast einem Drittel der Fälle eine Veränderung des Syndroms zustande gekommen war.

Tabelle 3 Rückbildungsgänge mit Syndromwandel

Aphasietyp	Anzahl	Typ nach dem Wandel	Anzahl	Prozent
Totalaphasie	125	gemischte Aphasie	20	
		motorisch-amnestische Aphasie	15	
		motorische Aphasie	2	
			37	29,6
gemischte Aphasie	95	motorisch-amnestische Aphasie	29	
		motorische Aphasie	7	
		sensorisch-amnestische Aphasie	3	
		amnestische Aphasie	1	
			40	42,1
motorisch-amnestische Aphasie	103	motorische Aphasie	7	
		semantische Mischformen	3	
		gemischte Aphasie	3	
		Reste einer Aphasie	2	
		amnestische Aphasie	1	
			16	15,5
sensorisch-amnestische Aphasie	30	amnestische Aphasie	2	
		semantische Mischformen	1	
			3	10,0
motorische Aphasie	27	Reste einer Aphasie	5	
		Dysarthrie	1	
			6	22,2

Die Veränderungen gegenüber der in der 1. Auflage veröffentlichten Tabelle sind nicht nur durch die vergrößerte Anzahl der Kranken, sondern auch dadurch bedingt, daß Schwerpunktveränderungen innerhalb einer Aphasieart — wie motorisch-amnestische Aphasie zu amnestisch-motorische Aphasie — nicht mehr als Syndromwandel gewertet wurden.

Von wesentlicher Bedeutung erscheint mir der Weg der Rückbildung. Bei der Totalaphasie standen Rückbildungen zu einer gemischten und zu einer motorisch-amnestischen Aphasie ganz im Vordergrund, wobei es sich fragt, ob nicht bei denen, welche sich direkt zu einer motorisch-amnestischen Aphasie zurückgebildet zu haben scheinen, das Stadium einer gemischten Aphasie einfach nicht erfaßt wurde, weil aus äußeren Gründen während dieser Phase eine Nachuntersuchung nicht durchgeführt worden ist. Aus der gemischten Aphasie wurde meist eine motorisch-amnestische Aphasie und aus der

motorisch-amnestischen Aphasie meist eine motorische Aphasie.
Die drei Fälle, bei denen aus einer motorisch-amnestischen Aphasie
eine gemischte Aphasie geworden war, gingen mit einer Verschlechterung des Krankheitsbildes einher, zeigten demnach keine Rückbildungswege an.

Im ersten Fall hat es sich um einen malignen Hirntumor (Glioblastoma multi-
forme) gehandelt, beim zweiten Patienten um einen 72jährigen Mann, der
bereits mehrere Insulte erlitten hatte, und beim dritten Fall um eine 61jährige
Frau, die eine durch ein Aneurysma der A. cerebri media sinistra verursachte
Subarachnoidalblutung hatte und bei der operativ ein Gefäßverschluß gesetzt
worden war.

Es zeigt sich also sehr deutlich ein Rückbildungsweg von der Totalaphasie über die gemischte, die motorisch-amnestische zur motorischen Aphasie. Es ist meines Erachtens sehr bemerkenswert, daß alle
diese Aphasieformen, wenn man die Einteilung von *Geschwind*
(1951) verwendet, zu den „non-fluent aphasias", also zu den nichtflüssig sprechenden Aphasien, gehören. Daß sich motorische Aphasien meist nur zu Resten einer Aphasie verdünnen, braucht keine
nähere Erläuterung.

Die sensorisch-amnestischen Aphasien wandelten sich seltener zu
einer amnestischen Aphasie und nur in einem Fall zu einer semantischen Mischform.

Man sieht, daß die Langzeitbeobachtung von Aphasieverläufen die
beiden Gruppen der „non-fluent" und der „fluent aphasias", der
nichtflüssig und der flüssig sprechenden Aphasien, nach einem bisher noch nicht beachteten neuen Gesichtspunkt bestätigen und herausheben. Die „non-fluent aphasias" kennzeichnen sich durch einen
bestimmten Verlaufsgang, der auch dadurch ausgezeichnet ist, daß
sich die zunächst vorhandenen Sprachverständnisstörungen als rück-
bildungsfähig erweisen und schließlich ganz verschwinden. Interessant ist dabei, daß die gemischte Aphasie ein Zwischenglied darstellt.
Das ist ein sehr wichtiger Hinweis darauf, daß man das Krankheitsbild der gemischten Aphasie aus den anderen Aphasietypen herausheben und sie von der sensorisch-amnestischen Aphasie scharf unterscheiden muß. Die Verläufe und damit die Prognosen dieser beiden
Aphasiearten sind ganz verschieden.

Bei der Gruppe der „fluent aphasias" ist der Syndromwandel viel
weniger ausgeprägt. Das mag daran liegen, daß diese Aphasien eine
zahlenmäßig kleinere Gruppe bilden, bei der die Gesetzmäßigkeiten
des Verlaufes schwieriger zu beobachten sind. Außerdem ist die oral
expressive Komponente bei ihr nicht so diagnosebestimmend. Immerhin konnten wir bei der Leitungsaphasie in 3 Fällen einen Syndromwandel beobachten, je einmal zu einer gemischten, einer sensorisch-amnestischen und schließlich bei einer Verschlechterung zu

einer Totalaphasie. In den letzten Jahren haben mehrere Autoren die Gesetze des Syndromwandels bestätigt.

So hat *Brown* (1975) einige Andeutungen gemacht, daß er in einzelnen Fällen Änderungen des Aphasietyps von der transkortikalen sensorischen Aphasie zur Leitungsaphasie und von dieser zur amnestischen Aphasie beobachten konnte.

Über Rückbildungsmuster und die Prognose der Aphasie haben *Kertesz* u. *McCabe* (1977) berichtet.

Die Untersuchungen, welche 4—6 Wochen nach Beginn der Erkrankung stattfanden, wurden an 93 Patienten durchgeführt. Es waren 74 Infarkte und intrazerebrale Blutungen, 12 Subarachnoidalblutungen und 7 Hirntumoren. Die Bewertung erfolgte mit dem von *Kertesz* beschriebenen Aphasiequotienten, der sich aus der Summe der Subtests der „Western Aphasia Battery" ergibt. Die Verläufe wurden in drei Intervalle, in denen die Nachuntersuchungen erfolgten, eingeteilt: Beginn bis 3 Monate, 3—6 Monate, 6 Monate – 5 Jahre.

Am besten war die Rückbildung im ersten Intervall. Es wurden aber auch noch in späteren Intervallen Besserungen festgestellt. Eine gute Prognose haben die anomischen, die Leitungs- und die transkortikalen Aphasien, die schlechteste die Totalaphasie. Die sensorischen und die motorischen Aphasien zeigen eine weite Streuung. Zu beachten ist, daß nur nichtflüssige Aphasien behandelt wurden (wahrscheinlich deshalb, weil sie wegen einer Hemiplegie in klinischer Behandlung bleiben konnten). Die Rückbildung verlief folgendermaßen:
Die Totalaphasien veränderten sich zu Broca-Aphasien, transkortikalmotorischen, Leitungs- und anomischen Aphasien,
die Broca-Aphasien zu transkortikalen und anomischen,
die Leitungsaphasien zu anomischen oder heilten ganz aus,
die Wernicke-Aphasien zu transkortikal-sensorischen und zu anomischen Aphasien und (wenn sie sich verschlechterten) zu Totalaphasien,
die transkortikal-motorischen und die transkortikal-sensorischen zu anomischen oder bildeten sich ganz zurück,
die anomischen heilten in 12 Fällen ganz aus.
Die Rückbildung war abhängig von der Ätiologie, der Schwere und dem Aphasietyp. Am besten war der Verlauf bei den traumatischen Aphasien. *Kertesz* bestätigte damit auch das Gesetz des Syndromwandels. Er meinte, es scheine, daß die anomischen Aphasien gewöhnlich die Endstation seien. Er wirft dann auch die sehr berechtigte Frage auf, ob die globalen Aphasien, welche einen guten Verlauf haben, nicht von denen, die einen schlechten Verlauf nehmen, bei weiteren Untersuchungen getrennt werden könnten.

Wir können nur hinzufügen, daß wir diese Rückbildungswege von den Totalaphasien zu motorischen und amnestischen Aphasien in gleicher Weise beobachten konnten, nur führen sie, weil wir eine gemischte Aphasie als Zwischenglied zwischen Totalaphasie und motorisch-amnestischer Aphasie anerkennen, in der Regel über diese. Über den Verlauf der flüssigen Aphasien haben wir nicht berichtet, weil uns die Gruppe der Patienten, die uns zur Verfügung standen, zu klein erschien (25 Fälle). Diese Bedenken hatte *Kertesz* sichtlich nicht, denn die Gruppen, welche er anführt, sind viel kleiner.

Cohen u. Mitarb. (1978) haben zwei kleine Gruppen von Aphasiker-paaren von flüssigen und nichtflüssigen Aphasien (8 und 9 Paare) hinsichtlich ihrer sprachlichen Leistungen miteinander verglichen.

Bei einem Partner des Paares bestand jeweils die Aphasie seit 6 Wochen oder weniger und bei dem anderen bereits über 2 Jahre. Dabei zeigte sich, daß die Sprechrate, also die durchschnittliche Anzahl von Wörtern bei einer Nacherzählung von vier Kurzgeschichten bei flüssigen Aphasien mit langer Krankheitsdauer geringer war als bei denen mit kurzer Krankheitsdauer. Bei den nichtflüssigen Aphasien aber fand sich bei längerer Krankheitsdauer eine höhere Sprechrate.

Diese Feststellung hat eine wichtige praktische Bedeutung, denn sie zeigt, daß die Sprechrate beim Vergleich nichtflüssiger und flüssiger Aphasiker im Verlauf der Krankheit konvergiert, daß man also, je länger der Verlauf einer Krankheit ist, die Flüssigkeit oder Nichtflüssigkeit der Spontansprache zunehmend weniger für die Differentialdiagnose zwischen sensorischer und motorischer Aphasie verwenden kann.

Kertesz u. Mitarb. (1979) haben in einem Bericht über CT-Befunde bei Aphasien, da sie ihre Patienten in größeren Zeitabständen untersuchten, noch eine ganze Reihe von Beispielen von Syndromwandel beschrieben.

So berichten sie, daß zwei Fälle von globaler Aphasie sich in Broca-Aphasien wandelten, sie hatten ausgedehnte frontale Läsionen. Bei ihnen war aber die postrolandische Struktur ausgespart. *Kertesz* sagt, die globalen Aphasien stehen den schweren Broca-Aphasien manchmal „mit Ausnahme der Sprachverständnisstörung" näher. Das ist genau der Punkt, weshalb wir die schweren nichtflüssigen Aphasien mit Sprachverständnisstörungen, bei denen aber die expressive Sprache bereits Ansätze eines Agrammatismus zeigt, als gemischte Aphasie ausgesondert haben.

Zwei akute Broca-Aphasien änderten ihre Syndrome bei *Kertesz* u. Mitarb. zu amnestischen Aphasien; auch 7 chronische anomische Aphasien hatten sich aus Broca-Aphasien zurückgebildet.

Den Syndromwandel eines semantischen Jargons im Rahmen einer sensorisch-amnestischen Aphasie zu einer amnestischen Aphasie haben *Peuser* u. *Temp* (1981) beschrieben.

In jüngster Zeit sind auch *Willmes* u. *Poeck* (1984) in einer Untersuchung über die Spontanprognose von nichtbehandelten Aphasien auf das Phänomen des Syndromwandels gestoßen.

Bei drei zeitlich getrennten Untersuchungen, die bis 7 Monate nach dem Insult reichten und von 17 verschiedenen Kliniken durchgeführt wurden, konnten sie bei Auswertung des zugesandten Materials mit statistischer Akribie nachweisen, daß ein Teil der Totalaphasien zu Broca-Aphasien und ein Teil der Broca- und Wernicke-Aphasien zu amnestischen Aphasien umgewandelt wurden. Bei letzteren konnten auch in einzelnen Fällen nur noch aphasische Reste beobachtet werden. Die dreimalige Untersuchung wurde bei 120 Aphasien ausgeführt.

Die Autoren sprechen dabei von einem Syndromwandel. Ohne die älteren Arbeiten des deutschen Schrifttums, welche zu dem gleichen Ergebnis gekommen waren, zu erwähnen (*Leischner* 1972, 1979), sind ihre Untersuchungen auch deshalb für das Problem des Syndromwandels von Bedeutung, denn sie zeigen, daß sich das Gesetz des Syndromwandels nicht nur bei behandelten, sondern auch bei unbehandelten Aphasien bewahrheitet.

Diese Arbeit wirft aber auch wieder die Frage auf, ob es nicht sinnvoller wäre, die Broca-Aphasie und die Wernicke-Aphasie, weil sie sich zur amnestischen Aphasie umwandeln können, besser von vornherein als motorisch-amnestische bzw. sensorisch-amnestische Aphasie zu bezeichnen. Dann wären die beiden in ihnen enthaltenen Komponenten schon von Anbeginn besser erkennbar, und der Syndromwandel wäre verständlicher gemacht. Allerdings ist zu betonen, daß die amnestischen Komponenten bei den ursprünglichen Formen niemals das Syndrombild beherrschen, sondern von den anderen Komponenten überdeckt werden, und nur dann, wenn diese verschwinden, deutlicher in Erscheinung treten.

Erwähnenswert ist auch, daß die Behandlungsergebnisse bei der „non-fluent"-Gruppe deutlich besser waren als bei der „fluent"-Gruppe. Vor allem zeigten die Störungen des Sprachverständnisses bei den flüssig sprechenden Aphasien keine deutlichen Rückbildungstendenzen.

Die Beobachtung der Verläufe der Aphasien scheint daher der Einteilung der Aphasien in nichtflüssig und flüssig sprechende einen neuen Sinn zu geben. In diesem Punkt entspricht die Einteilung von *Geschwind* (1971) den klinischen Gegebenheiten besser als die Einteilungen von *Goodglass* u. *Kaplan* (1972) oder von *Hécaen* (1972).

Lokalisation der Aphasien

Historisches

Bis zum Anfang des vorigen Jahrhunderts herrschte die allgemeine
Meinung, daß die Hirnwindungen in ihrer Funktion gleichwertig
seien. Die letzten Vertreter der Meinung, daß es im Prinzip falsch
sei, geistige Fähigkeiten in irgendeinen Teil des Hirnes lokalisieren
zu wollen, waren *Flourens* und *Gratiolet.* Letzterer hat aber doch
selbst schon Lokalisationen im Bereich des Hirnes vorgenommen,
denn er beschrieb als erster die Sehstrahlung.

Der Vorläufer der Idee einer Lokalisation psychischer Fähigkeiten
in der Hirnrinde war *Gall.* Er führte seine Lokalisationsversuche aber
mit untauglichen Mitteln durch, denn er meinte, eine große Anzahl
teilweise sehr komplexer psychischer Fähigkeiten und Anlagen an
einer umschriebenen besonderen Ausprägung der Schädelknochen
erkennen zu können. So glaubte er, die unter diesen liegenden Teile
des Großhirnes seien der Sitz dieser Anlagen, und vermutete das
Organ der Sprache hinter der Orbita im Stirnhirn. Immerhin war
Gall ein Wegbereiter für die späteren Lokalisatoren. *Bouillaud* (1825),
der ein streng wissenschaftlich denkender Kliniker war, anerkannte
die Leistungen *Galls* und vertrat aufgrund eigener Beobachtungen
die Ansicht, daß Störungen der Sprache nur bei Schädigungen des
Stirnhirnes auftreten, wobei er noch keinen Seitenunterschied machte. Die Überwertigkeit der linken Hirnhälfte wurde erst von *Dax* sen.
erkannt, der 1836 in einem Vortrag in Montpellier über 40 Kranke
berichtete, bei denen Läsionen in der linken Hirnhälfte zu einem
Sprachverlust geführt hatten. Damit war der erste Schritt getan, der
die Lehre von der Dominanz einer Hirnhemisphäre einleitete. Die
Entdeckung von *Dax* blieb durch Jahrzehnte unbekannt. Erst, als
im Jahre 1861 der Streit zwischen *Gratiolet* und *Broca* entbrannte,
ob man psychische Fähigkeiten grundsätzlich im Hirn lokalisieren
könnte, erinnerte sich der Sohn von *Dax* (1865) an ein altes Manu-
skript seines Vaters und veröffentlichte es. *Broca* stimmte der Meinung von *Dax*, als sie ihm bekanntgeworden war, sofort zu, denn
auch bei seinen Beobachtungen waren die Läsionen linksseitig gewesen. Er schränkte die Lokalisation aber erheblich ein und behauptete
nach anfänglich etwas vorsichtigeren Äußerungen, die Fähigkeit der
artikulierten Sprache liege im Fuß der linken dritten Stirnwindung,
in der Pars opercularis. Beim Linkshänder sei sie an der gleichen
Stelle der rechten Hemisphäre lokalisiert. *Wernicke* (1874) fügte die-

ser Lokalisation der Aphémie von *Broca* (1861), indem er den von
Trousseau (1864) vorgeschlagenen Ausdruck Aphasie übernahm,
noch einen in vieler Hinsicht gegensätzlichen Aphasietyp hinzu, den
er als erster beschrieb, sensorische Aphasie benannte und in den hinteren Teil der ersten Schläfenwindung lokalisierte. Damit war, vor
allem mit den Schemata, die er, später unterstützt von *Lichtheim*
(1885) konstruierte, die Grundlage für die klassische Lokalisationslehre der Aphasie gelegt. *Déjérine* (1892) war dann bemüht, für alle
Aphasiearten eine pathologisch-anatomische Entsprechung zu finden,
vor allem lokalisierte er die reine Wortblindheit in den Gyrus angularis. Der extremste Vertreter der Lokalisationslehre wurde *Henschen*
(1920). Neben dem von *Exner* (1881) in der zweiten Stirnwindung
beschriebenen frontalen Agraphiezentrum hat *Henschen* noch vier
weitere Agraphiezentren in den übrigen Hirnlappen erwähnt. *Herrmann* u. *Pötzl* (1921) sprachen sich dafür aus, daß neben dem Ex-
nerschen Zentrum noch eine Déjérine-Pötzlsche Stelle am Übergang
von der 0 2 zum Angularis und eine Pick-Wernickesche Stelle im
hinteren Teil der T 1 vorhanden seien, bei deren Läsionen eine Agraphie auftreten könne. Die amnestische Aphasie wurde von den meisten Autoren jener Zeit in den hinteren Anteil der zweiten und dritten Temporalwindung lokalisiert.

Dies waren die Meinungen z.Zt. der Hochblüte der klassischen Aphasielehre, die sich im deutschen Schrifttum am besten in der Gehirnpathologie von *Kleist* (1934) niederschlugen. Das Lokalisationsstre-
ben wurde besonders durch die zytoarchitektonische Entdeckung
vieler Areae und Subareae in den einzelnen Windungszügen genährt,
und es wurde nicht selten die Vermutung geäußert, daß jedes dieser
Felder (im Temporallappen wurden etwa 70 Unterfelder beschrieben!) auch seine eigene Funktion haben müsse. Dadurch wurde die
Lokalisationslehre zur „Hirnmythologie" und damit unglaubwürdig.

Die zytoarchitektonische Forschungsrichtung hatte bei der Lokalisation der Aphasien aber einen wesentlichen Punkt übersehen oder verdrängt, nämlich die Tatsache, daß man einerseits annahm, daß die
Sprachzentren nur in der dominanten Hemisphäre vorhanden sind,
andererseits jedoch weder morphologisch noch zyto- und myelo-
architektonisch nennenswerte Unterschiede in der Felderstruktur
zwischen den beiden Hemisphären gefunden werden konnten, obgleich immer wieder solche Versuche gemacht worden sind. Es sei
nur auf die aufschlußreichen Untersuchungen von *Schulze* (1960)
an den Feldern des unteren Parietale erinnert. Auch die neueren
morphologischen Bemühungen von *Geschwind* u. *Levitzky* (1968)
und *Witelson* u. *Pallie* (1973) haben noch zu keinen überzeugenden
Beweisen geführt. Man hat also, anatomisch gesehen, Fähigkeiten in
Zentren lokalisieren wollen, die auf der nichtdominanten Hemisphäre
auch vorhanden sind, aber diese Fähigkeiten dort nicht besitzen.

Das Problem der Dominanz kann, worauf auch *Subirana* (1969) eindringlich hinweist, daher nicht von der Morphologie und der Zytoarchitektonik gelöst werden.

Es hatten sich auch schon kurze Zeit nach den ersten Beschreibungen der Sprachzentren warnende Stimmen erhoben. So hatte *Jackson* (1864) durch seine Lehre von der unterschiedlichen Störbarkeit der willkürlichen und der automatisierten Sprache und *von Monakow* (1914) durch seine Diaschisislehre (s. S. 29) gezeigt, daß es noch viele andere Momente als die Zuordnung zu einer bestimmten Windung gibt, welche bei der Lokalisation der Sprachstörungen berücksichtigt werden müssen. Vor allem wurde es klar, daß ein bei einer Aphasie gefundener Hirnherd nur den Ort anzeigt, von dem aus das Störungsbild hervorgerufen werden kann, daß aber nicht der Schluß daraus gezogen werden darf, daß an dieser Stelle die gestörte Fähigkeit selbst zu lokalisieren ist.

In den Streit um die Lokalisation der Aphasien griffen nach dem Zweiten Weltkrieg auch die Neurochirurgen ein, die von der alten Tradition der Aphasielehre nicht belastet waren. Es waren besonders *Penfield* u. *Roberts* (1959), die aufgrund operativer Erfahrungen wichtige Erkenntnisse gewannen. Sie exstirpierten bei ihren Kranken Krampfherde, zunächst nur an der nichtdominanten Hemisphäre, trauten sich dann aber immer mehr an die dominante Hemisphäre heran. Dabei konnten sie Aphasiker beobachten, bei denen sie sog. Sprachzentren entfernt hatten, ohne daß eine dauernde Aphasie zurückblieb. Aber − und hier schien das Wesentliche dieser Entdeckung zu liegen − es bestand die Voraussetzung, daß die übrigen Anteile der ganzen Sprachregion intakt sein mußten. Sie kamen daher zu der Meinung, daß es in der dominanten Hemisphäre eine Sprachregion gibt, die etwa der ersten Urwindung entspricht. Dieser Bereich wird an seinem vorderen Ende von der Broca-Region, in seinem hinteren Ende von der Wernicke-Stelle und im parietalen Anteil vom Supramarginalis und Angularis abgesteckt. Das ganze Gebiet entspricht demnach dem Versorgungsgebiet der A. cerebri media. In diesem Bereich, so meinten die Autoren, könnten bei Läsionen intakte Gebiete für geschädigte einspringen. So faszinierend diese These von *Penfield* u. *Roberts* auch sein mag, die beobachteten Fälle scheinen jedoch zu selten zu sein, als daß sie auf die Dauer die Scheu der Neurochirurgen vor den sog. Sprachzentren der dominanten Hemisphäre nehmen könnten; denn nach den neuesten Nachrichten hat *Rasmussen*, der inzwischen die klinische Nachfolge seines Lehrers *Penfield* angetreten hat, wieder von einer gänzlichen Entfernung dieser Regionen bei Krampfherden Abstand genommen.

Zu erwähnen ist hier auch die experimentelle Aphasie, die von *Wada* durch Injektion von Sodiumamythal in die Karotis der dominanten

Hemisphäre erzeugt wurde. Eine solche Aphasie dauert nur kurze Zeit während der Wirkungsdauer des Mittels an und bildet sich dann rasch zurück. Dieser Wada-Test ist für die Neurochirurgen zu einem wertvollen Hilfsmittel bei der Feststellung der Dominanz einer Hirnhälfte geworden.

Moderne Lokalisationsbestrebungen

Die alte Lehre von *Marie* (1906), daß die A. cerebri media das Gefäß der Aphasie ist, hatte schon in seinen Arbeiten mit *Foix* (*Marie* u. *Foix* 1917) eine sinnvolle Fortsetzung gefunden (s. S. 29, 31). *Foix* u. *Levy* (1927) haben dann den Versuch gemacht, aufgrund von klinischen Beobachtungen die Symptomatologie dieses Gefäßes noch weiter zu spezialisieren und die Syndrome beim Ausfall seiner einzelnen Äste zu beschreiben. Diese Arbeiten konnten durch den frühzeitigen Tod von *Foix* leider nicht fortgesetzt werden, was um so bedauerlicher ist, als gerade die zu jener Zeit neu eingeführte Arteriographie ganz andere Möglichkeiten für diese Forschungsrichtung geboten hätte.

Erst mehrere Jahrzehnte später wurde von *Lascelles* u. *Burow* (1965) und von *Waddington* u. *Ring* (1968) dieses Problem wieder aufgenommen. Die beiden letzteren Autoren unterschieden die folgenden Syndrome:

1. Das Syndrom der A. orbitofrontalis. Ihr Verschluß führt zu einem typischen Stirnhirnsyndrom mit Witzelsucht und anderen Verhaltensstörungen, Zwangsgreifen usw.
2. das Syndrom der linken A. praerolandica zeigt neben leichten paretischen Erscheinungen an der Zunge und einer Gesichtshälfte eine motorische Aphasie.
3. Die A. sulcus centralis gabelt sich in zwei Äste. Bei Verschluß des vorderen Astes kommt es zu einer gegenseitigen Monoplegia brachialis und beim Verschluß des hinteren Astes zu entsprechenden sensiblen Ausfallserscheinungen mit leichter Ataxie.
4. Die Verschlüsse der A. parietalis posterior der A. angularis und der A. temporalis posterior werden von den Autoren zusammengefaßt. Sie führen zu einer sensorischen Aphasie mit Agraphie, Alexie, Dyspraxie und Dyskalkulie. Dieses Syndrom sei wegen der großen Variabilität dieser Gefäße nicht so klar wie das der motorischen Äste.

Im deutschen Schrifttum hat sich *Kohlmeyer* (1970) sehr eingehend

mit den Beziehungen der Verschlüsse der einzelnen Äste der A. cerebri media zu den verschiedenen aphasischen Syndromen beschäftigt.
Er hat dadurch das Lokalisationsproblem mit modernen Mitteln
wieder ins Gespräch gebracht. 1970 berichtete er über 32 Aphasien,
bei denen er isolierte Gefäßverschlüsse der A. cerebri media nachweisen konnte. Aufgrund dieser Beobachtungen beschrieb er folgende Syndrome:

1. Ein Verschluß der A. orbitofrontalis führt zu einer allgemeinen
   frontalen Antriebsstörung mit einer Adynamie der Sprache.
2. Der Verschluß der A. praerolandica verursacht eine motorische
   Aphasie mit schwerer Dysarthrie.
3. Der Verschluß der A. rolandica führt zu flüchtigen motorischen
   Aphasien mit einzelnen literalen Paraphasien und starker Dysarthrie. Es waren aber keine Sprachverständnisstörungen vorhanden. *Kohlmeyer* betont, daß es eine reine motorische Aphasie
   ohne Sprachverständnisstörungen gebe.
4. Der Verschluß der A. temporalis posterior verursacht eine Wernicke-Aphasie, die im allgemeinen intermittierend verlaufe.
5. Der Verschluß der A. parietalis posterior sei meist kombiniert
   mit einem Verschluß der A. angularis. Das entstehende Bild ent-
   spreche am ehesten der Leitungsaphasie. Es beginne mit Störungen der expressiven Sprache, leichten Sprachverständnisstörungen,
   Wortfindungsstörungen, Agraphie, Alexie, Akalkulie und Apraxie.
   Sei die A. parietalis besonders vom Verschluß betroffen, dann
   stünden die aphasischen Symptome, sei aber die A. angularis
   mehr verschlossen, dann sei das Parietalsyndrom mehr im Vordergrund des Erscheinungsbildes.

Während Störungen des Lesens bei den Verschlüssen der A. praerolandica, der A. temporalis posterior und der A. angularis in verschiedenen Formen beobachtet werden konnten, war die deutlichste
Agraphie beim Verschluß der A. parietalis posterior zu sehen.

Kohlmeyer betonte, daß die *Angiographie* in der Lage sei, hirnpathologische Forschungen auch am lebenden Hirn durchzuführen, und
daß diese Forschungsrichtung gegenüber den „split-brain"-Untersu-
chungen den Vorteil habe, daß das Krankengut reichlich zur Verfügung stehe.

1973 berichtete *Kohlmeyer* über seine weiteren Erfahrungen mit
dieser Methode. Ihm lagen nun 169 Fälle mit linksseitigen Hirngefäßverschlüssen vor, die von ihm linksseitig angiographiert worden
waren. Die Symptomatologie der einzelnen Astverschlüsse, die er
1970 beschrieben hatte, wurde im wesentlichen bestätigt. Bei 54 Fällen mit Mediastammverschlüssen lag eine Totalaphasie vor. Beim
Verschluß der A. carotis communis im Halsteil zeigte sich ein Syndrom der vorderen Mediaäste. Die Ursache liege darin, daß es bei

Mediastammverschlüssen und bei Karotisverschlüssen im Halsteil die
Möglichkeit verschiedener Kollateralkreisläufe gebe. Bei 40% aller
zerebralen Ischämiesyndrome erhielt *Kohlmeyer* jedoch, obwohl
diese Kranken klinisch die gleichen Bilder boten wie Gefäßverschlüsse,
normale Karotisangiogramme. Von mancher Seite wurde ihm auch
entgegengehalten, daß die Gefäßverschlüsse im Karotisangiogramm
mit den vorhandenen ischämischen Herden nicht übereinzustimmen
brauchen und deshalb eine solche Zuordnung nicht erlaubt sei.

Dies führte ihn anscheinend dazu, nach objektiveren Methoden des
Nachweises von Störungen der Hirnrindendurchblutung zu suchen.
Er fand sie in der *Messung der regionalen Hirndurchblutung* mit
radioaktivem Xenon 133 nach *Ingvar* u. *Lassen*. Man mißt zuerst die
Hirndurchblutung im Ruhezustand, dann bei Hyperventilation und
schließlich nach Gabe eines blutdrucksteigernden Medikamentes.
Im normalen Hirn können durch die Autoregulation wesentliche
Veränderungen der Hirndurchblutung durch diese Maßnahmen verhindert werden. Bei pathologischen Veränderungen aber sinkt die
Hirndurchblutung bei Hyperventilation ab, und sie steigt bei Gabe
von blutdrucksteigernden Mitteln. *Kohlmeyer* hat 24 Kranke mit
ischämischen Insulten mit dieser Methode untersucht. Sie erwies
sich in gewissen Fällen der Arteriographie überlegen.

Für den Aphasiologen, besonders aber auch für die Sprachtherapeuten wichtig sind seine Ausführungen über die Anastomosen der Hirn-
arterien. Diese sind keine Endarterien, sondern sie sind miteinander
durch umfangreiche Zwischenverbindungen, die arteriellen Anastomosen, verbunden. Durch sie kann bei einem Gefäßverschluß das
bedrohte Gebiet auf einem Umweg versorgt werden. Der an der Hirn-
basis gelegene Circulus arteriosus cerebri verbindet über den R. com-
municans anterior die beiden Hirnhälften miteinander. Der R. com-
municans posterior verbindet die A. basilaris mit der Karotis. Bei
Verschlüssen der A. cerebri media gibt es Anastomosen zur A. cerebri anterior und zur A. cerebri posterior. Es sind die leptomeningea-
len oder Heubnerschen Anastomosen. Durch sie kann bei einem
Karotisangiogramm die A. cerebri media retrograd gefüllt werden.
Bei extrakraniellen Gefäßverschlüssen gibt es Anastomosen zwischen
der A. carotis externa und der A. ophthalmica, dem Karotissiphon
und der A. cerebri media.

Im akuten Stadium eines Mediaverschlusses ist nach *Kohlmeyer* fast
immer das ganze Mediaversorgungsgebiet von einer Ischämie betroffen. Es bestehe dabei ein Gewebsödem. Dadurch komme es zu einer
Erweiterung der Arteriolen und zu einem Einströmen von Blut über
die Anastomosen. Deshalb finde man im akuten Stadium sowohl
ischämische als auch hyperämische Herde.

In derselben Veröffentlichung berichtete *Kohlmeyer* über 33 Fälle von Mediaastausfällen, bei denen er wieder eine weitreichende Übereinstimmung des ischämischen oder hyperämischen Fokus mit dem Versorgungsgebiet der A. cerebri media insgesamt bzw. des Ausfalles einzelner Mediaäste fand.

Kohlmeyer wirft schließlich die Frage auf, wieso es möglich sei, daß es Fälle mit akuten Lokalsyndromen gebe, die im Arteriogramm keinen pathologischen Befund haben. Er denkt weniger an hämodynamische Vorgänge, sondern eher an spontane Rekanalisationen von vorher verschlossenen Gefäßen.

1967 haben *Benson* u. *Patten* die radioaktiven Isotopen zur Lokalisation der zerebralen Herde bei Aphasien verwendet. Sie halten diese Methode für allen anderen überlegen, betonen aber, daß sie im Frühstadium der vaskulären und traumatischen Herde angewendet werden muß. − 1977 haben *Kertesz* u. Mitarb. bei 64 Aphasikern mit zerebralen Infarkten diese Methode angewandt. Sprachpathologisch wurden die Kranken mit der von *Kertesz* beschriebenen ,,Western Aphasia Battery" untersucht. Es zeigte sich, daß die Mehrzahl der Broca-Aphasien und der Wernicke-Aphasien Verdichtungen boten, welche die nach diesen Autoren benannten Regionen bedeckten. Bei den globalen Aphasien waren beide Regionen betroffen; bei diesen wurden auch die Stammganglien erreicht. Die einzelnen Aphasietypen überschneiden sich aber in ihrer Lokalisation. Bei den Leitungsaphasien waren zwei verschiedene Bilder zu erkennen, eine vordere Gruppe, bei der die Broca-Area, und eine hintere Gruppe, bei der die Wernicke-Area bedeckt war (dieser Befund steht in einer interessanten Korrelation zu den Agraphiebefunden der von uns beobachteten Leitungsaphasien). Am schwersten waren die amnestischen Aphasien zu lokalisieren.

Das *Computertomogramm*, welches 1972 vom englischen Physiker *Hounsfield* entwickelt wurde, ist inzwischen zu einer Standarduntersuchung der neurologischen Diagnostik geworden und hat auch für die Lokalisation der Hirnläsionen bei Aphasien große Bedeutung gewonnen.

Es handelt sich dabei um ein Transversalschichtverfahren, bei dem im Röntgenbild 8 Schichten des Schädels in Abständen von 1 cm aufgenommen werden, während gleichzeitig ein Meßcomputer um den Schädel kreist und die Strukturdichte des Hirngewebes bestimmt. Diese Untersuchungsmethode hat gegenüber den bisher angewandten invasiven diagnostischen Verfahren den Vorteil, daß sie den Kranken in keiner Weise beeinträchtigt und jederzeit wiederholt werden kann. Sie eignet sich daher auch sehr gut für Langzeitverlaufsuntersuchungen.

Man kann auf den CT-Bildern Zonen normaler, verminderter und verstärkter Dichte unterscheiden, die man isodense, hypodense und hyperdense Zonen nennt. Durch intravenöse Kontrastmittelgaben lassen sich die Begrenzungen solcher Zonen noch verdeutlichen. Bei den Hirngefäßprozessen, die häufig die Ursache von Aphasien sind, verraten sich Blutungen durch hyperdense, Erweichungen mit Ödemen und nachfolgenden Atrophien aber durch hypodense Zonen. Gewisse Schwierigkeiten entstehen nur dann, wenn Läsionen die gleiche Dichte haben wie das gesunde Gewebe der Umgebung. Bei Anwendung von Kontrastmitteln kann eine Läsion auch größer erscheinen als sie tatsächlich ist, wenn das die Läsion umgebende Ödem mitdargestellt wird.

1978 haben *Naeser* u. *Hayward* diese Methode bei 19 vaskulär bedingten Aphasien für die Lokalisation der zugrunde liegenden Läsionen angewandt. Bei den motorischen Aphasien waren hypodense Zonen in den prärolandischen und postrolandischen motorischen und sensiblen Feldern gelegen. Das Temporale war ausgespart. Bei den sensorischen Aphasien waren die Läsionen postrolandisch und temporoparietal nachweisbar. Der prärolandische Bereich blieb ausgespart. Bei den Leitungsaphasien waren die hypodensen Bezirke postrolandisch und erreichten in der Tiefe die hinteren Anteile des Fasciculus arcuatus. Die transkortikale motorische Aphasie bot hypodense Zonen frontal vor und über der Broca-Region. Diese selbst sowie die Wernicke-Region, der Supramarginalis und der Angularis blieben ausgespart. Bei den Totalaphasien waren ausgedehnte Läsionen prärolandisch, postrolandisch, im Frontale, Temporale und Parietale sowohl kortikal wie auch subkortikal vorhanden. Die CT-Befunde zeigten daher eine gute Korrelation mit den bekannten Aphasietypen.

1979 haben *Mazzocchi* u. *Vignolo* über 90 CT-Befunde bei rechtshändigen Aphasikern berichtet. Sie zeigten, daß die günstigste Zeit für die Klärung der Beziehungen zwischen dem klinischen Bild der Aphasien und den CT-Befunden zwischen dem 21. und 60. Tage nach dem Insult liege, denn zu dieser Zeit habe die Diaschisiswirkung bereits aufgehört, und die Kompensationsprozesse hätten noch nicht eingesetzt. Sie stützten daher ihre Schlußfolgerungen hauptsächlich auf die Ergebnisse in der Frischphase und schlossen dafür die Akutphase (2.–21. Tag) und die Spätphase (60. Tag und mehr) aus.

In den meisten Fällen stimmten die Ergebnisse der CT-Befunde mit den herrschenden Vorstellungen über die Läsionen bei den gebräuchlichsten Aphasietypen überein. Dies traf noch mehr bei den reinen Agraphien und Alexien zu. Interessant ist es, daß die Autoren auch eine Gruppe von „minimalen" und „keine" Aphasien bildeten, die sehr an die bei uns üblichen „Reste einer Aphasie" erinnern.

Es fanden sich in den Untersuchungen von *Mazzocchi* u. *Vignolo* aber auch einige überraschende Befunde. In allen Fällen von Broca-

Aphasien waren nämlich auch insulolentikuläre Läsionen nachweisbar. Die Autoren erklären daher, daß die vordere Inselregion zum vorderen Sprachfeld zu rechnen sei. Dabei verweisen sie auch auf ähnliche Vermutungen in der älteren Literatur (*Bernheim* 1900 und *Déjérine* 1914). Einige Fälle von Wernicke-Aphasien, bei denen die Broca-Region und ein Fall von Broca-Aphasie, bei dem die Wernicke-Region lädiert war, erklären sie durch Kompensationen, denn diese Befunde wurden erst in der Spätphase erhoben. Besonders interessant aber sind die Fälle von Totalaphasie, bei denen die Wernicke-Region von der Erweichung ausgespart blieb. Bei ihnen waren nur die Läsionen im vorderen Sprachbereich ausgedehnter als bei den Broca-Aphasien üblich. Die Autoren vermuten, daß in diesen Fällen die Prognose wahrscheinlich besser sei als bei den anderen Totalaphasien, bei denen die Wernicke-Region Läsionen aufweise. Für uns erhebt sich die noch ungeklärte Frage, ob die Fälle von Totalaphasie ohne Erweichungen in der Wernicke-Region vielleicht diejenigen Totalaphasien sind, bei denen man einen Syndromwandel zur gemischten Aphasie bzw. zur motorisch-amnestischen Aphasie beobachten kann (s. S. 128).

Naeser u. *Hayward* (1979) haben ihre früheren CT-Beobachtungen noch mit einem interessanten Fall ergänzt.

Sie beschrieben einen 39jährigen Rechtshänder, der durch zwei intrazerebrale Blutungen eine rechtsseitige Hemiplegie, Hemihypästhesie und Hemianopsie bekommen hatte. Neuropsychologisch lag eine schwere Wernicke-Aphasie vor. Das CT zeigte zwei Blutungen, eine im linken Nucleus caudatus und eine zweite im hinteren Schenkel der linken Capsula interna mit Verdrängung des Seitenventrikels. Drei Monate später hatte sich die sensorische Aphasie zu einer Leitungsaphasie zurückgebildet. Neurologisch bestand nur noch eine rechtsseitige Hemiparese. Im CT zeigte sich nur noch eine leichte Erweiterung des linken Vorderhornes und eine leichte hypodense Zone am Rande des Seitenventrikels.

Der Fall ist ein beredtes Beispiel dafür, daß sich CT-Befunde bei Aphasien entsprechend der Rückbildung der klinischen Erscheinungen erheblich verändern können. Regelmäßige Kontrolluntersuchungen des CT sind daher bei Aphasien wichtig.

Im gleichen Jahr haben *Kertesz* u. Mitarb. (1979) über ihre Erfahrungen mit dem CT bei Aphasien berichtet. Sie fanden, daß bei den chronischen globalen Aphasien die ganze perisylvische Region, also die Broca- und die Wernicke-Region, von den Läsionen befallen war. Chronische Broca-Fälle hatten ihre Läsionen frontal posterior, waren also richtige Broca-Area-Infarkte. Auch die akuten Broca-Aphasien hatten kleine frontal posteriore Läsionen. Gleiche Läsionen fanden sich aber auch bei den chronischen anomischen Aphasien. Die akuten Wernicke-Aphasien boten die klassische Lokalisation, aber auch postrolandische Läsionen. Bei den akuten transkortikalen sensorischen Aphasien lagen die Läsionen weiter hinten und tiefer als bei den Wernicke-Aphasien. Die akuten anomischen Aphasien hatten manchmal nur kleine Läsionen in der Broca-Region, andere wieder kleine temporale Läsionen. Die chronischen Leitungsaphasien hatten größere Läsionen, manchmal vorn, manchmal hinten und manchmal an beiden Stellen.

Kertesz u. Mitarb. haben dann noch Hinweise über die beste Anwendbarkeit des CT gegeben. Während akute Infarkte am besten durch RN-Scan (radionucleid-scan) erfaßt werden, eignet sich das CT am besten für die Lokalisation chronischer Aphasien. Dabei sei die günstigste Untersuchungszeit drei Wochen nach Beginn der Erkrankung. Dann sind nämlich die anfangs noch unklaren Abgrenzungen der Infarkte schärfer, und die hypodensen Zonen sind homogener. Die Nachuntersuchungen sollten erst nach einem Jahr stattfinden. Es habe sich gezeigt, daß sich die Bilder in dieser Zeit wenig ändern. Die Defekte bleiben dann beständig, auch wenn sich das klinische Bild durch eine Rückbildung der Aphasien gebessert habe, sind nur geringe oder gar keine Veränderungen mehr nachweisbar.

B. Larsen u. Mitarb. (1978) haben mit der Xenon-X-133-Methode die *regionale Hirndurchblutung* bei Gesunden in Ruhe und beim automatischen Sprechen bei 18 Rechtshändern im Alter von 24 bis 72 Jahren gemessen. Das wichtigste Ergebnis war, daß sich keine Unterschiede zwischen der linken und der rechten Hemisphäre nachweisen ließen. Auf jeder Seite stieg die Durchblutung dabei in der oberen prämotorischen, in der sensomotorischen Mundregion und in der auditiven Region des Temporallappens an. Keine Aktivitäten fanden sich in der Broca-Region und im hinteren Teil des Parietallappens. Die Hirndurchblutungssteigerung wird daher anscheinend nur durch die erhöhte sensomotorische Tätigkeit des Sprechapparates verursacht.

Im gleichen Sinne sprechen Untersuchungen, welche *Halsey* u. Mitarb. (1980) bei einem Fall von Alexie ohne Agraphie, einem 62jährigen Mann, gemacht haben.

Auch bei Hirndurchblutungsuntersuchungen, welche *Yamaguchi* u. Mitarb. (1980) an drei Aphasikern durchgeführt haben, stiegen die Durchblutungswerte bei Aktivierung (Rechnen, Gespräche, Musikhören usw.) in beiden Hemisphären.

Fröscher-Huerkamp u. Mitarb. (1986) haben in letzter Zeit gezeigt, daß bei der Lokalisation hirnpathologischer Ausfälle das neue Verfahren der Single Photon Emissions Computertomographie (SPECT) der üblichen CT überlegen ist.

Bei 9 Aphasikern wurde 6,5 mCi ^{123}J-Amphetamin i.v. verabreicht. Nach einer Stunde wurden die szintigraphischen Messungen vorgenommen. Von jedem Fall wurden 64 Bilder erhalten. Bei 6 der Aphasiker zeigte sich der Speicherdefekt bei der SPECT ausgedehnter als die hypodensen Zonen im CT. Drei Patienten waren eingehender kasuistisch besprochen, bei ihnen waren diese Unterschiede besonders eindrucksvoll. In allen Fällen, die eine Hemiplegie hatten, bestand eine Minderspeicherung in der kontralateralen Kleinhirnhälfte.

Die Autoren kommen zu dem Schluß, daß die SPECT in der Lage ist, über die Ausdehnung des reinen Gewebsdefektes hinaus, funktionelle Durchblutungs- und Stoffwechselstörungen nachzuweisen, die kein morphologisches Korrelat haben. Diese Methode wird wahrscheinlich in Zukunft große Beachtung finden.

Zur Lokalisation der eigenen Beobachtungen

Da in unserem Krankengut die vaskulär bedingten Aphasien ganz im Vordergrund stehen — 73,3 % wiesen diese Ätiologie auf —, liegt es nahe, daß ich hier zuerst die Gefäßverschlüsse, die wir beobachtet haben, bespreche.

Die Rheinische Landesklinik für Sprachgestörte in Bonn ist eine Rehabilitationsklinik, in welche Aphasien in größerer Anzahl von neurologischen und neurochirurgischen Kliniken zur Behandlung der Sprachstörungen eingewiesen werden. Die Diagnostik des Grundleidens erfolgte in der Regel schon in diesen Kliniken. Dadurch kam es, daß wir bei 50 Aphasien vaskulärer Genese einwandfreie arteriographische Befunde von 28 verschiedenen Kliniken und Krankenhäusern erhielten. Ich möchte hier stellvertretend für alle den beiden Kliniken, von denen wir die meisten dieser Kranken zugewiesen bekommen hatten, der Neurochirurgischen Klinik in Köln und der Neurochirurgischen Klinik in Bonn, meinen besten Dank für die Überlassung der Kranken und der Befunde aussprechen.

Über diese 50 Hirngefäßverschlüsse kann eingehend berichtet werden. Es waren 38 Männer und 12 Frauen. Das Überwiegen der Männer scheint kein Zufall zu sein, denn im Schrifttum wird auf das häufigere Befallensein der Männer mit Hirngefäßverschlüssen immer wieder hingewiesen. Am meisten waren die Altersgruppen zwischen dem 40. und 44. Lebensjahr vertreten. Zu diesem Häufigkeitsgipfel erfolgte der Aufstieg von den jüngsten und von ihm der Abstieg zu den älteren Jahrgängen gleichmäßig. Die arteriographisch nachgewiesenen Hirngefäßverschlüsse verteilten sich wie folgt auf die Gefäße der

linken Hemisphäre:	A. carotis communis	2,
	A. carotis interna	28,
	A. cerebri media	18;
rechten Hemisphäre:	A. carotis interna	1;
beiderseits:	A. carotis interna	1.

Neurologisch ist erwähnenswert, daß die beiden Verschlüsse der linken A. carotis communis eine rechtsseitige Hemiplegie und Hemihypästhesie hatten. Von
den 28· Verschlüssen der linken A. carotis interna hatten 16 eine Hemiplegie,
davon 8 mit einer Hemihypästhesie, 8 eine Hemiparese, davon 4 auch eine
Hemihypästhesie und 4 nur leichte rechtsseitige Halbseitenerscheinungen. Von
den 18 Verschlüssen der linken A. cerebri media hatten 10 eine Hemiplegie,
davon 6 auch eine Hemihypästhesie und 8 eine Hemiparese rechts. Alle diese
Lähmungen waren kontralateral dem Gefäßverschluß.

Ein wesentlicher neurologischer Unterschied zwischen Verschlüssen
der A. carotis interna und denen der A. cerebri media fand sich daher
nicht. Dies ist auch nicht zu verwundern, denn die Halbseitenlähmungen werden durch den Verschluß der tiefen Äste der A. cerebri
media, der Aa. perforantes oder profundae, wie sie von *Hermann* u.
Mitarb. (1963) und von *Perscheron* u. *Escourolle* (1969) bezeichnet
wurden, verursacht. Sie versorgen die oberen und lateralen Anteile
des vorderen und hinteren Knies der Capsula interna sowie das Putamen und den Globus pallidus.

Bemerkenswert ist, daß von allen Gefäßverschlüssen nur ein Fall mit einem
Verschluß der A. carotis communis eine rechtsseitige untere Quadrantenhemianopsie hatte. Nur wenige andere Fälle, ein Verschluß der A. carotis interna
und ein Verschluß der A. cerebri media, hatten eine Gesichtsfeldeinschränkung.

Jedenfalls gehören Hemianopsien anscheinend nicht zum Krankheitsbild dieser Gefäßverschlüsse. Die Angabe von *Bernsmeyer* (1963), daß bei totalem
Ausfall der A. cerebri media meistens eine Hemianopsie zustande kommt,
kann daher durch unsere Befunde nicht bestätigt werden. Es muß allerdings
betont werden, daß es bei Aphasien mit schweren Sprachstörungen manchmal
sehr schwer ist, leichte Gesichtsfeldausfälle nachzuweisen.

Die bei den Kranken erhobenen EEG-Befunde bestätigen die ande-
renorts beobachtete Tatsache (*Linck* u. *Bonson* 1976), (s. auch
S. 301), daß der typischste EEG-Befund bei den Aphasien ein temporaler Herdbefund ist.

Es fanden sich nämlich bei 28 Kranken ein Herdbefund meist temporobasal
und temporal hinten, manchmal auch temporal vorn, in 8 Fällen eine temporo-
basale Dysrhythmie; in 2 Fällen war sie linksbetont. Bei 3 Kranken bestanden
Allgemeinveränderungen, und 4 EEG-Befunde boten ein normales Bild. Von
43 Hirngefäßverschlüssen hatten daher 39 einen pathologischen Befund.

Die hirnpathologischen Untersuchungen ergaben, daß sowohl der
Verschluß der A. carotis interna als auch der der A. cerebri media
praktisch mit allen Aphasieformen einhergehen kann. Es zeigte sich
auch, daß die großen Aphasieformen, also die Totalaphasie, die gemischte Aphasie und die motorisch-amnestische Aphasie, auch bei
diesen Gefäßverschlüssen die häufigsten Aphasietypen sind. Ein Verschluß der linken A. carotis communis war nur zweimal vorgekommen; einmal führte er zu einer Totalaphasie und einmal zu einer gemischten Aphasie. Aus diesen Befunden kann man wegen der geringen Anzahl der Fälle keine weiteren Schlüsse ziehen. Die parieto-

okzipitalen Symptome begleiteten die Aphasien bei den Hirngefäßverschlüssen um so häufiger, je symptomenreicher die Aphasien waren. Bei den großen kombinierten Formen, besonders bei der Totalaphasie, waren sie viel häufiger als bei den selteneren reinen Formen,
eine Erscheinung, die wir allgemein bei den Aphasien feststellen
konnten. Von den parietookzipitalen Symptomen waren am häufigsten die Agraphie, die Alexie und die Akalkulie. Weniger häufig traten die Störungen der Autotopognosie, der Fingergnosie und die der
Rechts-links-Unterscheidung auf. Mit Abstand seltener waren die
Störungen der Praxie, die konstruktiven Störungen und die optisch-
gnostischen Störungen. Die Anzahl der Dyspraxien kann sich allerdings dadurch erhöhen, daß unter den sog. konstruktiven Störungen
auch Fälle von konstruktiver Apraxie verborgen sind. Am engsten
verbunden waren mit den Aphasien daher die Störungen des Schreibens, des Lesens und des Rechnens. Die Ursache der Häufigskeits-
abstufung dieser drei Symptomengruppen liegt wahrscheinlich in
anatomischen Gründen; denn die Störungen des Schreibens, Lesens
und Rechnens können durch Ausfall der hinteren Äste der A. cerebri
media bedingt sein, der A. angularis und der A. temporalis posterior.
Die relative Seltenheit der konstruktiven und der optisch-gnostischen
Störungen überrascht nicht, denn für ihr Zustandekommen ist eine
Beteiligung des Versorgungsgebietes der A. cerebri posterior notwendig, evtl. sogar eine rechtshirnige Schädigung. Bemerkenswert ist,
daß die Störungen des Körperschemas deutlich seltener waren als
die Störungen der Schriftsprache und des Rechnens. Dies ist ein
Umstand, der auch auf die Unabhängigkeit dieser Symptome von
der Aphasie hinweist; denn wenn sie, wie mancherorts vermutet
wird, durch die Aphasie selbst bedingt wären, müßten sie bei diesen
viel regelmäßiger vorkommen. Hinzuweisen ist noch darauf, daß die
Grenzen der Versorgungsgebiete der A. cerebri posterior und der
hinteren Äste der A. cerebri media starken individuellen Schwankungen unterliegen. Es wird daher nicht möglich sein, die einzelnen
Symptome, besonders die Ausfälle im Bereich des Körperschemas,
generell einem dieser beiden Bereiche zuzuordnen.

Zu einer Syndrombildung der einzelnen Äste der A. cerebri media
sind wir deshalb nicht gekommen, weil in den uns vorliegenden
Arteriogrammen niemals Verschlüsse einzelner Äste diagnostiziert
worden waren. Anscheinend ist im deutschen Sprachraum nur *Kohlmeyer* (1973) zu einer so spezifischen Diagnostik vorgestoßen. Diejenigen, welche seinen Ergebnissen gegenüber Skepsis äußern, müßten mit gleicher Sorgfalt wie er große Reihenuntersuchungen an
Aphasikern anstellen, um sich Gehör zu verschaffen. Solche Kontrolluntersuchungen an anderen Kliniken wären sehr wünschenswert.

Eine neue Methode, die einzelnen Hirngefäße und ihre Äste in ihren Lagever-
hältnissen zu den Hirnwindungen, den Spalten (scissure) und Furchen (sillon)

zu klären, haben *Salamon* u. Mitarb. (1975) beschrieben. Sie haben bei 150 Hirnen ein Kontrastmittel in die Arterien und ihre Äste injiziert und konnten dadurch die Lage auch der kleinsten Äste in den Spalten und Furchen markieren. Dann haben sie davon auch noch Röntgenkontrollen durchgeführt. Diese anatomischen Ergebnisse wurden dann mit 200 normalen Arteriogrammen verglichen. Die Arbeit enthält viele äußerst eindrucksvolle Darstellungen der einzelnen Gefäßbereiche.

Nun soll noch über die Lokalisation der Schädellücken bei 14 offenen Hirnverletzungen des eigenen Krankengutes berichtet werden. Diese grobe Lokalisationsmethode, die in der vergangenen Zeit vielfach angewendet worden ist, hat aus vielen Gründen nur eine beschränkte Aussagekraft. Es soll hier nur die einfache Frage beantwortet werden, ob die bei uns üblichen Aphasietypen bei den offenen Hirnverletzungen einer unterschiedlichen Lokalisation der Knochenlücken entsprechen.

Bei den Totalaphasien und bei den motorisch-amnestischen Aphasien war an den Knochenlücken immer auch das Parietale beteiligt. Bei den motorischen, den gemischten und den sensorisch-amnestischen Aphasien zeigten sich keine einheitlichen Bilder. Die nur mit einem Fall vertretenen Aphasietypen konnten naturgemäß kaum verwertet werden. So bleibt die bescheidene Feststellung, daß bei den großen Aphasieformen die parietalen Knochenlücken am häufigsten auftraten, daß sie sich aber auch nach temporal und frontal ausdehnen konnten. Im ganzen traumatischen Krankengut mit offenen Hirnverletzungen waren parietale Knochenlücken 13mal, frontale 9mal und temporale 8mal vertreten. Daß Aphasien ein parietotemporofrontales Syndrom sind, benötigt aber keiner weiteren Bestätigung. Es ist außerdem zu beachten, daß das Parietale des Hirnes sich nicht mit dem Os parietale völlig deckt.

Jedenfalls erscheint die Methode der Lokalisation nach Knochenlücken, abgesehen davon, daß sie nur bei offenen Hirnverletzungen anwendbar ist, gegenüber der Methode der verfeinerten Arteriographie oder der Methode der Messung der Hirnrindendurchblutung recht grob und etwas antiquiert.

Dominanz

Im menschlichen Körper gibt es eine Reihe von paarigen und unpaarigen Organen. Von den paarig angelegten Organen weist aber nur eines, das Gehirn, eine funktionelle Verschiedenheit zwischen seinen beiden Hälften auf. Dieser Unterschied war ursprünglich aber nicht vorhanden. Bevor der Mensch die Sprache erworben hatte, also etwa zur Zeit des Homo erectus, verfügte sein paariges Hirnorgan nur über die primären Hirnfunktionen, die in beiden Hemisphären auch heute noch in gleicher Weise verankert sind (s. S. 1f.). Die von ihm später — wahrscheinlich zur Zeit des Neandertalers — erworbenen sekundären Hirnfunktionen fanden ein in seiner anatomischen Struktur bereits fertiggestelltes Hirn vor. Es ist eines der merkwürdigsten und ganz ungelösten Probleme der Entwicklungsgeschichte, warum der Erwerb weiterer, höherer geistiger Leistungen des Hirnes mit der Ausbildung der Überwertigkeit einer Hirnhälfte einhergehen mußte. Die eigentliche Menschwerdung also, wenn man so sagen darf, der Schöpfungsakt der Menschheit, ist gerade mit der Ausbildung der Dominanz einer Hirnhälfte verbunden, denn die Leistungen, welche ihren Gesetzen unterliegen, sind eben diejenigen, welche alle weiteren kulturellen und zivilisatorischen Fortschritte ermöglichten. Dabei wurde die Ausbildung dieser funktionellen Überwertigkeit der einen Hirnhälfte nicht durch anatomische, zytologische oder stoffwechselmäßige Bevorzugungen dieser Hirnhälfte erreicht, sondern durch einen Mechanismus, der uns bisher noch verborgen geblieben ist.

Es mehren sich im Schrifttum zwar in letzter Zeit Berichte, daß geringe Seitenunterschiede im anatomischen Bau des Hirnes gefunden wurden (*Geschwind* u. *Levitzky* 1968, *Witelson* u. *Pallie* 1973), aber sie haben hinsichtlich der Erklärung der Dominanz meines Erachtens keine Beweiskraft, denn diese Unterschiede waren nur gering. Sie stehen jedenfalls in gar keinem Verhältnis zu den großen funktionellen Unterschieden der beiden Hemisphären.

Auch *Subirana* (1969) betont, daß eine Erklärung der Dominanz weder in den zytologischen noch in den myeloarchitektonischen Studien gegeben werden konnte. Es liegt ein Element vor, welches histologisch nicht entdeckt werden kann. Nicht zu Unrecht hat *de Ajuriaguerra* (1951) einmal gesagt: „La dominance, c'est un mystère."

Eine weitere Merkwürdigkeit der Hirnentwicklung ist die kontralaterale Koppelung von Händigkeit und Hirnigkeit. Während die Hirnigkeit des prähistorischen Menschen keine Spuren hinterlassen hat, kann man aus der Art, wie Steinwerkzeuge zugeschliffen wurden, manchmal auf die Händigkeit der damaligen Menschen schließen, die sich ihrer bedienten. Es scheint, daß schon in jener Zeit die rechte Hand bevorzugt gebraucht wurde. *Subirana* berichtet auch von prähistorischen Zeichnungen, welche die Annahme rechtfertigen, daß die Anzahl der Linkshänder damals größer war als heute.

Anett (zit. nach *Subirana*) hat ein Modell der Erblichkeit von Händigkeit und zerebraler Dominanz entwickelt. Er nimmt an, daß die Händigkeit durch zwei

Allele bedingt ist, ein R für Rechtshändigkeit, welches gewöhnlich dominant ist, und ein L für Linkshändigkeit, welches in der Regel rezessiv erscheint; RR sind Rechtshänder mit linkshirniger Sprachentwicklung, LL Linkshänder mit rechtshirniger Sprachentwicklung. RL können beide Hände gleich gebrauchen und entwickeln Sprache in jeder der beiden Hemisphären. Die meisten Heterozygoten entwickeln aber Rechtshändigkeit und Linkshirnigkeit. Sie können durch Erziehungseinflüsse jedoch in ihrer Händigkeit beeinflußt werden, praktisch Rechtshänder werden. Es gebe eine natürliche Linkshändigkeit durch Vererbung, aber auch eine pathologische Linkshändigkeit durch frühkindliche Hirnschädigung bei Kindern, die ohne eine solche Rechtshänder geworden wären.

Es besteht ein fließender Übergang zwischen den seltenen reinen Rechtshändern und den nur ausnahmesweise vorkommenden reinen Linkshändern. Dazwischen gibt es ein starkes rechtshändiges Vorwiegen, ein leichtes rechtshändiges Vorwiegen, ein leichtes linkshändiges Vorwiegen und ein starkes linkshändiges Vorwiegen. Am häufigsten fand *Subirana* das starke rechtshändige Vorwiegen, nämlich in 38,7% bei 271 Untersuchten, während die reine Rechtshändigkeit in 24,4% und das leichte rechtshändige Vorwiegen in 16,6% zu beobachten waren. Im ganzen war demnach die Gruppe der Rechtshänder durch 79,7% der Untersuchten vertreten.

Die alte Meinung, daß die Dominanz einer Hirnhälfte absolut sei und daß ein Linkshänder in seiner Hirnigkeit ein Spiegelbild des Rechtshänders sei, ist lange verlassen. Sie wurde durch Beobachtungen von Linkshändern erschüttert, die trotz rechtsseitiger Lähmungen eine Aphasie bekommen hatten, und vor allem durch die Arbeiten von *Humphrey* und *Zangwill* u. *Conrad* widerlegt, die zeigen konnten, daß die Unilateralität der Sprache bei Linkshändern viel weniger ausgeprägt ist als bei Rechtshändern. Linkshänder können daher auch leichter die Dominanz wechseln als Rechtshänder. *Conrad* (1949) kam aufgrund seiner Untersuchungen an Linkshändern, die eine Hirnverletzung erlitten hatten, zu folgenden Schlußfolgerungen: Die Wahrscheinlichkeit einer Aphasie ist bei Linkshändern größer als bei Rechtshändern, die Aussicht auf eine Rückbildung ist aber bei Linkshändern besser. Die meisten aphasischen Linkshänder hatten linkshirnige Läsionen. Die Linkshänder neigen zur Beidhändigkeit und weisen auch im Bereich der Sprachregion eine geringere Spezifikation auf.

Subirana möchte nicht mehr von einer „major" und „minor hemisphere", einer Ausdrucksweise, die im angloamerikanischen Schrifttum weit verbreitet ist, sprechen, sondern eher von einer Hemisphärenlateralisation. *Lurija* (1970b) geht noch einen Schritt weiter, wenn er sagt, die Grade der zerebralen Dominanz variieren nicht nur von Mensch zu Mensch, sondern auch von Funktion zu Funktion.

Bryden u. Mitarb. (1983) haben sich mit den Mustern der zerebralen Organisation beschäftigt. Aus dem Krankengut von *Hécaen* konnten sie bei 270 Patienten (140 Linkshändern und 130 Rechtshändern), die eine Aphasie hatten, die Lateralisierung der Sprachfunktion und der räumlichen Funktionen untersuchen.

Die Sprache war bei Rechtshändern in 86,1% in der linken Hemisphäre und bei 13,9% in der rechten Hemisphäre lokalisiert. Bei linkshändigen Aphasikern fand sich in 67,9% der Fälle eine linkshirnige, in 24,1% eine rechtshirnige und in 8% eine beiderseitige Repräsentation der Sprache. Für die räumlichen Funktionen ergaben sich aber ganz andere Werte. Für rechtshändige Aphasien waren die räumlichen Funktionen in 69,3% in der rechten Hemisphäre und in 30,7% in der linken Hemisphäre lokalisiert. Bei den Linkshändern waren sie bei 55% in der rechten Hemisphäre und bei 45% der Fälle in der linken Hemisphäre verankert. Bei den Linkshändern spielt auch die familiäre Belastung mit Linkshändigkeit eine Rolle. Es zeigte sich jedenfalls, daß die sprachlichen und die optisch-räumlichen Prozesse in ihrer Lateralisierung voneinander unabhängig sind.

Allgemein bekannt ist es, daß sich die Dominanz einer Hirnhälfte im Verlaufe des ersten Lebensjahrzehntes entwickelt. Bei Läsionen der dominanten Hemisphäre in dieser Lebensperiode kann daher die nichtdominante Hemisphäre noch Leistungen der anderen übernehmen. Die Altersgrenze, bis zu der das möglich ist, wird vom vierten (*Denny-Brown* 1958) bis zum zehnten (*Nielsen* 1946) Lebensjahr angegeben. (Ich selbst habe solche Umschaltungen nur in der Nähe der ersteren Angabe beobachtet.)

Zur Frage der Übertragbarkeit der Dominanz auf die unterwertige Hemisphäre teilte *Roberts* (1958) wichtige Beobachtungen mit. Er sah Fälle mit ausgedehnten Hirnschädigungen in der frühen Kindheit, bei denen die Sprache auf der gleichen Seite repräsentiert blieb. Außerdem scheine es ihm, daß sie manchmal bei verhältnismäßig kleinen Läsionen auf die andere Hemisphäre übertragen werde und in anderen Fällen wieder bei ausgedehnten Läsionen in der gleichen Hemisphäre repräsentiert bleibe. Wodurch die Übertragung bestimmt werde, sei unbekannt.

Hinweise auf die unterschiedlichen Leistungen der Hemisphären ergeben sich auch aus den Untersuchungen des dichotischen Hörens (*Broadbent* 1954). (Näheres s. S. 40–41.)

Nach *Brown* u. *Hécaen* (1976) umfaßt die zerebrale Dominanz zwei Elemente, eine interhemisphärische Spezifizierung für Sprache, die Lateralisation, und eine intrahemisphärische Spezifizierung der Sprache, die Lokalisation. Die Dauer der Lateralisationsprozesse in der Kindheit sei nicht bekannt. Es spreche vieles dafür, daß die Sprachanlage beiderseits erfolge. Der Grad der Lateralisation habe auch einen direkten Einfluß auf die Ausbildung eines bestimmten Aphasietyps.

Eisenson (1962) untersuchte die sprachlichen Leistungen der nichtdominanten Hemisphäre anhand von 65 Erwachsenen mit rechtshirnigen Schädigungen und fand, daß diese einen geringeren Wortschatz hatten, Wörter schlechter erklären konnten und Sätze schlechter ergänzten. Er schloß daraus, daß eine Läsion der rechten Hemisphäre beim Rechtshänder zwar zu keiner Aphasie führe, aber es komme doch zu einer Abnahme der sprachlichen Leistungen, zu Schwierigkeiten in der Anpassung an linguistische Formulierungen und zu einer Verminderung der intellektuellen Fähigkeiten.

Die Beeinträchtigung der sprachlichen Leistungen der rechtshirnigen Läsionen haben *Marcie* u. Mitarb. (1965) anhand von 28 Kranken untersucht. Sie fanden:

1. bei Läsionen, die rolandisch und frontorolandisch gelegen waren, in 20% phonische Störungen und eine Dysprosodie;
2. bei parietalen und parietookzipitalen Läsionen fielen mündliche und schriftliche Perseverationen und eine Antriebslosigkeit auf;
3. bei temporalen Läsionen waren die Kranken nicht in der Lage, Sätze zu bilden, in denen 2−4 bestimmte Wörter vorkommen mußten;
4. bei Läsionen im hinteren Teil der nichtdominanten Hemisphäre kamen Störungen des Schreibens, Lesens und Rechnens vor, die durch optisch-räumliche Störungen bedingt sind.

Bei den Dyskalkulien vom räumlichen Typ komme es zu Störungen in der Abschätzung von Ziffernwerten, und beim Lesen werden die linksstehenden Ziffern vernachlässigt. Die Rechenoperationen selbst bleiben ungestört.

Über die interhemisphärischen Beziehungen in der Symptomatologie der hirnpathologischen Syndrome haben *Sperry* u. Mitarb. (1969) einen inhaltsreichen Handbuchartikel geschrieben.

Bereits 1967 berichteten *Gazzaniga* u. *Sperry* über Fälle, bei denen aus therapeutischen Gründen Balkendurchschneidungen ausgeführt worden waren.

Zur Untersuchung werden diese Kranken vor einen Schild gesetzt, so daß sie weder ihre eigenen Hände noch das, was ihnen vorgelegt wird, und auch nicht den Untersucher sehen können. Optische Reize werden so dargeboten, daß wegen der sehr kurzen Expositionszeit Augenbewegungen ausgeschlossen werden können und der Kranke immer nur mit einer der beiden Gesichtsfeldhälften sieht.

Gibt man einem Kranken mit einem solchen „split-brain" Gegenstände in die rechte Hand, dann kann er sie beschreiben und mit ihnen hantieren, die aber, welche er in die linke Hand bekommt, kann er nicht beschreiben und nicht mit ihnen umgehen. Die nichtdominante Hemisphäre kann aber auch selbst erkennen und wahrnehmen; der Kranke kann den Gebrauch dieser Gegenstände durch Bewegungen erklären, kann sie aber nicht benennen. Er kann mit der linken Hand auch wieder heraussuchen, was er gefühlt hat.

Wird das Bild eines Gegenstandes auf die linke Gesichtsfeldhälfte geworfen, dann kann der Kranke ihn mit der linken Hand heraussuchen, nicht aber mit der rechten Hand. Dinge, die er in der linken Gesichtsfeldhälfte gesehen hat, kann der Kranke weder mündlich noch schriftlich bezeichnen; wenn er sie aber in der rechten Gesichtsfeldhälfte zu sehen bekommt, dann kann er dieses. Mit der linken Gesichtsfeldhälfte kann er auch nicht lesen, Bilder erkennen oder benennen. Die Verbindung zwischen der rechten Sehsphäre und der linken Sprachregion ist unterbrochen. Dinge, welche mit einer Gesichtsfeldhälfte gesehen werden, bleiben dann nach Wahrnehmung und Gedächtnis ganz unabhängig von denen, welche in der anderen Gesichtsfeldhälfte gesehen werden.

Beim Prüfen des Rechnens konnte festgestellt werden, daß die Rechenleistungen der nichtdominanten Hemisphäre so gering waren, daß man sie vernachlässigen kann.

Zum Sprachverständnis konnte gezeigt werden, daß die Kranken fähig waren, Gegenstände, die vom Untersucher genannt wurden, mit der linken Hand hinter dem Schirm hervorzuholen. Das gelang auch, wenn der Gegenstand nur beschrieben wurde. Wenn eine gedruckte Gegenstandsbezeichnung auf die linke Gesichtsfeldhälfte projiziert wurde, dann konnte der Kranke diesen Gegenstand aus einer Reihe anderer heraussuchen und das Wort auf einer Tafel, auf der mehrere Wörter aufgeschrieben waren, richtig zeigen. Es gab aber auch Fälle, bei denen diese Versuche nicht glückten.

Aus den Versuchen wird geschlossen, daß die nichtdominante Hemisphäre ein gewisses akustisches Verständnis für Gegenstandsbezeichnungen besitzt.

Sperry u. Mitarb. wiesen darauf hin, daß die geschilderten Ergebnisse nur dann erzielt werden können, wenn man sehr genau die Versuchsbedingungen einhält. Sonst könne es leicht vorkommen, daß die Ausfallserscheinungen kompensiert werden.

Zusammenfassend wird von den Autoren gesagt, die nichtdominante Hemisphäre besitze eine bewußte Wachheit, eine Intelligenz mit ziemlich hohen Denkprozessen mit Einschluß des abstrakten Denkens. Sie könne gedruckte Namen lesen, einige sprachliche Aufträge verstehen; sie kann mit der linken Hand Wörter, die aus 3–4 Buchstaben bestehen, erkennen, wenn sie in Holz ausgeschnitten sind und kann sie mit dieser Hand drucken. Sie kann auch eine Reihe von Gegenständen nach gewissen Gesichtspunkten sortieren und — sogar besser als die andere Hemisphäre — räumliche Konstruktionen ausführen.

Bemerkenswert sind die Ergebnisse von tachistoskopischen Leseuntersuchungen, welche *Landis* u. Mitarb. (1982) bei Aphasien anstellten.

Sie boten richtige und sinnlose Worte getrennt in beiden Gesichtsfeldern an. Bei den richtigen Worten wurden solche mit emotionalem Bezug und besonderer Bildhaftigkeit von den anderen unterschieden. Die gleichen Worte mußten dann auf Diktat geschrieben werden. Dabei ergab sich, daß emotional besetzte Wörter von den linkshirnig Geschädigten genauer gelesen und geschrieben wurden als andere. Emotionalität, Bildhaftigkeit und Worthäufigkeit können unabhängig voneinander das Lesen und Schreiben einzelner Wörter erleichtern. Die meisten semantischen Paragraphien und Paralexien traten bei emotionalen Wörtern auf.

Die Verfasser meinen, daß die rechte Hemisphäre besonders an Prozessen der emotionalen Information beteiligt sei. Sie zogen den Schluß, daß die Leistungen der Aphasiker teilweise durch die rechte Hemisphäre erfolge und betonen die Bedeutung dieser Tatsache für die Rehabilitation der Aphasie.

Landis u. Mitarb. (1983) fanden unter 20 Aphasien 11 Fälle, bei denen *semantische Paralexien* (4 flüssige und 7 nichtflüssige) nachweisbar waren. In 9 Fällen konnten sie durch CT-Untersuchungen feststellen, daß ihre Hirnläsionen etwa dreimal so groß wie beim Durchschnitt waren. Sie vermuten, daß in diesen Fällen die rechte Hemisphäre zumindestens funktionell von der linken bezüglich des Lesens abgetrennt war. Durch eine schwere Schädigung der linken Hemisphäre konnte das rechtshirnige Lesesystem in Gang gesetzt werden.

Landis u. Mitarb. sehen demnach einen Bezug zwischen dem Auftreten von semantischen Paralexien und Leistungen der rechten Hemisphäre, welche erst durch die Befreiung von der Kontrolle durch die linke Hemisphäre zutage treten könne.

Regard u. *Landis* (1984) haben bei gesunden Versuchspersonen tachistoskopisch Wörter mit kürzester Expositionszeit getrennt beiden Hemisphären dargeboten.

25% der Wörter wurden richtig gelesen, bei 6% traten semantische Paralexien auf. Wenn die Versuchspersonen die Wörter nicht lesen konnten, wurden sie aufgefordert, zu raten. Es zeigte sich, daß diese Paralexien bei Darbietung in den linken Gesichtsfeldhälften häufiger in Erscheinung traten als bei rechtsseitiger Darbietung.

Regard u. *Landis* erblickten darin eine weitere Bestätigung ihrer Meinung, daß semantische Paralexien Beziehungen zur rechten Hemisphäre haben können.

Diese Leistungen der nichtdominanten Hemisphäre bei den ,,splitbrain``-Patienten erinnern stark an die Tatsache, daß auch bei schweren Totalaphasien, bei denen wahrscheinlich ausgedehnte Erweichungen die Sprachregion der dominanten Hemisphäre außer Funktion gesetzt haben, das Sprachverständnis für Gegenstandsbezeichnungen manchmal erhalten bleibt und auch bei schweren Alexien, die sie begleiten, solche am ehesten gelesen werden können. Es fragt sich auch, ob die vielfache beiderseitige Verkoppelung der zentralen Hörbahnen dabei eine gewisse Rolle spielen könnte. Es fällt auch auf, daß das Sprachverständnis für lebenswichtige Teile des Kopfes, selbst bei sonst schwersten Sprachverständnisstörungen, manchmal erhalten bleibt. Es handelt sich dabei um Gegenden, die von Hirnnerven innerviert werden, die ebenfalls durch Querverbindungen mit beiden Hemisphären verbunden sind. Ebenso erhebt sich die Frage, ob nicht auch die Raumstellung der Zahlen und Buchstaben von der nichtdominanten

Hemisphäre gesteuert wird; denn man kann bei schweren Alexien, die im Rahmen einer Totalaphasie auftreten, in der Regel beobachten, daß verkehrt gestellte Buchstaben innerhalb von Wörtern, welche die Kranken nicht erfassen können, sofort in die richtige Stellung gebracht werden.

In der jüngeren Zeit hat sich *Gainotti* (1970) mit den unterschiedlichen Verhaltensweisen bei Läsionen der dominanten und der nichtdominanten Hemisphäre beschäftigt. Bei Untersuchung von 150 einseitigen Hirnläsionen (70 rechtshirnige und 80 linkshirnige) kam er zu der Meinung, daß Katastrophenreaktionen häufiger bei Läsionen der dominanten Hemisphäre auftreten, während es bei Läsionen der nichtdominanten Hemisphäre eher zu einer Indifferenz gegenüber den eigenen Defekten kommt. Die Anosognosie, das Nichterkennen der eigenen Lähmung, sei dann nur eine gesteigerte Form dieses Zustandes.

Brown u. *Jaffe* (1975) haben einige Hypothesen über zerebrale Dominanz aufgestellt:

1. Die Rechtsohrüberlegenheit beim dichotischen Hören nimmt mit dem Alter zu.
2. Die klinische Wahrscheinlichkeit, eine expressive Aphasie zu bekommen, nimmt mit dem Alter ab, und die Wahrscheinlichkeit einer Jargonaphasie nimmt mit dem Alter zu. Sie halten es sogar für möglich, daß die gleiche Läsion der Wernicke-Area in der Kindheit eine motorische Aphasie, in der Jugend und dem mittleren Lebensalter eine Anomie oder phonemische Paraphasien und im späteren Leben eine Jargonaphasie zur Folge haben könnte.
3. Das zeitliche Auftreten einer gekreuzten Aphasie bei Rechtshändern sei umgekehrt proportional dem Lebensalter.
4. Je älter ein Kranker ist, desto deutlicher werden die Korrelationen von aphasischen Syndromen und anatomischer Lage der Läsion in Erscheinung treten.

Brown u. *Jaffe* haben diese Gedanken zwar selbst als Hypothesen bezeichnet, haben aber dann versucht, durch klinische Beobachtungen aus der Literatur sie zu untermauern. Jedenfalls haben sie damit, wie aus späteren Arbeiten verschiedener Autoren immer wieder ersichtlich ist, Denkanstöße gegeben.

Ley u. *Trevarthen* (1977) haben mit Hilfe von drei Tests die perzeptiven, semantischen und phonetischen Aspekte der elementaren Sprachvorgänge bei vier kommissurotomierten Patienten (N.G., L.B., A.A., C.C.), welche früher schon veröffentlicht worden waren, untersucht und haben noch einen fünften Fall (R.V.) hinzugefügt. In allen Fällen war auch die Commissura anterior durchtrennt worden.

Bei den Untersuchungen wurden Palindrome, Worte, die man ebenso von vorn wie von hinten lesen kann, als Tests verwendet. Die linke Hälfte der Worte wurde dem linken und die rechte Hälfte dem rechten Gesichtsfeld zugeworfen. Es zeigte sich eine Bevorzugung der linken Gesichtsfeldhälfte, also der rechten Hemisphäre. Die Kranken konnten die Worte als Ideogramme nur dann lesen, wenn sie nicht gleichzeitig in Konkurrenz zur linken Hemisphäre standen. Die semantische Ebene wurde mit Wort-Bild-Tests untersucht, dabei wurden drei Gegenstandsbezeichnungen in Kursivschrift dargeboten, wobei die linke Hälfte des Wortes ebenfalls der linken Gesichtsfeldhälfte und die rechte Hälfte der rechten Gesichtsfeldhälfte zuprojiziert wurden. Dazu wurden gesondert Bilder dieser Gegenstände vorgelegt. Die Patienten mußten den Gegenstand zeigen, dessen Namen sie gelesen hatten. Dabei wurde streng darauf geachtet, daß die Worte nicht artikuliert wurden. Nachher wurde die phonetische Ähnlichkeit von Worten durch Untersuchung des Erkennens von Reimmöglichkeiten geprüft (Beispiel: eye – pie). Die gelesenen Worte mußten durch Zeigen entsprechender Bilder identifiziert werden. Es mußte gezeigt werden, mit welchen der abgebildeten Gegenstände sich das gelesene Wort reimt. Dabei wurde eindeutig die linke Hemisphäre bevorzugt.

Zusammengefaßt konnten folgende Schlüsse gezogen werden: Die rechte Hemisphäre nimmt die geschriebenen Wörter als Wortgestalten, als Ideogramme, mit direktem Zugang zum Lexikon auf, kann aber die weitere phonetische Analyse nicht ausführen. Es können daher auch keine Wortfolgen produziert, also keine Sätze gebildet werden. Hingegen erfaßt sie besser optische Gestalten und die optische Bildhaftigkeit eines Reizes, die figurale Organisation. Die linke Hemisphäre ist zuständig für das semantische Erkennen der Worte, sie kann aber auch phonetische Analysen vornehmen, kann phonetische Ähnlichkeiten erkennen und kann daher auch bei Worten, welche verschieden geschrieben werden, erkennen, daß sie sich akustisch reimen (bee – key). Die funktionellen Asymmetrien beider Hemisphären beruhen vor allem im Besitz angeborener zentraler generativer Vorgänge der überwertigen Hemisphäre.

An dem Krankengut, bei dem *Bogen* u. *Foge* Kommissurotomien vorgenommen haben, wurden noch weitere Nachuntersuchungen durchgeführt. So hat *Gordon* (1980) über die Ergebnisse von drei Experimenten berichtet.

Im ersten wurde bei dichotischen Untersuchungen jedem der beiden Ohren gleichzeitig verschiedene Aufträge gegeben.
Im zweiten Versuch sollte der Kranke, während auftraggebende Worte zum linken Ohr geleitet wurden, eine Geschichte lesen und wiederholen.
Beim dritten Versuch wurden dem linken Ohr einzelne Worte, die eine Handlung verlangten, zugeleitet, dem rechten Ohr wurden in kurzen Abständen vier einsilbige Wörter zugeführt, wobei das dritte Wort mit dem auftraggebenden Wort übereinstimmte. Die Kranken sollten mit einer Hand die Aufträge durchführen und die vier Wörter wiederholen.

Es schien, daß die linke Hemisphäre eine Kontrolle über die Durchführung der Leistungen ausübt. Während die rechte Hemisphäre Aufträge zum linken Ohr versteht und mit der linken Hand ausführen kann, kann die linke Hemisphäre auch Aufträge, die zum rechten Ohr geleitet wurden, ausführen und darüber berichten.

Gazzaniga u. Mitarb. (1982) haben aus den bisher untersuchten fünf Fällen von Kommissurotomien einen nochmals herausgehoben, weil er kurz nach der Operation erstaunliche Sprachleistungen zeigte, die der rechten Hemisphäre zugeordnet werden konnten. Bei ihm wurden vier tachistoskopische Experimente durchgeführt.

1. Der Kranke mußte zu einem Wort ein unspezifisches Wort assoziieren. Bei Darbietung in den linken Gesichtsfeldhälften waren die Antworten besser.
2. Einem Gesichtsfeld wurden nichtlinguistische Reize, nämlich verschiedene Linien, dargeboten. Es wurde an diesem Gesichtsfeld eingeübt, von bestimmten Linien, die vorher gezeigt wurden, später sagen zu können, ob sie schon vorher gezeigt worden waren. Diese eingelernte Fähigkeit konnte aber nicht auf das untrainierte Gesichtsfeld übertragen werden.
3. Es wurde an einem Gesichtsfeld die Unterscheidung von homophonen und nichthomophonen Worten, die aus 3 – 4 Buchstaben bestanden, eingeübt. Diese Unterscheidung gelang später nur innerhalb der trainierten, aber nicht mit der nichttrainierten Hemisphäre.
4. Es wurden zwei Bilder, die einen Inhaltsbezug zueinander hatten, auf je ein Gesichtsfeld dargeboten und ihre Zusammengehörigkeit betont. Der Kranke mußte diese Verbindung sprachlich zum Ausdruck bringen. Bei der Testuntersuchung wurde dann aber anstelle eines Wortes ein aussprechbares Nichtwort aus vier Buchstaben daruntergemischt. Diese Information hatten beide Hemisphären erhalten, aber die Antwort konnte nur eine geben. Das Bild, welches der rechten Hemisphäre eingeübt worden war, wurde der linken Hemisphäre zugeleitet, und das gleiche wurde mit der anderen Hemisphäre versucht. Es zeigte sich, daß die Kranken die Assoziationen nur für ein Glied des Wortpaares erlernen konnten. Ein Transfer der gelernten Assoziation kam niemals zustande. Bei einseitiger Reizung war eine sprachliche Assoziation auch in der nichttrainierten Hemisphäre verfügbar.

Es fiel auf, daß bei dem Kranken nach der Operation das Sprachverständnis deutliche Fortschritte machte, und daß er auf Fragen kurze Antworten geben konnte. Es war also eine deutliche funktionelle Reorganisation und ein parakallosaler Transfer zustande gekommen, der sich aber auf phonetische Informationen beschränkte.

Manche Arbeiten beschäftigen sich vornehmlich mit den optischen Störungen, welche bei Durchtrennung der hinteren Balkenanteile auftreten können.

So haben *Assal* u. *Regli* (1980) eine Frau beschrieben, bei der mit 71 Jahren plötzlich Sprachstörungen auftraten. Sie bekam eine rechtsseitige Hemiparese, Hemihypästhesie und Hemianopsie. Im CT fand sich im hinteren Teil der linken Hemisphäre eine hypodense Zone, die sich vom Lingualis und Fusiformis bis zum Hippokampus und zum Isthmus temporalis einerseits und zur hinteren Zentralwindung sowie zum Supramarginalis andererseits erstreckte. Das Ventrikelsystem war besonders links erweitert. Außerdem fand sich eine mäßige Rindenatrophie. Es wurde ein Verschluß der A.cerebri posterior und eines oberflächlichen Astes der A.cerebri media durch eine Embolie angenommen. Neuropsychologisch bestand eine flüssige Jargonaphasie mit semantischen und neologistischen Paraphasien, der Jargon besserte sich schnell. Beim Schreiben wurde die rechte

Seite des Blattes vernachlässigt, und es kam zu Paragraphien. Das Kopieren war
rechts unmöglich. Es bestand eine vollständige Alexie, auch für Ziffern und
Zahlen. Die Kranke konnte auch die Uhr nicht lesen. Es konnte kein einziger
Buchstabe bezeichnet werden. Verkehrte Buchstaben wurden aber sofort umgedreht. Sie konnte auch lateinische Buchstaben von griechischen und kyrilli-
schen unterscheiden. Das Notenlesen war unmöglich. Es bestand auch eine
Asymbolie für Verkehrszeichen. Das Bezeichnen von Gegenständen war gut,
aber im optischen Bereich war die Wortfindung erheblich gestört. Das Benennen
von Farben war sehr schlecht. Bilder konnten nicht benannt werden. Sie konnte
aber den Gebrauch abgebildeter Gegenstände beschreiben. Gesten wurden über
mündlichen Auftrag richtig ausgeführt, wenn man ihr aber Gegenstände vorlegte,
ohne sie zu benennen, dann traten Irrtümer im Gebrauch der Gegenstände auf.
Bilder von bekannten Persönlichkeiten konnten nicht benannt werden, hingegen
gelang das Zuordnen von Bildern, Farben, Gesichtern. Gegenstände zeichnete
sie mit der rechten Hand schlechter als mit der linken. Das Nachbauen von
Holzstäbchenfiguren war rechts schlechter als links.

Die Verfasser sprechen von einer optischen Aphasie und Apraxie, die
durch eine optisch-sprachliche und optisch-gestische Disconnection
bedingt waren.

In jüngster Zeit hat auch *Poeck* (1984) einen ähnlichen Fall beschrieben.

Eine 69jährige Frau hatte einen Insult bekommen und eine rechtsseitige Hemiparese davongetragen. Sie hatte keine nennenswerten Störungen der Sprache,
aber fiel dadurch auf, daß sie bei optischer Vorlage von Buchstaben, Wörtern,
Sätzen, Zahlen, Farben, Gegenständen, Bildern, Rechen- und anderen Symbolen
diese nicht benennen konnte. Die meisten Fehler waren perseveratorischer Art.
Während sie gut schrieb, konnte sie das, was sie geschrieben hatte, nicht lesen.
Es bestanden auch Störungen beim Kopieren. Ein schriftliches Rechnen war
unmöglich. Hingegen konnte sie Gegenstände, welche sie bei geschlossenen
Augen abtastete, meist richtig erkennen und entweder benennen oder beschreiben. Sie verfehlte also alle Aufgaben, die einen Transfer von der rechten optischen paravisuellen Area zu der linken Sprachregion erfordern. War der Transfer
aber auf taktilem Wege möglich, dann reagierte sie fehlerlos.

Weitere Beobachtungen von Kranken mit einem „Disconnection"-
Syndrom" wurden 1971 von *Nebes* u. *Sperry* und von *Levy* u. Mitarb.
veröffentlicht.

Die Versuche von *Gazzaniga* u. *Sperry* (1967) haben eine ganze „split-
brain"-Literatur nach sich gezogen. So aufschlußreich und interessant
diese Beobachtungen auch sein mögen, so darf man nicht vergessen,
daß es sich in diesen Fällen fast stets um „iatrogene Aphasien", also
um durch operative Eingriffe hervorgerufene Störungen der sprachlichen Verständigung, bei präoperativ hirnkranken Menschen handelt.
Bei den Überlegungen über die Funktion der nichtdominanten Hemisphäre ist meines Erachtens auch zuwenig berücksichtigt worden, daß
selbst bei Durchtrennung des ganzen Balkens das limbische System
und das retikuläre System mit der nichtdominanten Hemisphäre ver-

bunden bleiben und daß es zwischen den zentralen Hörbahnen mannigfaltige wechselseitige Verbindungen gibt, daß also eine vollständige
Trennung beider Hemisphären eigentlich nicht besteht.

Aphasie bei Mehrsprachigen

Die Symptomatologie der Aphasien steigert sich in ihrer Mannigfaltig-
keit, wenn der Kranke nicht nur seine Muttersprache, sondern noch
andere Sprachen fließend spricht. Das Problem der Mehrsprachigkeit
ist in den letzten Jahren von vielen Seiten bearbeitet worden. Zunächst
entsteht die Frage, wann jemand als mehrsprachig angesehen werden
kann. Die einfachste Definition ist die, daß derjenige, welcher seine
Gedanken unmittelbar in einer anderen Sprache als seiner Muttersprache ausdrücken kann und diese Sprache ebensogut versteht, als poly-
glott gelten kann. Er muß demnach in der fremden Sprache denken
können. Ein guter Hinweis auf Mehrsprachigkeit ist auch das Träumen
in fremden Sprachen. In der Regel verwendet der Träumer dabei dann
die Sprache, welche der Situation des Traumes entspricht (*Leischner*
1965). Die meisten Polyglotten haben die Fremdsprachen, um einen
Ausdruck von *Penfield* u. *Roberts* (1959) zu gebrauchen, primär gelernt, haben sie also zur Zeit des leichtesten Spracherwerbs in früher
Kindheit erworben. Vorbedingung dafür ist, daß das Kind in einem
polyglotten Milieu aufwächst. Solche Bedingungen sind im allgemeinen nur in mehrsprachigen Gegenden gegeben. Es ist deshalb auch
nicht zu verwundern, daß die Literatur über die polyglotten Aphasien
vor allem in der Schweiz, in den Nachfolgestaaten der alten Donau-
monarchie, in Kanada und in Israel zu finden ist. In einsprachigen Ge-
bieten sind echte Polyglotte selten, in mehrsprachigen Ländern aber
sind sie häufig, und dort zeigen die Aphasien daher auch oft polyglotte
Reaktionen.

Aphasien der Polyglotten im Schrifttum

Pitres hat 1895 anhand von sieben eigenen Beobachtungen und bei
Verwendung des älteren Schrifttums die Gesetzmäßigkeit gefunden,
daß bei mehrsprachigen Aphasikern die Muttersprache nicht oder
weniger gestört war, während die Fremdsprachen viel mehr beeinträchtigt waren. Die Fremdsprachen kehren im allgemeinen in der Reihenfolge ihrer Geläufigkeit wieder zurück. Dabei läuft die Rückkehr des
Sprachverständnisses der Rückkehr des expressiven Sprachvermögens
immer etwas voraus. In Extremfällen findet sich zunächst eine Totalaphasie für alle Sprachen. Es werden aber alle Übergänge von diesen

Extremfällen bis zum völligen Fehlen von Sprachstörungen vorkommen. In dieser Reihe von Möglichkeiten werden stets die vor dem Insult weniger beherrschten Sprachen mehr geschädigt sein als die vorher besser beherrschten. Da die meisten Menschen fremde Sprachen nur mangelhaft beherrschen, wirkt sich die Pitressche Regel in der Praxis dahin aus, daß die meisten Aphasiker die von ihnen im Laufe ihres Lebens erlernten Sprachen eben „vergessen" haben, und der Umstand, daß diese Aphasiker die überwiegende Mehrzahl aller aphasisch Erkrankten bilden, ist daran schuld, daß bei den wenigsten Aphasikern die Kenntnisse fremder Sprachen überhaupt geprüft werden, es sei denn, daß sie dem Untersucher durch besondere polyglotte Reaktionen aufdringlich in die Augen springen. Von Wichtigkeit ist noch die negative Feststellung *Pitress*, daß keine bestimmten Zentren für jede der erlernten Sprachen angenommen werden können.

Es steht bei fast allen Mitteilungen des Schrifttums über polyglotte Aphasie zunächst die Frage im Vordergrund, ob sie nach der Pitresschen Regel gehen oder sich ihr entgegengesetzt verhalten. Die Tatsache, daß im Schrifttum viel mehr Fälle mitgeteilt wurden, welche gegen die Pitressche Regel verlaufen, als solche, welche sich nach ihr richten, berechtigt keineswegs zum Schluß, daß die ersteren Fälle tatsächlich häufiger vorkommen. Es verhält sich vielmehr so, daß die Fälle von Polyglotten, bei denen sich die Muttersprache zuerst zurückbildete, eben weniger Beachtung forderten und daß die Fälle, bei denen sich eine Fremdsprache zuerst zurückgebildet hatte, wegen ihrer Besonderheit viel mehr auffielen und daher viel eher veröffentlicht wurden.

Aufgrund eigener Erfahrungen bin ich der Meinung, daß es sinngemäßer wäre, die Fälle von polyglotten Aphasien nicht nach solchen einzuteilen, welche sich nach der Pitresschen Regel richten, und solchen, welche sich nicht nach dieser Regel verhalten, sondern polyglotte und monoglotte Reaktionen zu unterscheiden. Es handelt sich nämlich gar nicht um eine Regel und ihre Ausnahmen, denn die Ausnahmen zeigen selbst auch eine Gesetzmäßigkeit. Monoglotte Reaktionen sind dann vorhanden, wenn eine Sprache — eben die Muttersprache — das absolute Übergewicht erlangt hat.

Polyglotte Reaktionen können bei Mehrsprachigen in folgenden Reaktionsweisen auftreten:

frühere Rückbildung einer Fremdsprache *vor* der Muttersprache,
Mischung mehrerer Sprachen,
Umschaltstörungen von einer Sprache in die andere,
Dissoziation zwischen willkürlicher und automatisierter Sprache.

Von besonderem Interesse ist nun die Frage, welche Faktoren es sind, die die Reihenfolge der Rückbildung der einzelnen Sprachen bestimmen. Die wichtigsten Ursachen, welche im Schrifttum angeführt wurden, sind:

1. Die Anfallsituation, d.h. diejenige Sprache, welche der Kranke z.Zt. der akuten Erkrankung, also z.B. des Insultes oder der Verletzung, gebrauchte, kehrt als erste wieder zurück (*Kauders* 1929);

2. die affektive Einstellung zu einer bestimmten Sprache bzw. zu Nationen, welche diese Sprache sprechen (*Minkowski* 1928);

3. das optische Moment (*Pötzl* 1930);

4. die Struktur der Sprache, welche zuerst restituiert wird (*Lyman* u. Mitarb. 1938).

Minkowski (1928) hat im ganzen 5 Fälle von polyglotter Aphasie beschrieben. 1963 hat er nochmals zusammenfassend darüber berichtet. Diesen Beobachtungen ist zu entnehmen, daß das Schweizerdeutsch auch im sprachlichen Verhalten der polyglotten Aphasiker als eigene Muttersprache zu werten ist. Mehrere dieser Kranken zeigten die Eigenart, daß bei der Rückbildung ihrer Aphasien zunächst eine Fremdsprache wiederkehrte, aber im weiteren Verlauf die eigentliche Muttersprache, eben das Schweizerdeutsch, immer mehr in den Vordergrund trat, während sich gleichzeitig die Fremdsprache zunehmend verschlechterte. *Minkowski* nannte dies eine reziproke Hemmung. Von besonderem Interesse ist seine letzte Beobachtung, bei der der Kranke im Rahmen epileptischer Anfälle Fremdsprachen gebrauchte.

Zur Auswahl der Reihenfolge der Sprachen bei der Rückbildung polyglotter Aphasien meint *Minkowski*, es spielen dabei nicht nur anatomische, neurodynamische und linguistische, sondern auch psychologische, psychosomatische und situative Momente eine Rolle. Die Wechselwirkung aller dieser Faktoren sei so komplex, daß man sie im einzelnen Falle nicht vom Standpunkt einer bestimmten These erklären könne.

Die Lokalisation der polyglotten Aphasien, sagt *Minkowski*, könne man dem allgemeinen Problem der Lokalisation der Aphasien unterordnen. Die Pötzlsche Theorie, daß es im unteren Parietale ein höheres Regulationszentrum gebe, welches für die Umschaltung von einer Sprache auf die andere zuständig sei und bei seiner Lähmung eine freie Auswahl der beherrschten Sprache unmöglich mache, sei zwar sehr interessant, aber aus den vorliegenden Beobachtungen nicht zu beweisen. Der Autor dieses Buches muß zugeben, daß ihn diese Theorie in früheren Jahren fasziniert hat, die Symptomatologie der aphasischen Frau A.K. (s. S. 167), die in vier Sprachen die gleiche Aphasie bot und trotzdem, auch unter erschwerten Bedingungen willkürlich die Sprachen wechseln konnte, obwohl sie mit größter Wahrscheinlichkeit eine Läsion im unteren Parietale hatte, veranlaßt ihn aber, die Skepsis, welche *Minkowski* gegenüber dieser Theorie ausspricht, nun zu teilen.

Von Wichtigkeit sind noch drei Beobachtungen von *Halpern* (1949) an Patienten, die traumatische Aphasien hatten und bei denen nach dem anfänglichen Auftreten der früheren Muttersprache sich schließlich das Neuhebräische (Iwrith) durchsetzte. Es war bei diesen europäischen Einwanderern nun zur wichtigsten Hauptsprache geworden.

In neuerer Zeit hat *Wald* (1961) ausführlich über polyglotte Aphasien in der Sowjetunion berichtet. Seine Arbeit ist deshalb sehr wichtig, weil viele sowjetische Beobachtungen polyglotter Aphasien, die bisher nicht in das westliche Schrifttum eingegangen sind, angeführt werden (*Tschlenow, Smirnow* und *Faktarowitsch, Tkatschew, Florenskaja* und *Lurija*). *Wald* berichtet auch über 8 eigene Beobachtungen polyglotter Aphasiker, bei denen die sprachlichen Anamnesen erhoben und die Untersuchungen in allen Sprachen, welche die Kranken beherrschten, durchgeführt wurden. Er hat dann zusammenfassend folgende Feststellungen getroffen:

1. Bei den meisten Fällen bestand eine Dissoziation zwischen einer Hauptsprache, die weniger betroffen war und sich leichter wiederherstellte, und den übrigen Sprachen.
2. In einem Fall waren zwei Sprachen in gleicher Weise erhalten.
3. Bei einer Kranken zeigte sich eine Interferenz zwischen der sich wiederherstellenden Hauptsprache und den anderen Sprachen.
4. Bei einer Kranken kam es zu einem zeitweisen Wechsel der Sprachen nach dem Insult.

Die Frage der *Repräsentation der Sprachen im Gehirn* der Mehrsprachigen wurde von *Albert* u. *Obler* (1978) wieder aufgegriffen. *Goldstein* (1948) habe – nach *Albert* u. *Obler* – schon die Vermutung geäußert, daß man bei polyglotten Aphasikern für die Lokalisation der zweiten Sprache verschiedene Hirnregionen annehmen müsse. Die Sprachmuster bei Mehrsprachigen hängen vom Alter, in dem die zweite Sprache erworben wurde, vom Gebrauchsmuster, von der Art, wie die Zweitsprache erlernt wurde, von affektiven Beziehungen zu dieser Sprache und auch von sprachspezifischen Faktoren ab. Kinder, welche zwei Sprachen gleichzeitig lernen, bilden früher ein abstraktes Verhalten aus, und die linksseitige Lateralisierung der Sprache entwickele sich früher. Im dritten Lebensjahr werden zwei getrennte Sprachsysteme erworben, eine klare Trennung der beiden Systeme erfolge aber erst im 7. Lebensjahr. Die Systeme für Sprachproduktion und Sprachverständnis seien in gewissem Grade voneinander unabhängig, wahrscheinlich haben die Zweisprachigen ein einheitliches System für die Wahrnehmung, aber zwei verschiedene Systeme für die expressive Sprache. Bei Mehrsprachigen sei die Beteiligung der rechten Hemisphäre bei den sprachlichen Leistungen größer. Das Erlernen einer Zweitsprache aktiviere in jedem Alter eine Beteiligung der rechten Hemisphäre. Bei Zweisprachigen sei die zerebrale Lokalisation der

Sprache daher mehr bilateral als bei Einsprachigen. Ein neuer Gedanke ist es, wenn die Autoren meinen, daß die verschiedenen Sprachen im Gehirn verschieden lokalisiert sein können. Man kann sich dabei aber an eine in der Literatur unbekannt gebliebene Arbeit von *de Mundy* erinnern, der eine ähnliche Behauptung aufgestellt hatte.

Beim Umschalten von einer Sprache zur anderen müssen viele Teile des Hirns mitarbeiten. Man könne diese Fähigkeit deshalb nicht umschrieben lokalisieren. (Dieser Meinung muß ich mich aufgrund neuerer Beobachtungen − s. S. 167, Fall 298 − im Gegensatz zu einer früher vertretenen Meinung anschließen.) Man muß beim Umschalten ein Wahrnehmungssystem und ein Produktionssystem unterscheiden. Die beiden Systeme seien zwar miteinander verbunden, können aber auch unabhängig voneinander funktionieren. Bei den Mehrsprachigen ist das Wahrnehmungssystem einheitlicher als bei den Einsprachigen. Beide Systeme können bei Kindern aber verschieden gestört sein. Die Muster der zerebralen Dominanz können bei Mehrsprachigen für jede Sprache verschieden sein. Die zerebrale Dominanz sei bei ihnen nicht starr, sondern ein von Umgebungseinflüssen abhängiger dynamischer Prozeß. Das Dogma der linksseitigen Lateralisation der Sprache werde deshalb bei den Mehrsprachigen in gewissem Sinne durchbrochen. Denn beim Erlernen einer Zweitsprache spiele die rechte Hemisphäre eine große Rolle.

Diese Meinung konnte von *Gordon* (1980) mit einer Untersuchung des dichotischen Hörens bei 139 gesunden Versuchspersonen aus einem Kibbuz nicht bestätigt werden. Die Untersuchten hatten englische Muttersprache und später Neuhebräisch (Iwrith) gelernt. Es ergab sich, daß bei ihnen kein Unterschied in der Lateralisation der beiden Sprachen war. Die später erlernte Zweitsprache war ebenso in der linken Hemisphäre lateralisiert wie die Muttersprache. Die Rechtsüberlegenheit bestand bei geborenen Engländern wie bei geborenen Israelis in der gleichen Weise wie sie in der Literatur wiederholt berichtet wurde.

Paradis u. Mitarb. (1982) haben sich besonders mit den Rückbildungsmustern der zweisprachigen Aphasien in beiden Sprachen beschäftigt.

Sie beschrieben eine marokkanische Klosterschwester, welche von französischen Eltern stammte, das Arabische aber in seiner Hochsprache und im marokkanischen Dialekt vollkommen erlernt hatte. Diesen gebrauchte sie während ihrer Tätigkeit als Krankenschwester ständig. Bei einem Motorradunfall trug sie eine Schädelfraktur rechts temporoparietal mit einem Contre-coup-Kontusionsherd davon. Neurologisch bestanden leichte rechtsseitige Ausfallserscheinungen.
Sie hatte zunächst eine Totalaphasie und sprach zuerst nur wenige Worte Arabisch, hingegen kein Wort Französisch. Sie wurde in eine Pariser Klinik verlegt. Die Sprache hatte sich gebessert, es bestanden aber noch deutliche Wortfindungsstörungen, Paraphasien, Paragraphien, syntaktische Schwierigkeiten und leichte Sprachverständnisstörungen.

Obwohl sich auch das Arabische in ähnlicher Weise zurückgebildet hatte, fiel auf, daß sie zwar aus dem Arabischen ins Französische gut, vom Französischen ins Arabische aber nur sehr schlecht übersetzen konnte. Einen Tag später verschlechterte sich das Arabische erheblich, das Französische war nun deutlich besser als das Arabische. Das Übersetzen gelang nun vom Französischen ins Arabische viel besser als vom Arabischen ins Französische. Wenige Tage später sprach sie wieder das Arabische besser als das Französische.

Eine zweite Beobachtung betraf einen Franzosen, der links parietal ein Angiom bekam, welches operiert wurde. Es trat eine Aphasie auf, die sich zuerst in englischer Sprache zurückbildete. Nach zwei Wochen kam das Französische wieder, aber das Englische verschwand und blieb nach einer Besserung deutlich schlechter als das Französische.

Paradis u. Mitarb. schlossen aus diesen Beobachtungen, daß bei zweisprachigen Aphasien die Rückbildung der beiden Sprachen unabhängig voneinander verlaufen kann. Die Sprache, welche sich nicht zurückbildet, sei aber nur gehemmt. Nach eigenen Gesetzen aber verlaufe die Fähigkeit des Übersetzens.

Er unterschied sechs Rückbildungsmuster:

1. eine synergische Rückbildung, wenn beide Sprachen sich gleichmäßig zurückbilden,
2. eine differentiale, wenn sich beide Sprachen in verschiedenem Grade zurückbilden,
3. eine sukzessive, wenn sich eine Sprache vollständig zurückbildet, ehe sich die zweite Sprache zurückzubilden beginnt,
4. eine selektive, wenn sich überhaupt nur eine Sprache zurückbildet,
5. eine gemischte, wenn beide Sprachen miteinander gemischt werden, und
6. eine antagonistische, wenn sich eine Sprache zurückbildet, während sich die andere verschlechtert.

Paradis u. *Lebrun* (1983) kamen in einer weiteren Arbeit dazu, daß bei Zweisprachigen bestimmte Hirnregionen in gleicher Weise für beide Sprachen zuständig sind, während andere Regionen, die peripherer liegen, nur bei einer dieser Sprachen in Anspruch genommen werden. Die Elemente, welche in zwei Sprachen gleich sind, sind im gleichen nervösen Apparat repräsentiert. Die Elemente, welche in beiden Sprachen verschieden sind, haben eine getrennte Repräsentation.

Die Verfasser erwähnen auch, daß an der McGill-Universität in Montreal ein Untersuchungsverfahren für zweisprachige Aphasiker ausgearbeitet worden ist, welches bereits 30 Sprachen umfaßt. Die Tests können aber nicht wörtlich aus einer Sprache in die andere übersetzt werden, sondern sie müssen in freier Art je nach der soziokulturellen Umgebung der Sprecher dieser Sprache variiert werden.

Mit der Übersetzungsfähigkeit der mehrsprachigen Aphasiker hat sich *Paradis* (1984) nochmals auseinandergesetzt. Er betonte, daß bei ihnen die Fähigkeit des Übersetzens unabhängig ist von der Fähigkeit zu sprechen und zu verstehen. Dabei sei die Anwendung zweier verschiedener Strategien möglich. Entweder wird die Mitteilung aus der zu übersetzenden Sprache über ein nichtlinguistisches Stadium kognitiver Repräsentation zur Zielsprache erreicht, oder es bestehen direkte Verbindungen zwischen den Elementen der einen und ihren Äquivalenten in der anderen Sprache.

Pilch (1972) hat bei mehreren welschenglischen polyglotten Aphasikern linguistische Analysen vornehmlich des Wallisischen mitgeteilt und sich dabei auch mit dem aphasischen Stottern beschäftigt.

Einen interessanten Vergleich zwischen einigen syntaktischen Leistungen bei russischenglischen polyglotten Aphasien hat *Hatfield* (1978) gezogen. Sie hat bei zwei kleinen Patientengruppen Fehler bei der Mehrzahlbildung und bei der Anwendung von Präpositionen des Ortes miteinander verglichen.

Bedeutungsvoll ist eine Mitteilung von *Gandour* u. *Dardarananda* (1983) über Besonderheiten der Aphasien im Thailändischen. Durch die Tonhöhen bekommen die Worte in dieser Sprache eine verschiedene lexikalische Bedeutung. Thai ist eine Tonsprache, bei der man fünf verschiedene, niedrige, mittlere, abfallende, hohe und ansteigende Töne unterscheiden muß. Die vier untersuchten Aphasiker (2 motorische Aphasien, 1 transkortikal-motorische und 1 Leitungsaphasie) konnten die Tonhöhen viel schlechter unterscheiden als die Kontrollgruppen. Die meisten Fehlleistungen traten bei den mittleren und niedrigen Tönen auf. Die Ausfälle im Erkennen der Tonhöhen konnten nicht einem bestimmten Aphasietyp zugeschrieben werden.

Diese Unterschiede werden noch dadurch überzeugender, daß der Verfasser an die Untersuchungen von *van Lancker* u. *Fromkin* (1973) über die hemisphärische Spezialisierung von Tonhöhen in der Thaisprache erinnert. Diese hatten ergeben, daß die Rechtsohrüberlegenheit für Tonhöhen bei normalen Thai-Sprechenden nur dann nachgewiesen werden konnte, wenn diese Tonhöhen in einem linguistischen Kontext dargeboten wurden. Für nichtsprachliche Laute, etwa ein Brummen, konnte keine Unterscheidbarkeit der Tonhöhen nachgewiesen werden.

Interessante Beobachtungen hat *Brown* (1981) zur Frage der Jargonaphasie bei polyglotten Aphasien gemacht. Davon sollen 3 näher besprochen werden.

Fall 1 war ein 72jähriger Mann, der außer seiner amerikanischen Muttersprache auch Französisch und Deutsch sprach. Er hatte durch einen Sturz von einer Treppe eine Schädelfraktur temporoparietal links erlitten. Nach anfänglicher Verwirrtheit sprach er in einem semantischen, manchmal aber auch in einem neologistischen Jargon. Dabei gebrauchte er nur seine Muttersprache. Französisch und Deutsch sprach er nicht, reagierte aber doch auf diese Sprachen.

Im Fall 2 handelte es sich um einen geborenen Italiener der schon 30 Jahre in den USA gelebt hatte und daher fließend das Englische beherrschte, außerdem sprach er Französisch und Spanisch. Während er anfänglich fehlerlos sprach, trat bei ihm bei Ermüdung ein Jargon auf, der mit Umschreibungen begann, und dann mischte er in seinen semantischen Jargon französische und spanische

Elemente hinein. Das Nachsprechen und das Lesen war im Englischen gut, aber auch dabei mischte er französische und spanische Worte hinein. Beim Benennen kam es zu semantischen Paraphasien. Bemerkenswert ist, daß er nicht mehr dazu zu bringen war, Italienisch zu sprechen. Das CT zeigte beiderseits temporale Läsionen.

Der Fall 3 war ein 74jähriger Mann mit deutscher Muttersprache. Er beherrschte aber auch Englisch und Französisch. Er bekam eine diffuse Hirnatrophie (*Alzheimer*). Die Sprache wies nun einen semantischen Jargon in allen drei Sprachen auf. Zeitweise mischte er das Französische und Englische. Wenn er englisch gefragt wurde, antwortete er auf Deutsch und umgekehrt. Manchmal übersetzte er aber auch spontan seine Rede in die andere Sprache.

Brown wies darauf hin, daß beim semantischen Jargon manchmal die Schriftsprache noch mehr gestört sei als die mündliche. Lokalisatorisch trete der semantische Jargon hauptsächlich bei beiderseitigen temporalen Läsionen auf.

Die gegenwärtige Situation der Mehrsprachigen in Israel, welche eine Aphasie bekommen, wird in einer Arbeit von *Silverberg* u. *Gordon* (1979) angesprochen.

Sie berichten über eine 26jährige spanische Krankenschwester, welche drei Jahre nach ihrer Emigration nach Israel einen Verschluß des R. angularis und temporalis posterior der linken A. cerebri media erlitten hatte. Sie bekam eine nichtflüssige Aphasie mit Telegrammstil, schweren Wortfindungsstörungen und Sprachverständnisstörungen in ihrer spanischen Muttersprache und eine flüssige Aphasie mit Paraphasien und Sprachverständnisstörungen im Hebräischen. Im „brain-scan" zeigte sich ein Herd links frontal hinten.

Der zweite Fall betraf einen Russen, der erst mit 53 Jahren nach seiner Einreise nach Israel Iwrith gelernt hatte. Ein Jahr später zeigte er nach einem Insult in Iwrith eine ausgesprochene Globalaphasie, während er in seiner russischen Muttersprache nur eine leichte Anomie bot. Das Russische bildete sich nach wenigen Monaten zurück, das Hebräische aber besserte sich nur leicht.

Die Verfasser fordern zu Recht, daß mehrsprachige Aphasiker stets in allen von ihnen prämorbid beherrschten Sprachen untersucht werden. Den Rahmen der polyglotten Aphasie ziehen sie allerdings viel weiter als wir es tun, denn wir anerkennen bei den vielen Ausländern, die gegenwärtig in der Bundesrepublik leben, nur dann einen Kranken als polyglotten, wenn er das Deutsche soweit beherrscht, daß er seine Gedanken direkt in der Sprache des Gastlandes auszudrücken vermag.

Eigene Beobachtungen

Aphasie bei Polyglotten

Fall 318, K.M., geb. 1905, Färbereitechniker.

Sprachliche Anamnese: Er wurde in Manchester geboren. Sein Vater war Deutscher, seine Mutter Engländerin. Die Eltern sprachen miteinander englisch, die Mutter konnte nicht Deutsch. Mit dem Kranken haben beide Eltern englisch gesprochen. Im Jahre 1922, also mit 17 Jahren, kam er nach Deutschland, um Deutsch zu lernen. Er habe aber immer besser englisch als deutsch gesprochen.

Spezielle Anamnese: Im Jahre 1944 erlitt K.M. eine Granatsplitterverletzung in der linken Temporalgegend, die eine rechtsseitige Hemiparese und eine rechtsseitige homonyme Hemianopsie zur Folge hatte. Außerdem trat eine schwere Sprachstörung auf.

Der Kranke war bereits einmal Gegenstand einer Veröffentlichung (*Schubert* u. *Panse* 1953). Die Zweisprachigkeit des Kranken wurde in dieser Arbeit nicht behandelt.

K.M. befand sich vom 19.10.70–10.1.71 und vom 29.11.71–18.2.72 in Behandlung der Rheinischen Landesklinik für Sprachgestörte in Bonn.

Neurologisch fand sich ein pflaumengroßer Knochendefekt im Bereich der linken Temporalschuppe. Die rechte Pupille war spurweise weiter als die linke. Sonst bestanden keine neurologischen Ausfälle. Das Gesichtsfeld zeigte eine rechtsseitige homonyme Hemianopsie. Im EEG war ein Herdbefund temporobasal und temporal hinten links vorhanden.

Hirnpathologisch wurden im Oktober 1970 eine sensorisch-amnestische Aphasie, eine Agraphie, Störungen des Lesesinnverständnisses, der Autotopognosie und der Fingergnosie festgestellt.

Am Schluß des zweiten Aufenthaltes im Februar 1972 waren noch eine amnestisch-sensorische Aphasie mit Paragraphien, Paralexien und eine Störung des Lesesinnverständnisses vorhanden.

Die Ausfälle hatten sich deutlich gebessert.

Diese Beobachtung soll als Beispiel gelten für einen echten Polyglotten, der nun die beiden Sprachen ständig durcheinandermischte.
Er hatte die Aufgabe erhalten, von seiner Kriegsverwundung, die er in Frankreich z.Zt. der Invasion erlitten hatte, einen Bericht zu geben. Wegen seiner perfekten Englischkenntnisse war er von der deutschen Wehrmacht als Dolmetscher eingesetzt worden. Er berichtete:

„... dann ham se mich nach Frankreich gebracht, auch in de Nähe von de Wasser ... gegen diese Engländer und wie ich da ... ich kriechte nur wo man so ... wie nennt man das kricht ich so ... Ding im Kriech (er meint Granatwerfer) ja aber der Mann, der höhere ... he said, I could need you, I said I also, I said hab ich gesagt ... der höhere, ich bleib nich hier. Sacht er: „Ja, du bleibst bei mir, ich kann dich gut gebrauchen in english ... wenn das

kommt from die other Seite." Aber ich hab gesagt: „Ich kann, ich helf dich
nicht." Sacht er: „Sie müssen mir helfen, daß ich Dolmetscher da in Dinger
sind, wo alle zu tun haben." Und da hab ich selbst hingeschrieben, daß ich
das wollte ... und auf einmal ham se mich nach Paris gebracht und da hat
ich nur de große Ding ... und der war bös mit mir, der höhere, da hab ich ...
in nä Stunde alles drin, muß kein Ding mitnehmen" (er meint kein Gewehr,
sondern einen Revolver) „und dann wie ich nach Paris kam, dann komm ich
da an und da kriecht ich nicht wie das ... wie ich gehabt hab, hab ich'n
Hotel gekricht, mich, und wie wir dahin kamen, alles gekricht, auch im Theater, ich hab heute noch alles da, in das große Theater und alles ... nur mor-
gens zum Lernen und nachmittags konnt man überall gehen und zu essen
kricht man nur mit Geld ... und da hab ich gelernt ... englisch from de englisch zum Hören ... und dann ham se mich überall geschickt ... some persons
... they look from how they the others come from all there ... muß ich gut
... aber ich mußt den Mund halten und überall wo ich ging ... wurd nicht
mit die andern im Dreck, sondern wir krichten eigene Haus und mußten essen
uns sonst Sachen und da hab ich Glück gehabt und da war ich an de Wasser,
da hatten wir ein ganz fabelhaftes Hotel aber ... dann auf einmal, da hab ich
schon gewußt, daß die Engländer kamen, schon lange, aber wir wußten nicht,
wo ich war, das war ... Cannes in Frankreich war das ... ob the Engländer
kommen da oder kurz bevor from England nach Frankreich über Wasser das
kleine Stück. Die haben gemeint, die Deutschen, wir kamen da, aber Engländer haben ... die haben gesagt, daß die Leute alle dahin gehen, aber ich bin
dageblieben hier mit die anderen und da kam es, da ham se mich gekricht ...
und da hab ich gedacht ... öfter kam einer von unsern aus der Luft und
mußt ich sprechen mit de Engländer runter und hab gesacht my boys mußt
ich gleich de Höhere hab gekricht muß ich gleich mit den sprechen ... to
think for my boys from England you know und hab ich immerso gemacht
und one day I said to the boys when you speak with the Germans ... don't
speak to speak with that that you are geboren from England and such things,
but don't tell, that you have been there and there and there. I said, that is
not good for you ... I said when I go to England and they ask me, I said no
I could speak in another things ... but that not."

Fall 298, Frau A.K., geb. 1898.

Sprachliche Anamnese: Die Muttersprache der Kranken war Rumänisch. Im
Elternhaus wurde aber auch französisch, deutsch und englisch gesprochen.
Sie hatte zwei Erzieherinnen, eine deutsche und eine englische. Ihre Mutter
sprach perfekt englisch und französisch. Als sie zwei Jahre alt war, haben ihre
Eltern schon begonnen, mit ihr und ihrer Schwester in diesen Fremdsprachen
zu sprechen. Sie kam mit sechs Jahren in ein Pensionat, wo sie elf Jahre blieb.
Dann hat sie einen Franzosen geheiratet, mit dem sie nur französisch gesprochen hat. In zweiter Ehe war sie mit einem Deutschen verheiratet, mit dem
sie vorwiegend deutsch sprach. Nun lebte sie seit 25 Jahren in Deutschland.

Klinische Anamnese: Die Patientin litt seit 1950 an Hochdruck, der durch
eine Hirnsklerose bedingt war. Im Januar 1967 erlitt sie einen Schlaganfall,
der zu einer rechtsseitigen Lähmung und zu einem Sprachverlust führte.

Die Kranke stand vom 16.7.—8.8.70 in Beobachtung der Rheinischen Landesklinik für Sprachgestörte in Bonn.

Neurologisch fand sich eine rechtsseitige Hemiparese. Im Augenhintergrund bestand eine Retinopathia hypertonica II. Die Dynamometrie ergab eine Erstarrung der intrakraniellen Gefäße im Karotisversorgungsgebiet. Im Gesichtsfeld konnte eine rechtsseitige homonyme Hemianopsie nachgewiesen werden.

Hirnpathologisch bestanden eine sensorisch-amnestische Aphasie mit Agraphie, Alexie, Alkalkulie sowie Störungen der Rechts-links-Unterscheidung, eine Dyspraxie links, konstruktive und optisch-gnostische Störungen mit einer Prosopagnosie.

Die hirnpathologische Untersuchung war auch in ihrer rumänischen Muttersprache durchgeführt worden, sie hatte bezüglich des Aphasietyps das gleiche Ergebnis. Ebenso waren im Französischen und Englischen im wesentlichen die gleichen sprachpathologischen Ausfälle vorhanden.

Polyglotte Reaktionen: Während der in deutscher Sprache durchgeführten hirnpathologischen Untersuchung (17.7.70) traten nur vereinzelte polyglotte Reaktionen in Erscheinung. Beim Zeichnen eines Hauses sagte sie, nachdem sie anscheinend ihr gänzliches Versagen erkannt hatte: „Entschuldigung". Dann fügte sie einige französische Wörter hinzu, von denen man nur das Wort „patience" verstand. Das Binet-Bild II beschrieb sie mit folgenden Worten: „Figuren was die da machen. Hier ist einer, der steht und guckt und hier auch einer ... da sie stehen und gucken und was eigentlich signification très difficile." Bei einer weiteren Untersuchung am 24.7.70 kam es zu keiner Entgleisung in eine andere Sprache. Am 7.8.70 trat beim Diktatschreiben von Zahlen, die deutsch diktiert worden waren, die folgende Reaktion auf: Als sie die Zahl 3530 als 3540 schrieb, sagte sie dazu „forty".

Es war während der Beobachtungszeit schon aufgefallen, daß die Kranke immer in der Sprache antwortete, in welcher sie angesprochen worden war. Deshalb wurde einmal folgende Versuchsanordnung getroffen:

Sie wurde vier Untersuchern gegenübergesetzt. Jeder sprach sie in einer anderen Sprache an, rumänisch, deutsch, französisch und englisch. Sie antwortete immer in der Sprache des jeweiligen Gesprächspartners, konnte also mühelos von einer Sprache in die andere umschalten. Dann bekam sie den Auftrag, immer in einer anderen Sprache zu antworten, als sie angesprochen worden war. Auf eine französische Frage erfolgte zuerst eine französische Antwort. Auf eine deutsche Frage antwortete sie zuerst rumänisch und dann deutsch. Dann aber antwortete sie auf eine rumänische Frage französisch, auf eine deutsche Frage rumänisch, auf eine englische Frage rumänisch, auf eine deutsche Frage französisch und schließlich auf eine rumänische Frage rumänisch.

Es zeigte sich daher, daß sie, wenn sie genötigt wurde, von einer Sprache, in der sie angesprochen wurde, bei der Antwort sofort auf eine andere Sprache umschalten konnte, doch ihre rumänische Muttersprache stark bevorzugte und in zweiter Linie auf das Französische zurückgriff. Es scheint sich mit dieser Untersuchungsmethode eine Möglichkeit zu ergeben, die Wertigkeit der einzelnen Sprachen bei polyglotten Aphasikern zu bestimmen.

Fall 395, W.G., geb. 1944, kaufmännischer Lehrling. Klinischer Aufenthalt: 18.1.–1.3.72.

Sprachliche Anamnese: Die Eltern des Kranken sind Deutsche, leben aber schon seit vielen Jahren in Lissabon. Im Elternhaus wurde meist portugiesisch gesprochen. Er selbst hat seine ersten Wörter in deutscher Sprache erlernt. Außerhalb des Hauses habe er aber nur portugiesisch gehört und gesprochen. Er besuchte durch zwei Jahre eine deutsche Volksschule, dann sei er in ein portugiesisches Internat eingetreten. Dort habe er 1964 das Abitur gemacht. Dann kam er nach Deutschland, um eine kaufmännische Ausbildung durchzumachen. Nach Angabe des Vaters habe er das Portugiesische so fließend gesprochen, daß er dort als Inländer angesehen wurde. Hingegen habe er im Deutschen einen portugiesischen Akzent gehabt.

Klinische Anamnese: Im Februar 1965 hatte W.G. auf einer Italienreise einen Autounfall. Der Fahrer des Wagens fuhr in übermüdetem Zustand gegen einen Kilometerstein. Er selbst sei erst nach einigen Tagen in einem italienischen Krankenhaus zu sich gekommen. Er konnte sich weder an den Unfallhergang noch an die Ereignisse, die einige Tage vorher geschehen waren, erinnern (retrograde Amnesie). Es bestanden eine Schädelfraktur rechts mit linksseitigem Kontusionsherd und eine rechtsseitige Halbseitenschwäche. Er hatte die Sprache völlig verloren. Erst nach zwei Wochen konnte er einzelne Wörter und den ersten Satz sagen. Dann seien allmählich einzelne deutsche und portugiesische Wörter wiedergekommen; das Portugiesische habe sich aber schneller wiedereingestellt als das Deutsche (er habe auch früher besser portugiesisch als deutsch gesprochen). Er bekam dann eine portugiesische Sprachlehrerin, machte aber weiter in beiden Sprachen Fortschritte. Der Vater gab auch an, daß die beiden Sprachen nach und nach „im Wechsel" wiedergekehrt seien. Es fiel aber auf, daß er im Portugiesischen wie mit einem „Akzent" gesprochen habe.

Objektiv fanden sich neurologisch leichte rechtsseitige Halbseitenerscheinungen. Schädelröntgen, Gesichtsfeld und EEG waren normal.

Hirnpathologisch ergab sich, daß die Wortfindung im Deutschen deutlich, im Portugiesischen gering gestört war. Sonst fanden sich keine hirnpathologischen Ausfälle. Es handelt sich daher um eine amnestische Aphasie, die im Deutschen mehr ausgeprägt war als im Portugiesischen.

Eine Behandlung in deutscher Sprache wurde zwar begonnen, nach sechs Wochen aber vom Kranken unterbrochen, da er nach Süddeutschland zu Verwandten fahren wollte, um sich dort weiter behandeln zu lassen.

Der Kranke zeigte daher in beiden Sprachen im wesentlichen die gleichen Ausfälle, das Portugiesische war aber weniger betroffen, obwohl es nicht seine Muttersprache war. Es war — um mit *Wald* zu sprechen — seine Hauptsprache, die er in seinem Leben nicht nur mehr gebraucht hatte als seine Muttersprache, sondern die er auch schon prämorbid besser beherrscht hatte als diese.

Zusammenfassend ergibt sich bei den mitgeteilten polyglotten Aphasien im Fall K.M. ein klassisches Beispiel eines Aphasikers, der bis heute, über 30 Jahre nach seiner Hirnverletzung, die beiden von ihm beherrschten Sprachen ständig mischte, obwohl er nun seit über 50 Jahren ununterbrochen in Deutschland lebte. Er konnte demnach nicht willkürlich von einer Sprache in die andere umschalten. Bei der viersprachigen Kranken A.K. hingegen war ein solches Umschalten in jede der vier Sprachen jederzeit auch unter erschwerten Bedingungen möglich. Im dritten Fall W.G. war eine Fremdsprache zur Hauptsprache geworden, sie war besser erhalten geblieben als die Muttersprache. Bemerkenswert ist, daß bei diesen drei Kranken der Aphasietyp in allen beherrschten Sprachen der gleiche war.

Aphasien bei Gastarbeitern und ihren Angehörigen

Wegen der großen Zahl ausländischer Gastarbeiter in der Bundesrepublik konnte es nicht ausbleiben, daß unter ihnen auch Aphasien auftreten. Wir konnten vier derartige Beobachtungen machen. Es waren zwei Männer und zwei Frauen, die im Alter zwischen 27 und 35 Jahren standen. In allen Fällen wurden die hirnpathologischen Untersuchungen in der Muttersprache durchgeführt. Die beiden Frauen besaßen aber so gute Kenntnisse im Deutschen, daß sie auch deutsch ausgeführt werden konnten.

Fall 903, Frau J.J., geb. 1943, Erzieherin.

Sprachliche Anamnese: Die Muttersprache der Kranken war Tschechisch. Sie besuchte nur tschechische Schulen und legte das Abitur ab. Nachher arbeitete sie als Erzieherin. Sie heiratete 1962 einen Deutschen und kam 1967 nach Deutschland, wo sie Deutsch zu lernen begann. Ihr Mann starb einige Jahre später, und dann lebte sie mit ihren beiden Söhnen zusammen, mit denen sie aber nur Tschechisch sprach.

Klinische Anamnese: 1979 trat ein Insult auf. An der Nervenklinik Köln wurde im Arteriogramm eine hochgradige Stenose der A. carotis interna links und im Computertomogramm eine hypodense Zone links frontopräzentral gefunden. Das EEG zeigte eine schwere Dysrhythmie links, besonders temporal und temporobasal mit Ausbreitung nach frontoparietal. Neurologisch bestand eine rechtsseitige Hemiplegie und hirnpathologisch damals eine „komplette Aphasie".

Die Kranke stand dann in den Jahren 1980, 1982 und 1984 in stationärer Behandlung der Abteilung für Sprachstörungen der Landesklinik Bonn. Neurologisch: rechtsseitige Hemiplegie. Hirnpathologisch: Gemischte Aphasie mit Agraphie, Paralexien, Störungen des Lesesinnverständnisses und eine Akalkulie. In einem Kontroll-CT war links frontal auf allen Schichten bis in die Höhe des linken Ventrikeldaches eine unscharf begrenzte, rundliche, große hypodense Zone, die bis an das Vorderhorn und an den linksseitigen Ventrikel, andererseits aber auch bis zur Kalotte reichte, zu sehen. Das Ventrikelsystem war nicht verlagert (Dr. *Drewer*).

Die hirnpathologische Untersuchung wurde auch in tschechischer Sprache durchgeführt, dabei zeigte sich in der Spontansprache die Satzbildung deutlich gestört. Es wurden meist unvollständige Sätze hervorgebracht, und es traten auch einige Paraphasien auf. Die Kranke wiederholte dabei immer wieder einzelne Wörter. Manchmal mischte sie in die tschechische Rede einzelne deutsche Wörter ein. Auf Fragen antwortete sie meist mit kurzen Wortgruppen, wobei sie häufig an einzelnen Wörtern perseverierte. Von den Reihen konnte sie nur die Zahlenreihe aufsagen. Beim Nachsprechen schwieriger Worte kam es zu Paraphasien. Sie vereinfachte dann manche Worte, indem sie bestimmte Konsonanten ausließ. Die Wortfindung war leicht gestört. Bei einzelnen Gegenständen mußten die ersten Silben vorgesagt werden, ehe sie sie benennen konnte. Das Sprachverständnis war bei mehrgliedrigen Aufträgen deutlich gestört. Spontan schrieb sie drei paragraphische Wörter, von denen das erste und dritte eher einem deutschen, das zweite aber eher einem tschechischen Wort ähnelten (Roso, Dad, Doso). Auf Diktat konnte sie mit der linken Hand, obwohl ihr die ersten Silben mit geführter Hand vorgeschrieben worden waren, die Wörter nur falsch ergänzen. Von einem aus drei Wörtern zusammengesetzten Satz wurden zwei Wörter paragraphisch und eines richtig geschrieben. Während sie eine zweistellige Zahl auf Diktat richtig schreiben konnte, kam es bei einer dreistelligen Zahl zu einem Stellenwertfehler (687) „678". Es wurde auch das Diktatschreiben mit beiden Händen, rechts mit Hilfe eines Schreibgriffes, geprüft.

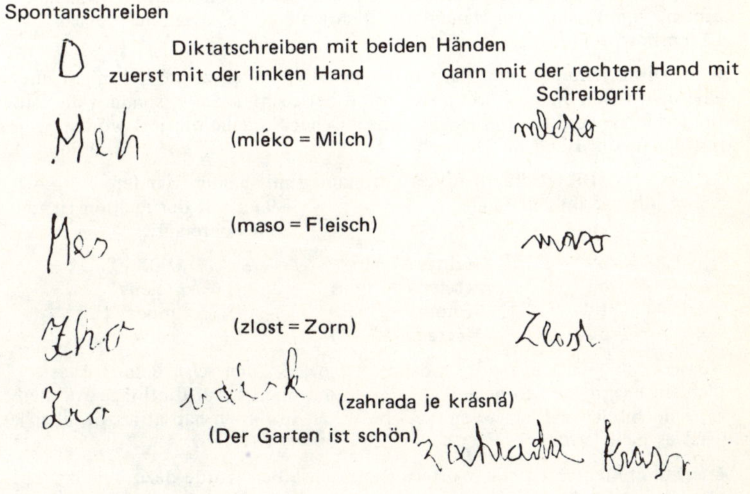

Spontanschreiben

Diktatschreiben mit beiden Händen
zuerst mit der linken Hand   dann mit der rechten Hand mit
                                    Schreibgriff

(mléko = Milch)

(maso = Fleisch)

(zlost = Zorn)

(zahrada je krásná)
(Der Garten ist schön)

Abb. 7 Schriftprobe der Patientin J.J.   J. 4.6.84.

Die für die schweren Aphasien mit rechtsseitigen Hemiplegien typische Seitendifferenz im Diktatschreiben (s. graphisches Disconnection-Syndrom, S. 209)
konnte hier auch in tschechischer Sprache nachgewiesen werden (Abb. 7).

Es bestanden auch beim Zahlenschreiben deutlich bessere Leistungen beim
Schreiben mit dem rechten Arm. Das Zahlenschreiben wurde auch als Prü-
fungsmöglichkeit für die Bevorzugung einer der beiden Sprachen verwendet.

(1984)	links tschechisches Diktat		rechts deutsches Diktat
+		(34)	„24"
	„725"	(723)	„1442"
+		(2946)	„2974"
	„54824"	(54827)	„44824"

Dabei waren die Leistungen beim tschechischen Diktat besser als beim deutschen Diktat. Das Sprachverständnis für Zahlen war daher in der Muttersprache besser als in der Fremdsprache.

Da im Tschechischen beim Diktat mehrstelliger Zahlen sowohl die Einer als
auch die Zehner zuerst diktiert werden können, wurde geprüft, ob diese verschiedenen Bedingungen des Diktates einen Einfluß auf das Ergebnis haben.
Es fand sich keinerlei Unterschied.

Bemerkenswert ist es, daß sich das Zahlenschreiben im Laufe der Untersuchungen deutlich besserte, bei der letzten Untersuchung war es bis zu fünf-
stelligen Zahlen beiderseits fehlerlos.

Einen Text las die Kranke mit sehr vielen Paralexien, so daß man von einem
Jargon sprechen konnte. Im Tschechischen wurde dabei nur einmal ein deut-
sches Wort eingemischt. Sie konnte den Inhalt des Gelesenen nicht nacherzählen, konnte aber den Namen des Dichters Neruda sagen, aus dessen
Lebensbeschreibung der Text stammte.

Beim Diktatschreiben von Farben mit beiden Händen zeigte sich nicht nur
eine deutliche Seitendifferenz zugunsten der rechten Seite, sondern die Patientin geriet, obwohl die Farben in tschechischer Sprache diktiert worden waren,
mit der linken Hand ins Deutsche.

Diktatschreiben von Farbnamen mit beiden Händen

zuerst mit der linken Hand		dann mit der rechten Hand mit Schreibgriff
„zov"	(žluty = gelb)	„zlu"
„ven"	(zelený = grün)	„zeleny"
„blu"	(modrý = blau)	„modry"
„rot"	(červený = rot)	„cerve"

Als sie „blu" schrieb, sagte sie dazu „německy" (deutsch). Beim Diktat
(červený) sagte sie „to nevím" (das weiß ich nicht). Auf die Frage Wie heißt
es tschechisch? entgegnete sie: „Červený, als nevím to napsati" (rot, aber ich
weiß es nicht aufzuschreiben).

Das Zusammensetzen von Wörtern aus Buchstaben wurde dazu benützt, zu
zeigen, welche der beiden Sprachen sie bevorzugt. Dazu wurden ihr solche
Buchstaben gegeben, aus denen sie Worte in beiden Sprachen bilden konnte.

Diese Probe wurde mit Substantiven durchgeführt, dann mußten, wegen der Großschreibung im Deutschen, die Testworte in Großbuchstaben vorgelegt werden.

(LORE, OREL)	Sie legt „LOER", dazu sagt sie „lesy ne" (Wälder ... nein).
(Adler)	(O) Sie ergänzt „LER", dann „OREL" und liest richtig. (Ist das etwas Lebendiges?) „Ja orel ... hoch" (Es ist ein ...) „prag" (sinnlos, vielleicht prak = Schleuder).
(PAKT, PTAK)	Sie legt „KATP". (P) Nun legt sie dazu „KAT", probiert
(Vogel)	herum und legt dann „PAKT". Sie erkennt aber nicht, daß das ein deutsches Wort ist. Schließlich legt sie nach nochmaligem Vorzeigen „PTAK".

Bezeichnen von Farben bei freier Wortwahl der Sprache:

(blau = modrý)	„bal" (m!) „modrý"
(grün = zelený)	„Ja vím" (Ich weiß). Als man ihr (zelený) vorsagt, antwortet sie „aha!" und nickt.
(schwarz = černý)	„schwarz"
(gelb = žlutý)	„blau ... červený" (Es ist zitronen...) „gelb".
(weiß = bílý)	„bílý"

Diese Beobachtung hat mehrere neue Erkenntnisse vermittelt:

1. Das graphische Disconnection-Syndrom kann mit größter Wahrscheinlichkeit in allen Sprachen, zumindest in denen, welche das gleiche Schriftsystem benützen wie wir, nachgewiesen werden.
2. Für den Nachweis der Hauptsprache eignet sich das Zusammensetzen von Buchstaben, aus denen man Worte in beiden Sprachen bilden kann. Dabei kann allerdings auch die Wortart und die Worthäufigkeit eine Rolle spielen.
3. Zum gleichen Zwecke kann man auch das Diktat mehrstelliger Zahlen benutzen.

Da die Kranke weiterhin in der Bundesrepublik leben will und das Deutsche ausreichend beherrschte, wurde die Behandlung in deutscher Sprache durchgeführt.

Fall 605, T.U., geb. 1943, Kranführer. Klinischer Aufenthalt: 3.3.–7.3.75.

Sprachliche Anamnese: T.U. stammte aus einem Dorf in der Nähe von Cagliari in Sardinien. Er hatte bis zu seinem 19. Lebensjahr in der Landwirtschaft seiner Eltern gearbeitet. Dann hatte er sich in der Bundesrepublik Arbeit gesucht und ist Kranführer geworden. Er soll, nach Angabe seiner Ehefrau, gut deutsch gesprochen haben und konnte auch deutsch lesen, aber nicht schreiben.

Klinische Anamnese: Am 14.11.73 wurde ihm bei der Arbeit ein Betonstück gegen den Kopf geschleudert. Er war kurze Zeit bewußtlos. An der Chirurgischen Klinik in Münster wurden eine 10 cm lange Kopfplatzwunde rechts parietal mit arterieller Blutung mit Galeabeteiligung und eine Sickerblutung aus dem rechten Ohr festgestellt. Es fand sich auch eine Verletzung der rechten oberen Gehörgangswand. Im Schädelröntgenbild war eine Fissur rechts parietal zu sehen. – Der Patient war Rechtshänder.

Nach dem Erwachen aus der Bewußtlosigkeit habe er zuerst gar nicht sprechen können. Dann habe er − nach Angabe der Ehefrau − nur die italienische Sprache wiedererlernt, habe aber auch in dieser starke Wortfindungs- und Sprachverständnisstörungen ·gehabt. Als er zum ersten Mal wieder nach Sardinien gekommen sei, konnte er sich mit seinen alten Bekannten nicht mehr im heimischen Dialekt unterhalten. Er habe auch nicht verstanden, was die anderen zu ihm sagten.

Objektiv ergab die Audiometrie eine hochgradige rechtsseitige Schwerhörigkeit; Frequenzen über 2000 Hz konnten überhaupt nicht wahrgenommen werden.

Neurologisch bestanden neben einer Geruchsstörung nur geringe rechtsseitige Halbseitenerscheinungen. EEG o.B.

Hirnpathologisch wurde die Untersuchung nur in italienischer Sprache durchgeführt. In deutscher Sprache konnte überhaupt kein sprachlicher Kontakt aufgenommen werden. Es bestanden eine gemischte Aphasie mit Agraphie, Alexie, Akalkulie, Störungen der Autotopognosie, der Fingergnosie, der Rechts-links-Unterscheidung, eine leichte linksseitige Dyspraxie und optisch-gnostische Störungen (Dr. *Peuser*).

Da der Kranke und seine Ehefrau den Wunsch äußerten, die Sprachheilbehandlung in seinem Heimatland durchführen zu lassen, wurde der Berufsgenossenschaft, die ein Gutachten über ihn angefordert hatte, eine stationäre Behandlung im Aphasiezentrum (Prof. *Vignolo*) der Nervenklinik in Mailand (Prof. Dr. *Renzi*) empfohlen.

Hier liegt ein Beispiel für einen Verlauf nach der Pitresschen Regel vor. Es bildete sich nur die Muttersprache zurück, die später erlernte deutsche Sprache war verlorengegangen. Bemerkenswert ist aber, daß auch der heimische sardinische Dialekt nicht mehr gesprochen und verstanden werden konnte; wahrscheinlich hatte der Kranke sich in der Schule mehr auf die italienische Hochsprache einstellen müssen.

Diese Beobachtung wirft aber auch eine therapeutisch und organisatorisch wichtige Frage auf. Polyglotte Aphasien, bei denen die Muttersprache weniger gestört ist als die Fremdsprache, sollten immer wenigstens zunächst in der Muttersprache behandelt werden. Ausnahmen sind nur dann gestattet, wenn die Erlernung der Fremdsprache für das weitere Berufsleben des Kranken unumgänglich notwendig ist. Bei den vielen Gastarbeitern, die in den westeuropäischen Ländern leben, stehen der Behandlung in der Muttersprache aber meist große Schwierigkeiten gegenüber, denn es werden nur selten Therapeuten zur Verfügung stehen, die in der Muttersprache der Kranken Sprachunterricht erteilen können. Aus diesem Grund wäre es von großem Vorteil, wenn solche Kranke ohne administrative Schwierigkeiten *bald* einem Aphasiebehandlungszentrum in ihrem

Heimatland zugewiesen werden könnten. Im gegebenen Fall war die bekannte Mailänder Klinik die ideale Lösung.

Fall 428, H.K., geb. 1945. Klinischer Aufenthalt vom 12.6.–9.9.72.

Sprachliche Anamnese: Der Patient hat die mittlere Reife und war in seiner türkischen Heimat als Sekretär in einer Verwaltung tätig gewesen. Im Jahr 1970 war er als Gastarbeiter nach Deutschland gekommen. Er führte Fließbandarbeiten in einer Gummi- und Asbestfabrik durch. Es konnte nicht mit Sicherheit geklärt werden, in welchem Grad der Kranke z.Zt. seiner Erkrankung die deutsche Sprache schon beherrscht hatte.

Klinische Anamnese: Er bekam im Oktober 1971 eine Hirnblutung, die am 18.10.71 an der Neurochirurgischen Klinik in Düsseldorf operiert wurde. Dabei wurden ein intrazerebrales Hämatom im linken Schläfenlappen abgesaugt und ein kleines Angiom entfernt.

Im Allgemeinbefund fiel eine 10 cm lange Narbe auf, die sich halbkreisförmig über dem linken Ohr vom Schläfenbein bis zum Scheitelbein hinzog. Im Schädelröntgenbild zeigte sich ein überhandtellergroßer Knochendefekt links parietotemporofrontal, der osteoplastisch gedeckt war.

Neurologisch bestand eine rechtsseitige Hemiparese. Das Gesichtsfeld war normal begrenzt.

Im EEG waren Zwischenwellengruppen temporobasal, temporal vorn und temporal hinten zu sehen (Dr. *Linck*).

Die hirnpathologische Untersuchung wurde, soweit es sich um sprachliche Leistungen handelte, in türkischer Sprache durchgeführt. Dabei fanden sich eine motorisch-amnestische Aphasie mit Paragraphien, eine Störung des Lesesinnverständnisses, eine glossolabiale Dyspraxie und eine Störung des Rechnens. Von besonderem Interesse war, daß die für die türkische Sprache charakteristische Vokalharmonie auch gestört war (Dr. *Peuser*).

Die hirnpathologische Diagnose wurde nur nach den Ausfällen in seiner Muttersprache gestellt. Im Deutschen erschien die expressive Sprache jedenfalls hochgradig gestört, das Sprachverständnis hingegen war anscheinend erhalten. Man kann daher annehmen, daß sich die hirnpathologischen Syndrome in den beiden Sprachen nicht wesentlich voneinander unterschieden haben.

Da der Linguist (Dr. *Peuser*) eben im Begriff war, das Türkische zu erlernen, als der Kranke in die Klinik eingeliefert wurde, konnte die Sprachheilbehandlung in der Muttersprache des Kranken durchgeführt werden (*Peuser* u. *Fittschen* 1977).

Am Ende der Behandlungszeit hatte sich der neurologische Befund nicht geändert. Die aphasischen Ausfallserscheinungen hatten sich deutlich gebessert. Ein Syndromwandel war aber nicht eingetreten. Der Kranke kehrte in die Türkei zurück und soll dort nach unseren Informationen in einer Konservenfabrik beschäftigt sein. In diesem

Fall konnte die Behandlung durch zufällige günstige Umstände in Deutschland in der Muttersprache des Kranken durchgeführt werden.

Fall 544, Frau L.I., geb. 1941, Näherin. Klinischer Aufenthalt: 8.4.–28.6.74.

Anamnese: Bei der Kranken bestand aufgrund eines Schädelröntgenbefundes (das Sellalumen war stark nach kaudal ausgeweitet mit einer gewissen Druckdystrophie am Dorsum sellae) der Verdacht auf einen Hypophysentumor. Deshalb wurde am 27.11.72 eine linksseitige Karotisangiographie durchgeführt. Nachher traten eine rechtsseitige Lähmung und eine Sprachstörung auf.

Neurologisch bestanden eine Hemiplegie und Hemihypästhesie rechts.

Im EEG war ein Herdbefund temporobasal links und temporal hinten links mit homolateraler Ausbreitung zu erkennen (Dr. *Linck*).

Die Kranke, deren Muttersprache das Kroatische war, beherrschte das Deutsche so gut, daß die hirnpathologische Untersuchung auch deutsch durchgeführt werden konnte. Dabei ergaben sich eine gemischte Aphasie mit Agraphie, Alexie, Störungen der Autotopognosie, der Fingergnosie, eine Akalkulie und optisch-gnostische Störungen.

Mit Hilfe einer Dolmetscherin wurde die hirnpathologische Untersuchung auch im Kroatischen vorgenommen. Es bestand auch in der Muttersprache eine gemischte Aphasie mit Störungen des Schreibens.

Um festzustellen, welche Sprache bei der Kranken nun bevorzugt wird, wurden beim Benennen von Gegenständen und beim Diktatschreiben Paralleluntersuchungen in beiden Sprachen durchgeführt.

Es ergab sich, daß sie die vorgelegten Gegenstände manchmal im Deutschen besser bezeichnen konnte als in ihrer Muttersprache. Es traten in beiden Sprachen Paragraphien auf.

In diesem Fall handelte es sich um eine zweisprachige Kranke, die das Deutsche vor ihrer Erkrankung so gut beherrschte, daß sowohl die hirnpathologische Untersuchung als auch die Behandlung in deutscher Sprache ausgeführt werden konnten. In beiden Sprachen bestand die gleiche Aphasieform.

Es ergeben sich bei den Gastarbeitern mit Aphasien aber noch andere wichtige therapeutische Fragen. Die beiden geschilderten Frauen wurden aus zwei Gründen in deutscher Sprache behandelt: Sie beherrschten das Deutsche so gut, daß eine Behandlung in dieser Sprache möglich war, und sie wünschten auch eine solche Behandlung weil sie die Absicht hatten, in Deutschland zu bleiben. Das Deutsche war daher für ihr weiteres berufliches Leben unerläßlich.

Ganz anders lagen die Verhältnisse bei den beiden Männern. Ihre prämorbiden deutschen Sprachkenntnisse waren gering. Die hirnpathologischen Untersuchungen konnten daher nur in ihren Mutter-sprachen vorgenommen werden. Eine Behandlung in deutscher Sprache wäre völlig sinnlos gewesen. In einem Falle konnte durch einen glücklichen Zufall die Behandlung in türkischer Sprache ausgeführt werden. Der Italiener war aber nur zur Begutachtung an die Klinik gekommen. Er wünschte die notwendige stationäre Behandlung in italienischer Sprache in seiner Heimat. Da uns die Mailänder Nerven-klinik, an der ein Aphasikerzentrum besteht, wohl bekannt war, konnten wir ihn dorthin zur Behandlung empfehlen.

Dieser Fall unterstreicht aber die Notwendigkeit, daß in allen Län-dern, aus denen Gastarbeiter in die Bundesrepublik kommen, Apha-siezentren bekannt sein müßten, in welche man Gastarbeiter, die während ihres Aufenthaltes in Deutschland an einer Aphasie erkran-ken, die deutsche Sprache jedoch noch nicht hinreichend erlernt haben, ohne größere administrative Schwierigkeiten einweisen könnte.

Schlußfolgerungen

Man kann daher zusammenfassend über die polyglotten Aphasien feststellen:

1. Bei Polyglotten, die eine Aphasie bekommen, muß die hirnpatho-logische Untersuchung in allen beherrschten Sprachen durchgeführt werden, um die Wertigkeit der einzelnen Sprachen für den gegen-wärtigen Zustand des Kranken abschätzen zu können.

2. Die Hauptsprache des Kranken muß nicht seine ursprüngliche Muttersprache sein. Es können sehr viele Faktoren eine Änderung der Hauptsprache im Verlauf des Lebens verursachen.

3. Die Polyglotten können auf eine Aphasie in verschiedener Weise reagieren. Sie können eine Sprache von vornherein auswählen und alle anderen früher mehr oder weniger beherrschten Sprachen ver-drängen (monoglotte Reaktion). Sie können aber auch in verschie-denen Phasen der Rückbildung verschiedene Sprachen in den Vor-dergrund treten lassen (polyglotte Reaktion). Meist setzt sich schließ-lich die Sprache durch, welche für den Kranken in der gegebenen Situation die notwendigste ist. Es kommt aber auch vor, daß Poly-glotte verschiedene Sprachen durcheinandermischen. Manchmal wer-den nur unwillkürliche Äußerungen in einer anderen als der Um-gangssprache hervorgebracht, manchmal aber werden zwei Sprachen ohne besonderen Anlaß in der willkürlichen Sprache abwechselnd gebraucht. Es gibt aber auch Polyglotte, die trotz einer Aphasie die Wahl der situationsgerechten Sprache vollkommen beherrschen.

4. Das Problem der Lokalisation der polyglotten Aphasien ist kein Sonderproblem, sondern deckt sich mit der Lokalisation der Aphasien überhaupt. Dafür spricht auch, daß nach unseren Beobachtungen bei Polyglotten meist in allen Sprachen, die sie wirklich beherrschen, die gleichen Aphasietypen auftreten. Gelegentliche Differenzen scheinen auf unterschiedlicher prämorbider Beherrschung dieser Sprachen zu beruhen. Die Annahme eines besonderen Zentrums für die Umschaltung von einer Sprache auf die andere kann durch unsere neueren Beobachtungen nicht gestützt werden.

5. Die Behandlung der polyglotten Aphasien soll in der Sprache durchgeführt werden, welche für den Kranken in der kommenden Zeit die Hauptsprache sein wird. Das ist meistens die Muttersprache; es kann aber auch bei Einwanderern oder Gastarbeitern die Sprache des Landes sein, in dem sie ihren dauernden Wohnsitz haben.

Differentialdiagnose aphasischer Syndrome

Man muß die Differentialdiagnose der Aphasien gegenüber anderen
hirnpathologischen Syndromen und die Differentialdiagnose zwischen
den einzelnen Aphasiearten unterscheiden.

Differentialdiagnose zwischen Aphasie und anderen nicht-aphasischen Beeinträchtigungen der sprachlichen Kommunikation

Die Frage, ob es sich bei einem hirnpathologischen Syndrom wirklich um eine Aphasie handelt oder ob nur ein ähnliches Syndrom
vorliegt, stellt sich vor allem in Kliniken und Ambulanzen, in denen
eine Vielfalt anderer Hirnerkrankungen, aber nur seltener Aphasien
beobachtet werden. Mit diesen Unterscheidungen haben sich daher
vor allem die Neurologen zu beschäftigen. Zu verweisen ist dabei
auf die Arbeiten von *de Renzi* u. *Vignolo* (1962), welche einen eigenen Test, den Token-Test, entwickelt haben, der vor allem für diese
Differentialdiagnose geeignet erscheint und um dessen Verfeinerung
sich *Orgass* u. *Poeck* (1966) bemüht haben. Dieser in der Literatur
viel besprochene Test erfaßt aber nicht die leichtesten Formen der
Aphasie, besonders die, welche wir als Restaphasien bezeichnen.
Girbig (1979) hat diesen Nachweis geliefert und darauf hingewiesen,
daß bei Restaphasien im Token-Test Fehlerquoten unter 8 nicht mehr
pathologisch bewertet werden.

Aphasie und Dysarthrie

Für eine Klinik, welche sich ausschließlich der Behandlung von
Aphasien widmet, stellt sich die Frage der Differentialdiagnose meist
nur zwischen einer Aphasie und einer Dysarthrie. Das klinische Bild
der Dysarthrie kann sich von den leichtesten Störungen der Artikulation bis zur vollständigen Unfähigkeit, Laute hervorzubringen, erstrecken, also bis zu einer Anarthrie reichen. Wenn es sich um eine
reine Dysarthrie handelt, dann ist diese Differentialdiagnose relativ
einfach. Man kann sie in folgenden Punkten zusammenfassen:

1. Das wichtigste Zeichen einer reinen Dysarthrie ist die Unversehrt-
heit des schriftlichen Ausdruckes. Es können zwar Schwierigkeiten

im mechanischen Schreibvorgang vorhanden sein, aber die schriftliche Satzbildung und Wortbildung sind einwandfrei. Wenn durch motorische Störungen das Schreiben unmöglich ist, dann kann man Buchstabentäfelchen zur Wort- und Satzbildung verwenden.

2. Es bestehen keine Störungen der inneren Sprache. Der Kranke wird in der Lage sein, mit Hilfe von Buchstabentäfelchen Wörter und Sätze fehlerlos zusammenzusetzen, und wird auch vorgelegte fehlerhafte Wörter und Sätze verbessern und lesen können.

3. Es bestehen keine Paraphasien, weder verbale noch literale. Die Unterscheidung zwischen literalen Paraphasien und Artikulationsstörungen kann allerdings manchmal sehr schwierig sein.

4. Bei der Dysarthrie verteilen sich die Artikulationsschwierigkeiten auf alle Wörter; sie steigern sich bei Konsonantenanhäufungen, und bei wiederholtem Sprechen treten sie in gleicher Weise in Erscheinung. Für die Aphasiker ist es hingegen typisch, daß sie Wörter, die sie einmal mit literalen Paraphasien aussprechen, ein anderes Mal störungsfrei aussprechen können und daß sie Wörter, welche sie spontan nicht hervorbringen, in automatisierten Redewendungen mühelos artikulieren.

5. Als Leitsymptom kann gelten, daß bei der Dysarthrie nur Störungen des sprachlichen Ausdruckes auftreten können, welche durch Lähmungen oder Koordinationsstörungen der Sprechmuskulatur zu erklären sind.

6. Schließlich unterscheiden sich die neurologischen Begleiterscheinungen der Aphasien wesentlich von denen, welche bei der Dysarthrie zu beobachten sind. Bei den Aphasien findet man meist rechtsseitige Halbseitenerscheinungen, die von leichten Reflexdifferenzen oder latenten Hemiparesen bis zu ausgeprägten Hemiplegien reichen können. Bei den Dysarthrien sind die neurologischen Ausfälle nicht an Läsionen der dominanten Hemisphäre gebunden. Neben allen Arten von zentralen Lähmungserscheinungen, die auch beiderseits auftreten können, muß man vor allem mit extrapyramidalen, zerebellaren oder pontinen Begleitsymptomen rechnen. Das neurologische Bild ist daher bei den Dysarthrien meist viel mannigfaltiger als bei den Aphasien.

Klinisch ist wichtig, daß Aphasien nicht selten mit Dysarthrien kombiniert sind. Solche Überschneidungen kommen besonders dann zustande, wenn ein Hirnprozeß sich nicht auf das Versorgungsgebiet der A. cerebri media beschränkt, sondern weitere Gebiete der motorischen oder prämotorischen Region erfaßt hat. Dann können sich aphasische und dysarthrische Symptome überlappen, und es kann mitunter recht schwierig sein, zu entscheiden, ob ein bestimmter Laut wegen einer paraphasischen Entgleisung oder wegen einer motorischen Schwäche der Muskulatur nicht oder falsch ausgesprochen wurde. Aber auch dabei wird man beobachten können, daß bei einer Dysarthrie dieser Laut bei weiteren Sprechversuchen immer wieder falsch artikuliert wird.

In den meisten Fällen haben Aphasien nur dysarthrische Beimengungen. Es gibt aber auch Fälle, bei denen die Dysarthrie ganz im Vordergrund des Krankheitsbildes steht und man nicht genau weiß, ob sich hier nicht hinter der deutlichen Dysarthrie eine Aphasie verbirgt. Besonders schwierig ist die Entscheidung aber dann, wenn eine reine motorische Aphasie vorhanden ist, die zwar mit einer starken Dysarthrie gemischt ist, dabei aber keine Störungen des Schreibens, keine Sprachverständnisstörungen und keine Störungen der inneren Sprache vorhanden sind. Es erhebt sich dann die Frage, ob es sich bei den schwer verständlichen Silben- und Wortäußerungen der Kranken lediglich um dysarthrische Artikulationsstörungen oder um literale Paraphasien handelt. Solche Fälle haben *Alajouanine* u. Mitarb. (1939) als „Desintégration phonétique" beschrieben. Bei ihnen ist es stets notwendig, ausführliche Bandaufnahmen der Spontansprache zu machen und sie einer linguistischen Phonemanalyse zu unterziehen.

Für das Vorhandensein einer Aphasie sprechen folgende positive Leistungen: sprachliche Automatismen, verständliche sinnlose Silben oder Paraphasien, Paragraphien, Störungen des Sprachverständnisses, Störungen der inneren Sprache. Diese kann man nachweisen durch Störungen beim Zusammensetzen von Wörtern aus Buchstabentäfelchen oder beim Verbessern von Wörtern mit verstellten Buchstaben.

Die dysarthrischen Störungen sind im allgemeinen hartnäckiger als die aphasischen, und man kann in solchen gemischten Fällen nicht selten beobachten, daß bei der Rückbildung der Sprachstörung die dysarthrischen Entgleisungen deutlicher in den Vordergrund treten und als Resterscheinungen zurückbleiben.

Aphasie und allgemeine Demenz

Alle Hirnerkrankungen, welche sich nicht auf das Versorgungsgebiet der mittleren und hinteren Hirnarterie beschränken, können außer hirnpathologischen Syndromen auch Allgemeinstörungen verursachen, die von einer leichten Hirnleistungsschwäche bis zu einer vollständigen Verblödung (Demenz) reichen können. Bei schweren Aphasien, besonders Totalaphasien, zentralen oder sensorischen Aphasien ist manchmal die Frage zu entscheiden, ob neben der Aphasie auch Erscheinungen einer Demenz vorhanden sind. Zu betonen ist, daß es sich in diesem Zusammenhang nicht um das von *Marie* (1906)

oder in neuerer Zeit von *Bay* (1964) diskutierte Problem handelt,
inwieweit jede Aphasie einen bestimmten spezifischen Intelligenzmangel zeigt. Vielmehr steht zur Debatte, ob neben einer Aphasie
auch eine Demenz vorliegt. Das ist nämlich nicht eine nur theoreti-
sche Fragestellung, sondern ein Problem von großer praktischer Bedeutung; denn es hängt davon die Entscheidung ab, ob der Kranke
einer Sprachheilbehandlung unterzogen werden kann. Man ist in solchen Fällen genötigt, nach Störungen der Orientierung, der Merkfähigkeit, des Gedächtnisses, der Urteilsfähigkeit und Verhaltensstörungen oder anderen psychischen Ausfällen zu forschen.

Bei schweren Störungen der expressiven Sprache ist es natürlich
nicht immer möglich, Prüfungen der Orientierung und der Merkfähigkeit vorzunehmen. Störungen der örtlichen Orientierung kann man
zwar leicht daran erkennen, daß sich der Kranke nicht in den Räum-
lichkeiten der Klinik zurechtfindet, Störungen der zeitlichen Orientierung kann man aber meist erst dann nachweisen, wenn er die
entsprechenden Fragen versteht und auch einen solchen Wortschatz
hat, daß er Orientierungsfragen beantworten kann. In solchen Fällen kann man meist auch schon Merkfähigkeitsprüfungen anstellen.

Wichtig sind die Verhaltensstörungen. Aphasiker verhalten sich im
allgemeinen so wie jeder normale Mensch, wobei die prämorbiden
Persönlichkeitseigentümlichkeiten nicht oder nur gering verändert
erscheinen. Das gilt besonders für die motorischen Aphasiker. Bei
den sensorischen Aphasikern ist die Krankheitseinsicht für die Sprachstörung oft nicht vorhanden. Dadurch bekommt ihr Verhalten schon
eine gewisse Tendenz zur Kritiklosigkeit hin. Sie haben eine Anosognosie für die sprachlichen Ausfälle.

Aphasie und Sprachschwierigkeiten durch Antriebsmangel

Differentialdiagnostische Schwierigkeiten zwischen einer Aphasie
und einem durch Antriebsmangel bedingten Mutismus können bei
Stirnhirnverletzten bestehen. Dieser Antriebsmangel kann sich beziehen auf Kopf-, Rumpf- oder Gesamtbewegungen, auf die Sprache
oder auf das Denken. *Kleist* (1934) spricht in solchen Fällen von
einer spontanen oder Namensstummheit. Die diese dann häufig be-
gleitende Denkstörung nennt er eine alogische Denkstörung. Das
Denken sei bruchstückhaft; es komme zu Iterationen und Perseverationen, und es fehle das tätige Denken und damit auch das tätige
Tun. Der Kranke könne keine Pläne entwerfen und äußern. Es ist
naheliegend, daß man, wenn ein Kranker nichts spricht, gleichzeitig
einen Bewegungsmangel und eine Verlangsamung im Denken zeigt,
die Vermutung haben wird, daß es sich nicht um eine Aphasie,
sondern um eine Stirnhirnschädigung handelt.

Diese kann aber auch ein ganz anderes Bild bieten, das einer Wesensänderung, die auf Enthemmungserscheinungen beruht. Die Kranken zeigen dann nicht nur einen ungehemmten Sprachfluß, sondern auch eine psychomotorische Unruhe und nicht selten sexuelle Enthemmungsmechanismen, Erscheinungen, die ihre Behandlung in psychiatrischen Krankenhäusern notwendig machen können.

Bei tiefen Stirnhirnverletzungen, die bis in den Hirnstamm reichen, kommen aber auch sprachliche Zwangsphänomene vor.

Ich hatte Gelegenheit, einen Kranken zu untersuchen, der eine schwere Stirnhirnverletzung hatte und mit einem Überschuß an akzessorischen Muskelinnervationen auf jede Frage, die als Antwort nur ein Wort verlangt hätte, mit lauter Stimme einen ganzen Satz sagte und diesen dann so lange mit steigender Lautstärke wiederholte, bis er ganz erschöpft zusammensank. Daß es sich in solchen Fällen nicht um Aphasien handelt, ist selbstverständlich.

Die differentialdiagnostische Abrenzung von Aphasien ist von großer praktischer Bedeutung, denn alle genannten Grenzsyndrome bedingen eine Kontraindikation gegen die Sprachheilbehandlung.

Bei Kranken mit psychischen Auffälligkeiten, insbesondere Enthemmungserscheinungen, wird man zunächst versuchen, sie medikamentös zu sedieren. Dann wird man beobachten müssen, ob sie sich in den Rahmen einer therapeutischen Gemeinschaft einfügen. Dabei muß man das Wohl der anderen Kranken mehr im Auge haben als das des die Gemeinschaft störenden Patienten.

Aphasie und Schizophasie

Eine wichtige Unterscheidung ist die zwischen einer gesteigerten Flüssigkeit der Sprache im Rahmen einer sensorischen Aphasie und einer Schizophasie bei einer schizophrenen Erkrankung. Bei der Aphasie fehlen die typischen psychotischen Symptome der Schizophrenie, die Störungen des Gedankenablaufes, die Störungen des Affektes und die Störungen der Willensäußerungen. Der Aphasiker verhält sich gegenüber seiner Umgebung völlig normal, seine Handlungen sind situationsentsprechend. Er leidet nicht an Wahnideen oder Halluzinationen. Andererseits hat der Schizophrene keine Störungen des Sprachverständnisses, keine typischen Paraphasien, höchstens neologistische Wortneubildungen. Er hat keine Störungen der Syntax, aber die Satzbildung kann entsprechend seinem zerfallenen Gedankengang verändert sein. Sein sprachlicher Ausdruck zeigt manchmal einen besonders geschraubten Stil.

Differentialdiagnose der einzelnen Aphasieformen

Wichtiger als die Differentialdiagnose der Aphasien gegenüber nichtaphasischen hirnorganischen und psychotischen Krankheitsbildern
ist die Differentialdiagnose zwischen den verschiedenen Aphasietypen.

Motorische und sensorische Aphasie

Bei der Besprechung der Differentialdiagnose der einzelnen Aphasieformen beginnt man am besten mit den zwei Formen, welche sich
am meisten voneinander unterscheiden, nämlich mit der motorischen
und der sensorischen Aphasie. Ihre Unterscheidung ist schon in der
Spontansprache möglich. Während der motorisch Aphasische wenig
spricht und die wenigen Äußerungen, welche er von sich gibt, unter
großer Sprachnot erfolgen, spricht der sensorisch Aphasische fließend und ohne Sprachnot. Im englischen Schrifttum wurde dieses
Symptom immer betont, und man unterscheidet seit *Howes* (1964)
sogar die beiden Aphasiearten als „fluent" und „non-fluent aphasia".
Der sensorisch Aphasische hat sogar ein ausgesprochenes Sprachbe-
dürfnis; er spricht viel mehr als der jeweiligen Situation angepaßt
wäre. Es kommt daher auch zu einer sprachlichen Überproduktion.
Dabei kann der motorisch Aphasische mit dem wenigen, was er
spricht, verhältnismäßig viel mehr zum Ausdruck bringen als der
sensorisch Aphasische mit seiner sprachlichen Überproduktion; denn
der motorisch Aphasische verwendet vorwiegend Hauptwörter; besonders Gegenstandsbezeichnungen und Tätigkeitswörter. Er kann
sie allerdings nicht flektieren, und dadurch kommt ein Telegrammstil zustande, und die Syntax ist durch einen Agrammatismus gekennzeichnet. Der sensorisch Aphasische hingegen verwendet neben
Verben sehr viele kleine Satzteile, Präpositionen, Adverbien, Konjunktionen, aber viel weniger Hauptwörter. Er spricht in abgerissenen Satzfetzen, die an sich richtig aufgebaut sein können, die er
aber lose ohne entsprechenden Satzbau aneinanderreiht. Dadurch
ist der Kommunikationswert seiner Spontansprache viel schlechter
als der des motorisch Aphasischen, bei dem man eine ausgesprochene Ökonomie der sprachlichen Äußerungen feststellen kann. Auch
die Wortverstümmelungen, die Paraphasien, besonders die verbalen,
sind bei sensorisch Aphasischen viel häufiger als bei motorisch Aphasischen. Das trägt zur schweren Verständlichkeit seiner Sprache noch
zusätzlich bei. Wenn diese Paraphasien so zunehmen, daß sie das
ganze linguistische Krankheitsbild beherrschen, dann spricht man
von einem Jargon. Bei der motorischen Aphasie findet man nicht

selten eine Mischung mit der Dysarthrie. Das Sprachverständnis ist
bei ihr praktisch ungestört. Bei der sensorischen Aphasie ist die Störung des Sprachverständnisses ein beherrschendes Symptom des
Krankheitsbildes. Diese Sprachverständnisstörung bezieht sich aber
nicht nur auf die Sprache der Umgebung, sondern auch auf die eigene Sprache. Dadurch geht auch die Kontrolle über die eigene Sprache und die Krankheitseinsicht für die eigenen Störungen der Sprache verloren. Das ist auch der Grund, warum die sekundären psychischen Reaktionen auf die eigene Sprachstörung bei der motorischen Aphasie viel stärker sind als bei der sensorischen Aphasie. Der
motorisch Aphasische leidet unter seiner Aphasie viel mehr; es
kommt daher auch zu reaktiv depressiven Verstimmungszuständen.
Der sensorisch Aphasische hingegen zeigt solche Reaktionen meist
nicht; seine Stimmung ist häufig sogar gehoben, wobei oft eine
Euphorie zu beobachten ist, die in einem gewissen Gegensatz zu seinem tatsächlichen Zustand steht.

Die reinen motorischen sind ziemlich und die reinen sensorischen
Aphasien sehr selten. Meist sind sie mit amnestisch-aphasischen Stö-
rungen gemischt. Daher haben wir in unserem Krankengut 25,0%
motorisch-amnestische und nur 6,0% rein motorische auf der einen
Seite und 8,4% sensorisch-amnestische und nur 1,3% rein sensorische
Aphasien gehabt.

Auf einen praktisch wichtigen Punkt muß noch hingewiesen werden.
Mit zunehmender Krankheitsdauer und Rückbildung vermindert sich
die Nichtflüssigkeit bei den motorischen und die Flüssigkeit bei den
sensorischen Aphasien Sie werden daher bezüglich der Flüssigkeit
in den späteren Stadien des Verlaufes ähnlicher. Das haben auch
Cohen, Kelter u. *Strohner* (1978) bei einem Vergleich von zwei entsprechenden Aphasikergruppen mit kurzer und längerer Krankheitsdauer durch Messung der Sprechrate bestätigt (s. S. 131). Deshalb
kann mit zunehmender Dauer des Krankheitsverlaufes die Flüssigkeit
der Sprache zunehmend weniger für die Differentialdiagnose zwischen diesen beiden Aphasietypen verwendet werden.

Totalaphasie und gemischte Aphasie

Viel schwieriger als die Differentialdiagnose zwischen den beiden
großen Gruppen der motorischen und der sensorischen Aphasie ist
die zwischen den Aphasieformen, welche, wenn im Verlauf der Erkrankung ein Syndromwandel eintritt, ineinander übergehen können.
Auf den S. 128ff. wurden die Gesetzmäßigkeiten solcher Verläufe
dargestellt.

Zunächst sollen die Unterschiede zwischen der Totalaphasie und der

Tabelle 4 Unterscheidung zwischen Totalaphasie und gemischter Aphasie

Fähigkeit	Totalaphasie	Gemischte Aphasie
Satzbildung	unmöglich Auftreten sprachlicher Automatismen	erste Ansätze einer Satzbildung, meist in Form einzelner Hauptwörter oder einzelner Tätigkeitswörter; letztere können aber noch nicht flektiert werden; daher Anbahnung eines Telegrammstiles
sprachliche Aktivierung durch Vorsprechen alltäglicher unvollständiger Sätze	können nicht vollendet, Wortpaare nicht ergänzt werden; sobald das gelingt, zeigt es die allmähliche Rückbildung in eine gemischte Aphasie an	unvollständige Sätze werden ergänzt; Wortpaare können ergänzt werden; dabei können Paraphasien auftreten
Reihensprechen	unmöglich oder schwer gestört	teilweise gestört oder ungestört
Nachsprechen	schwer gestört; gelingt höchstens bei kurzen Wörtern und dann meist paraphasisch	mäßig gestört bis ungestört
Wortfindung	meist hochgradig gestört	mäßig gestört bis ungestört
Sprachverständnis	sehr erheblich gestört	noch gestört, aber für leichte Aufträge schon vorhanden
Schreiben	schwere Agraphie	im Spontanschreiben meist deutliche Störung der Satzbildung; beim Diktatschreiben meist Paragraphien
Lesen	schwere Alexie	häufig Paralexien und Störungen des Lesesinnverständnisses
innere Sprache	schwer gestört; Verbessern von Wörtern mit falscher Buchstabenstellung und Zusammensetzen von Wörtern aus ihren Buchstaben nicht möglich	Störungen im Verbessern von Wörtern mit falscher Buchstabenstellung und Zusammensetzen von Wörtern aus ihren Buchstaben können noch vorhanden sein, besonders bei abstrakten Wörtern
Reihenlegen	bei der Buchstabenreihe gestört, bei der Zahlenreihe ungestört	bei der Buchstabenreihe und bei der Zahlenreihe möglich

Der wesentliche Unterschied zwischen der Totalaphasie und der gemischten Aphasie besteht demnach darin, daß die expressive Sprache bei der gemischten Aphasie in allen Sparten deutlich besser ist und vor allem, daß sich ein Telegrammstil in der Spontansprache zu bilden beginnt, der den Kranken in die Lage versetzt, sich sprachlich bereits verständlich zu machen. Das Sprachverständnis ist zwar bei der gemischten Aphasie noch gestört, aber für leichtere Anforderungen bereits vorhanden. Die Wortfindung ist bei der gemischten Aphasie meistens gestört. Es kommen aber Fälle vor, bei denen zwar noch eine Störung des Sprachverständnisses, aber nicht mehr der Wortfindung nachweisbar ist. Diese nicht häufigen Fälle haben wir, wenn sich eine deutliche Störung der Satzbildung im Sinne eines Agrammatismus mit der Störung des Sprachverständnisses vereint hatten, immer noch zur gemischten Aphasie gerechnet.

Agraphien und Alexien gehören zum Bilde der Totalaphasie. Bei der gemischten Aphasie sind zwar meist Störungen des Schreibens und Lesens vorhanden, sie sind aber nicht mehr wesentlich für die Diagnose und müssen daher, wenn sie vorhanden sind, in der hirnpathologischen Diagnose eigens Erwähnung finden.

Gemischte und motorisch-amnestische Aphasie

Die Differentialdiagnose zwischen der gemischten Aphasie und der motorisch-amnestischen Aphasie beruht im wesentlichen darauf, daß bei der motorisch-amnestischen Aphasie Störungen des Sprachverständnisses praktisch nicht mehr nachweisbar sind. In der Spontansprache ist bei der motorisch-amnestischen Aphasie der Telegrammstil viel deutlicher ausgebildet, die Satzbildung besser; Reihensprechen und Nachsprechen sind in der Regel weniger gestört als bei der gemischten Aphasie. Die Wortfindung muß aber noch deutlich gestört sein. Störungen des Schreibens und Lesens sind noch häufig vorhanden, aber seltener und geringer als bei der gemischten Aphasie; sie werden vom motorischen Anteil der Aphasie geprägt.

Motorisch-amnestische und motorische Aphasie

Die motorisch-amnestische Aphasie und die motorische Aphasie kann man differentialdiagnostisch dadurch trennen, daß bei der motorisch-amnestischen Aphasie neben der schweren Störung der expressiven Sprache auch deutliche Störungen der Wortfindung vorhanden sein müssen. Bei der rein motorischen Aphasie bestehen keine Störungen der Wortfindung mehr. Gemeinsam ist beiden Formen, daß keine nennenswerten Störungen des Sprachverständnisses nachweisbar sind. Störungen des Schreibens und des Lesens kommen sowohl bei der motorisch-amnestischen wie auch bei der motorischen Aphasie in der Mehrzahl der Fälle vor, bei der motorisch-amnestischen Aphasie sind sie häufiger und ausgeprägter. Es besteht aber nur ein gradueller Unterschied zwischen den Störungen des Schreibens und Lesens bei diesen beiden Aphasieformen.

Im Schrifttum wird meistens nicht zwischen der motorisch-amnestischen und der motorischen Aphasie, manchmal nicht einmal zwischen der gemischten und der motorischen Aphasie unterschieden. Das sieht man daran, daß häufig von „vorwiegend" motorischer Aphasie gesprochen wird und daß andererseits behauptet wird, Störungen der Wortfindung kämen bei allen Aphasiearten vor. Die Folgen dieser Unsauberkeiten der Einteilung sind gerade in wissenschaftlicher Hinsicht schwer. Wenn man zwischen der motorischen und der motorisch-amnestischen Aphasie nicht unterscheidet, dann findet man in der Gruppe der motorischen Aphasie natürlich Wortfindungsstörungen. Bedenkt man nun, daß die Wortartenauswahl bei der motorischen Aphasie umgekehrt ist wie bei der amnestischen Aphasie, dann wird man über den Anteil der verschiedenen Wortarten bei der motorischen Aphasie nichts Verläßliches mehr aussagen können. Etwas Ähnliches geschieht, wenn man die gemischte Aphasie nicht von der motorischen Aphasie unterscheidet. Dann wird man nämlich bei den motorischen Aphasien oft Sprachverständnisstörungen finden und, wenn man sie nicht von den motorisch-amnestischen Aphasien trennt, auch Störungen der Wortfindung feststellen können. Auch in diesen Fällen ist die Wortartenauswahl gegensätzlich. Man wirft also zwei Gruppen mit gegensätzlichen Symptomen zusammen und trifft dann Feststellungen negativer Art bezüglich der Differentialdiagnose, die einfach darauf beruhen, daß man diese Gruppen nicht vor den statistischen Berechnungen genügend getrennt hat. Das trifft praktisch auf alle Arbeiten zu, welche nur die Gruppe der Broca-Aphasien von der der Wernicke-Aphasien unterscheiden. Die feinsten Signifikanzberechnungen sind nutzlos, wenn man das Ausgangsmaterial nicht differentialdiagnostisch klar trennt.

Amnestische Aphasie

Von der motorisch-amnestischen Aphasie unterscheidet sich die reine amnestische Aphasie dadurch, daß bei ihr die Satzbildung an sich intakt ist und die Beherrschung der grammatischen Formen gewährleistet ist. Von der gemischten Aphasie kann man sie durch das Fehlen der Störungen des Sprachverständnisses trennen. Auch gegenüber der sensorisch-amnestischen Aphasie ist sie an dem Feh-

len von Sprachverständnisstörungen und des Paragrammatismus zu
erkennen.

Gemischte und sensorisch-amnestische Aphasie sowie andere sensorische Formen

Wesentlich ist, daß sich bei der gemischten Aphasie in der Spontansprache ein Telegrammstil ausbildet; die Entwicklung läuft also in
Richtung auf eine motorisch-amnestische Aphasie hin. Bei der
sensorisch-amnestischen Aphasie hingegen bestehen in der Spontansprache die Anzeichen eines Paragrammatismus. Die Wortartenauswahl ist also ganz gegensätzlich zur gemischten und zur motorischen
Aphasie. Am seltensten sind Hauptwörter; es überwiegen die anderen „kleineren" Wortarten. Die Sprache ist außerdem meist flüssig,
wortreich, aber ausdrucksarm. Es kommen viele Paraphasien vor;
besonders charakteristisch sind die verbalen Paraphasien. Die Wortfindung ist erschwert. Das Sprachverständnis ist schwer gestört. Fast
immer bestehen Störungen des Schreibens; sie zeichnen sich durch
viele Paragraphien aus. Beim Lesen kann man viele Paralexien und
häufig Störungen des Lesesinnverständnisses beobachten. Es kommt
vor, daß beim Lesen eines Textes immer wieder verbale Paralexien
eingefügt werden, und manchmal sind es Wörter, die ihrer Struktur
nach gar keine Ähnlichkeit mehr mit irgendeinem Wort des vorliegenden Textes haben. Man gewinnt dann den Eindruck, daß es sich
dabei nur um eine sprachliche Überproduktion handelt.

Die reine sensorische Aphasie, welche viel seltener ist als die sensorisch-amnestische Aphasie, unterscheidet sich von dieser darin, daß
keine Wortfindungsstörungen mehr nachweisbar sind. Die im Schrifttum unter der Bezeichnung Wernicke-Aphasien laufenden Fälle sind
wohl in der Regel sensorisch-amnestische Aphasien. Die Störungen
der Schriftsprache unterscheiden sich bei diesen beiden Typen nicht
wesentlich voneinander.

Über Jargonaphasien wird auf S. 103f Näheres ausgesagt.

Zentrale Aphasien (Leitungsaphasie)

Die Differentialdiagnose der zentralen Aphasie ist deshalb sehr
schwierig, weil der Begriff des Syndroms schwankt. Das hervorstechendste und auch von der ursprünglichen theoretischen Konzeption her wichtigste Symptom ist die Störung des Nachsprechens.
Wir haben nur dann von einer zentralen Aphasie gesprochen, wenn
eine hochgradige Störung des Nachsprechens vorhanden war. Die

meisten Autoren ziehen den Rahmen aber weiter und die Grenze ziemlich willkürlich. *Geschwind* (1971) hat auch das Erhaltensein des Sprachverständnisses zur Differentialdiagnose herangezogen. Dies erscheint mir sehr bedenklich, weil in unseren Fällen schwerste Störungen des Nachsprechens nicht selten auch mit Störungen des Sprachverständnisses einhergingen. Ein weiterer Unsicherheitsfaktor hat sich dadurch ergeben, daß bei unseren Beobachtungen von zentraler Aphasie praktisch alle Arten linguistischer Agraphie vorkamen, wie sie für die verschiedensten Aphasietypen charakteristisch sind. Schließlich haben wir auch, ähnlich wie *Brown* (1975), Umwandlungen einer Leitungsaphasie zu anderen Aphasieformen gesehen. Die Differentialdiagnose dieses Aphasietyps ist daher ebenso schwankend wie das Syndrom selbst.

Semantische Aphasie

Die geringsten differentialdiagnostischen Schwierigkeiten bestehen eigentlich bei der semantischen Aphasie, wenn man sich an den Grundsatz hält, daß man nur dann von einer solchen sprechen kann, wenn die konkrete Sprache zwar schon wiedergekehrt ist, abstrakte sprachliche Inhalte aber weder in der expressiven Sprache zum Ausdruck gebracht noch auf der rezeptiven Seite verstanden werden können. Allerdings haben unsere Verlaufsbeobachtungen gezeigt, daß solche semantischen Aphasien immer im Rahmen von Rückbildungszuständen in Mischung mit motorischen, motorisch-amnestischen oder amnestischen Aphasien aufgetreten sind. Das ist nicht zu verwundern, denn die typischen Ausfälle der semantischen Aphasie können nur dann klar in Erscheinung treten, wenn sich alle übrigen aphasischen Symptome bereits weitgehend zurückgebildet haben. Solche semantisch-aphasische Mischformen sind ausgesprochen selten.

Aphasische Reste

Als Reste einer Aphasie oder aphasischen Resterscheinungen haben wir solche Krankheitsbilder bezeichnet, bei denen zwar eindeutige aphasische Symptome festgestellt werden konnten, bei denen diese aber so gering ausgeprägt waren, daß sie nicht ausreichten, sie zu einer der bekannten Aphasietypen zuzuordnen. Das gelingt höchstens, wenn im Verlauf einer motorischen, einer motorisch-amnestischen oder einer amnestischen Aphasie eine so starke Rückbildung eingetreten ist, daß die noch verbliebenen Symptome, wenn sie bei einer Erstuntersuchung beobachtet worden wären, nicht mehr die Möglichkeit einer Zuordnung zu dem betreffenden Aphasietyp geboten hätten, von denen man aber in Kenntnis des früheren ausgeprägteren Symptomenbildes weiß, aus welchem Aphasietyp sie sich entwickelt haben. In solchen Fällen sprechen wir dann von Resten einer Aphasie.

Diese Gruppe der aphasischen Reste wurde bisher in keiner Einteilung als eigener Aphasietyp herausgestellt, obwohl gründliche Untersuchungen sie schon gesehen haben. So ist *Kertesz* (1974) bei der Ausarbeitung seines Aphasiequotienten auf eine Gruppe gestoßen, von der er sagt, es gebe eine Gruppe von leichten oder zurückgebildeten Aphasien, deren Wortfindungsschwierigkeiten oder gelegentlich geäußerte Paraphasien es rechtfertigen würden, sie als eine aphasische Gruppe zu betrachten. Ihre Leistungen in der Testbatterie bewegen sich aber im normalen Rahmen. Er hat sie nicht in die aphasischen Gruppen aufgenommen, obwohl manche von den sog. „normalen" Leistungen bei diesen Kranken wahrscheinlich unter ihren prämorbid üblichen Sprachleistungen liegen. Er fährt weiter fort, da sie ihm entweder als fragliche Aphasien oder als bekannte, aber zurückgebildete Aphasien zugeschickt wurden, konnte er sie nicht in die Gruppe der Normalen aufnehmen.

Hier ist nochmals darauf zu verweisen, daß *Girbig* (1979) bei einem Vergleich der Untersuchungsergebnisse von Aphasien mit der hirnpathologischen Untersuchung und mit dem Token-Test sichere Aphasiker fand, die im Token-Test unter der geforderten Fehlergrenze von 8 lagen und deshalb von ihm nicht mehr als Aphasien anerkannt würden.

Die Aufnahme dieser Gruppen in eine Klassifikation der Aphasien ist aber vor allem dadurch gerechtfertigt, daß der Nachweis solcher Reste einer Aphasie auch der Nachweis einer gehabten Hirnschädigung ist, und dieser Nachweis ist bei Begutachtungen sehr wichtig.

Ich bin bei der differentialdiagnostischen Besprechung der häufigsten Aphasieformen nicht auf die sie begleitenden parietalen Symptome eingegangen, weil diese Symptome für die Unterscheidung der einzelnen Aphasietypen nicht von entscheidender Bedeutung sind. Die einzelnen parietalen Ausfallserscheinungen beteiligen sich an den verschiedenen Aphasietypen prozentual verschieden. Diese Unterschiede sind aber nur quantitativer Art und haben lediglich statistischen Wert. Für die Differentialdiagnose im einzelnen Fall sind sie nicht brauchbar.

Störungen des Schreibens

Vorbedingungen des Schreibens

Für die Erlernung des Schreibens gibt es eine Reihe von Vorbedingungen, teilweise allerdings nur relativer Art. Es sind eine entsprechende Sehschärfe, ein ausreichendes Gesichtsfeld, die Intaktheit
des neuromuskulären Systems der Schreibhand und eine hinreichende allgemeine geistige Entwicklung. Eine Taubheit ist insofern eine
Schwierigkeit für das Schreibenlernen, als dabei die Hilfe des akustischen Bereiches der Sprache fehlt, aber auch taubstumme Kinder
erlernen meist das Schreiben.

Entwicklung der Schrift

Die Fähigkeit zu schreiben ist im Laufe der phylogenetischen Entwicklung des Menschen relativ spät erworben worden. Vorausgegangen waren der Erwerb der mündlichen Sprache und die Ausbildung
der Dominanz einer Hirnhälfte. Die Entwicklung einer Schrift war
für den prähistorischen Menschen eine soziale Notwendigkeit. Sie
konnte die Flüchtigkeit mündlicher Mitteilungen beseitigen, Gedächtnisinhalte, die dem Vergessen anheimfallen können, fixieren und
Nachrichten aus der Begrenzung durch Ort und Zeit, der die mündliche Mitteilung unterliegt, befreien. Die Schrift ermöglichte erst
den Aufbau größerer Gemeinwesen. Sie gewann auch eine große Bedeutung für die mündliche Sprache, die sie für lange Zeit unverändert erhalten kann. Sprachen, die über keine Schriftsprache verfügen, verändern sich sehr rasch. Die ersten Anfänge schriftlicher Aufzeichnungen finden sich bei den Cromagnonmenschen, etwa 30 000
v. Chr. Man nennt sie Piktographien. Es waren zeichnerische Darstellungen, die eine Symbolbedeutung hatten, oder Darstellungen,
die einen Tatbestand festhalten sollten. Von den Piktographien, die
mehr oder weniger realistische Darstellungen waren, muß man die
Ideogramme unterscheiden, die abstrakte Zeichen sind. Solche Vor-
stufen der Schrift waren auch die in Uruk in Mesopotamien gefundenen Tonformen, welche ein kompliziertes Aufzeichnungssystem
bildeten. Es konnten davon 1500 verschiedene Formen gefunden

werden, die in der Zeit von 11000−4000 v. Chr. in Gebrauch standen, und ein dreidimensionales Zeichensystem darstellten. Im weiteren Verlauf wurden sie, nachdem man die Tonstückchen selbst weggelassen hatte und nur die darauf getätigten Einritzungen weiter verwendete, zu Ideogrammen umgebildet. Daraus entstand dann die
erste sumerische Schrift, welche sich in Westasien schnell verbreitete
(*Schmandt-Besserat* 1982). Die nächsten Stufen waren dann die
assyrische und die babylonische Keilschrift. Später kennzeichnete
jedes Schriftzeichen eine Silbe. Die Entwicklung von einer Ideenschrift zu einer Silbenschrift kann man am besten an der ägyptischen
Hieroglyphenschrift verfolgen. Erst den Phöniziern war es vorbehalten, ein Alphabet und damit eine Lautschrift zu erfinden. Diese allgemeine Entwicklungstendenz wurde aber von den einzelnen Sprachfamilien in sehr verschiedener Weise verwirklicht. Das Chinesische
ist noch heute eine Ideenschrift geblieben, das Japanische eine Mischung von Ideenschrift und Silbenschrift. Fast alle anderen Sprachen der Welt verfügen heute über eine Lautschrift. Es gibt aber auch
in unserem Kulturkreis noch eine − künstliche − Silbenschrift, die
Stenographie.

Auch die Schriftrichtung hat ihre Entwicklungsgeschichte. Die ältesten Schriften verliefen von rechts nach links. Sie wurden in Stein
gemeißelt oder in weiche Tontafeln geritzt. Das Griechische wurde
ursprünglich ebenfalls von rechts nach links geschrieben, und erst
im 4. Jahrhundert v. Chr. änderte sich die Schriftrichtung. Nach
einem Übergangsstadium, in welchem eine mäanderartige Schriftrichtung, das Bustrophedon, vorherrschte, setzte sich die rechtsläufige Schrift durch. Alle europäischen Sprachen haben diese Schriftrichtung übernommen. Die semitischen Schriften behielten aber die
Schriftrichtung von rechts nach links. Bei den ostasiatischen Schriften
erfolgte das Schreiben stets von oben nach unten. Erst in jüngster
Zeit bahnt sich bei ihnen, besonders im Druck, die Schriftrichtung
von links nach rechts an. Dieser Hinweis auf die Entwicklung der
Schriftrichtung ist deshalb für die Sprachpathologie von Bedeutung,
weil bei bestimmten Hirnschädigungen ein Wechsel der Schriftrichtung eintreten kann.

Schrift und Schreiben

Die Störungen des Schreibens sind Störungen der Fähigkeit, seine
Gedanken in einer syntaktisch richtigen Weise in schriftlicher Form
niederzulegen. Solche Störungen nennt man Agraphien. Wenn der

Kranke aber in der Lage ist, sich schriftlich verständlich auszudrük-
ken, sein schriftlicher Satzbau also möglich und verständlich ist und
nur Störungen auf Wortebene auftreten, dann spricht man von Paragraphien, Werden nur Buchstaben vertauscht oder ausgelassen, dann
liegen seit *Wernicke* (1874) literale, werden Worte vertauscht, verbale
Paragraphien vor. In neuerer Zeit werden dafür die linguistischen
Ausdrücke phonematische bzw. semantische Paragraphien häufig
gebraucht.

Störungen der Schrift sind ein neurologisches Symptom. Sie können durch Lähmungen der Schreibhand, durch Tremor (Zittern),
Ataxien, Hyperkinesen oder Hypokinesen hervorgerufen werden. Sie
sind daher nicht Gegenstand unserer Betrachtungen. Eine Sonderstellung nehmen die Störungen der Schrift durch Apraxien ein,
denn sie können im Rahmen anderer hirnpathologischer Syndrome
und als Begleiter einer Aphasie und einer Agraphie als Ausdruck
einer Läsion meist der dominanten Parietalregion auftreten.

Geschichte der Agraphie

Auf die hirnpathologische Sonderstellung der zentralen Schreibstörungen hat als erster *Marcé* (1856) aufmerksam gemacht. *Benedikt*
hat 1865 den Ausdruck Agraphie eingeführt und eine ausführliche
Beschreibung von ihr gegeben; er hat sie als eine Komplikation der
Aphasie bezeichnet. Zur gleichen Zeit hat auch *Jackson* (1866) über
Beobachtungen von Störungen des Schreibens und Lesens berichtet,
hat aber die Bezeichnung Agraphie noch nicht verwendet. Diese findet sich aber bei *Ogle* (1867), der von den Benediktschen Arbeiten
sichtlich keine Kenntnis erhalten hatte. Die Spiegelbildagraphie
wurde (nach *Durand* 1881) zum ersten Mal von *Buchwald* (1878)
beschrieben.

In neuerer Zeit finden sich Übersichten über die Agraphien bei
Leischner (1957, 1969) und *Hécaen* u. Mitarb. (1963).

Einteilung der Agraphien

Es sind viele Einteilungen der Agraphien vorgenommen worden. Die
meisten leiden daran, daß sie nicht die beiden großen und wesentli-

chen Gruppen entsprechend herausheben, nämlich die Agraphien, welche die unmittelbare Folge einer Aphasie sind, und die Agraphien, welche durch Störungen bedingt werden, die von der Aphasie unabhängig sind und nur parietookzipitale Begleitsymptome der Aphasien apraktischer, räumlich konstruktiver, räumlich gnostischer oder optisch-gnostischer Art darstellen. Die von der Aphasie abhängigen Agraphien nennen wir linguistische Agraphien, und die letzteren fassen wir unter dem Sammelnamen „konstruktive Agraphien" zusammen.

Diese Einteilung entspricht im wesentlichen der Einteilung von *Goldstein* (1948) in primäre und sekundäre Agraphien. Wir verwenden nur deshalb diese Bezeichnung nicht, weil wir befürchten, sie könnten mit den Begriffen primäre und sekundäre Hirnfunktionen verwechselt werden. *Klein* u. *Mayer-Gross* (1957) haben die „sekundären" Agraphien mit Recht auch „aphasische" Agraphien genannt.

Im gleichen Jahr hat *Leischner* (1957) die Agraphien in linguistische und konstruktive eingeteilt. In neuester Zeit wurde eine weitere Einteilung der linguistischen Agraphien in lexikalische (*Beauvois* u. *Dérouesné* 1981) und in phonologische Agraphien (*Shallice* 1981) vorgeschlagen. Beide Gruppen wurden dann von *Roeltgen* u. *Heilman* (1984) miteinander verglichen und abgegrenzt.

Häufigkeit der Agraphien bei den Aphasien

Die Häufigkeit der Agraphien ist bei einzelnen Aphasieformen verschieden. Nur bei den Totalaphasien bilden sie einen unabdingbaren Bestandteil des klinischen Bildes. Bei der gemischten, der motorisch-amnestischen und der sensorisch-amnestischen Aphasie waren Agraphien in über 90% und bei der motorischen Aphasie in 70% der Fälle vorhanden. In diesen Agraphien sind jedoch sowohl linguistische als auch konstruktive Agraphien enthalten.

Bei einem Teil dieses Krankengutes (163 Fälle) ist inzwischen eine genauere Analyse der Agraphien vorgenommen worden (Tab. 5).

Daraus erkennt man als wichtigstes Ergebnis, daß echte konstruktive Agraphien nur bei den Totalaphasien vorkommen, daß aber auch bei den Totalaphasien linguistische Agraphien viel häufiger sind als konstruktive. Die leichteren konstruktiven Einzelsymptome, nämlich die isolierte Formenstellung einzelner Buchstaben oder Zahlen, welche die Lesbarkeit und Verständlichkeit der Schrift nicht wesentlich beeinträchtigen, sind bei allen Aphasieformen gelegentlich zu

Tabelle 5 Verhältnis von linguistischen zu konstruktiven Agraphien bei den großen Aphasiegruppen (163 Agraphien)

Aphasiegruppen	Reine Agraphie	Lingustische Agraphie mit Formentstellung von Buchstaben u. Zahlen	Konstruktive Agraphie	Anzahl
Totalaphasie	39	21	12	72
gemischte Aphasie	21	9	–	30
motorische Aphasie u. Mischformen	32	10	–	42
sensorische Aphasie u. Mischformen	13	6	–	19
insgesamt	105	46	12	163

beobachten. Sie können verschiedene Ursachen, Paresen, Tremores, ataktische Störungen oder eine – meist schon prämorbid vorhandene – schleuderhafte und schwer lesbare Schrift haben. Sie können aber auch Restsymptome einer rückgebildeten oder Anfangssymptome einer in Entstehung begriffenen konstruktiven Agraphie sein.

Symptomatologie der Agraphien

Da die Symptomatologien der linguistischen und die der konstruktiven Agraphien sehr verschieden sind, müssen sie auch getrennt besprochen werden.

Linguistische Agraphien

Sie treten nur bei Aphasien auf und zeigen die Unfähigkeit, die Gedanken in einer syntaktisch richtigen Weise zum Ausdruck zu bringen, die jenen eigen ist, auch in der graphischen Performanz. Die Art der Störung des schriftlichen Ausdruckes hängt von der Aphasieform ab. Deshalb muß die Symptomatologie der linguistischen Aphasien nach den einzelnen Aphasietypen geschildert werden.

Es folgt je ein typisches Beispiel einer Agraphie bei den wichtigsten Aphasieformen:

Totalaphasien gehen immer mit schweren Agraphien einher. Sie sind ein wesentliches Symptom der Totalaphasien. Das Spontanschreiben ist immer hochgradig gestört. Die Kranken können häufig nur schriftliche Automatismen, ihren Vor- und Zunamen und manchmal auch ihren Wohnort niederschreiben. Gelegentlich gelingen ihnen auch einzelne Wörter, die dann aber oft paragraphisch entstellt werden. Eine schriftliche Satzbildung ist niemals möglich. Auch das Diktatschreiben von Wörtern gelingt meist nicht. In seltenen Fällen versuchen die Kranken die diktierten Wörter zu zeichnen.

Fall 474, St.B., ♂, 63, Insult. Totalaphasie mit Jargon. Akalkulie, Störung der Autotopognosie, der Fingergnosie, der Rechts-links-Untersuchung. Dyspraxie links.

Spontan wurde (27.2.73) nur der Name richtig geschrieben (Abb. 8). Der Wohnort wies Paragraphien auf. Ein diktiertes Wort versuchte der Kranke zu zeichnen. Das Vorschreiben der ersten Silben führte zu Paragraphien. Beim Zahlendiktat einstelliger Zahlen wurden zweistellige geschrieben. Wahrscheinlich hatte sich der Kranke die Zahlenreihe still vorgesprochen und das vorhergehende Glied der Reihe mit niedergeschrieben. Es wäre also der Rest eines Reihenschreibens.

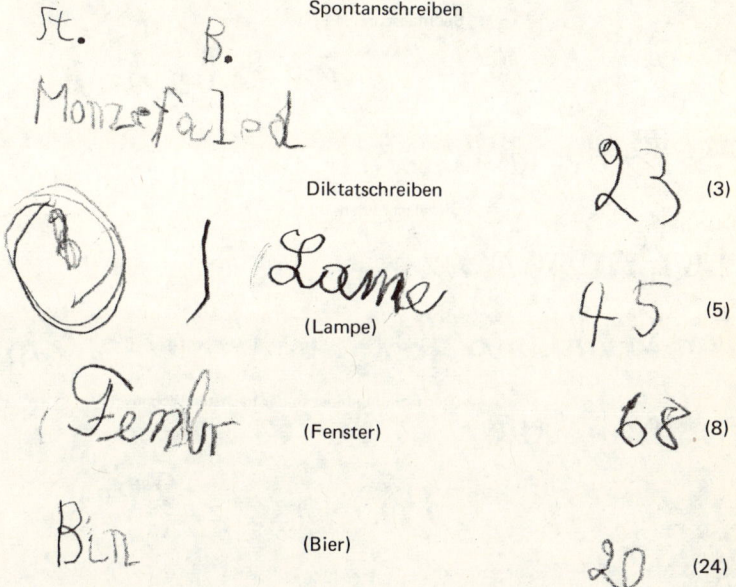

Spontanschreiben

Diktatschreiben

(Lampe)

(Fenster)

(Bier)

(3)

(5)

(8)

(24)

Abb. 8 Schriftprobe des Patienten St.B. (der Name wurde vom Patienten richtig ausgeschrieben)

Am 23.5.73 schrieb der Kranke spontan bereits einige paragraphisch entstellte Wörter. Auf Diktat von Wörtern kam es mit und ohne Nachhilfe zu Paragraphien. Beim Zahlendiktat zeigte sich zuerst die Tendenz zum Reihenschreiben noch deutlicher, bei einer zweistelligen Zahl trat eine Zahlenparagraphie auf.

Bei den *gemischten Aphasien* sind Agraphien fast immer vorhanden. Spontan können schon Wörter geschrieben werden, die oft Paragraphien erkennen lassen. Eine schriftliche Satzbildung ist meist nur angedeutet. Auf Diktat werden Wörter und auch schon kurze Sätze geschrieben, die aber oft paragraphisch entstellt werden. Beim Zahlendiktat können Zahlenparagraphien und Stellenwertfehler auftreten.

Fall 458, A.M., ♂, 40, Verschluß der A. cerebri media links. Gemischte Aphasie mit Paragraphien, Paralexien, Störung des Leseinnverständnisses, der Rechts-links-Unterscheidung, der Autotopognosie und des Rechnens.

Spontan schrieb der Kranke (17.3.72) seinen Namen (Abb. 9) und fügte eine Wortgruppe hinzu, deren Sinn zwar verständlich war, die Satzbildung war aber sehr mangelhaft. Auf Diktat schrieb er einen kurzen Satz richtig, in einem etwas längeren Satz traten Paragraphien auf. Beim Diktat von dreistel-

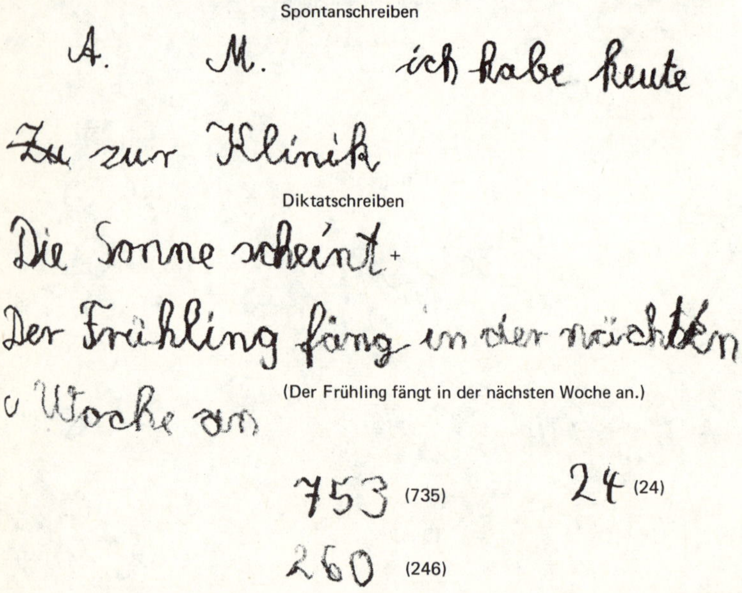

Spontanschreiben

A.   M.   ich habe heute

Zu zur Klinik

Diktatschreiben

Die Sonne scheint.

Der Frühling fäng in der nächsten

ʋ Woche an   (Der Frühling fängt in der nächsten Woche an.)

753 (735)   24 (24)

260 (246)

Abb. 9 Schriftprobe des Patienten A.M. (der Name wurde vom Patienten richtig ausgeschrieben)

ligen Zahlen kam es einmal zu einem Stellenwertfehler und einmal zu einer
Zahlenparagraphie. – Ein halbes Jahr später konnte der Kranke im Spontanschreiben einen Satz bilden, der nur einen Fehler in der Wortstellung enthielt. Auf Diktat schrieb er einen Satz richtig, bei einem anderen Satz traten
in einem Wort noch einige Rechtschreibfehler auf. Bei Diktat konnten schon
vierstellige Zahlen richtig geschrieben werden. Bei einer sechsstelligen Zahl
versagte er aber.

Bei der *motorisch-amnestischen Aphasie* sind Störungen des Schreibens nicht ganz so häufig wie bei den anderen großen Aphasieformen. Das Bild der Agraphien wird bei ihnen von der oralen Sprachstörung stark beeinflußt. Im Spontanschreiben zeigt sich eine Bevorzugung von Substantiven, so daß es zu einem Telegrammschreiben
kommen kann. Die literalen Paragraphien überwiegen die verbalen.
Im Laufe der Rückbildung gewinnt der schriftliche Satzbau immer
mehr an Vollständigkeit, die Paragraphien werden seltener und werden manchmal nur noch von Rechtschreibfehlern abgelöst. Die Ausgestaltung der Agraphien hängt deutlich von den prämorbiden
Schreibgewohnheiten ab.

Fall 326, V., ♂, 52, Atherosklerosis cerebri, Hochdruck, Insult. Motorisch-
amnestische Aphasie, Paragraphien, Paralexien, Störung der Rechts-links-
Unterscheidung und des Rechnens.

Bei der Anfangsuntersuchung (1.12.70) schrieb der Kranke einen kurzen Satz
mit einem grammatischen Fehler (Abb. 10). Einen zweiten Satz konnte er
nicht vollenden. Auf Diktat schrieb er ein schwieriges abstraktes Wort richtig,
in einem diktierten Satz waren Paragraphien und Wortauslassungen zu sehen.
Das Diktatschreiben einer siebenstelligen Zahl erfolgte nach Verbesserung
eines Stellenwertfehlers richtig. Drei Jahre später beschrieb er sein Haus mit
mehreren fehlerlosen Sätzen. Beim Diktat eines längeren Satzes war nur eine
Mehrzahlbildung falsch und ein Wort ausgelassen worden.

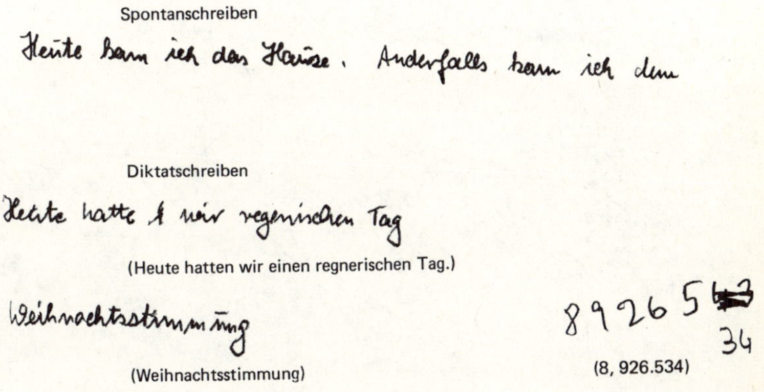

Spontanschreiben

Heute kam ich das Hause. Andernfalls kann ich dem

Diktatschreiben

Heute hatte ł wir regenischen Tag

(Heute hatten wir einen regnerischen Tag.)

Weihnachtsstimmmung

(Weihnachtsstimmung)

8 9 2 6 5 ~~4 3~~
3 4

(8, 926.534)

Abb. 10 Schriftprobe des Patienten V.

Bei der *sensorisch-amnestischen Aphasie* erfolgt das Spontanschreiben viel leichter und flüssiger als bei den bisher besprochenen Aphasiearten. Im Satzbau zeigt sich der für die sensorische Gruppe typische Paragrammatismus auch im Schriftlichen. Paragraphien treten häufig auf, wobei die verbalen die literalen überwiegen. Sehr charakteristisch ist die Tendenz zur Überproduktion. Beim schriftlichen Diktat werden oft mehr Wörter geschrieben als diktiert worden waren, oder es werden diktierte Wörter ausgelassen und durch andere ersetzt, die gar nicht diktiert worden waren.

Fall 475, Dr. J.R., ♂, 58, Insult. Sensorisch-amnestische Aphasie, Agraphie, Alexie, Akalkulie. Störung der Autotopognosie, der Fingergnosie, der Rechts-links-Unterscheidung, konstruktive und optisch-gnostische Störungen.

Am Beginn der Behandlung (7.3.73) schrieb er spontan einen Satz, dessen Satzbaustörung sich durch zwei sich widersprechende Adverbien kennzeichnete; außerdem waren literale und wahrscheinlich auch verbale Paragraphien vorhanden (Abb. 11). Bei einem diktierten Satz traten mehrere verbale und auch literale Paragraphien auf, die Anzahl der geschriebenen Wörter überwog deutlich die der diktierten. Das Zahlenschreiben auf Diktat war bei drei- und mehrstelligen Zahlen gestört. – Am Ende der Behandlung (16.4.73) wurde spontan ein Satz richtig geschrieben; in einem anderen trat eine deutliche Störung der Satzbildung in Erscheinung. Beim Satzdiktat hatten sich die Fehler gegenüber früher vermindert. Das Zahlenschreiben war noch gestört.

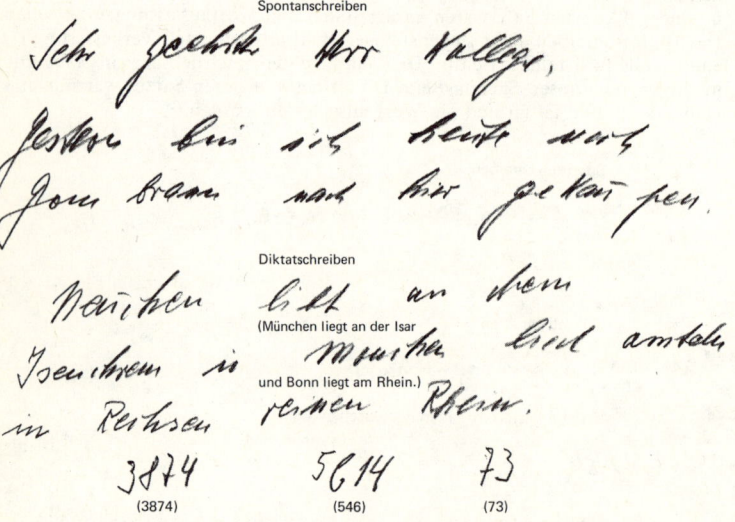

Spontanschreiben

Diktatschreiben

(München liegt an der Isar

und Bonn liegt am Rhein.)

(3874)   (546)   (73)

Abb. 11   Schriftprobe des Patienten Dr. R.

Bei der *reinen sensorischen Aphasie* sind die agraphischen Störungen meist denen der sensorisch-amnestischen Aphasie sehr ähnlich, denn bei letzterer werden sie in der Regel durch den sensorischen Anteil der Sprachstörung bedingt. Besonders beachtenswert ist der flüssige Duktus des Schreibens. Die „fluency", die alle sensorischen Aphasietypen kennzeichnet, tritt auch beim Schreiben zutage. Es wird meist recht schnell geschrieben; die Buchstaben werden daher vielfach verschmiert, und die Schrift wird schlecht leserlich.

Ein klassisches Beispiel für schriftliche Überproduktion bei einer sensorischen Aphasie war die von mir mehrfach beschriebene Kranke N. (*Leischner* 1953, 1957) (s. auch S. 200).

Bei der *zentralen Aphasie* (Leitungsaphasie) zeigen die Störungen des Schreibens ein sehr uneinheitliches Bild. Wir konnten praktisch alle Agraphieformen bei ihr beobachten; auch konstruktive Agraphien kommen vor. Es gibt daher keine für die Leitungsaphasie charakteristische Agraphie, ein Umstand, der an der nosologischen Selbständigkeit dieses Aphasietyps gewisse Zweifel aufkommen läßt.

Für die *reine motorische Aphasie* gilt bezüglich der Beteiligung einer Agraphie das gleiche wie für die motorisch-amnestische Aphasie. Die Fälle, bei denen keine Schreibstörungen mehr vorhanden sind, sind aber häufiger als bei jener. Es fehlen auch die Schwierigkeiten beim Suchen nach Buchstabenformen. In vielen Fällen der reinen motorischen Aphasie ist die Satzbildung im Spontanschreiben ungestört. Die Satzbildungsstörung, welche für diese Aphasieform so charakteristisch ist, muß sich nicht auch im Schriftlichen zeigen. Manchmal kommt es nur noch gelegentlich zu Wort- oder Buchstabenauslassungen oder Paragraphien. Bei den *motorischen Mischformen*, z.B. bei der motorisch-semantischen Aphasie, zeigen sich im Spontanschreiben manchmal leichte grammatische Fehler, und beim Diktatschreiben tritt hie und da eine Paragraphie auf. Die Störungen des Schreibens sind bei diesen Mischformen aber eher noch geringer als bei der reinen motorischen Aphasie. Im übrigen muß sich bei einer Aphasie der motorischen Gruppe die oral expressive Sprache nicht in gleicher Weise zurückbilden wie die Störung der graphischen Expression.

Bei den wenigen Fällen von *reiner amnestischer Aphasie* konnten wir keine für diese typischen Störungen des Schreibens beobachten. Es kommt allerdings gelegentlich vor, daß der Kranke im Schreiben plötzlich innehält, weil ihm eine Buchstabenform nicht erinnerlich ist. Man hat in solchen Fällen von amnestischen Agraphien gesprochen. Legt man ihm eine Alphabettafel vor, dann findet er meist schnell die gesuchte Buchstabenform heraus und schreibt sie nieder.

Bei den linguistischen Agraphien sind *Störungen der Schreibrichtung* besonders eindrucksvoll. Schon im Spontanschreiben sieht man bei schweren Agraphien manchmal die Tendenz, die ersten Wörter untereinander zu schreiben. Daß es sich dabei um eine organisch bedingte Störung handelt, kann man dann erkennen, wenn derselbe Kranke bei Besserung seiner Aphasie zur horizontalen Schriftrichtung übergeht. Diese Vertikalschreibetendenz ist, wenn ganze Wörter untereinander geschrieben werden, weniger auffällig. Werden aber in einem Wort die einzelnen Blockbuchstaben untereinander geschrieben, dann wird sie jedem ins Auge springen. Das gleiche gilt vom Vertikalschreiben der Zahlenreihe. Es tritt in seltenen Fällen auch im Spontanschreiben auf, wobei der Kranke selbst die Zahlenreihe wählt. Die vertikale Schriftrichtung kann sich auch beim Zahlenschreiben auf Diktat einstellen.

Eine besondere Art von Richtungsstörung des Schreibens ist die *Spiegelschriftagraphie*. Man sieht nicht allzu selten, daß bei Agraphien einzelne Zahlen oder Buchstaben spiegelbildlich umgestellt werden. Wesentlich seltener erfolgt dies bei Wörtern. In ganz seltenen Fällen wird alles in Spiegelschrift niedergeschrieben. Am häufigsten tritt die Spiegelschrift beim Zahlenschreiben auf. Eine unserer Kranken schrieb Spiegelschrift nur mit der linken Hand; mit der rechten Hand hatte sie die normale Schriftrichtung beibehalten. Es kann auch zu einem raschen Wechsel der Schriftrichtungen kommen, der eine Labilität der Richtungseinstellung anzeigt.

Vogt (zit. nach *Durand* 1881) sieht die Spiegelschrift als die normale Schriftrichtung für die linke Hand an. *Herrmann* u. *Pötzl* (1926) schlossen sich später insofern dieser Meinung an, als sie die Abduktionsschrift, also das Schreiben mit der rechten Hand von links nach rechts und das mit der linken Hand von rechts nach links, als die physiologische Schriftrichtung bezeichneten.

In neuerer Zeit haben *Hadano* u. *Hamanaka* (1979) eine Spiegelschrift bei einer japanischen 51jährigen Frau beschrieben. Sie bekam ein intrazerebrales Hämatom in der linken Hemisphäre, welches bis in die linken Basalganglien reichte und operativ entfernt wurde. Es bestand eine rechtsseitige Hemiplegie und anscheinend eine gemischte Aphasie mit Agraphie und Alexie sowie eine konstruktive Apraxie und eine Rechts-links-Störung. Spontan schrieb die Kranke mit der linken Hand nur ihren Namen und einige Zifferreihen in Spiegelschrift. Auf Diktat konnte sie nur einzelne Kana-Zeichen mit Paragraphien oder in Spiegelschrift schreiben. Bei Kanji-Zeichen kam es häufig zu Spiegelbildreaktionen. Beim Diktat von chinesischen Ziffern traten Spiegelbildreaktionen viel häufiger auf als bei arabischen Ziffern. Hingegen wurden einige sinnlose Silbengruppen nur selten spiegelbildlich geschrieben. Das Abschreiben von Kana- und Kanji-Zeichen gelang meistens richtig.

Bei schweren Aphasien kann man auch in den graphischen Produktionen *Perseverationstendenzen* beobachten.

Eine andere Allgemeinerscheinung schwerer Aphasien sind die *Reihentendenzen*, die sich auch im Graphischen zeigen können. Es kommt vor, daß Kranke, wenn sie aufgefordert werden, irgend etwas zu schreiben, einfach die Zahlenreihe niederschreiben. Ein solches Reihenschreiben kann auch dadurch provoziert werden, daß man den Kranken auffordert, eine bestimmte Zahl zu schreiben. Schreibt er nichts und man versucht durch Vorschreiben der Zahlenreihe mit geführter Hand ihn bis zu der gewünschten Zahl hinzuführen, dann kann es geschehen, daß er nicht bei dieser Zahl zu schreiben aufhört, sondern die ganze Zahlenreihe weiterschreibt.

Beachtenswert ist bei den Agraphien auch die *Schriftgröße*. In der Regel schreiben die Kranken die Buchstaben, Wörter und Zahlen, die sie schon schreiben können, größer, als sie sie vor ihrer Erkrankung geschrieben haben. Im Verlauf der Besserung der Agraphie nimmt dann die Schriftgröße ab und erreicht schließlich wieder die für die persönliche Schrift übliche Normalgröße.

Von Bedeutung ist auch die Verwendung verschiedener *Schriftarten*. Bei schweren Agraphien beginnen die Kranken mit dem Schreiben von Blockschrift. Erst im Laufe der Besserung bedienen sie sich dann des lateinischen Alphabetes. Bei älteren Kranken wird auch noch die deutsche Schreibschrift (Sütterlin) verwendet. Bei ihnen kommt nicht selten eine Mischung von lateinischen und deutschen Schriftzeichen vor.

Die Agraphie kann sich in allen verwendeten Schriftarten manifestieren. Bei geübten Stenographen kann daher, unabhängig von einer etwa bestehenden Agraphie in der Langschrift, eine Kurzschriftagraphie auftreten. Da die deutsche Kurzschrift eine Silbenschrift ist und die bei ihr üblichen Kürzel sogar ideographische Zeichen darstellen, unterliegt die *Kurzschriftagraphie* anderen Gesetzen als die Agraphie in der Normalschrift. Es können dabei zwar auch Paragraphien verbaler Art vorkommen, aber es können keine literalen, sondern nur syllabäre Paragraphien in Erscheinung treten. Es gibt noch andere Störungen, welche mit den strukturellen Eigenschaften der Kurzschrift zusammenhängen, nämlich Störungen der Silbenverstärkung, Störungen des Hochstellens und des Tiefstellens. Da bei der Stenographie diese zweite Dimension des Schreibens verwendet wird, spielen konstruktive Elemente bei den Störungen der Kurzschrift eine größere Rolle als in der Normalschrift (*Leischner* 1950). Vor einiger Zeit hatten wir Gelegenheit (*Peuser* u. *Leischner* 1974), auch eine Störung der phonetischen Schrift zu beschreiben.

Mit der Pathologie der Stenographie haben sich in letzter Zeit *Regard* u. Mitarb. (1985) beschäftigt.

Sie beschrieben einen deutsch-französischen zweisprachigen Architekten, einen Rechtshänder, der mit 84 Jahren nach der Operation eines Darmkarzinoms Hirnmetastasen links okzipital, rechts parietal und links frontoparasagittal (nach dem CT-Befund) bekam. Neurologisch hatte er eine leichte Parese des linken Armes und eine rechtsseitige Hemianopsie. Das linke Auge war blind. Hirnpathologisch bestand zunächst eine Wernicke-Aphasie, die sich dann aber in eine amnestische Aphasie zurückbildete. Während das Schreiben normal war, war das Lesen für Druck und Schrift schwer gestört. Es traten dabei viele Paralexien auf, das Leseinnverständnis war für viele Worte gestört und fehlte bei Sätzen gänzlich. Im Gegensatz dazu beherrschte er weiterhin die deutsche und die französische Stenographie. Er war führendes Mitglied der Schweizer Stenographenvereinigung gewesen. Er konnte auch die Parlamentskurzschrift, die fast nur aus Ideogrammen besteht, mühelos lesen.

Die Verfasser schließen aus dieser Beobachtung, daß für das Lesen der Kurzschrift andere Wege zur Verfügung stehen müssen wie für das Lesen der normalen Druck- und Schreibschrift. Die rechte Hemisphäre spiele dabei eine besondere Rolle. Der Transfer der von der nichtdominanten Hemisphäre aufgenommenen Kurzschrift erfolge weiter vorn im Balken zur linken Sprachregion.

Regard u. Mitarb. (1984) konnten die Überlegenheit der rechten Hemisphäre beim Lesen von Stenographie gegenüber der Druckschrift auch experimentell bei Untersuchungen an Gesunden unterstützen. Die Versuchspersonen waren 24 geübte Stenographen. Ihnen wurden in tachistoskopischen Untersuchungen einmal stenographische Wörter und im zweiten Versuch gedruckte Wörter, getrennt beiden Hemisphären, dargeboten. Die Versuche ergaben bei allen Expositionszeiten die Unfähigkeit der rechten Hemisphäre, gedruckte Wörter zu lesen; mit der linken Hemisphäre konnten alle gelesen werden. Stenographische Worte konnten bei längerer Expositionszeit mit der linken Hemisphäre, bei kürzerer Expositionszeit aber besser mit der rechten Hemisphäre gelesen werden. Wenn die Expositionszeit verkürzt wurde, dann trat das rechtshirnige Lesesystem hervor, und es bevorzugte die ideographischen Zeichen. Das Lesen mit der rechten Hemisphäre werde wirksam, wenn das Lesesystem der linken Hemisphäre unterdrückt wird. Die Verkürzung der Expositionszeit sei eine der verschiedenen Möglichkeiten, die rechte Hemisphäre von der Kontrolle der linken Hemisphäre zu erlösen. Sie wird auch dann eingeschaltet, wenn die Reize in einer „rechtshirnigen Sprache", wie es die Stenographie sei, dargeboten werden. Die Verfasser verweisen auch auf die Ähnlichkeit der Stenographie mit der japanischen Schrift, bei der bei linkshirnigen Läsionen nur die Kana-Zeichen, bei rechtshirnigen Läsionen nur die Kanji-Zeichen ausfallen.

Bei den Störungen des Schreibens kann man sehr deutlich zwei *Schweregrade* unterscheiden. Bei den schwereren Formen ist die schriftliche Satzbildung unmöglich. Auch beim Diktat eines Satzes werden höchstens einige Wörter geschrieben, die häufig paragraphisch verändert sind. In solchen Fällen spricht man von einer

Agraphie. Bei leichteren Fällen ist die schriftliche Satzbildung durchaus möglich, es können aber syntaktische Fehler oder Paragraphien vorkommen. Auch auf Diktat können leichtere Sätze geschrieben werden, bei komplizierteren treten Paragraphien auf. Das kennzeichnende Symptom dieser Formen sind die Paragraphien. Bei den motorischen Aphasien sind sie mehr literaler, bei den sensorischen mehr verbaler Art. Bei der hirnpathologischen Diagnose werden diese leichteren Störungen des Schreibens daher nur als „Paragraphien" bezeichnet. Bei den Agraphien ist das Schreiben kein Verständigungsmittel. Bei den Paragraphien ist eine schriftliche Verständigung möglich, nur manchmal erschwert.

Die *Mikrographie* wurde von *Pick* (1903) beschrieben. Er vermutete, daß sie durch Temporallappenläsion bedingt ist. Bei der Mikrographie ist die Schrift gegenüber der prämorbiden Schrift wesentlich kleiner, manchmal so klein, daß die einzelnen Buchstabenformen gar nicht mehr zu erkennen sind. Schreibt der Kranke lange Wörter oder Sätze, dann nimmt die Buchstabengröße zunehmend ab; die Endsilben der Wörter können schließlich in Wellenlinien oder gar in Striche auslaufen. Deshalb ist es bei den Mikrographien manchmal schwer zu entscheiden, ob Paragraphien vorhanden sind. Es ist auch eine noch etwas offene Frage, ob die Mikrographien noch zu den linguistischen oder schon zu den konstruktiven Agraphien zu rechnen sind. Für die erste Meinung spricht aber, daß bei sich bessernden Mikrographien, wenn die Buchstabengröße entsprechend zugenommen hat, dann oft Paragraphien zu erkennen sind. Jedenfalls ändert sich die Schriftgröße bei den Mikrographien im Verlauf der Rückbildung im umgekehrten Sinne wie bei allen anderen Agraphien; die Buchstaben nehmen an Größe zu.

Konstruktive Agraphien

Kleist (1934) hat zwei Arten von nichtaphasischen Agraphien, die ideokinetischen und die konstruktiven Agraphien, unterschieden. Die ideokinetische Agraphie ist eine Apraxie des Schreibens. Wir halten es für besser, den Ausdruck konstruktive Agraphien als Oberbegriff für alle nichtlinguistischen Agraphien zu verwenden, er beinhaltet daher auch die apraktischen Agraphien. Beide Arten stehen in Beziehung zum dominanten Parietale.

Die konstruktiven Agraphien kommen in der Regel im Rahmen anderer konstruktiver Störungen und fast nur bei der Totalaphasie vor. In voller Ausprägung ist der Kranke dann nicht in der Lage, auch nur eine Buchstabenform zu schreiben.

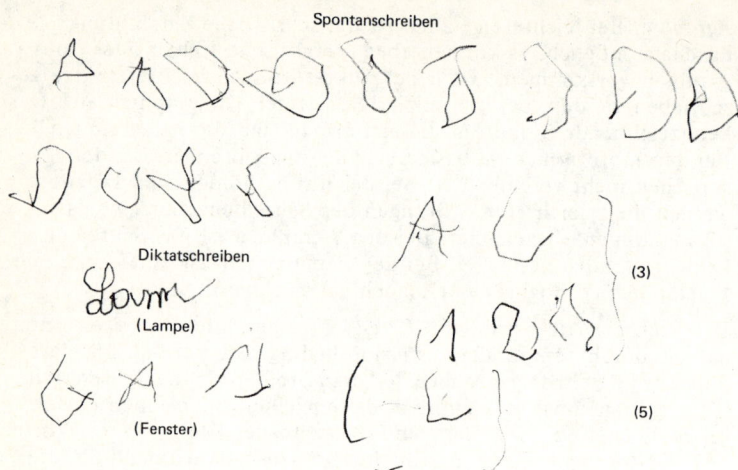

Abb. 12　Schriftprobe der Patientin O.

Fall 401, O., ♀, 63. Totalaphasie nach Hirnembolie. Akalkulie, Störung der Autotopognosie, der Fingergnosie, Dyspraxie links, konstruktive Störungen.

Spontan wurde nur eine Reihe von kreisförmigen Gebilden in verschiedener Gestaltung in richtiger Schreibrichtung gezeichnet; kaum eines davon könnte man als Buchstaben deuten. Nachhilfe beim Diktatschreiben und beim Zahlenschreiben hatte keinen Erfolg (28.6.71) (Abb. 12).

Bei der ein halbes Jahr später erfolgten stationären Aufnahme waren ähnliche Fehlleistungen im Spontanschreiben zu sehen, aber es traten schon einige Buchstabenformen in Blockschrift in Erscheinung. Beim Diktatschreiben zeigten sich nach Vorschreiben der ersten Silben bereits einige formentstellte Buchstaben in Lateinschrift in einem sonst paragraphisch entstellten Wort. Die Umstellung auf die Zahlenreihe war erschwert, und die Ziffern, die in falscher Anordnung geschrieben wurden, waren formentstellt. Am Ende der Behandlung (26.4.72) hatte beim Spontanschreiben die Lateinschrift die Blockschrift abgelöst. Es wurden nur Paragraphien geschrieben, die Buchstaben waren noch leicht formentstellt. Das Zahlendiktat gelang nur bei einstelligen Zahlen.

Beim Versuch, vorgeschriebene Anfangssilben von Wörtern zu ergänzen, fügen bei der konstruktiven Agraphie die Kranken oft nur unregelmäßige Zacken hinzu oder produzieren nur ein amorphes Gekritzel.

Häufiger kann man beobachten, daß eine an sich noch linguistische Agraphie von konstruktiven Störungen beeinflußt wird. Die Buchstaben der einzelnen Wörter sind dann formentstellt. Das kann so starke Ausmaße annehmen, daß die Wörter unleserlich werden, und man kann dann oft nicht mehr sicher beurteilen, ob in einem Wort eine Paragraphie enthalten ist oder ob es sich nur um eine konstruktive Störung handelt.

Bei den konstruktiven Agraphien treten manchmal auch Störungen der Raumverteilung der Wörter auf. Die Schriftzeilen können nicht mehr richtig eingehalten werden, können aufsteigen und absteigen oder sogar wellenförmig verlaufen. Der Kranke kann dann auch manchmal das ihm vorgelegte Blatt Papier nicht mehr richtig mit seinen Linien ausfüllen, sondern schreibt nur auf einer Seite oder sogar nur in einer Ecke des Blattes.

Reine Agraphien

Ein seltenes Vorkommen sind die reinen Agraphien. *Dubois* u. Mitarb. (1969) haben sechs Fälle beschrieben, denen sie diese Bezeichnung zuerkennen wollen. Sie wiesen darauf hin, daß es sich um extreme Formen einer Dissoziation zwischen einer Störung der mündlichen und der Schriftsprache handelt. Lokalisatorisch war bei den beschriebenen Fällen meist die vordere Hirnregion lädiert. Diese Fälle sind nicht ganz überzeugend, denn bei vier von ihnen bestanden deutliche Störungen der Satzproduktion, das Lesen war bei zwei Fällen stark und bei dreien leicht gestört, und einer machte leichte Fehler beim Nachsprechen von Worten und Logatomen. Die „reine" Agraphie bleibt daher weiterhin ein fragliches Problem. Man müßte auch den ganzen Verlauf dieser Fälle kennen, denn die orale und die graphische Performanz kann sich nach unseren Erfahrungen ungleich zurückbilden. Jedenfalls erfordert jeder Fall, der als eine reine Agraphie imponiert, eine sehr gründliche Prüfung.

Ein Fall von reiner Agraphie wurde kürzlich auch von *Laine* u. *Martilla* (1984) mitgeteilt. Sie betonen die aphasische Natur der reinen Agraphie.

Vergleich der oralen und der graphischen Performanzen

Leischner u. Mitarb. (1980) haben bei 175 Aphasien die Leistungen in der Spontansprache mit denen im Spontanschreiben verglichen. Sie wurden in einer sechsstufigen Skala hinsichtlich der Verständlichkeit der Produktionen quantifiziert. Bei der Totalaphasie (50 Fälle) bot die gleiche Anzahl von Kranken entweder gleiche oder verschiedene Leistungen in diesen beiden Performanzen, auch die Anzahl der Kranken, die im Mündlichen bessere Leistungen als im Schriftlichen oder das Umgekehrte boten, war gleich. Bei der gemischten

Aphasie (50 Fälle) war die Anzahl der Kranken, welche bessere mündliche Leistungen hatten als schriftliche, signifikant größer. Auch bei der sensorisch-amnestischen Aphasie (25 Fälle) war meist der mündliche Ausdruck besser als der schriftliche. Bei der motorisch-amnestischen Aphasie (50 Fälle) aber war das Überwiegen einer Performanz nicht feststellbar. Es konnte zusammenfassend der Schluß gezogen werden, daß bei den Aphasien die mündlichen und die schriftlichen Leistungen sich unabhängig voneinander zurückbilden können, wobei der Rückbildungsgrad eine Rolle zu spielen scheint.

Eine Verlaufsuntersuchung der Spontansprache und der graphischen Leistungen bei 175 Aphasien (*Leischner* u. *Mattes* 1982) hat ergeben, daß sich das Verhältnis der oralen und graphischen Leistungen im Verlauf der einzelnen Aphasiearten in verschiedener Weise verändert. Bei den Anfangsuntersuchungen entsprachen bei den Totalaphasien und bei den motorisch-amnestischen Aphasien die graphischen Leistungen den Leistungen in der Spontansprache. Bei den gemischten und den sensorisch-amnestischen Aphasien aber waren die schriftlichen Leistungen hinsichtlich ihrer Verständlichkeit besser als die oralen. Die Nachuntersuchungen hingegen zeigten, daß sich bei der Totalaphasie die mündlichen Leistungen mehr gebessert hatten als die schriftlichen. Bei den motorisch-amnestischen und sensorisch-amnestischen Aphasien aber hatte sich das Diktatschreiben mehr gebessert als die Spontansprache. Im ganzen zeigten die orale und die graphische Performanz bei den Aphasien im Verlauf der Erkrankungen eine gewisse Unabhängigkeit voneinander.

Zahlenagraphie

Fradis u. *Leischner* (1985) haben bei diesen 175 Aphasien später das Diktatschreiben von mehrstelligen Zahlen analysiert. Dabei wurden 12 Fehlertypen festgestellt, bei 93% des Krankengutes konnte eine oder mehrere dieser Fehlertypen beobachtet werden. Eine Makrographie, ein Reihenschreiben, Perseverationen und spiegelbildliches Schreiben traten beim Diktatschreiben von Zahlen viel häufiger auf als sie beim Diktatschreiben von Worten gefunden worden waren. Sie waren bei der sensorisch-amnestischen Aphasie noch häufiger als bei der motorisch-amnestischen Aphasie. Eine für das Deutsche spezifische Störung sind die Stellenwertfehler. Sie bestehen darin, daß bei zwei- oder mehrstelligen Zahlen die Einer, welche mündlich zuerst gesprochen werden, auch zuerst geschrieben wurden, also auf die Zehnerstelle rückten (anstatt 58 z.B. schrieben die Patienten „85"). Solche Störungen konnten bei 34,9% der Kranken nachgewiesen werden. Die Autoren betonen daher, daß bei der neuropsychologischen Untersuchung von Agraphien stets auch das Diktatschreiben von mehrstelligen Zahlen geprüft werden sollte, denn die Stellenwertfehler beweisen allein schon das Vorhandensein einer Agraphie.

Das graphische Disconnection-Syndrom

Leischner (1983) hat über ein bisher unbekanntes Phänomen in der Agraphie berichtet. Mit Hilfe eines Schreibgriffes kann man bei schweren rechtshändigen Aphasikern mit Agraphie und rechtsseitiger Hemiplegie auch die Schreibleistungen des gelähmten rechten Armes untersuchen. Dabei zeigte sich regelmäßig, daß trotz der Lähmung die Schreibleistungen rechts besser waren als links. Es wurden mit der linken Hand mehr literale Paragraphien geschrieben, und es kam auch zu verbalen Paragraphien mit kategorialer Beziehung zum Testwort und zu Perseverationen.

Diese Erscheinung konnte bisher bei 43 solcher Aphasien beobachtet werden. In einer neueren Arbeit (1984) wurden die beiderseitigen Schreibleistungen von 8 rechtsseitig gelähmten Patienten mit Agraphien einer Gruppe von 6 Aphasikern mit Agraphie gegenübergestellt, die keine nennenswerten Lähmungserscheinungen hatten. Es wurde eine Bewertung dieser Schreibleistungen nach Punkten vorgenommen, bei der der Kommunikationswert der schriftlichen Mitteilungen im Diktatschreiben das ausschlaggebende Kriterium war. Dabei zeigte sich eine erhebliche Seitendifferenz zugunsten des rechten gelähmten Armes; denn bei den rechtsseitig gelähmten Aphasischen betrug die Überlegenheit des rechten Armes gegenüber dem linken 198 Punkte, während bei der Kontrollgruppe eine Überlegenheit dieses Armes nur um 4 Punkte zutage trat, also kein wesentlicher Seitenunterschied erkennbar war.

In einem Fall, bei dem eine solche Seitendifferenz festgestellt worden war, konnte eine nach zwei Jahren erfolgte Nachuntersuchung durchgeführt werden, welche zeigte, daß diese Seitendifferenz inzwischen verschwunden war. Die Vermutung des Autors, daß die schlechteren Schreibleistungen mit der linken Hand durch Läsionen zwischen der linkshirnigen graphischen Region und dem Corpus callosum verursacht werden, konnte in diesem Fall durch ein CT bestätigt werden. Das ganze Phänomen wurde daher als graphisches Disconnection-Syndrom bezeichnet.

Brown u. *Blum* (1983) haben an drei Fällen von Totalaphasie mit rechtsseitiger Hemiplegie die Überlegenheit der rechten Hand beim Diktatschreiben mit Hilfe eines ,,skate-board" (unser Schreibgriff wurde auf eine nach allen Richtungen bewegliche Unterlage montiert) bestätigt. Da sie die Verursachung des Phänomens in der Wirksamkeit eines normalerweise unterdrückten älteren motorischen Systems, welches besonders für die axiale und proximale Muskulatur zuständig ist, sehen, haben sie es ,,hemiplegic writing" genannt.

Störungen des Lesens

Vorbedingungen des Lesens

Die Fähigkeit zu lesen setzt voraus: eine genügende Sehkraft, eine hinreichende Beleuchtung, entsprechende Größe und Deutlichkeit der Schrift oder des Druckes und ein ausreichendes Gesichtsfeld.

Folgende Gesichtsfeldausfälle können Schwierigkeiten im Lesen bedingen:

Rechtsseitige Hemianopsie bei Schriften, die von links nach rechts gelesen werden müssen. Bei linksläufiger Schrift spielt eine linksseitige Hemianopsie die gleiche Rolle. Die Hemianopsien verursachen nämlich einen Ausfall des indirekten Sehens derjenigen Buchstaben und Wörter, welche denen, die im Bereich des deutlichsten Sehens stehen, folgen. Man liest, besonders beim schnellen Lesen und am meisten beim Überfliegen eines Textes, so, daß man bereits die Wortgestalt und in gewissem Sinne auch die Satzgestalt schon in ihrer äußeren Form erkennt, ehe man die wichtigsten Buchstaben genau sieht. Dadurch weiß der schnelle Leser, wie lang das Wort sein wird, welches er zu lesen begonnen hat. Diese Hilfe hat der Hemianopische nicht mehr. Er liest daher langsamer und manchmal buchstabierend. In der Regel ist bei einer Hemianopsie, die durch eine Läsion der Sehstrahlung hinter dem Corpus geniculatum laterale bedingt ist, der Punkt des scharfen Sehens noch erhalten, oft besteht auch ein sog. überschüssiges Gesichtsfeld, d.h. ein Teil des hemianopischen Gesichtsfeldes ist noch funktionstüchtig. Besonders schwer wirkt sich eine Hemianopsie aber dann aus, wenn der Bereich des zentralen Sehens, also die Makulagegend, auch ausgefallen ist.

Skotome: Das sind inselförmige Gesichtsfeldausfälle. Es hängt von der Größe und von der Lage der Skotome ab, wie schwer die Lesestörung ist, welche sie hervorrufen. Besonders ungünstig sind naturgemäß die Zentralskotome, welche den Bereich des scharfen Sehens betreffen.

Für das Lesen eines Textes sind langsame, meist sakkadierende Blickbewegungen von links nach rechts und dann schnelle Rückbewegungen nach links notwendig. Alle Störungen der horizontalen Blickbewegungen werden auch das Lesen erschweren (*Kroll* 1910). Es kann auch dadurch zu Schwierigkeiten im Lesen kommen, daß der Kranke nicht in der Lage ist, seine Blickrichtungen so zu steuern, daß sie bei den schnellen Rückwärtsbewegungen die nächste Zeile treffen.

Es sind im Schrifttum sogar Fälle beschrieben worden, bei denen man nachgewiesen hat, daß auch bei den einzelnen Buchstaben schnelle Blickbewegungen ausgeführt werden, welche die Buchstabenform abtasten.

Eine selbstverständliche Vorbedingung des Lesens ist die, daß der Leser die Schrift und den Druck, den er lesen soll, erlernt hat. Eine Störung des Lesens, eine Alexie, wird man daher nur dann annehmen dürfen, wenn gesichert ist, daß der Kranke prämorbid einen einfachen Text mit Sinnverständnis lesen konnte. Man wird das, wenigstens in unserem Lande, ohne weiteres voraussetzen können, wenn er den Abschluß einer Grundschule erreicht hat. Die weitere Schulbildung und der Beruf werden darüber Auskunft geben, welche Geläufigkeit er vermutlich im Lesen hatte.

Historisches

Die erste Beschreibung einer Alexie soll nach *Benton* (1964) von *Valerius Maximus* (30 v. Chr.) stammen, der einen Mann beschrieb, welcher nach einem Beilhieb das Gedächtnis für Buchstaben verloren haben soll, ohne andere Defekte zu haben. Vereinzelte Beschreibungen von Lesestörungen finden sich in der älteren Literatur. Eine Selbstbeschreibung einer Alexie gab *Lordat* (1843). Im 19. Jahrhundert wurden von einigen Autoren ausführliche Beschreibungen der Alexie gegeben, so von *Benedikt* (1865) und *Vogt* (1867). *Kussmaul* prägte den Ausdruck ,,Wortblindheit" (1881).

Déjérine (1892) beschrieb einen Fall von reiner Wortblindheit.

Ein 68jähriger Mann konnte plötzlich kein Wort und keinen Buchstaben mehr lesen. Das Schreiben war ungestört, aber er konnte das, was er geschrieben hatte, nicht lesen. Die orale Sprache war nicht gestört. Wenn er Buchstaben abtasten konnte, dann erkannte er sie. Der Kranke bekam später einen zweiten Insult, nach welchem Paraphasien und eine Agraphie hinzutraten. Pathologisch-anatomisch fand *Déjérine* zwei getrennte Erweichungsherde. Auf den älteren Herd, welcher die medialen und unteren Anteile des Okzipitallappens und die weiße Substanz des Spleniums zerstört hatte, konnte er die ,,Cécité verbale pure" beziehen. Durch diesen Herd war die rechte okzipitale Rinde von der linken Sprachregion abgetrennt worden. Die spätere Erweichung befand sich im Gyrus angularis und seiner parietalen Umgebung und in der temporoparietalen Übergangsregion. Wegen der Zerstörung des Angularis hatte der Kranke dann außerdem Störungen der Sprache und vor allem eine Agraphie bekommen.

Déjérine legte dieser Beobachtung seine Einteilung der Alexien zugrunde. Er unterschied

1. eine Cécité verbale pure sans agraphie (eine reine Wortblindheit ohne Agraphie),
2. eine Cécité verbale avec agraphie (Wortblindheit mit Agraphie).

Geschwind (1962) hat die Befunde von *Déjérine* in einer Arbeit über die Anatomie der erworbenen Störungen des Lesens genau beschrieben und die Originalzeichnungen von *Déjérine* auch wiedergegeben.

Einen wichtigen Hinweis gab *Pick* (1931), als er bei der Alexie
1. Störungen der Wortformerfassung und
2. Störungen der Wortsinnerfassung
unterschied.

Eine ausführliche Darstellung der reinen Wortblindheit wurde 1928 von *Pötzl* gegeben. Er betonte darin die häufige Koppelung dieses Syndroms mit der Farbenagnosie.

Sehr einleuchtend ist die Einteilung von *Goldstein* (1948) in:

1. primäre Alexie. Sie entspricht der Alexie ohne Aphasie (optisch-agnostische Alexie);
2. sekundäre Alexie als Folge einer Aphasie.

Neuere Arbeiten über Alexie

Ein wichtiges Ergebnis zeitigte eine von *Hécaen* u. Mitarb. (1952) veröffentlichte Nachuntersuchung bei Kranken, bei denen eine linksseitige okzipitale Lobektomie durchgeführt worden war. Alle hatten eine Alexie, optische Agnosien aber nur einige.

Eine sehr anschauliche Schilderung der Symptomatologie der Alexien hat *Critchley* (1953) gegeben. Er unterschied eine Wortsinnblindheit von einer Wortgestaltsblindheit. Den Ausdruck „reine Alexie" hält er für unrichtig; denn es sei eine Zumutung anzunehmen, daß das Verstehen der optischen Komponenten einer so komplexen kulturellen Integration, wie es die Sprache sei, allein betroffen sein könne. *Critchley* erklärte, es gebe keine scharfe Trennung zwischen literaler und verbaler Alexie, denn es gebe Sprachen, in welchen manche Buchstaben auch ein Wort bedeuten. Dann sei es unwahrscheinlich, daß nur der Buchstabe, aber nicht das Wort erkannt werde.

Im deutschen Schrifttum wurde von *Leischner* (1957) in einer Monographie über die Störungen der Schriftsprache eine zusammenfassende Darstellung der Alexie gegeben, in welcher die Geschichte, die bisherigen Einteilungen, ihre Symptomatologie und die Lokalisationsmöglichkeiten erörtert und 12 eigene Beobachtungen kasuistisch dargestellt wurden.

Wenige Jahre später haben *Alajouanine* u. Mitarb. (1959) über 22 Aphasiker berichtet, bei denen eine Alexie das hervorstechendste Symptom war. Die Autoren unterschieden agnostische von aphasischen Alexien.

Benson u. *Geschwind* (1969) haben eine Übersicht über die Alexie gegeben. Sie wird mit einer ausführlichen Geschichte der Alexie eingeleitet, und die bisherigen Einteilungen der Alexien werden wiedergegeben. Von den klinischen Formen unterscheiden sie die Hemialexien, die Alexie ohne Agraphie und die Alexie mit Agraphie.

Die **primäre** Alexie im Sinn von *Goldstein* entspricht der agnostischen Alexie von *Alajouanine* u. Mitarb. und ist gleichbedeutend mit der Alexie ohne Agraphie (*Benson* u. *Geschwind*). Sie geht häufig mit einer Farbenagnosie, einer Noten- und einer Zahlenblindheit einher. Das Schreiben ist bei ihr an sich ungestört, es kann aber zu Störungen in der räumlichen Anordnung der Schrift kommen. Auch das Abschreiben und das Übertragen von Schreibschrift in Druckschrift kann beeinträchtigt sein. Ebenso können Störungen der topographischen Orientierung vorkommen. Das Lesen wird bei dieser Alexieform manchmal – worauf schon *Charcot* (1877) hingewiesen hat, durch das Nachfahren der Buchstabenkonturen erleichtert. Die Unterordnung der Alexie ohne Agraphie unter die optische Agnosie wird von *Benson* u. *Geschwind* abgelehnt.

Pathologisch-anatomisch handelt es sich meist um Gefäßprozesse im Bereich der A. cerebri posterior, die zu Erweichungen im Bereich der Kalkarina, des Kuneus, des Lingualis und des Fusiformis führen. Bei tiefen Läsionen können auch Balkenläsionen eintreten, welche dann die Bahnen zwischen der linksseitigen Sprachregion, insbesondere des Angularis, und der rechten oder beider optischer Regionen unterbrechen.

Die **sekundäre** Alexie (*Goldstein*) oder aphasische Alexie (*Klein* u. *Mayer-Gross, Alajouanine* u. Mitarb.) ist eine Alexie mit Agraphie (*Benson* u. *Geschwind*). Dabei ist das Lesen von Buchstaben, Wörtern, Noten und Zahlen gestört. Beim Schreiben kommt es zu Paragraphien. Die Kranken können die Wörter auch nicht buchstabieren und erkennen sie nicht, wenn man sie ihnen vorbuchstabiert. *Benson* u. *Geschwind* wiesen auch darauf hin, daß bei ihnen meist Störungen der Rechts-links-Unterscheidung, der Fingernosie, Störungen des topographischen Gedächtnisses und häufig auch Zeichen einer amnestischen Aphasie auftreten.

Pathologisch-anatomisch liegen die Läsionen im Bereich des Angularis. Dies ist dadurch zu erklären, daß durch diesen Windungszug die Assoziationsbahnen zwischen den optischen, akustischen und somästhetischen Feldern ziehen, also zwischen Bereichen, welche die Grundlage des Lesens vermitteln.

Man kann bei beiden Formen der Alexie eine literale, eine verbale und eine Satzalexie unterscheiden. Diese Unterschiede sind aber nur gradueller Art.

Bei der von *Benson* u. *Geschwind* beschriebenen Hemialexie handelt es sich um ein Syndrom, welches bei Durchschneidung des hinteren Anteiles des Balkens zustande kommt. Der erste solche Fall wurde 1937 von *Trescher* u. *Ford* beschrieben, bei dem ein solcher Eingriff wegen einer Kolloidzyste des III. Ventrikels vorgenommen wurde. Der Kranke konnte bei normalem Gesichtsfeld Wörter und Buchstaben, die ihm in der linken Gesichtsfeldhälfte geboten wurden, nicht lesen. Diese Hemialexien sind selten und nur mit tachistoskopischen Untersuchungen nachweisbar.

Benson u. *Geschwind* erklären, bei bestimmten Aphasieformen kommen auch bestimmte Alexien vor. Die Wernicke-Aphasie sei immer mit Störungen des Lesens und Schreibens verbunden. Meistens liegen auch Wortfindungsstörungen vor (daher sprechen wir fast immer von einer sensorisch-amnestischen Aphasie). Während die Wernicke-Aphasie selbst durch Läsionen im hinteren oberen Temporale verursacht werde, seien die sie begleitenden Schreib- und Lesestörungen durch Nachbarschaftsläsionen des Angularis zu erklären. Die Autoren sträuben sich sichtlich dagegen, das Vorkommen von Alexien auch bei Broca-Aphasien anzuerkennen, wahrscheinlich aus lokalisatorischen Gründen. Sie geben aber zu, daß sie in dieser Hinsicht nur begrenzte Erfahrungen bei Broca-Aphasien haben.

Als „Pseudoalexie" bezeichnen es *Benson* u. *Geschwind*, wenn ein Kranker wegen seiner Störung der expressiven Sprache zwar nicht laut lesen kann, das Lesesinnverständnis beim leisen Lesen aber ungestört ist. Den gleichen Terminus verwenden sie aber auch für die von *Kinsbourne* u. *Warrington* (1962) an 6 Fällen beschriebenen linksseitigen Lesestörungen, bei denen die Kranken die linken Teile langer Wörter nicht oder falsch lasen, während sie die rechten Anteile richtig lasen. Bei allen Kranken bestanden linksseitige Hemianopsien durch Läsionen der hinteren Anteile der rechten Hemisphäre und wahrscheinlich auch eine Aufmerksamkeitsschwäche. Schließlich werden zur Pseudoalexie auch Leseschwierigkeiten bei unerkannten Legasthenien, bei geistiger Schwäche, bei Verwirrtheitszuständen und die psychogenen Leseschwierigkeiten gerechnet.

Für die Untersuchung der Alexien verlangen *Benson* u. *Geschwind* die Prüfung des Lautlesens von Buchstaben, Zahlen, Wörtern und Sätzen, das Zuordnen von Druckbuchstaben zu geschriebenen Buchstaben, von Zahlen zu geschriebenen Zahlwörtern sowie von Gegenstandsbezeichnungen zu den betreffenden Gegenständen. Auch das

Zuordnen von Sätzen zu Gegenständen, deren Bezeichnungen in diesen Sätzen enthalten sind, wird geprüft. Es fällt auf, daß schriftliche Aufträge, die einfachste Art der Prüfung des Lesesinnverständnisses, nicht erwähnt werden. Zur Erleichterung des Lesens könnte man dem Kranken gestatten, die Buchstaben mit dem Finger nachzufahren; zur Erschwerung des Lesens können die Buchstaben in abnormer Stellung oder tachistoskopisch dargeboten werden. Schließlich müsse auch das Erkennen vorbuchstabierter Wörter geprüft werden.

Im letzten Jahrzehnt hat die Alexie die Aufmerksamkeit vieler Forscher erweckt.

Die Rückbildungsstadien einer Dyslexie, welche durch einen links okzipital lokalisierten Hirnabszeß bedingt war, wurden von *Newcombe* u. *Marshall* (1973) analysiert. Dabei standen visuelle Fehler und Fehler in der Graphem-Phonem-Korrespondenz im Vordergrund.

Das gleiche Problem griffen *Newcombe* u. Mitarb. (1975) wieder auf. Sie berichteten nochmals über den gleichen Fall und zwei durch Hirntraumen bedingte Dyslexien. Die dabei festgestellten Rückbildungsmuster werden aufgezeigt und ihre Bedeutung für das Behandlungsprogramm betont. Im Falle des Hirnabszesses kann man aber meines Erachtens nicht von einer spontanen Rückbildung sprechen, denn die vorausgegangene operative Entfernung des Abszesses ist schließlich auch ein therapeutischer Eingriff.

Newcombe u. *Marshall* unterscheiden eine ,,acquired'', eine erworbene Dyslexie, und eine ,,developmental'', eine Entwicklungsdyslexie. Die erstere entspricht unserer Alexie, die zweite unserer Legasthenie. Bei der erworbenen Alexie benennen sie die Alexie mit Agraphie, eine ,,deep dyslexia'', und die Alexie ohne Agraphie wird ,,surface dyslexia'' genannt.

Benson (1977) hat der alten auf *Déjérine* zurückreichenden Einteilung von Alexie mit und Alexie ohne Agraphie eine ,,dritte'' Alexie hinzugefügt, die er ,,frontale Alexie'' nennt. Er wies darauf hin, daß er unter 61 Fällen von Broca-Aphasien 51 deutliche Alexien gefunden habe. Sie wurden regelmäßig von Agraphien begleitet und kennzeichneten sich durch häufige literale Paralexien. Das Lesesinnverständnis war aber auch, besonders für Präpositionen, gestört. *Benson* lokalisierte diese Alexie in den hinteren Anteil der F 3 und in subkortikale Bereiche, die bis zur Insel ausgedehnt seien.

Daß bei der motorischen Aphasie häufig Alexien vorkommen, ist uns seit langem bekannt (s. S. 95, 96).

„Deep" Dyslexie

Patterson (1979) beschrieb zwei Fälle von „deep dyslexia" (die auch schon an anderem Ort veröffentlicht wurden).

Ein junger Mann (D.E.) hatte einen Verschluß der linken Carotis interna erlitten, und ein alter Mann (R.W.) hatte einen Insult bekommen. Beide sollen eine schwere Broca-Aphasie gehabt haben. Bei beiden war das Schreiben und Lesen schwer gestört. Die Unterscheidung zwischen echten Funktionswörtern und Nichtwörtern (an 120 Proben geprüft) gelang ihnen. Sie konnten Wörter, die sie nicht lesen konnten, von Nichtwörtern unterscheiden, besaßen daher die Fähigkeit der Worthaftigkeit (wordness), also Wörter als solche zu erkennen. *Patterson* betont zu Recht die Wichtigkeit des Lesesinnverständnisses. Beim Zuordnen von Wörtern zu entsprechenden Bildern zeigte sich, daß die Kranken bei vielen Wörtern, welche sie nicht lesen konnten, solche lexikalische Entscheidungen treffen konnten. Sie verstanden mehr als sie laut lesen konnten. Zur Prüfung des Satzverständnisses mußten sie bei 30 Satzbeispielen die sinnvollen und die unsinnigen Sätze voneinander trennen. Dabei trafen sie viele solche Entscheidungen richtig. Schließlich wurde festgestellt, daß die Kranken mit einer „deep" dyslexia" anscheinend ein gutes Gedächtnis für tägliche Ereignisse haben.

Coltheart hat gemeinsam mit *Patterson* u. *Marshall* (1980) den Versuch gemacht, das eigenständige Syndrom der „deep dyslexia" darzustellen, wobei sie sich auf 22 Fälle aus der englischen Literatur stützten. Es waren 16 Engländer und 6 Japaner.

Für die Übertragung von Wortreizen zur phonologischen Antwort beim Lautlesen stünden zwei Wege zur Verfügung: 1. ein lexikalischer Weg, dabei rufe der lexikalische Reiz unmittelbar eine phonologische Antwort hervor, 2. ein nichtlexikalischer Reiz durch Anwendung der Graphem-Phonem-Korrespondenzregeln. Es gebe aber auch Fälle, in denen beide Möglichkeiten verschlossen sind. Die Autoren stellen dann die Symptome der „deep dyslexia" so zusammen:

Im Vordergrund stehen semantische Störungen. Beim Lautlesen stehen die auftretenden Paralexien in einer semantischen Beziehung zum Testwort. Es bestehen visuelle Fehler. Funktionswörter werden verwechselt. Ableitungsfehler (derivational errors, Beispiel: marriage – married) kommen vor. Das Lesen und Buchstabieren von Nichtwörtern ist unmöglich. Die Übertragung von lexikalischem Reiz in phonologische Antworten ist abgeschwächt. Wenig bildhafte Wörter werden schlechter gelesen als gut bildhafte, Verben werden schlechter gelesen als Adjektive und diese schlechter als Hauptwörter. Funktionswörter werden schlechter gelesen als Inhaltswörter. Spontanschreiben, Diktatschreiben und die akustische Merkfähigkeit sind gestört. Die Leseleistung hängt vom Kontext ab.

Die „deep" Dyslexie entspricht der Alexie mit Agraphie oder der aphasischen Agraphie. Merkwürdigerweise stützen sich alle Untersuchungen, welche dieses Syndrom herausstellen, im wesentlichen auf die Untersuchung des Lautlesens. Auf den Einfluß der verschiedenen Aphasietypen auf diese Paralexien wird nicht eingegangen, obwohl die aufgetretenen Paralexien beim Lautlesen naturgemäß vom Stand der expressiven Sprache abhängig sind. Wir stützen uns daher bei der Diagnose der Alexie mehr auf die direkte Prüfung des Lesesinnverständnisses.

„Surface" Dyslexie

Greenblatt (1973) hat eine 50jährige Frau beschrieben, bei der durch einen links okzipital lokalisierten Tumor eine Alexie ohne Agraphie aufgetreten war. Die Sprache war flüssig, es lag eine leichte anomische Aphasie vor. Das Lesen war mühsam, die Kranke verstand nicht, was sie gelesen hatte. Sie konnte auch Sätze, welche sie geschrieben hatte, nicht lesen. Das Zahlenlesen war bei mehrstelligen Zahlen gestört, ebenso das schriftliche Rechnen. Es wurde eine Lobektomie des linken Okzipitallappens 8 cm vom Pol entfernt durchgeführt. Die Kranke überlebte den Eingriff 6 Tage. Pathologisch-anatomisch fand sich ein Astrozytom III−IV, welches seinen Ausgang wahrscheinlich von der inferior-medialen weißen Substanz des linken Okzipitallappens genommen und sich nach vorwärts zum Splenium des Balkens ausgebreitet hatte. Der Fasciculus transversus des Lingualis (Vialetsches Bündel), der von der Unterlippe der Kalzarina zum O 2 und O 3 zieht, war unterbrochen. Die Autoren schließen daraus, daß die Kommissurenfasern, die im Forzeps minor lokalisiert sind und in den Fusiformis und Lingualis ziehen, für das Lesen sehr wichtig sind. Aber auch die transversalen Bündel, welche zum Lingualis (Vialetsches Bündel) und zum Kuneus ziehen (Sachssches Bündel), seien von Wichtigkeit für diese Alexieart.

Furcham u. Mitarb. (1975) haben eine Alexie ohne Agraphie beschrieben, welche bei einem 59jährigen Mann durch Melanommetastasen verursacht war. Sie hatten links parietal posterior und rechts parietookzipital ihren Sitz. Bemerkenswert war in diesem Fall, daß der linke Okzipitallappen frei war. Neurologisch bestand eine Hemiparese und Hemianopsie links, der Kranke litt auch an einer Ankleideapraxie, einer Störung der graphischen Orientierung, des Zeitsinnes und des Rechnens.

Levin u. *Rose* (1979) haben einen rechtshändigen Trommler beschrieben, bei dem im Alter von 78 Jahren ein intraventrikuläres Meningiom operativ entfernt wurde. Die Kraniotomie war links parietookzipital ausgeführt worden. Dabei mußte das Splenium 2,5 cm vom hinteren Ende durchschnitten werden. Nachher bestand eine Totalaphasie und eine rechtsseitige Hemiplegie und Hemianopsie sowie eine Alexie und eine leichte rechtsseitige motorische Dyspraxie. Der Kranke konnte weder Wörter noch Buchstaben und Zahlen lesen. Auch das Notenlesen und das Zeigen von Noten auf Diktat waren gestört. Er konnte auch Tonfolgen nicht unterscheiden, und das Urteil über Lautstärke und Dauer von Tönen war beeinträchtigt. Bemerkenswert ist, daß man seine schwere Störung der Wortfindung dadurch umgehen konnte, daß man von den vorgelegten Gegenständen den Begriff definierte. Die Alexie war wahrscheinlich durch die Spleniumdurchschneidung bedingt. Man müsse aber daran denken, daß die A. cerebri posterior bei der langdauernden Operation abgedrückt wurde, denn es fand sich eine Nekrose des Okzipitalpoles, welche eine okzipitale Lobektomie notwendig machte. .

Marcel (1980) hat sich kritisch mit der „surface" Dyslexie auseinandergesetzt. Dabei bestünden zwei verschiedene Störungen, es sei der Zugang vom graphischen Input zum Input-Lexikon und teilweise auch die graphisch-phonemische Umwandlung beeinträchtigt. Die Rolle der Graphem-Phonem-Regeln sei aber sekundär. Es komme darauf an, was der Kranke in seinem Lexikon habe. *Marcel* meint, bei der „oberflächlichen" Dyslexie sei die Situation ähnlich wie bei jemandem, der das Lesen erstmals erlerne. Das Lesen sei dabei nicht lexikalisch. Die Fähigkeit Nichtwörter auszusprechen beruhe auf der Fähigkeit zur Segmentierung von lexikalischen Reizen.

Deloche u. Mitarb. (1982) haben einen Fall einer „surface dyslexia" ausführlich beschrieben.

Der 30jährige A.D., ein Rechtshänder, litt an einer arteriovenösen Mißbildung, die von der A. cerebri posterior und von den Aa. chorioideae versorgt wurde. Bei der Operation fand man im hinteren Teil des Plexus chorioideus ein großes Angiom, welches auch den hinteren Teil des Thalamus erfaßte. Es kam zu einer rechtsseitigen Hemiplegie, Hypästhesie und Hemianopsie. Hirnpathologisch bestanden vor allem Wortfindungsstörungen, eine starke Störung des Nachsprechens mit phonematischen Paraphasien, Störungen des Sprachverständnisses bei mehrgliedrigen Aufträgen sowie Paragraphien und eine Alexie. Es fiel auf, daß der Kranke Nichtwörter viel besser lesen konnte als richtige Wörter. Die meisten Fehler traten bei Hauptwörtern ein, besondere Schwierigkeiten hatte er bei nicht bildhaften Wörtern. Funktionswörter wurden besser gelesen als Inhaltswörter. Das Lesesinnverständnis war schwer gestört. Gedruckte Wörter konnte er nicht entsprechenden Bildern zuordnen. Das linguistische Verhalten wird durch phonologische Aspekte bestimmt. Die phonologischen Urteile waren entweder direkt greifbar oder wurden durch richtige Anwendung der Konversionsregeln ermöglicht.

Mit dem Lesemechanismus haben sich *Deloche* u. *Andreewsky* (1982) nochmals auseinandergesetzt. Interessant ist in dieser Arbeit der Hinweis auf ein „pre-understanding" Modell, welches besagt, daß man beim Lesen von Worten bei Alexien Situationen finden kann, bei denen der Kranke zwar die Bedeutung eines Wortes nicht erklären kann, aber sie doch erahnt, und dann vielleicht eine Paralexie aus dem gleichen Wortfeld vorbringt.

Shallice u. *Warrington* (1980) erklärten, die Einteilung von *Newcombe* u. *Marshall* schöpfe nicht die Vielfältigkeit der dyslektischen Störungen aus. Sie fordern daher eine mehr globale Terminologie und unterscheiden:
1. die peripheren Dyslexien. Dazu gehöre die Lesestörung, welche durch einen Neglekt oder durch eine Aufmerksamkeitsstörung bedingt sei, und die „spelling" Dyslexie, bei der es eine Störung der optischen Gestalterfassung des Wortes gebe;

2. die zentralen Dyslexien. Dabei liege die Störung an der Unterbrechung der Wege, die vom optischen Formsystem zum phonologischen Ausführungssystem und semantischen System führen. Das sei dann die phonemische oder „deep" Dyslexie.

Wapner u. *Gardner* (1979) empfehlen, das „*spelling*" auf vier verschiedene Weisen zu analysieren: durch mündliches Buchstabieren, Diktatschreiben, Maschinenschreiben und durch das Zusammensetzen eines Wortes aus Blockbuchstaben. Mit Ausnahme des Maschinenschreibens, welches wegen der häufigen Halbseitenlähmung bei Aphasikern nur bei einer bestimmten Anzahl der Kranken anwendbar ist und sich vor allem nur auf die beschränken kann, die prämorbid wirklich gut Maschinenschreiben konnten, haben wir die drei anderen Untersuchungsarten immer gepflegt.

Bei Alexien wird sich das mündliche Buchstabieren von Worten stets empfehlen, besonders bei den primären Alexien wird man sogar eine gewisse Tendenz des Kranken zum buchstabierenden Lesen finden können. Auch für das Diktatschreiben von Worten wird vorhergehendes mündliches Buchstabieren von Hilfe sein.

So erfreulich die eingehende Beschäftigung der englischen Psychologen mit den Problemen der Lesestörungen sind, so ist man als Neurologe oder durch die sich vielfach widersprechenden Meinungen der Forscher beeindruckt, und man fragt sich, warum hier so viele Mühe aufgewendet wurde, um die Anerkennung zweier verschiedener Dyslexiesyndrome zu untermauern oder anzuzweifeln, während doch die Existenz einer aphasischen und einer optischen Alexie von einem Neurologen, nämlich *Déjérine*, schon vor fast hundert Jahren durch die verschiedenen anatomischen Lokalisationen bewiesen worden ist. Er nannte es Alexie mit und ohne Agraphie. Die verschiedenen Lokalisationen und ihre Zusammenhänge mit ganz verschiedenen Symptomenkomplexen sind aber der beste Beweis für die Eigenständigkeit dieser Syndrome.

Alexien bei Mehrsprachigen

Interessant ist eine Beobachtung von *Streifer* u. *Hoffmann* (1976).

Eine 47jährige Polin, die selbst zwar Rechtshänderin war, in der Familie aber Linkshänder hatte, bekam nach einer Hirnkontusion lediglich Schwierigkeiten in der Rechts-links-Unterscheidung, aber keine Aphasie. Sie hatte zuerst hebräisch schreiben und später auch deutsch lesen gelernt. Nun konnte sie das Hebräische nur dann lesen, wenn es ihr spiegelbildlich vorgelegt wurde. Sie schrieb selbst das Hebräische auch spiegelbildlich. Dabei standen die Buchstaben in richtiger Stellung, die Wörter aber waren spiegelbildlich geschrieben. Polnisch und Deutsch konnte sie nur in der gewöhnlichen Druckschrift lesen und ebenso schreiben. Es handelte sich also um eine Art *Spiegellesen*.

Über Alexien bei Mehrsprachigen hat kürzlich *Obler* (1983) berichtet. Sie schilderte anhand vieler Fälle aus der Literatur die Unterschiede, welche bei polyglotten Aphasien bei den Störungen des Lesens zwischen den einzelnen Sprachen vorkommen können, wobei sie eingehend auf die neuen japanischen Erfahrungen mit dem unterschiedlichen Betroffensein der Kana- und der Kanji-Schrift bei Aphasien eingegangen ist. Man könne jedenfalls nicht annehmen, daß die Mehrsprachigen in allen beherrschten Sprachen die gleiche Alexie haben. Dabei spielen sehr verschiedene Hirnmechanismen eine Rolle. Zum Verständnis dieser Unterschiede sei eine multidimensionale Untersuchung erforderlich.

Eigene Beobachtungen

Lesestörungen gehören bei den Aphasien zu den häufigsten Symptomen. Bei der Totalaphasie sind sie immer vorhanden; bei der gemischten Aphasie haben wir in 97%, bei der motorisch-amnestischen Aphasie in 88%, bei der sensorisch-amnestischen Aphasie in 93% und bei der motorischen Aphasie in 52% der Fälle Lesestörungen beobachtet. Bezüglich der kleineren Gruppen, bei denen prozentuale Angaben nicht sinnvoll wären, kann man nur feststellen, daß alle reinen sensorischen Aphasien (4 Fälle) eine Alexie hatten. Von 10 amnestischen Aphasien hatten 6 und von 6 zentralen Aphasien 5 Störungen des Lesens.

Zu dieser Übersicht ist zu bemerken, daß wir als Lesestörungen nur die Störungen des Lesesinnverständnisses anerkennen. Das Lautlesen kann durch eine Störung der expressiven Sprache behindert oder ganz unmöglich sein, obwohl das Lesesinnverständnis erhalten ist. Andererseits kann es auch vorkommen, daß ein Kranker einen Satz laut lesen kann, ohne zu verstehen, was er gelesen hat. Deshalb prüfen wir auch stets zuerst die Reaktion des Kranken auf schriftliche Aufträge.

Eine Alexie ist eine schwere Störung der Fähigkeit, geschriebene oder gedruckte Mitteilungen zu erfassen. Bei ihr fehlt jedenfalls jegliches Satzverständnis. Einzelne Gegenstandsbezeichnungen oder Tätigkeitswörter können aber noch manchmal verstanden werden. Um die leichteren Formen der Störungen des Lesens zu kennzeichnen, haben wir die Paralexien von Störungen des Lesesinnverständnisses unterschieden. Beide Symptome treten häufig als Rückbildungsstadien einer Alexie in Erscheinung. Bei den *Paralexien* werden einzelne Wörter verwechselt, ausgelassen oder verstümmelt. Sie können einhergehen mit *Störungen des Lesesinnverständnisses*, müssen es aber nicht. Von solchen sprechen wir dann, wenn zwar manche Sätze schon mit Sinnverständnis gelesen werden können, wenn es aber bei schwierigeren Sätzen oder bei einem zusammenhängenden Text noch zu einer mangelhaften Inhaltserfassung kommt. Da wir als Texte meist Fabeln laut oder leise lesen lassen, zeigt es sich in solchen Fällen, daß häufig zwar die groben Handlungszüge wiedergegeben werden können, daß aber der eigentliche Sinn, die Pointe der Fabel, nicht erfaßt wird. Diese Störung beim Erfassen zusammenhängender Erzählungen meint wohl *Hécaen* (1972), wenn er von „troubles du récit" spricht.

Es werden nun einige charakteristische Beispiele von Alexien geschildert.

Als Beispiel einer *primären* Alexie, die man zwar nicht als reine Wortblindheit, sondern nur als *optisch-gnostische Alexie* bezeichnen könnte, weil sie von einer Aphasie begleitet war, wird eine früher bereits mehrmals veröffentlichte Beobachtung, die in unser gegenwärtiges Krankengut statistisch nicht mehr aufgenommen worden ist, wiedergegeben.

Frau N.M., 75 Jahre. Sie stand vom 31.7.46—4.6.49 in der damaligen Heil- und Pflegeanstalt in Bonn in Behandlung.

Sie hatte einen Insult mit nachfolgender linksseitiger Lähmung und „Sprachstörung" erlitten. Zwei Jahre später trat ein zweiter Insult ein, nach dem sie unzusammenhängend und in stereotyper Weise sprach. Sie erschien erblindet und war völlig teilnahmslos.

Neurologisch: linksseitige Hemiparese und Hemihypästhesie.

Hirnpathologisch bestanden eine sensorisch-amnestische Aphasie mit Agraphie, Alexie, Akalkulie, Störungen der Autotopognosie, der Fingergnosie, Dyspraxie sowie konstruktive und optisch-gnostische Störungen.

Da in diesem Zusammenhang nur die Lesestörungen und die Störungen des Symbolerkennens von Interesse sind, wird nur über diese eingehender berichtet.

Das Lesen von Buchstaben gelang nur zum geringen Teil. Das Lesen von Wörtern war ganz unmöglich. Diese Wörter konnten auch nicht buchstabiert werden. Legte man ihr einen Satz vor, dann sagte sie meist ganz andere Wörter als vor ihr lagen. Das Lesen von Farbnamen war auch dann unmöglich, wenn man ihr die entsprechenden Farben danebenlegte. Auf Wörter in fremden Schriften reagierte sie nicht anders als auf deutsche Wörter; sie erkannte anscheinend gar nicht, daß es sich um eine fremde Schrift handelte. Das Sortieren von Buchstaben gelang, nachdem man es ihr vorgezeigt hatte. Das Zahlenlesen war hochgradig gestört. Manchmal las sie Zahlen anstelle von Buchstaben oder Buchstaben anstelle von Zahlen. Das waren aber immer Erscheinungen eines Perseverierens an einer Kategorie, mit der sie vorher befaßt worden war. Die Uhr konnte sie nicht lesen.

Beim Lesen der Zahlenreihe fiel auf, daß sie sie zwar von vorn lesen konnte, daß sie aber nicht in der Lage war, nur einen Teil der Zahlenreihe zu lesen.

Sie erkannte anscheinend nur die Symbolart und sagte dann die entsprechende Reihe auf. Sie konnte auch eine fehlerhafte Zahlenstellung in der Zahlenreihe nicht als Fehler erkennen. Lag aber in einer solchen Reihe eine verkehrt gestellte Zahl, dann wurde sie sofort in die richtige Stellung gebracht. Buchstaben innerhalb von Zahlenreihen wurden als etwas Symbolfremdes erkannt und entfernt.

Wenn man ihr die Aufgabe stellte, Gegenstandsnamen zu den Bildern dieser Gegenstände zuzuordnen, zeigte sich, daß sie sichtlich manche dieser Gegenstandsnamen verstand und richtig zuordnete. Sie konnte diese Wörter aber niemals laut lesen oder buchstabieren.

Wurden ihr Wörter vorgelegt, in denen verkehrt gestellte Buchstaben vorkamen, drehte sie diese sofort um. Satzzeichen konnte sie nicht bezeichnen; in falscher Stellung befindliche Satzzeichen konnte sie nicht in die richtige Stellung bringen. Diese Kategorie war ihr anscheinend ganz fremd.

Gemischte Buchstaben- und Zahlenreihen konnte sie als solche nicht lesen und konnte sich immer nur auf eine der beiden Reihen einstellen; es kam immer darauf an, ob ein Buchstabe oder eine Zahl auslösend gewirkt hatte. Durch Vorsagen eines Buchstabens oder einer Zahl konnte die Reihe ausgelöst werden. Verkehrte Buchstaben in Zahlenreihen wurden sofort umgedreht.

Das Zuordnen von Zahlentäfelchen zu einer entsprechenden Anzahl von Klötzchen gelang nicht, Wörter konnten aus Buchstaben nicht zusammengesetzt werden. Wurde unter diese Buchstaben aber eine Zahl gemischt, dann erkannte sie sie sofort als etwas nicht Dazugehöriges. Sie konnte die Kategorie der Zahlen von der der Buchstaben unterscheiden.

Auf Rechenaufgaben reagierte die Kranke zuerst gar nicht, später wiederholte sie manchmal die vorgesagten Zahlen. Manchmal erkannte sie aber aus einer Reihe von vorgelegten Zahlen die Zahl, welche das Ergebnis der Rechenaufgabe war. Einige Male antwortete sie auch mit einer Rechenoperation, deren Ergebnis die gesuchte Zahl war. Es hatte daher manchmal sichtlich ein Rechenvorgang stattgefunden, ohne daß er sprachlich richtig zum Ausdruck gekommen wäre.

Sie konnte niemals eine bestimmte Anzahl von Gegenständen nennen, sondern mußte immer auf der Zahlenreihe von 1 bis zu der gewünschten Zahl hochklettern. Dabei kletterte sie manchmal nur an den geraden Zahlen hoch, wobei bemerkenswert war, daß sie dann zwar am Schluß nicht die richtige Zahl nannte, diese aber durch die Anzahl der Zahlennennungen kennzeichnete. Einmal bezeichnete sie eine solche Anzahl von Gegenständen durch den Gebrauch der Buchstabenreihe, wobei die Anzahl der gesprochenen Buchstaben der Anzahl der vorgelegten Gegenstände entsprach. Auf Fragen nach einer bestimmten Anzahl antwortete sie jedenfalls immer mit Zahlen; sie mußte also den kategorialen Sinn der Frage verstanden haben.

Das Zusammensetzen zerschnittener Bilder gelang nicht; es lagen daher auch optisch-gnostische Störungen vor. Es fiel auch auf, daß sie getastete Gegenstände viel besser erkannte als gesehene.

Zwei Jahre später trat ein zweiter Insult ein. Die Kranke sprach dann unzusammenhängend und mit stereotypen Redensarten. Sie wurde unruhig, schien erblindet und war völlig teilnahmslos. Sie verfiel körperlich zusehends weiter und starb im 78. Lebensjahr.

Pathologisch-anatomischer Befund (Prof. *G. Peters*). Es fanden sich ein Erweichungsherd im Gebiet der linken A. cerebri posterior und ein zweiter Erweichungsherd im Bereich der rechten A. cerebri media. Nach den klinischen Befunden – auch die histologische Untersuchung bot Anhaltspunkte dafür – hatte der erste Insult zur linksseitigen Erweichung geführt. Das Marklager der Gyri fusiformis und lingualis war davon erfaßt, die Erweichung zog sich bis in das Unterhorn. Außerdem fanden sich kleine Erweichungsherde im linken Parietale und in den hinteren Teilen der linken T 3.

Hervorgehoben muß werden, daß über die Händigkeit der Kranken keine anamnestischen Angaben erhoben werden konnten. Der gegenwärtige Befund konnte auch nichts darüber aussagen, da sie durch die linksseitige Parese gezwungen war, die rechte Hand zu bevorzugen.

Zusammenfassend kann man daher feststellen, daß in diesem Fall von Alexie das Erkennen von einzelnen Symbolen verlorengegangen war, aber die Symbolarten noch voneinander unterschieden werden konnten. Buchstaben und Zahlen wurden als verschiedene Kategorien zugehörig erkannt. Auch Groß- und Kleinbuchstaben konnten voneinander unterschieden werden. Ebenso wurde die Raumlage der Buchstaben richtig erkannt und konnte verbessert werden. Bemerkenswert war der Unterschied der Reaktionsweise auf Lesesymbole (Buchstaben und Zahlen) und Symbole nichtsprachlicher Art.

Es bestand somit eine Alexie für alle Einzelsymbole der Schriftsprache bei Erhaltenbleiben des kategorialen Symbolerkennens der sprachlichen Symbole und Erhaltenbleiben der Komponente der Raumstellung der Buchstaben.

In diesem Fall ist eine *optische Alexie* anzunehmen. Die Erweichung im linken basalen temporookzipitalen Gebiet (Gyri fusiformis und lingualis) liefern die pathologisch-anatomische Grundlage. Dieser Fall eignet sich aber wegen der ungeklärten Händigkeit und der zusätzlichen kleinen Erweichungsherde im linken Parietale und den hinteren Anteilen der T 3 nur sehr bedingt für lokalisatorische Überlegungen.

Als Beispiel einer sekundären ,,aphasischen" Alexie kann die folgende Beobachtung gelten:

Fall 397, H.J.M., geb. 1926, Ingenieur.

Anamnese und neurologischer Befund: s. S. 110ff.

Die hirnpathologische Anfangsdiagnose lautete: ,,Amnestische Aphasie, Paragraphien, Alexie, Störung des Rechnens (21.1.72)." Als Schlußdiagnose (19.9.72) wurde festgelegt: ,,Amnestische Aphasie, Paragraphien, Paralexien, Störung des Lesesinnverständnisses und des Rechnens." Die Ausfälle hatten sich deutlich gebessert.

Hier sollen nur die Befunde bei der Untersuchung des Lesens näher mitgeteilt werden.

22.1.72
Es wurden dem Kranken Wörter vorgelegt.

(Stuhl)	Er buchstabierte: „S t u n ..., nee, ich komm' nicht ganz klar ... Stund ..., das „d" seh' ich noch."
(Lampe)	... Er beginnt zu buchstabieren.
(L)	+
(a)	„Scheint auch wie ein L."
(m)	+
(p)	„Da bin ich überfragt."
(e)	„... Ein e ... Lampe, das a kann ich immer noch nicht erkennen."
(Tisch)	„Das erste ein L ... i." Als man ihm ein richtiges L zeigt, sagt er: „T ... i, das andere kann ich nicht sagen."
(Haus)	„Hand." (Was haben Sie davon erkannt?) „Das H...n...d. Das erste scheint ein u zu sein ... ein n ... und das kleine ..."

Lesen von Großbuchstaben

(A)	„... ein M."
(E)	„... ein G."
(U)	„... ein H."

Lesen von Zahlen

(4)	+
(7)	„... eine 3 ... 43 jetzt."
(9)	+
(5)	„4"
(3)	„6", später sagt er: „3".
(2, 8)	+
(6)	„8"

Er konnte demnach kein einziges Wort prompt lesen, auch von den vorgelegten Groß- und Kleinbuchstaben konnte er die meisten nicht lesen. Häufig kam es auch zu Zahlenparalexien.

15.3.72
Nun las er die Wörter (Tisch, Fenster, Schuhe) richtig und zeigte diese Gegenstände. Einen schriftlichen Auftrag konnte er nicht lesen. Das Zahlenlesen gelang bis zu vierstelligen Zahlen. Nur bei einer zweistelligen Zahl kam es zu einer Stellenwertdrehung (25) „52".

10.4.72
Er las mehrere Gegenstandsbezeichnungen und Tätigkeitswörter richtig und konnte zeigen, was sie bedeuten.

(Schließen Sie die Augen!) Er las mit dem Finger auf der Zeile und begann: „Schlüssel die sie Augen ... die Schlüssel die Augen", und verstand den Sinn nicht. Erst, als er das erste Wort bei einem zweiten Versuch richtig las, konnte er den Auftrag ausführen.

Einen Text, die Fabel vom Hund mit dem Fleisch, begann er mit so vielen Paralexien, daß ihm aufgetragen wurde, ihn leise zu lesen. Er konnte über den Inhalt nachher nichts aussagen.

1.7.72
Er las 6 schriftliche Aufträge langsam Wort für Wort. Sobald er einen Auftrag richtig gelesen hatte, verstand er ihn auch und führte ihn dann sofort richtig aus.

15.9.72

Er las die gleiche Fabel mit mehreren Paralexien:

(stahl) „stand"
(gelegt war) „ging ... gelegen hat"
„das eigene ... die eigene Beute".

Er erzählte dann den Hergang des Vorganges in groben Zügen richtig, hatte aber nicht erkannt, daß es nur ein Hund war, der seinen eigenen Schatten für einen zweiten Hund gehalten hatte.

In diesem Fall hatte ursprünglich eine vollständige Alexie bestanden. Weder Wörter noch die meisten Buchstaben konnten gelesen werden. Im Lauf der stationären Sprachheilbehandlung lernte der Kranke einzelne Wörter lesen. Schriftliche Aufträge las er zuerst mit vielen Paralexien, die sich langsam verminderten. Sobald er ein Wort richtig las, verstand er es auch. Er konnte daher schriftliche Aufträge erst ausführen, wenn er die wesentlichen Wörter ohne Paralexien lesen konnte. Einen Text verstand er anfangs auch dann nicht, wenn er ihn leise lesen durfte. Als er ihn später nur noch mit einigen Paralexien las, hatte er den Inhalt trotzdem noch nicht begriffen.

Die zuerst vorhandene Alexie hatte sich also insofern gebessert, als nur noch manchmal Paralexien auftraten und das Lesesinnverständnis noch dann gestört war, wenn es galt, den Sinn einer Erzählung in allen Einzelheiten zu erfassen.

Diese Rückbildung einer Alexie in zwei Teilkomponenten, die Paralexien und die Störung des Lesesinnverständnisses, ist sehr typisch. Nicht selten ist dann auch zu beobachten, daß schließlich nur noch eine dieser Komponenten, entweder die Paralexien oder die Störung des Lesesinnverständnisses, als Restzustand übrigbleiben.

Die Aphasie begleitende parietookzipitale Symptome

Die Aphasien werden in einem hohen Prozentsatz von Symptomen nichtsprachlicher Natur begleitet, die wegen der Lokalisation der ihnen zugrundeliegenden Läsionen am besten unter dem Oberbegriff „parietookzipitale Symptome" zusammengefaßt werden. Es sind Störungen der Autotopagnosie, der Fingergnosie, der Rechts-links-Unterscheidung, der Praxie, des Rechnens, konstruktive und optisch-gnostische Störungen. Wie man diese Symptome untersucht, wird auf S. 321ff. dargestellt.

Autotopagnosie

Den Ausdruck „Autotopagnosie" hat *Pick* (1908) eingeführt und sie als den Verlust der Fähigkeit, die Körperteile zu lokalisieren und zu nennen, bezeichnet. *Benton* (1969) schreibt, dieser Begriff sei zwar niemals genau definiert worden, er sei aber brauchbar, man müsse nur die Kenntnis vom eigenen Körper mit der von Gegenständen der Umwelt vergleichen. Zu unterscheiden sei:

1. das Bezeichnen der eigenen Körperteile, das sei eine stark von der Wortfindung abhängige Leistung;
2. das Zeigen der Körperteile über mündlichen Auftrag, dies sei wieder stark abhängig vom Sprachverständnis;
3. das Zeigen von Körperteilen an anderen Menschen und an Körperskizzen.

Hécaen (1972) hat drei Fälle beschrieben, bei denen deutliche Unterschiede zwischen der Fähigkeit, die Körperteile zu benennen und die Gegenstände der Umwelt zu zeigen, festgestellt werden konnten. In diesen Fällen war das Sprachverständnis bezüglich der Körperteile und der Finger fast normal.

Wir haben bisher nur dann von Störung der Autotopognosie gesprochen, wenn die Kranken über mündlichen Auftrag die Körperteile nicht zeigen konnten, aber gleichzeitig die Gegenstände der Umwelt richtig zeigten.

Bei schweren Aphasieformen sind Störungen der Autotopognosie in diesem Sinne zu beobachten. Wir konnten sie in unserem Krankengut bei den Totalaphasien in 82%, bei den gemischten Aphasien in 53%, bei den motorisch-amnestischen Aphasien in 29% und bei den sensorisch-amnestischen Aphasien in 75% der Fälle nachweisen. Von den wenigen Fällen mit reinen sensorischen oder mit Leitungsaphasien hatten alle solche Ausfälle. Hingegen konnten wir sie bei den reinen motorischen Aphasien niemals beobachten.

Bei den Aphasien ist der Nachweis der Autotopagnosie recht schwer, denn Störungen der Wortfindung und des Sprachverständnisses müssen bei der Untersuchung gänzlich ausgeschlossen werden. Da in der Literatur ein wirklich nichtsprachlicher Test für diese Untersuchung nicht angegeben wird, haben wir einen solchen in Vorbereitung. Bei den Aphasien wird sich dann die Frage erheben, ob es tatsächlich solche gibt, bei denen echte Störungen der Autotopognosie ganz unabhängig vom Sprachverständnis bestehen oder nicht. Jedenfalls ist eines schon sicher, daß es Aphasien gibt, welche eine solche Störung im angegebenen Sinne haben, und andere, welche sie nicht haben.

Fingergnosie

Die Fingergnosie wurde (nach *Benton* 1959) erstmals von *Badal* (1888) beschrieben. Eine jüngere Darstellung erfolgte von *Gerstmann* (1924).

Eine gute Einteilung dieser Störung gab *Schilder* (1931). Er unterschied:

1. die Fingergnosie im Sinn von *Gerstmann*,
2. die optische Fingergnosie, die Unfähigkeit, die Finger des Untersuchers zu zeigen oder auf einem Handschema zu identifizieren,
3. eine konstruktive Fingergnosie, Störungen beim Nachahmen
· von Fingerstellungen,
4. apraktische Störungen beim Auswählen der Finger,
5. eine Fingerphasie, Störungen beim Benennen von Fingern.

Diese Einteilung weist jedenfalls auf die Faktoren hin, welche bei Störungen im Erkennen, Benennen und im Umgang mit den Fingern eine Rolle spielen.

Kinsbourne u. *Warrington* (1962) haben einen nichtsprachlichen Test zur Prüfung der Fingergnosie angegeben. Sie haben ihn an 12 Patienten erprobt, von denen 9 ein vollständiges Gerstmannsches Syndrom, die übrigen ein unvollständiges boten. Der Test besteht aus folgenden Teilproben, die bei geschlossenen Augen durchgeführt werden müssen: Der Patient muß die gespreizte Hand vorlegen, die Finger werden mit den Zahlen 1–5 numeriert.

1. Zwei Finger des Kranken werden berührt, und der Patient muß die Nummer des berührten Fingers angeben.
2. Die Finger werden gleichzeitig an zwei Stellen berührt, und der Patient muß sagen, ob es die gleichen oder zwei verschiedene Finger waren, die berührt worden sind.
3. Eine Streichholzschachtel wird zwischen zwei Finger geklemmt, und der Patient muß sagen, ob es eine Schachtel ist, die zwei Finger berührt, oder ob es zwei Schachteln sind, welche verschiedene Finger an den Seiten berühren.
4. Fingerblocktest. Es werden vier Holzblöcke mit verschiedenen Einschnitten vorgelegt. Der Patient muß mit der Hand den Block fest umfassen, so daß die Finger in den Einschnitten liegen, dann legt er den Block hin, öffnet die Augen und zeigt, welchen der vier Blöcke er in der Hand gehalten hat. Diese Probe ist bei jeder Hand mit jedem Block durchzuführen.
5. Auf 5 Papierstreifen werden die Namen der Finger geschrieben, der Patient muß sie lesen und wird dann aufgefordert, sie auf den richtigen Finger zu legen.

Die Autoren konnten feststellen, daß dieser Test beständiger und empfindlicher ist als die sonst üblichen Prüfungen der Fingergnosie.

Hartje, Kerschensteiner u. *Sturm* (1975) haben eine gute Übersicht über die konstruktive Apraxie und die räumlichen Orientierungsstörungen gegeben, wobei sie die in der Literatur allgemein gebräuchten Bezeichnungen Autotopognosie und Fingergnosie neben weniger geläufigen wie Uhrzeitagnosie und Ankleideapraxie als irreführende Begriffe bezeichneten, denn sie seien, wenn sie nicht durch Aphasie bedingt sind, ein Defekt der räumlichen Wahrnehmung und Vorstellung.

Die Störungen der Fingergnosie sind eine fast ebenso häufige Begleiterscheinung der Aphasien wie die Störungen der Autotopagnosie und der Rechts-links-Unterscheidung.

In unserem Krankengut fanden wir Fingergnosien bei den Totalaphasien in 78%, bei den gemischten Aphasien in 51%, bei den motorisch-amnestischen Aphasien in 27% und bei den sensorisch-amnestischen Aphasien in 75% der Fälle. In den wenigen Fällen von zentraler Aphasie und reiner sensorischer Aphasie waren sie immer vorhanden. Hingegen fanden sie sich bei den reinen motorischen Aphasien nur bei 4% der Kranken.

Störungen der Rechts-links-Unterscheidung

Nach *Benton* (1959) können die Störungen der Rechts-links-Unterscheidung einseitig oder beiderseitig auftreten. Die Grundform der Störung besteht darin, daß die beiden Seiten des Körpers nicht gezeigt werden können. Ist nur eine Schwäche dieser Fähigkeit vorhanden, dann bedienen sich die Kranken verschiedener Hilfsmittel

(Narben, Ringe), um die beiden Seiten unterscheiden zu können.
Die Begriffe rechts und links können auch ganz fehlen. Die Fehlleistungen treten sowohl bei Untersuchung mit offenen als auch mit
geschlossenen Augen in Erscheinung. Manchmal können die beiden
Seiten zwar am eigenen Körper, aber nicht bei anderen Menschen
unterschieden werden. Beachtenswert ist die Angabe von *Benton*,
daß bei schwierigen Aufgaben der Rechts-links-Unterscheidung auch
bei 25% der Normalpersonen von ihm Fehlleistungen beobachtet
werden konnten.

Benton u. Mitarb. (1983) haben für die Störung der Rechts-links-
Unterscheidung ein Untersuchungsschema angegeben:

I. Orientierung am eigenen Körper
    1. Bezeichnung von Körperteilen, die vom Untersucher berührt werden,
    2. Zeigen von lateralen Körperteilen über mündlichen Auftrag,
    3. ungekreuztes Zeigen (linke Hand an das linke Ohr) über mündlichen
       Auftrag,
    4. gekreuztes Zeigen (linke Hand an das rechte Ohr) über mündlichen
       Auftrag.
    Diese Aufgaben kann man mit offenen und geschlossenen Augen machen.

II. Orientierung am gegenübersitzenden Untersucher oder an einem Bild
    1. Bezeichnung von Körperteilen,
    2. Zeigen von Körperteilen über mündlichen Auftrag,
    3. Nachahmen ungekreuzter Bewegungen,
    4. Nachahmen gekreuzter Bewegungen.

Wir haben einige Aphasiker beobachtet, die, wenn sie bilateral vorhandene Körperteile zeigen sollten, immer die falsche Seite gezeigt
haben. *Benton* erklärt dies damit, daß diese Kranken zwar gut rechts
und links unterscheiden können, nur haben sie den falschen sprachlichen Ausdruck für jede Seite. *Benton* u. Mitarb. verweisen auch
auf die vielen Faktoren, welche zu Störungen der Rechts-links-
Unterscheidung beitragen können. Es sind nämlich sprachliche,
semantische Faktoren, Störungen des Körperschemas, Begriffsstörungen im räumlichen und symbolischen Denken und optisch-räumliche
Störungen, die eine Rolle spielen können.

Poeck (1982) hat darauf hingewiesen, daß die Störung der Rechts-links
Unterscheidung eigentlich nur ein Sonderfall der Unterscheidung
der Richtungen im Raum ist und daß die Störungen der Unterscheidung von vorn hinten und oben unten die Störungen der Rechts-
links-Unterscheidung oft begleiten, aber nicht bekannt werden, weil
man sie nicht untersucht. Dem ist durchaus zuzustimmen, nur muß
man beachten, daß die Bevorzugung der Rechts-links-Unterscheidung
nicht zufällig ist, sondern im Bau des menschlichen Körpers ihren
Grund hat, dessen paarige Organe sich nach rechts und links orientieren.

Bei den einzelnen Aphasieformen konnten wir Störungen der Rechts-links-Unterscheidung in recht verschiedener Häufigkeit beobachten.

Bei den Totalaphasien waren sie in 83%, bei den gemischten Aphasien in 60%, bei den sensorisch-amnestischen Aphasien in 54%, bei den motorisch-amnestischen Aphasien in 34% und bei den motorischen Aphasien in 15% der Fälle nachweisbar. Bei den wenigen reinen sensorischen und den zentralen Aphasien waren Störungen der Rechts-links-Unterscheidung immer vorhanden. Man kann daher sagen, daß die Häufigkeit dieser Störungen mit dem Symptomenreichtum der Aphasien zunahm; besonders bei den Aphasietypen mit sensorischen Komponenten waren sie recht häufig vertreten.

Benton weist auch auf die häufige Kombination der Autotopagnosie, der Fingeragnosie und der Störung der Rechts-links-Unterscheidung mit Störungen des Rechnens, des Schreibens und Lesens sowie mit konstruktiven Störungen hin. Er beobachtete auch eine positive Korrelation zu intellektuellen Störungen. *Critchley* (1963) betonte ebenfalls, daß im parietalen Symptomenkomplex eine große Menge verschiedener Symptomenkombinationen möglich sind.

Wir können uns aufgrund eigener Erfahrungen den Meinungen von *Benton, Critchley* und *Poeck* nur anschließen, daß es unzweckmäßig ist, ein eigenes Gerstmannsches Syndrom herauszuheben, denn die parietookzipitalen Einzelsymptome kommen auch bei den Aphasikern in einer sehr mannigfaltigen Variabilität vor.

In der Literatur lebt aber der Begriff des Gerstmannschen Syndroms noch weiter. Deshalb ist es notwendig, daß der Leser erfährt, was damit gemeint ist. Es bestand aus vier Symptomen, die nicht selten gemeinsam vorkommen, nämlich einer Fingeragnosie, einer Störung der Rechts-links-Unterscheidung, einer Agraphie und einer Akalkulie.

Benson u. *Geschwind* (1970) haben auch ein ,,developmental Gerstmann-syndrome" beschrieben, also das Auftreten der bekannten parietalen Symptome im Rahmen einer Entwicklungsstörung.

Sie führen zwei Beispiele an, von denen das eine einen 12jährigen Jungen betrifft, der eine normale Geburt hatte. Es bestand kein Anhalt für eine frühkindliche Hirnschädigung. IQ 131/101. Keine Sprachstörung. Guter Leser, aber Schwierigkeiten beim Schreiben. Paragraphien, deutliche konstruktive Störungen, er konnte kein Haus in Perspektive zeichnen. Die Rechts-links-Unterscheidung war verlangsamt. Deutliche Störungen im Kolonnenrechnen. Versagen im Fingerlokalisationstest*. Bemerkenswert ist, daß der Junge, nachdem seine schulische Beurteilung nur nach den mündlichen Leistungen vorgenommen wurde, in das oberste Drittel seiner Klasse aufstieg.

Wichtig ist die differentialdiagnostische Abtrennung gegenüber der Legasthenie.

---

*Patient hält eine Hand am Rücken, die andere liegt am Tisch. Passive Fingerbewegungen an der verdeckten Hand können mit der sichtbaren Hand nicht nachgeahmt werden.

Benson u. *Geschwind* betonen, daß es trotz der Zweifel, die in der Literatur geäußert wurden, klar bleibt, daß eine Läsion des dominanten Parietale wahrscheinlich ist, wenn alle vier Komponenten des Gerstmannschen Syndroms vorhanden sind.

Eine kritische Übersicht über die Arbeiten, welche sich in der Literatur mit dem Gerstmannschen Syndrom beschäftigt haben, hat *Orgogozo* (1976) gegeben. Er meint zusammenfassend, daß es eine wohl definierte, funktionelle Einheit sei. Es könne als ein Sonderfall von Symptomen angesehen werden, die durch Läsionen der linken parietotemporookzipitalen Region bedingt sind.

Apraxien

Historisches und Einteilungen

Der Ausdruck Apraxie wurde von *Liepmann* (1900) geprägt. Er ist von dem griechischen Wort praxis = Handlung abgeleitet. Das Wesentliche der Störung besteht darin, daß der Kranke, obwohl keine Lähmungen oder Koordinationsstörungen vorhanden sind, mit einer Muskelgruppe bestimmte zweckmäßige Handlungen nicht ausführen kann. *Liepmann* unterschied folgende Formen der Apraxie:

1. die ideatorische Apraxie. Sie sei bedingt durch eine Störung des Bewegungsentwurfes. Eine Bewegungsfolge kann nicht ausgeführt werden, obwohl die Teilakte ausführbar sind;
2. die motorische Apraxie. Bei ihr werden zu einer Handlung die falschen Muskeln gebraucht. Sie wurde noch unterteilt in:
   a) die ideokinetische Apraxie. Bei ihr stimmen der Bewegungsentwurf und die Ausführung nicht miteinander überein;
   b) die gliedkinetische Apraxie. Bei ihr komme es zu vergröberten, ungelenken und schwerfälligen Bewegungen.

Liepmann unterschied auch transitive und intransitive Bewegungen, Transitiv sind Bewegungen mit einem wirklichen Objekt, intransitiv solche an vorgestellten Gegenständen. Im übrigen gab *Liepmann* zu, daß die Apraxien meist in gemischter Form auftreten.

Die Fehlreaktionen bei den Apraxien teilt *Lange* (1936) ein in formlose (amorphe) Bewegungen, Bewegungsvergröberungen und -verstümmelungen, Bewegungsverwechslungen, Fehler in der Reihenfolge der Teilakte, Haftenbleiben an früheren Bewegungen (Perseverationen), Bewegungen, die in andere Muskelabschnitte entgleisen, und Bewegungsunterlassungen.

Ausführliche Anweisungen zur Apraxieprüfung, auch der Apraxien des Rumpfes und der Beine, finden sich bei *Sittig* (1931).

Klein u. *Mayer-Gross* (1957) haben die apraktischen Störungen in den weiteren Rahmen der Störungen der motorischen Aktion auf höherer Ebene gestellt. Sie unterscheiden bei ihnen:

1. Antriebsstörungen;
2. dyspraktische Störungen;
   a) Dyspraxien des Rumpfes und der Beine,
   b) Gesichtsdyspraxien,
   c) Dyspraxien der Hände;
3. Störungen der speziellen Handfähigkeiten:
   a) Schreibstörungen,
   b) Zeichenstörungen,
   c) Störungen des Konstruierens.

Diese Handfähigkeiten seien aber auch mit dem symbolischen und abstrakten Denken verbunden, und der Raumfaktor spiele bei ihnen eine große Rolle. Man spreche daher vielfach von einer konstruktiven Apraxie.

Neuere Untersuchungen

Sehr eingehende Angaben über das Vorkommen der einzelnen Apraxieformen finden sich bei *de Ajuriaguerra* u. Mitarb. (1960). Sie fanden, daß die ideatorischen und ideomotorischen Apraxien nur bei linksseitigen oder beiderseitigen Läsionen auftreten. Sie seien sehr häufig mit Aphasien verbunden. Intellektuelle Störungen fanden sich bei den ideatorischen Apraxien häufiger als bei den ideomotorischen Apraxien, denn die ersteren kämen eher bei ausgedehnten und diffusen Hirnschäden vor.

1941 wurde von *Brain* die Ankleideapraxie als selbständige Apraxieform herausgestellt.

Geschwind (1967) hat eigene Vorstellungen über die Apraxien entwickelt. Er meint, sie seien stets durch Unterbrechung von Assoziationsbahnen bedingt. In einem Schema stellte er dar, welche Läsionen zu apraktischen Fehlleistungen bei mündlichen Aufträgen oder beim Nachahmen von Handlungen führen können. Diese Läsionen liegen stets in der dominanten Hemisphäre. Die dabei am meisten unterbrochene Assoziationsbahn sei der Fasciculus arcuatus, der nicht nur das linke akustische, sondern auch das linke optische Assoziationsfeld mit dem linken motorischen Assoziationsfeld verbindet. Über dieses erfolgt dann einerseits die Verbindung zum linken motorischen Rindenfeld und andererseits über die vorderen

Balkenanteile zum rechten motorischen Assoziationsfeld. Läsionen im linken motorischen Assoziationsfeld können daher zu einer linksseitigen Dyspraxie führen. Eine direkte Verbindung vom linken akustischen Assoziationsfeld über die hinteren Balkenanteile zur rechten Hemisphäre hält er für unwahrscheinlich.

Geschwind unterscheidet daher Apraxien durch Läsion des dominanten Fasciculus arcuatus, solche im Bereich des dominanten motorischen Assoziationszentrums und solche, welche durch Läsionen der Verbindungen zwischen den beiden motorischen Assoziationszentren in den vorderen Balkenanteilen im Rahmen eines Disconnection-Syndroms vorkommen.

Es fällt auf, daß *Geschwind* nur die apraktischen Störungen ins Auge faßt, die durch mündliche Aufträge oder durch optische Anregung beim Nachahmen von Bewegungen zustande kommen. Von apraktischen Fehlleistungen bei Spontanbewegungen wird nicht gesprochen. Solche sind aber meines Erachtens die reinsten apraktischen Vorgänge, weil sie ohne äußere Einflüsse zustande kommen und daher das Wesen der Apraxien am besten in Erscheinung treten lassen. Es ist deshalb nicht verwunderlich, daß der dominante Parietallappen in seinen lokalisatorischen Erörterungen keine hinreichende Erwähnung findet, wodurch er sich in einen gewissen Gegensatz zu den anderen Autoren setzt.

Hinzuweisen ist auf einen Handbucharticle von *de Ajuriaguerra* u. *Tissot* (1969), in dem sich eine umfassende Übersicht über die verschiedenen Hirnläsionen findet, die im Schrifttum als ursächlich für die Entstehung von Apraxien aufgezeigt worden sind.

In neuerer Zeit haben sich *Kerschensteiner* u. *Poeck* (1974) viel mit den Problemen der Apraxien auseinandergesetzt. Sie führten eine Bewegungsanalyse der bukkofazialen Apraxien durch. Es wurden 14 verschiedene Aufgaben im Bereich der Sprechmuskulatur gestellt. Die Fehlleistungen wurden eingeteilt in Ersatzhandlungen, Überschußsymptome, Minussymptome und andere Fehler. Die Untersuchungen ergaben, daß die meisten Fehler Ersatzhandlungen mit Parapraxien waren. Über mündlichen Auftrag wurden doppelt so viele Fehler gemacht wie beim Nachahmen. Die einzelnen Aphasiearten zeigten keine spezifischen Fehlerprofile. Die meisten Fehler über mündlichen Auftrag traten bei den amnestischen Aphasien auf. Die meisten Parapraxien waren perseveratorische Fehler.

1975 haben *Kerschensteiner* u. Mitarb. eine Übersicht über die Apraxien gegeben. Sie definierten die Apraxien als eine Störung in der sequentiellen Anordnung von einzelnen Bewegungen zu Bewegungsfolgen oder von Bewegungen zu Handlungsfolgen. Die gliedkinetische Apraxie wollen sie nicht als solche anerkennen, sondern sehen

sie lediglich als eine zentrale Bewegungsstörung der Pyramidenbahn
an. Sie unterscheiden daher nur eine ideomotorische und eine ideatorische Apraxie. Ihrer Definition entspricht eigentlich nur die ideomotorische Apraxie, die sich besonders durch das Auftreten von
Parapraxien auszeichnet. Unter den Fehlleistungen unterscheiden sie
fragmentarische Ausführungen, amorphe Bewegungen und Perseverationen. Eine Gesichtsapraxie haben sie angeblich bei 80% aller Aphasien feststellen können. Bei der ideatorischen Apraxie, die eine Apraxie der Handlungsfolge sei, werden die einzelnen Teilhandlungen
vertauscht, ausgelassen oder wiederholt. Sie trete bei großen retro-
rolandischen Läsionen der dominanten Hemisphäre oder bei entsprechenden beiderseitigen Läsionen auf. Bezüglich der Lokalisation der
Apraxien halten sich die Autoren an *Geschwind*.

Wichtig erscheint ein Hinweis von *Goodglass* u. *Kaplan* (1977), daß
kein ursächlicher Zusammenhang zwischen den Aphasien und den
Apraxien bestehe; die beiden Syndrome seien voneinander unabhängig.

Zusammenfassend muß man feststellen, daß die Apraxien in ihrer
Symptomatologie ein sehr mannigfaltiges Bild bieten, dem verschiedene Ursachen und Läsionen zugrunde liegen können. Dies ist auch
nicht zu verwundern, denn es handelt sich dabei um das Ergebnis
der Einflußnahme aller höheren Leistungen des Zentralnervensystems
auf die motorischen Handlungsfolgen. Vorwiegend beteiligt sind alle
Lappen der dominanten Hemisphäre mit Schwerpunkten im Parietale und Frontale. Ebenso können Läsionen der assoziativen Verbindungen, die von *Geschwind* so herausgestellt werden, zu solchen
Störungen Anlaß geben. Es können aber auch Läsionen in den hinteren Anteilen der nichtdominanten, also meist der rechten Hemisphäre, zu Apraxien — besonders wie die Untersuchungen von
de Ajuriaguerra u. Mitarb. (1960) gezeigt haben — zu konstruktiven
und zu Ankleideapraxien führen. Nicht zu vergessen ist, daß manche, vor allem die sog. ideatorischen Apraxien, oft durch diffuse
Hirnschädigungen verursacht werden. Bei ihnen stellt sich das Problem des Einflusses psychischer Störungen auf motorische Handlungsfolgen in den Vordergrund.

Watson u. *Heilman* (1983) haben eine Studie über die Balkenapraxie
vorgelegt.

Sie berichten über eine 43jährige Frau, die eine Balkenblutung vom Knie bis
zum Splenium (nach dem CT) bekommen hatte. Sie war durch einen Spas-
mus der A. cerebri anterior verursacht worden. Zunächst war sie mutistisch,
allmählich begann sie zu sprechen, und nach 9 Tagen bot sie nur noch leichte
dysarthrische Entgleisungen. Sie hatte eine schwere linksseitige Apraxie.
Proximale Bewegungen führte sie richtig aus, bei distalen Bewegungen versagte sie (die proximalen Bewegungen könnten auch durch die gleichseitigen

Bahnen vermittelt werden). Es bestand eine linksseitige apraktische Agraphie. Merkwürdig war es, daß sie auf der Maschine richtig schreiben konnte. Zeitweise bestand eine Hemialexie, sie las dann von zusammengesetzten Wörtern nur den rechten Wortteil. Beim Anziehen halfen die beiden Hände einander nicht. So kam es, daß sie mit dem linken Arm ein Kleidungsstück anzog, während sie es mit dem rechten auszog und umgekehrt.

Die Verfasser kommen zu dem Schluß, daß das Genu des Balkens für die Übertragung von sprachmotorischen Engrammen und das Korpus des Balkens für die Übertragung von optisch-kinästhetischen Engrammen zuständig ist.

Konstruktive Störungen bei Aphasien

Konstruktive Störungen sind eine nicht seltene Begleiterscheinung der Aphasien. Im allgemeinen kann man sagen, je symptomenreicher eine Aphasie ist, desto größer ist die Wahrscheinlichkeit, daß sie von konstruktiven Störungen begleitet wird. Sind solche vorhanden, dann haben sie nicht nur diagnostisches Interesse, sondern müssen auch in den therapeutischen Plan einbezogen werden.

In unserem Krankengut fanden sich bei den Totalaphasien 44%, bei den gemischten Aphasien 38%, bei den motorisch-amnestischen Aphasien 23%, bei den sensorisch-amnestischen Aphasien 36% und bei den motorischen Aphasien 22% konstruktive Störungen. Bei den wenigen zentralen Aphasien waren immer konstruktive Störungen vorhanden.

Über die Lokalisation der Läsionen bei konstruktiven Störungen machten de Ajuriaguerra u. Mitarb. wichtige Angaben. Sie fanden sie bei rechtshirnigen Läsionen in 61,58%, bei linkshirnigen Läsionen in 39,8% und bei beiderseitigen Läsionen 74,07% der Fälle. Diese Bevorzugung der nichtdominanten Hemisphäre erklärt, warum konstruktive Störungen nicht zu den häufigen Begleiterscheinungen der Aphasien gehören.

Eine eingehende Analyse der Störungen der konstruktiven Fähigkeiten haben Benson u. Barton (1970) vorgenommen. Sie haben dabei die Hirnläsionen in vier Quadranten, links anterior, links posterior, rechts anterior und rechts posterior, eingeteilt und für jeden dieser Lokalisationen 6 Hirngeschädigte gefunden und miteinander verglichen.

Sie untersuchten: die optischen und akustischen Reaktionszeiten, das Zeichnen von Umrissen und von Körpern aus dem Gedächtnis sowie das Abzeichnen dieser, das Zusammensetzen von Puzzeln, das Nachlegen von Stäbchenmustern und einen „Template-matching-Test", bei dem in zwei Kästchen, in die die Hände hineingesteckt werden können, die gleichen Figuren mit Umrandungen liegen. Der Kranke muß mit der Fläche der Hand die Figur in die gleiche Stellung wie die, welche die andere Figur einnimmt, bringen. Dann mußten sie Token-Muster abzeichnen und nachlegen.

Die Untersuchungen ergaben, daß bei den konstruktiven Fähigkeiten mehrere Faktoren in Betracht gezogen werden müssen. Rechtshirnige Läsionen haben mehr Störungen bei optisch-räumlichen Aufgaben als die linkshirnigen, hintere Läsionen mehr als die vorderen. Die meisten Störungen fand man bei links hinteren Läsionen, bei denen das Zeichnen, das Abzeichnen und das Nachlegen von Stäbchenmustern besondere Schwierigkeiten machten.

1971 haben *Mendilaharsu* u. *Acevedo de Mendilaharsu* einen ausführlichen Bericht über konstruktive Apraxien gegeben. Es wurde bei 60 Kranken mit konstruktiven Störungen mit Läsionen teils der rechten und teils der linken Hemisphäre das Abzeichnen von geometrischen Figuren, von einfachen Gegenständen, das Stäbchennachlegen und das Zeichnen von dreidimensionalen Formen geprüft. Bei rechtsseitigen Hirnläsionen kam es zu einer Vergrößerung der Figuren (Makrographie) und zu Perseverationen, überflüssigen Linien, Zusammenziehungen und linksseitigem Neglekt. Es wurden aber auch Richtungsstörungen beobachtet, indem die Zeichnungen in umgekehrter Richtung angefertigt wurden. Manchmal wurde auch eine vertikale Richtung eingeschlagen. Auffallend war das Versagen beim Zeichnen dreidimensionaler Körper.

Bei linkshirnigen Läsionen fand sich eine Mikrographie, die Figuren waren manchmal nach links verschoben und gegen den Uhrzeigersinn nach links verdreht. Auch hier wurde gelegentlich eine vertikale Anordnung der Zeichnung vorgezogen. Das Zeichnen in der dritten Dimension war erheblich gestört. Es zeigten sich dabei perspektivische Fehler, aber die Grundformen waren meist erhalten.

Ein merkwürdiges Phänomen trat bei beiderseitigen Läsionen in Erscheinung. Es wurden dann um die vorgezeichnete Figur herum Linien gezeichnet (closing in) oder in die Figur hineingezeichnet (fill in). Die Läsionen der Störungen waren stets retrorolandisch, parietal hinten und parietookzipital, vornehmlich in der rechten Hemisphäre, und bei dieser Lateralisation war die Symptomatologie am reichhaltigsten.

Bei der hirnpathologischen Untersuchung können sich konstruktive Störungen beim Zeichnen einfacher geometrischer Figuren und beim Zeichnen von Gegenständen verraten.

Symptomatologie:
Das Zeichnen von Gegenständen ist öfter gestört als das von einfachen geometrischen Figuren. Ein Beispiel liefert der folgende Kranke:

Fall 73, W.J., ♂, 61 J. – Verschluß der linken A. cerebri media – Totalaphasie, Störung der Fingergnosie, der Autotopognosie, der Rechts-links-Unterscheidung, Akalkulie, konstruktive und optisch-gnostische Störungen.

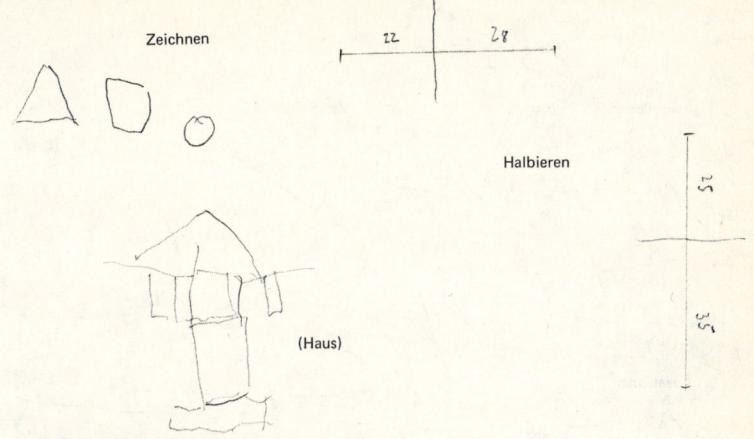

Abb. 13 Zeichenprobe des Patienten W.J.

Das Zeichnen in der zweiten Dimension war nicht gestört. Beim Versuch aber, ein Haus zu zeichnen, fügte er nur eine Reihe von Vierecken aneinander und setzte, anscheinend als Dach, ein Dreieck darauf. Es war ihm unmöglich, diese Teile sinnvoll aneinanderzureihen. Bemerkenswert war die deutliche Störung im Halbieren von Strecken sowohl bei einer Horizontalen (22/28) wie bei einer Vertikalen (25/35) (Abb. 13).

Manchmal liegen aber Störungen vor, die sich sowohl im Zeichnen von einfachen geometrischen Figuren als auch in dem von Gegenständen kundtun. Dies veranschaulicht das folgende Beispiel.

Fall 416, H., ♂, 74 J. – Insult. – Zentrale Aphasie, Agraphie, Alexie, Akalkulie, Störungen der Autotopognosie, der Fingergnosie, der Rechts-links-Unterscheidung, Dyspraxie links, konstruktive Störungen.

Schon beim Zeichnen in der zweiten Dimension traten Fehler auf. Ein Viereck war ungefähr richtig gezeichnet worden, der Kranke kam dabei aber über den Rand des vorgelegten Blattes hinaus. Ein Dreieck wurde nicht genau geschlossen. Der Kreis sah wie eine Spirale aus. Der Patient konnte ein Dreieck auch nicht richtig abzeichnen. Beim Versuch, drei Punkte durch Gerade miteinander zu verbinden, erreichte er niemals die Zielpunkte. Von einem Haus wurden in zwei Anläufen nur einzelne Teile des Daches entworfen, wobei zu erkennen war, daß er es gleichzeitig von drei Seiten zeichnen wollte. Bei einer Grundrißskizze des Untersuchungszimmers zeichnete er in den vorgezeichneten Raum nur einige ganz unzutreffende Striche in horizontaler und vertikaler Richtung (Abb. 14).

Es muß betont werden, daß die Aufträge zu zeichnen bei allen Kranken, welche Sprachverständnisstörungen haben, nicht nur mündlich gegeben werden, sondern daß die geometrischen Figuren mit der

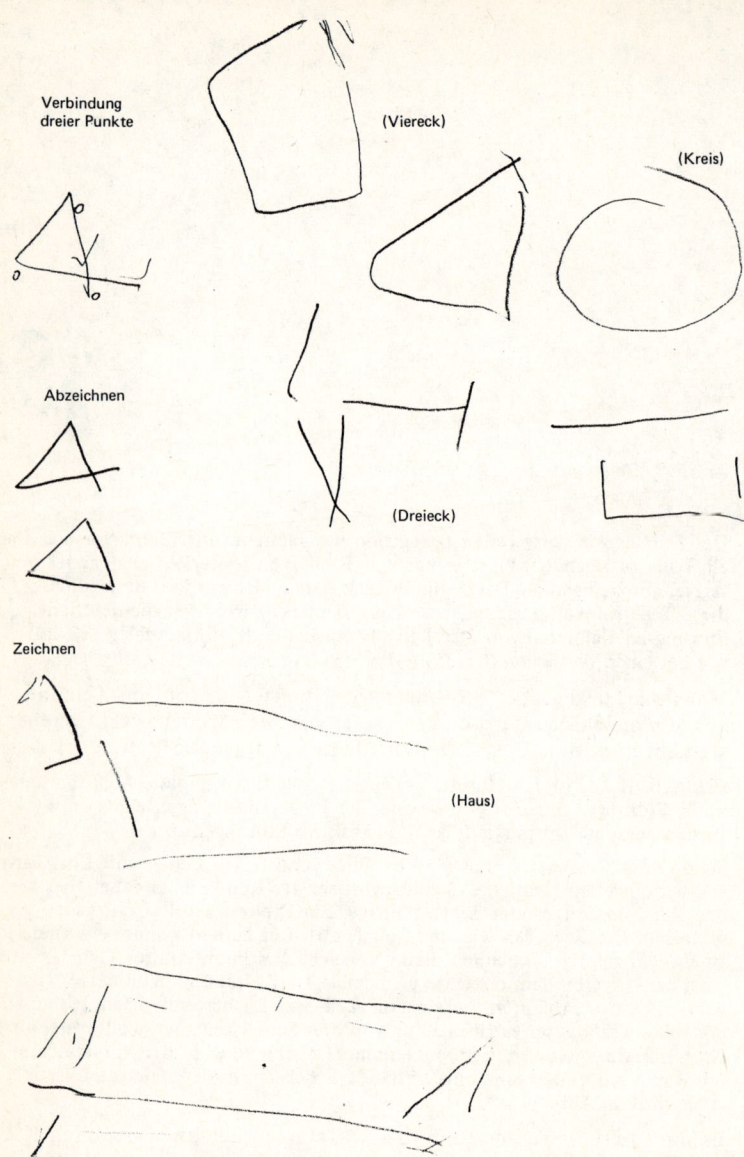

Verbindung dreier Punkte

(Viereck)

(Kreis)

Abzeichnen

(Dreieck)

Zeichnen

(Haus)

Abb. 14 Zeichenproben des Patienten H.

Hand in der Luft vorgezeigt werden und daß man ihnen, wenn sie ein Haus zeichnen sollen, zuerst ein Haus im Modell zeigt.

Die konstruktiven Störungen sind meist mit einer konstruktiven Agraphie verbunden. Manchmal sind diese Kranken auch nicht in der Lage, aus Bausteinen vorgebaute Figuren nachzubauen. Dies sollte bei allen schweren konstruktiven Störungen geprüft werden. Auch Richtungsstörungen können sich mit konstruktiven Störungen paaren.

Optisch-räumliche Störungen können das Rechnen, besonders das schriftliche Rechnen, erheblich beeinträchtigen. Sie können aber auch manchmal eine Störung der geographisch-topographischen Orientierung zur Folge haben. Dafür war der folgende Kranke ein Beispiel.

Fall 68, K.W., ♂, 61 J. – Atherosclerosis cerebri. – Sensorisch-amnestische Aphasie, Paragraphien, Paralexien, Akalkulie, konstruktive und optisch-gnostische Störungen. Er hatte, das muß betont werden, nur eine linguistische Agraphie. Geometrische Figuren wurden richtig gezeichnet. Ein Haus zeichnete er mit deutlichen konstruktiven Fehlern. Einfache schriftliche Rechnungen konnten nicht durchgeführt werden. Beim Anlegen einer Grundrißskizze des Untersuchungszimmers wurden alle Gegenstände an falschen Stellen am Rande des vorgezeichneten Rechteckes mit Strichen angedeutet. Eine Horizontale wurde genau halbiert. Beim Halbieren einer Vertikalen war der untere Anteil deutlich kleiner als der obere (31/34). Bei einer Städteskizze von Mitteleuropa (Abb. 15) waren Bonn und Zabrze (früher Hindenburg), der Geburtsort des Kranken, vorgegeben worden. Er zeichnete dann Berlin, Breslau, Hamburg und München ungefähr richtig ein, Genf und Budapest wurden aber nördlich von diesen Städten und Wien in gleicher Höhe wie Breslau eingetragen.

Typische Störungen im *Grundrißzeichnen* bot die folgende Kranke.

Fall 559, D.A., ♀, 52 J. – Hirnembolie. – Totalaphasie, Akalkulie, Störungen der Autotopognosie, der Fingergnosie, der Rechts-links-Unterscheidung, Dyspraxie links, konstruktive Störungen.

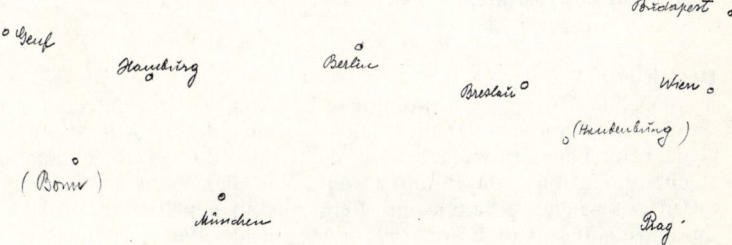

Abb. 15 Städteskizze des Patienten K.W.

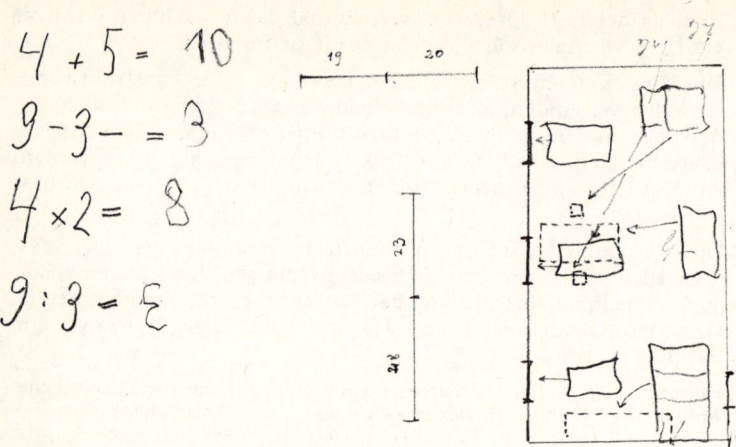

Abb. 16 Grundriß und Rechenprobe der Patientin D.

Geometrische Figuren wurden richtig gezeichnet. Beim Zeichnen eines Hauses traten deutliche konstruktive Störungen auf: Bei einem Dachgiebel fehlte auf einer Seite die entsprechende Hauskante, so daß das Dach von zwei Seiten, das Erdgeschoß des Hauses aber nur von einer Seite zu sehen waren. Das schriftliche Rechnen war schwer gestört. Auch bei einstelligen Additionen und Subtraktionen traten Fehlleistungen auf, bei einer Division kam es zu einer Spiegelbildreaktion. Eine Horizontale war ziemlich richtig halbiert worden. Beim Halbieren einer Vertikalen war der untere Anteil größer als der obere (28/23). Beim Anlegen einer Grundrißskizze (Abb. 16) des Untersuchungszimmers waren alle Gegenstände an falschen Stellen eingezeichnet und die Fenster als Rechtecke in den Raum hineingestellt worden.

Störungen des Rechnens — Akalkulie

Definition:
Das Rechnen ist eine sehr komplexe Leistung. Die Voraussetzung ist die Beherrschung eines semiotischen Systems, dessen Aufbau im Gedächtnis behalten werden muß, damit man die verschiedenen Rechenoperationen durchführen kann. Vor allem muß der Zahlenbegriff als solcher erhalten sein. Beim mündlichen Rechnen spielen Sprachverständnis und Wortfindung eine Rolle. Bei den schwierigeren Rechenoperationen muß man sich in der Regel verschiedene

Zahlen merken, um dann die weiteren Teilakte der Aufgabe fortsetzen zu können. Es wird also die Merkfähigkeit für Zahlen beansprucht. Wird die Rechnung schriftlich durchgeführt, erfordert es die graphische Beherrschung des Zahlensystems, die Kenntnis der Stellenwerte der einzelnen Ziffern, das Wissen um die Bedeutung der Null in ihren verschiedenen Anwendungsweisen bei vielstelligen Zahlen und die richtige optisch-räumliche Einteilung in Kolonnen und Zeilen und das Ziffern- und Zahlenlesen.

Störungen des Rechnens können daher bedingt sein durch Störungen des Sprachverständnisses, der Merkfähigkeit und des Gedächtnisses für Zahlen, durch Verlust des Zahlenbegriffes, durch Störung des Zahlenschreibens und Zahlenlesens, durch Störung der optisch-räumlichen Zuordnung der Ziffern bei schriftlichen Rechenaufgaben oder durch eine Schwäche in der Beurteilung der Stellenwertigkeit einer Zahl. Es sind daher akustische, optische und optisch-räumliche Störungsmöglichkeiten vorhanden. Mnestische Störungen können Einfluß nehmen. Im schriftlichen Rechnen können aber auch apraktische und konstruktive Störungen zu Fehlleistungen führen.

Wenn die Durchführung einer Leistung von so vielen Voraussetzungen abhängt, nimmt es nicht wunder, daß sie bei sehr vielen Hirnläsionen eine große Anfälligkeit zeigt und daß besonders bei Aphasien Störungen des Rechnens zu den häufigsten Begleiterscheinungen gehören.

In unserem Krankengut waren Störungen des Rechnens bei den Totalaphasien in 86%, bei den gemischten Aphasien in 74%, bei den motorisch-amnestischen Aphasien in 78%, bei den sensorisch-amnestischen Aphasien in 86% und bei den reinen motorischen Aphasien in 52% der Fälle vorhanden.

Historisches:
Die Bezeichnung Akalkulie stammt von *Henschen* (1919), der schon Ziffern- und Zahlenblindheit und -taubheit, Störungen im Benennen von Zahlen und im Schreiben von Zahlen unterschied, er sprach von Zahlenalexie und Zahlenagraphie.

Peritz (1918) und *Sittig* (1919) unterschieden eine optische, eine akustische und eine ideatorische Akalkulie. *Berger* (1926) sprach von primären und sekundären Akalkulien. Auf die Bedeutung der konstruktiven Apraxien für die Verursachung von Akalkulien wiesen besonders *Kleist* (1934) und *Strauss* (1924) hin. Man sprach dann auch von konstruktiven Akalkulien, bei denen besonders die Fähigkeit, die richtigen räumlichen Beziehungen zwischen den einzelnen Zahlen herzustellen, gestört ist (*Herrmann* 1928).

Einteilung:
Hécaen u. Mitarb. (1961) haben nach Analyse von 183 Kranken mit Rechenstörungen folgende Einteilung getroffen:

1. Akalkulien durch Zahlenalexie; sie komme fast nur bei Läsionen der dominanten Hemisphäre vor;
2. Akalkulien im engeren Sinne, die sie Anarithmie nennen; diese konnte sowohl bei linkshirnigen wie auch bei rechtshirnigen Läsionen beobachtet werden;
3. Dyskalkulien vom räumlichen Typ, die gewöhnlich bei rechtshirnigen Läsionen auftreten.

Grewel (1969) hat eine gute Übersicht über die Akalkulien gegeben. Er schloß sich in gewissem Sinne der Einteilung von *Berger* (1926) an und unterschied:

A. Primäre Akalkulien
   1. Asymbolische Störungen:
      a) Störungen im Erkennen von Ziffernsymbolen oder
      b) Störungen im Erkennen von Rechenoperationssymbolen.
   2. Asyntaktische Störungen:
      a) Asemie für mehrstellige Zahlen,
      b) Asemie für geschriebene Arithmetik; dabei kann die räumliche Anordnung schriftlicher Rechenaufgaben nicht mehr durchgeführt werden.
B. Sekundäre Akalkulien bei Aphasien, durch Gedächtnisstörungen, Perseverationen oder Störungen der Konzentration.

Benson u. *Weir* (1972) unterscheiden eine aphasische, eine räumlich-optische Akalkulie und eine Anarithmetrie.

Lokalisation:
Im allgemeinen wird die Akalkulie im Schrifttum als parietales Symptom angesehen. Bei der Vielfalt der Störungsmöglichkeiten des Rechnens ist es aber naheliegend, daß, wie *Henschen* schon beobachtete, auch frontale, temporale und okzipitale Läsionen zu Störungen des Rechnens führen können. *Hécaen* (1972) hat gezeigt, daß auch parietale Läsionen der nichtdominanten Hemisphäre durch Störungen der räumlichen Orientierung geeignet sind, Fehlleistungen im Rechnen zu bedingen. Schließlich ist es allgemein bekannt, daß jede Demenz, also jede stärkere Herabsetzung der intellektuellen Leistungsfähigkeit, Störungen des Rechnens zur Folge haben kann.

Aus unseren Erfahrungen möchte ich als Beispiel einer Akalkulie nur einen Aphasiker mit besonders schweren Rechenstörungen besprechen.

Kasuistisches Beispiel:
Fall 39, K.E., ♂, geb. 1914, mittlere Reife, Buchhalter, später Hauptfeldwebel.

Anamnese: Am 9.4.1961 trat plötzlich ein Insult ein, der eine rechtsseitige Lähmung und einen Sprachverlust zur Folge hatte. Der Kranke stand in den Jahren 1963–1967 viermal je drei Monate in stationärer Behandlung der Rheinischen Landesklinik für Sprachgestörte in Bonn.

Neurologisch: Hemiparese und Hemihypästhesie rechts. Gesichtsfeld o.B.

Hirnpathologisch: Totalaphasie, Störungen der Autotopognosie, der Finger-gnosie, der Rechts-links-Unterscheidung, Akalkulie, Apraxie beiderseits und konstruktive Störungen.

Die Berufe des Kranken geben die Gewähr, daß er früher ein guter Rechner gewesen ist.

Bei der ersten Untersuchung (1963) bemerkte man beim Zahlenschreiben und beim mündlichen Rechnen eine eindeutige Tendenz zur Reihenbildung. Im schriftlichen Rechnen einfachster Aufgaben war eine merkwürdige Fehllei-stung zu beobachten. Der Kranke konnte, wenn man ihm das Rechnen an einer Rechenmaschine mit Kugeln erleichterte, zwar die Kugeln abzählen, er konnte auch manchmal das Ergebnis dadurch andeuten, daß er die Zahlen-reihe bis zu der gesuchten Zahl hersagte, aber er konnte niemals die Zahl iso-liert nennen. Er blieb der Reihenleistung verhaftet und konnte das Endglied, welches er kannte, nicht aus der Reihe lösen. Beim schriftlichen Rechnen der gleichen Aufgabe versagte er noch weitgehender. Merkwürdig war, daß er mehrmals das Rechenoperationszeichen in perseveratorischer Weise vor oder hinter das Resultat setzte.

Schließlich begnügte er sich nur noch damit, vertikale Striche in falscher An-zahl zu machen. Als er bei vorgelegten Gegenständen die Anzahl derselben nennen sollte, gelang ihm das einige Male, wenn er die Reihe oder seine Fin-ger zählte, einmal schoß er dabei aber über das Ziel hinaus. Die Punktzahl auf Spielwürfeln konnte er ebenfalls nur dadurch angeben, daß er die ganze Reihe aufzählte, dabei ließ er einmal ein Glied der Kette aus.

Bei einer Kontrolluntersuchung im gleichen Jahr gelang das Diktatschreiben einer einstelligen Zahl nur, wenn man ihm einen Würfel mit der entsprechen-den Punktzahl vorlegte. Mündliche Rechenaufgaben konnte er, obwohl ihm jeweils die entsprechende Anzahl von Klämmerchen vorgelegt worden war, nicht lösen. Zunächst kam er zu einer höheren Zahl, weil er ein Glied der Zahlenreihe ausgelassen hatte. Auch als er dann richtig zählte, konnte er die Zahl nicht sagen, sondern begann immer wieder mit der Zahlenreihe. Ein anderes Mal kam er deshalb zu einer höheren Zahl, weil er beim Abtupfen der einzelnen Klämmerchen eines von ihnen zweimal berührt hatte. Bei der Subtraktion gelangte er über die Reihe zur richtigen Zahl, konnte sie aber wieder nicht isoliert nennen. Das gleiche Verhalten zeigte sich bei den ande-ren Rechenarten. Der Weg zum richtigen Ergebnis war für ihn nur über die Reihe gangbar; er konnte das Resultat in keinem Fall isoliert sagen, auch dann nicht, wenn er diese Zahl mittels der Reihe schon erreicht hatte.

Das Auffallendste und Ungewöhnlichste an dieser Akalkulie war, daß der Kranke stets über die Zahlenreihe zum richtigen Ergebnis zu gelangen suchte, daß er aber auch dann, wenn ihm dies anschei-nend gelang, diese Zahl nicht aus der Reihe lösen und getrennt sagen und schreiben konnte. Dieses Rückschreiten auf eine Reihen-leistung störte die Rechenoperationen erheblich. Beeindruckend war auch das zunächst vollständige Fehlen eines optisch-räumlichen Zah-lenvorstellungsvermögens. Beim Vergleich der Fehlleistungen im Rechnen zwischen der Erstuntersuchung und der letzten Nachuntersuchung im Jahre 1967 kann man immerhin sagen, daß eine leichte Besserung nicht zu verkennen war.

Bei diesen schwersten Akalkulien muß man optische (Darstellung der Aufgabe in Strichen) und optisch-räumliche (Darstellung derselben mit Gegenständen) Untersuchungsmethoden einsetzen. Neben optisch-gnostischen, optisch-räumlichen und Richtungsstörungen kann, wie das Beispiel zeigt, aber auch das Absinken auf ein tieferes Leistungsniveau, wie es die Reihenleistung ist, an der Ursache einer Rechenstörung mitwirken.

Optische Agnosie

Historisches:

Als erster Beschreiber optisch-agnostischer Störungen gilt *Munk* (1881), der durch teilweise Entfernung des Okzipitallappens bei Hunden eine merkwürdige Verhaltensveränderung der Tiere beobachtete. Sie sahen zwar die Gegenstände der Umgebung, denn sie wichen ihnen aus, aber sie reagierten nicht sinngemäß auf sie, wenn man ihnen den Futternapf oder eine Peitsche vorhielt. *Munk* sprach von einer Seelenblindheit. *Lissauer* (1890) beschrieb die Objektagnosie und unterschied zwischen apperzeptiver und assoziativer Seelenblindheit. Von ersterer, meinte er, könne man nur dann sprechen, wenn die peripheren Sehfunktionen einwandfrei seien. Bei der assoziativen Seelenblindheit könne der Kranke die optischen Wahrnehmungen und Erfahrungen nicht miteinander verquicken. *Freud* hat 1891 dann die Seelenblindheit Agnosie genannt.

In den späteren Jahren sind einige monographische Darstellungen der optischen Agnosien erschienen. 1917 verwertete *Poppelreuther* in einer solchen seine Erfahrungen an Kriegshirnverletzten. *Pötzl* (1928) hat die optisch-agnostischen Störungen beschrieben und drei große Gruppen agnostischer Störungen unterschieden:

1. die optische Objektagnosie, die Simultanagnosie und die perzeptive Blindheit der Senilen,
2. die Wort-, Ziffern- und Notenblindheit und die Störungen der Farbenwahrnehmung,
3. die zerebralen Metamorphopsien, die Seelenlähmung des Schauens, die apperzeptive Blicklähmung, die geometrisch-optischen Agnosien und die Störungen der Orientierung im Raum.

Lange (1936) beschrieb die Uhrzeitagnosie. Er betonte die Zusammengehörigkeit der agnostischen und apraktischen Störungen; als wesentliches Grundelement beider sah er die Störung der Kategorie Richtung im Raume an.

Auch in der Gehirnpathologie von *Kleist* (1934) werden, hauptsächlich anhand eines hirntraumatischen Krankengutes aus dem zweiten Weltkrieg, die Probleme der optischen Agnosien in vielfältiger Weise angesprochen.

Von den Neubenennungen optisch-gnostischer Syndrome sind noch die Simultanagnosie (*Wolpert* 1924) und die Prosopagnosie (*Bodamer* 1947) zu nennen. *Faust* führte den Ausdruck ,,zerebrale Asthenopie'' ein. Seine Monographie (1955) über die zerebralen Herdstörungen bei Hinterhauptsverletzungen enthält ein reiches Krankengut optisch-gnostischer Störungen. In der ausländischen Literatur findet sich vor allem bei *Hécaen* (1972) die Analyse eines großen klinischen Erfahrungsgutes okzipitaler Erkrankungen.

Zeitgenössische Einteilungen:
Hoff u. Mitarb. (1962) haben die Agnosien eingeteilt in:

1. *Objektagnosien:* Der Kranke erkennt optisch dargebotene Gegenstände nicht, obwohl er einen guten Visus und ein hinreichendes Gesichtsfeld hat. Pathologisch-anatomisch hätten fast sämtliche Fälle der Literatur beiderseitige basale okzipitale Herde in den Gyri linguales und fusiformes und vielfach auch noch im O 2, also im Versorgungsgebiet der A. temporalis posterior und der A. cerebri posterior. Selten seien einseitige Herde. Bei diesen Kranken bestehen immer Gesichtsfelddefekte. Meist liegen auch eine optische Alexie und Störungen des Farbsinnes vor.

2. *Prosopagnosie:* Nach *Benton* u. Mitarb. wurde der Verlust der Fähigkeit, die Gesichter bekannter Personen zu erkennen, zuerst von zwei italienischen Augenärzten, *Quaglino* u. *Borelli* (1867), beschrieben. *Hoff* u. *Pötzl* (1937) haben eine Agnosie des Physiognomiegedächtnisses beobachtet. *Bodamer* hat 1947 diese Störung dann Prosopagnosie benannt. Man müsse dabei unterscheiden zwischen dem Nichterkennen von Gesichtern, der Mimik und der Physiognomie. Die Kranken geben manchmal an, daß ihnen bekannte Gesichter fremd vorkommen, daß sich die Gesichter verändern oder daß alle Gesichter einander ähnlich seien. Meist sei die Prosopagnosie mit einer Objektagnosie kombiniert. Sie komme bei okzipitalen Herden vor. In einem Fall von *Gloning* u. Mitarb. (1970) fanden sich beiderseitige enzephalomalazische Herde in den Gyri linguales und fusiformes.

3. *Optisch-räumliche Agnosien:* Es sind agnostische Störungen der Raumwahrnehmung. Dabei könne man das Erfassen und Behalten bestimmter Richtungen, die Fähigkeit, ein Ziel auf Umwegen zu erreichen und das Ortsgedächtnis, das Behalten von Örtlichkeiten, in

denen man einmal gewesen ist, Störungen der topographischen Wahrnehmung und des topographischen Gedächtnisses auseinanderhalten.

Pathologisch-anatomisch fanden sich meist rechtsseitige parietookzipitale Herde. Seien die Läsionen linksseitig, dann bezögen sich die Richtungsstörungen mehr auf den eigenen Körper und es komme zu Störungen der Autotopognosie, der Fingergnosie und der Rechts-links-Unterscheidung.

Die optisch-räumlichen Störungen führen häufig zu konstruktiven Apraxien und damit zu Richtungsstörungen, Verlagerungen und Seitenvertauschungen beim Abzeichnen von Gegenständen. Die Uhrzeit kann nicht richtig erkannt und eingestellt werden.

Dazu gehören auch die Störungen des optischen Vorstellungsvermögens. Diesen Kranken ist es, auch wenn sie über die genügende Schulbildung verfügen, nicht möglich, den Grundriß einfacher Gegenstände, die ihnen vorgelegt werden, oder etwa den Grundriß des Untersuchungszimmers zu zeichnen.

Bei den Störungen des topographischen Gedächtnisses kann ein Kranker etwa eine Skizze der Klinik, in der er sich schon länger befindet, nicht zeichnen. Er kann auch nicht in eine Skizze seines Heimatlandes, in welche mehrere ihm bekannte Städte und Flüsse eingezeichnet wurden, andere ihm bekannte Orte dazuzeichnen.

4. *Simultanagnosie:* Bei dieser Störung kann ein vorgelegtes Bild nicht als Ganzes aufgefaßt werden. Da dabei aber sehr viele Faktoren eine Rolle spielen, wurde sie niemals als ein reines Syndrom anerkannt. Auch an der Wiener Klinik wird diese Diagnose nicht mehr gestellt.

5. *Farbenagnosie:* Bei ihr wird zwar die Verschiedenheit der Farben erkannt, aber ihre Qualität wird nicht erfaßt. Beim Sortieren und Zuordnen von Farben kann es zu Fehlern kommen. Die Farben können weder bezeichnet werden noch kann sie der Kranke über mündlichen Auftrag heraussuchen. Bei der Rückbildung einer Farbenagnosie kann eine Farbnamenagnosie zurückbleiben; es können dann Farben über mündlichen Auftrag gezeigt und auch Gegenstände genannt werden, welche diese Farbe haben, aber die Farbnamen werden nicht gefunden.

1968 haben *Gloning* u. Mitarb. eine Monographie über die Syndrome des Okzipitallappens und seiner Nachbarregionen veröffentlicht.

Hécaen (1969) unterscheidet:

1. *Raumagnosie:* Sie ist ein Symptom der hinteren Anteile der nicht-dominanten Hemisphäre. Dabei treten auch Störungen der topographischen Wahrnehmung und ein Verlust des topographischen Gedächtnisses ein. Bei rechtsseitigen Läsionen ist sie häufig unilateral.

2. *Agnosien für Gegenstände und Bilder:* Bei ihnen seien die Läsionen gewöhnlich beiderseitig.

3. *Gesichtsagnosien* (Prosopagnosien).

4. *Farbagnosie*

Von 15 Fällen boten 9 linksseitige und 4 beiderseitige Läsionen. Sie waren meistens mit einer rechtsseitigen Hemianopsie verbunden.

1975 haben *Orgass* u. *Kerschensteiner* einen Überblick über die optischen Agnosien gegeben. Darin wird an den klassischen Fällen der Literatur Kritik geübt. Die Mehrzahl der beschriebenen Fälle von optischer Agnosie sei durch ausgedehnte rechtsseitige oder beiderseitige parietookzipitale Läsionen bedingt, welche erhebliche Wahrnehmungs- und allgemeine Leistungsstörungen verursachen. Die Zahl der eindeutig nachgewiesenen Fälle von optischer Agnosie sei gering und es sei zu bezweifeln, daß es überhaupt solche gebe.

Die Autoren kommen zu dem Schluß, daß sich die klassische Konzeption der optischen Agnosie nicht mehr aufrechterhalten lasse.

Im Gegensatz dazu stehen die neuesten angloamerikanischen Arbeiten.

So haben *Whitley* u. *Warrington* (1978) eine Fallstudie eines 46jährigen Mannes vorgelegt, der bei einem Verkehrsunfall ein schweres Schädeltrauma erlitten hatte und noch ein Jahr später an Gedächtnisstörungen litt. Vier Jahre später klagte er darüber, daß er vorher bekannte Gebäude und Straßen nicht mehr erkenne. Auch die Gesichter der Menschen erkannte er schwerer. Er hatte große Mühe, immer wieder nach Hause zu finden. Neurologisch keine Ausfälle. Alle übrigen kognitiven Funktionen waren normal. Das optische Gedächtnis war schlechter als das sprachliche.

Jedenfalls sei die Störung des topographischen Gedächtnisses ein selektiver Gedächtnisverlust. Die Verfasser vermuten, daß die rechte hintere Temporalregion der kritische Ort bei Verlust dieser Fähigkeit sei.

Benton, Varney u. *Hamsher* (1978) haben einen Test für die Untersuchung optisch-räumlicher Leistungen angegeben. 91 Fälle (48 linkshirnige und 43 rechtshirnige Läsionen) wurden tachistoskopisch geprüft.

Die Aufgabe war, zwei schräge Linien in einem Halbkreis richtig nachzuordnen, in welchem in regelmäßigen Abständen acht schräge Linien in Uhrzeigerart eingezeichnet waren. Diese Linien hatten die Zahlen 2–10 erhalten, die Zahlen 1 und 11 lagen auf der Grundlinie.

Die Untersuchung ergab, daß sich die dadurch gefundenen Störungen der optisch-räumlichen Urteilsfähigkeit vor allem bei rechtshirnigen Läsionen parietal hinten und temporookzipital fanden.

Rubens (1979) hält an der alten Einteilung der optischen Agnosien in apperzeptive und assoziative optische Agnosie fest. Die apperzeptive optische Agnosie zeichne sich dadurch aus, daß die Kranken die Gegenstände nicht klar wahrnehmen und daher auch nicht zeichnen können. Wenn sie die Umrisse der Gegenstände nachfahren, kommen sie nicht zum Ausgangspunkt zurück. Sie sehen die Gegenstände erst, wenn sie sich bewegen (bei solchen Patienten spricht *Botez* von einer statischen optischen Agnosie). Im übrigen schwanken die Leistungen sehr stark.

Bei der assoziativen optischen Agnosie können die Kranken zeichnen und abzeichnen, aber die Gegenstände trotzdem nicht benennen. Sie nehmen also die Gegenstände wahr, erfassen aber nicht ihre Bedeutung.

Wichtig ist, daß die Kranken mit den Gegenständen oft im alltäglichen Leben durchaus umgehen können. Die bekannte Umwelt erleichtert ihnen die Aufgabe, aber in der Testsituation kommt es trotzdem zu Fehlleistungen. Die sprachlichen Anforderungen der Tests sind zu hoch, es kommt dann eben zu Testartefakten. *Rubens* meint, wahrscheinlich gebe es mehrere Formen der assoziativen optischen Agnosie, die auf verschiedenen Wahrnehmungsebenen stehen können. Sie könne hervorgerufen werden durch den Verschluß der A. cerebri posterior links oder durch diffuse beiderseitige Hirnprozesse.

Aimard u. Mitarb. (1981) haben die Störung der topographischen Orientierung ,,Désorganisation spatiale" genannt und fünf eigene Fälle beschrieben. Häufig sind dabei kontralaterale Hemianopsien oder Quadrantenhemianopsien vorhanden. Die Läsionen seien in der Regel rechts parietookzipital. Die Kranken hatten Störungen des Grundrißzeichnens, des Eintragens von Städten auf Landkarten und des Anlegens von Stadtplänen.

Von historischem Interesse ist eine Arbeit von *Landis* u. Mitarb. (1982), welche eine ,,apperzeptive optische Agnosie" bei einer Quecksilberenzephalopathie ausführlich geschildert haben und diese Beobachtung mit dem bekannten Fall Schn. von *Goldstein* u. *Gelb* (1918) verglichen, der in der Literatur in vielen Veröffentlichungen eine heftige Diskussion über die Genese der Symptomatologie jener traumatischen Hirnschädigung ausgelöst hatte. Da beide Fälle nur mit kinästhetischer Hilfe durch Nachfahren der Konturen mit Körperteilen vorliegende Gegenstände oder Buchstaben erkennen konnten und auch sonst die Symptomatologie weitgehend ähnlich war, sehen die Autoren ihre neuere Beobachtung deshalb als wichtig an, weil sie auch für eine echte organische Natur des klinischen Bildes des Falles Schn. spricht.

Benton u. Mitarb. (1983) haben sich besonders mit der Prosopagnosie beschäftigt, und sie unterscheiden zwischen dem Erkennen bekannter und unbekannter Gesichter.

Die Autoren legen den Kranken eine Reihe von Gesichtsbildern, teils en face und teils Dreiviertelaufnahmen, vor und bieten diese Bilder auch bei verschiedenen Beleuchtungsverhältnissen an. Die Patienten müssen identische Gesichter herausfinden. Es werden ihnen dann auch Bilder von Pantomimen dargeboten, die Personen bei verschiedenen Tätigkeiten zeigen. Die Kranken müssen aus einer Reihe von Gegenständen diejenigen heraussuchen, deren Gebrauch auf den Bildern dargestellt worden ist.

Am häufigsten werden falsche Gegenstände im Bild gezeigt, die aber in die gleiche Kategorie gehören wie der gebrauchte Gegenstand. Bei schwereren Störungen werden auch Gegenstände gezeigt, die mit der gezeigten Handlung nichts zu tun haben, aber doch auf den Bildern vorkommen. Die schwersten Störungen sind vorhanden, wenn Gegenstände gezeigt werden, die überhaupt nicht auf den Bildern dargestellt worden sind.

Zur Lokalisation der Prosopagnosie sagen *Benton* u. Mitarb., die Läsionen seien besonders im hinteren Anteil der rechten Hemisphäre oder bei Aphasien im hinteren Anteil der linken Hemisphäre gelegen. Solche Kranken hatten auch Störungen des Sprachverständnisses.

Eigene Erfahrungen mit optisch-gnostischen Störungen bei Aphasien

Die optisch-gnostischen Störungen spielen bei den Aphasien verständlicherweise eine geringere Rolle als die parietalen Symptome, denn die Arterie der Aphasie versorgt mit ihren hintersten Ästen nur den unteren Teil des Parietale. Da aber Aphasien nicht selten bei generalisierten Hirngefäßprozessen auftreten, sind in einem gewissen Prozentsatz bei ihnen auch optisch-gnostische Störungen zu erwarten. In unserem Krankengut fiel auf, daß die Beteiligung der optisch-gnostischen Störungen anscheinend am stärksten bei der sensorischen und der zentralen Aphasie war; sie traten da in der Hälfte der Fälle auf (2 von 4 und 3 von 6). Wegen der kleinen Zahlen sind diese Beobachtungen an sich mit Vorsicht zu betrachten, Prozentzahlen wären sinnlos. Aber auch bei den größeren Gruppen zeigte sich ein ähnliches Verhalten. Bei der sensorisch-amnestischen Aphasie waren es 46%, bei der Totalaphasie 39%, bei der gemischten Aphasie 23%, bei der motorisch-amnestischen Aphasie 18% und bei der motorischen Aphasie 15%. Es sind wohl rein lokalisatorische Gründe, daß bei allen Aphasien, die erfahrungsgemäß bei Läsionen hinterer Hirnregionen auftreten, auch okzipitale Symptome häufiger sind.

Es muß noch unterstrichen werden, daß bei diesen Angaben nur die sicher optisch-gnostischen Störungen verwertet worden sind. Die Störungen der sog. Simultanagnosie, also das Fehlen der optischen Übersicht, sind, da es nach den meisten modernen Autoren zweifelhaft ist, ob es sich dabei wirklich um eine echte gnostische Störung handelt, nicht hinzugerechnet worden. Bei diesen Kranken wurden die Situationen auf den bekannten Binet-Bildern oder die Fehler bei den Bildern mit optischen Unsinnigkeiten nicht erfaßt. Hingegen konnten zerschnittene Bilder richtig zusammengesetzt werden. Häufig verschwanden diese Fehlleistungen im Verlauf einer sich bessernden Aphasie. Das war der Grund, warum wir sie nicht als echte optisch-gnostische Störungen gewertet haben.

Das Bezeichnen von Farben war bei unseren Kranken schon wegen sprachlich expressiver oder mnestischer Störungen häufig beeinträchtigt. Das Heraussuchen von Farben war bei schweren Sprachverständnisstörungen nicht selten gestört. Das Zuordnen von Farben war aber nur sehr selten fehlerhaft. Wir haben aber nur dann von Farbenagnosien gesprochen, wenn auch das Zuordnen von Farben gestört war. Diese Einschränkung des Begriffes der Farbenagnosie hat es wahrscheinlich verursacht, daß die von uns angegebenen Prozentzahlen der Beteiligung optisch-gnostischer Störungen an den Aphasien viel niedriger liegen als sie sonst manchmal in der Literatur angegeben werden. Es schien aber nicht möglich, eine Farbnamenamnesie aus dem Rahmen sonstiger Wortfindungsstörungen mit einiger Sicherheit herauszulösen, ebensowenig erschien es uns gerechtfertigt, das Sprachverständnis für Farben von sonstigen Sprachverständnisstörungen zu trennen. Die einzigen sicheren farbagnostischen Störungen sahen wir in der Unmöglichkeit, zwischen einzelnen Farben zu differenzieren, also in der Fehlerhaftigkeit des Zuordnens gleicher Farben, evtl. ähnlicher Farbgruppen. Fälle von Farbenblindheit im gewöhnlichen Sinn haben wir bei unseren Kranken nicht beobachtet.

Das Problem der Beteiligung optisch-gnostischer Störungen bei den Aphasien wird aber meines Erachtens nicht dadurch gelöst, daß man nur die reinen Fälle optischer Agnosien als solche anerkennt, denn wenn es solche gibt, dann gibt es sicher andere, welche mit Aphasien verbunden sind, ohne von jenen mitverursacht worden zu sein. Das geht schon daraus hervor, daß eben bei den meisten Aphasien keine optisch-gnostischen Störungen nachweisbar sind. Die Aphasie kann manche parietookzipitale Symptome verdecken, so daß sie sich einem sicheren Nachweis entziehen.

Asymbolien

Historisches

Finkelnburg (1870) hat den Begriff der Aphasie zu einem Spezial-
fall einer allgemeineren Störung, die er Asymbolie nannte, gemacht.
Er verstand die Asymbolie als die Unfähigkeit, seine Gedanken durch
Symbole verschiedener Art der Umgebung zu vermitteln und solche
Mitteilungen zu verstehen. *Wernicke* (1874) hat dann die Asymbo-
lie aus dem Rahmen der Aphasie ausgeschieden. *Spamer* (1876)
stellte das erste Schema der Asymbolien auf, in welchem er zwei
Hauptkategorien, die Symboläußerung (Sprache, Schrift, Gestik)
vom Symbolverständnis (Buchstaben, Zahlen, Noten, Interpunk-
tionszeichen) unterschied. Letzteres teilte er wieder in ein auditives
(Sprachlaute und Wörter) und ein optisches Symbolverständnis
(Buchstaben, Zahlen, Noten, Interpunktionszeichen) ein.

Einteilung der Asymbolien

Leischner u. *Fradis* (1974) haben dieses Einteilungsschema noch erweitert und unterschieden:

I. Sprachliche Asymbolien:
A) für die artikulierte Sprache:
   a) die Buchstabenasymbolie,
   b) die Wortasymbolie.
B) für die nichtartikulierte Sprache:
   a) Störungen der Gesten. Dabei muß man das Gestikulieren,
      nämlich Gesten, die das Sprechen begleiten, die Mimik und
      die Pantomime von Gesten mit Symbolgehalt, etwa das Ab-
      schiedwinken, unterscheiden;
   b) Störungen der Fingersprache. Taubstumme können, wenn sie
      die alte Taubstummenfingerzeichensprache erlernt haben,
      durch eine Hirnläsion, die bei einem Sprechenden eine Aphasie
      zur Folge gehabt hätte, die Fähigkeit verlieren, sich in der
      Fingersprache der Umgebung mitzuteilen und die Fingerspra-
      che der anderen zu verstehen. Es sind in der Literatur nur we-
      nige solche Beobachtungen beschrieben worden (*Grasset* 1896,

Critchley 1938, *Leischner* 1943, *Turen* u. Mitarb. 1951). Da die Fingerzeichensprache nun immer mehr durch die artikulierte Sprache aus der Behandlung der Taubstummheit verdrängt wird, ist kaum zu erwarten, daß weitere Beobachtungen dieser Art gemacht werden können;

c) Störungen im Lesen des Braille-Alphabetes. Ein Kranker, der die Buchstaben des Braille-Alphabets, die er vorher verstand, nach seiner Erkrankung nicht mehr lesen konnte, wurde von *Gloning* u. Mitarb. (1954) beschrieben;

d) Störungen des Morsealphabetes. Solche Kranke, die vorher das Morsealphabet vollkommen beherrscht haben müssen — es kommen praktisch also nur Personen in Frage, die einmal als Funker tätig gewesen sind —, können bei optischer Vorlage die Entsprechung zwischen dem Morsezeichen und dem Buchstaben nicht mehr finden. Eine solche Beobachtung wurde von *Leischner* u. *Fradis* (1974) veröffentlicht. Auf S. 349f., auf welcher die Testierfähigkeit der Aphasiker besprochen wird, finden sich nähere Angaben über diesen Kranken;

e) Störungen in der Anwendung der Signalsysteme. *Critchley* (1970) hat von drei Seeleuten berichtet, die nach ihren Erkrankungen die Flaggenzeichen nicht mehr geben und verstehen konnten;

f) Störungen der Stenographie. Eine Beschreibung solcher Beobachtungen wurde von *Leischner* (1950) gegeben. Neuerdings haben *Regard* u. *Landis* (1985) hirnphysiologische Besonderheiten der Stenographie aufgedeckt;

g) Störungen der Phonographie. *Peuser* u. *Leischner* (1974) haben einen Englischlehrer beschrieben, der die Zeichen des Lautalphabets (API) im Englischunterricht dazu verwendete, um seinen Schülern die englische Aussprache zu verdeutlichen. Nach dem Überstehen einer Herdenzephalitis hatte er nicht nur eine Aphasie bekommen, sondern auch die Kenntnis des Lautalphabetes teilweise verloren.

II. Nichtsprachliche Asymbolien:

1. für Ziffern. Es ist die Unfähigkeit, die Anzahl einer bestimmten Menge von Gegenständen zu erkennen und mit dem Finger zu zeigen. Diese Störung führt zu einer Akalkulie;

2. für mathematische Zeichen (arithmetische, algebraische, trigonometrische usw.). Auch diese Störung führt zu einer Akalkulie;

3. für chemische Formeln. Sie kann nur bei entsprechenden Vorkenntnissen in Erscheinung treten und besteht dann in der Unfähigkeit, chemische Formeln zu schreiben, zu lesen, zu verstehen und anzuwenden. Ich habe in meinem Krankengut nur eine solche Störung bei einem Chemielaboranten beobachten können;

4. für Verkehrszeichen. Diese Asymbolieart kann nur bei geübten Autofahrern auftreten, bei denen das Erkennen von Verkehrszei-

chen automatisiert worden ist. Man prüft sie dann anhand einer im Modell aufgebauten Verkehrssituation. Der Kranke kann nun die Bedeutung der Verkehrszeichen nicht mehr erläutern und vor allem nicht mehr angeben, wie er sich in gegebenen Verkehrssituationen verhalten muß. Diese Art von Asymbolie hat heute große praktische Bedeutung, denn sie bedingt eine absolute Fahruntauglichkeit;

5. für Geldwerte. Der Kranke kann den Wert der im alltäglichen Gebrauch stehenden Münzen und Geldscheine nicht mehr erkennen. Er kann daher auch nicht mehr Geld wechseln. Man muß bei der Untersuchung dieser Störung darauf achten, daß sich der Kranke nicht nach den aufgedruckten Ziffern, sondern nur nach den übrigen Eigenschaften des Geldes, also nach Größe, Form, Gewicht, Farbe oder den aufgedruckten oder geprägten Symbolen, Figuren oder Darstellungen der Münzen oder Geldscheine richten kann;

6. für Symbole, die ein Land, eine Organisation oder eine Religionsgemeinschaft repräsentieren. Eine solche Asymbolie wurde bereits von *Finkelnburg* (1870) bei einem Kranken beschrieben, der die kultischen Handlungen nicht mehr verstand und anwenden konnte. *Scheller* berichtete (in einer Diskussion) von einem Patienten, der die Bedeutung von Fahnen als Staatssymbole nicht mehr erkannte und sich wunderte, warum bei einer festlichen Beflaggung „Stoffetzen" auf den Häusern hingen;

7. für Noten oder andere musikalische Zeichen. Wenn sie prämorbid gut beherrscht worden sind, kann eine solche Notenblindheit zu einer Amusie führen;

8. für gesellschaftliche Umgangsformen und Höflichkeitsregeln. Voraussetzung ist bei dieser Asymbolieart, daß der Kranke einer Gesellschaftsschicht angehört, bei der solche Umgangsformen zu den alltäglichen Selbstverständlichkeiten gehören;

9. für Interpunktionszeichen. Sie kann das Bild einer Alexie über das Sprachliche hinaus erweitern.

In neuerer Zeit haben sich *Goodglass* u. *Kaplan* (1963) mit den Störungen der Gesten und Pantomimen bei Aphasikern beschäftigt. Sie definieren die Gesten als konventionelle Bewegungen, welche in eine Situation eingebettet sind, in der auch gesprochen werden kann. Im Gegensatz dazu treten die Pantomimen an die Stelle von Sprache. Sie haben einen Gesten-Pantomimen-Test entwickelt. Es müssen Geschichten in Pantomimen nacherzählt werden. Die Versuchspersonen waren 20 Aphasiker, die Kontrollpersonen Nichtaphasiker. Das Ergebnis war, daß bei den Aphasikern häufiger Störungen der Gestik vorkommen als bei der Kontrollgruppe. Das betraf sowohl den spontanen gestischen Ausdruck wie auch das Nachahmen von Gesten. Es fanden sich aber keine klaren Beziehungen

zu der Schwere der Aphasie und dem Grad der gestischen Störung.
Bei den Nichtaphasikern hatten die, welche Läsionen der linken
Hemisphäre hatten, mehr gestörte Gesten als die rechtshirnigen Läsionen. Auch bei Intelligenzmangel ist die Fähigkeit des gestischen Ausdruckes herabgesetzt.

Parastörungen

In der Aphasiologie unterscheidet man seit Beginn der klassischen
Epoche verschiedene Paraleistungen, d.h. Fehlleistungen innerhalb
einer bestimmten symbolischen Ausdrucksweise, z.B. die Paraphasien, die Paragraphien und die Paralexien. Es kommt aber auch vor,
daß ein Kranker in einer dieser Symbolkategorien eine richtige Leistung bietet, aber beim Umschalten in eine andere Symbolkategorie
fehlerhaft entgleist. So kann er etwa, um ein Beispiel zu nennen,
einen Gegenstand richtig bezeichnen, in der unmittelbar darauf folgenden schriftlichen Bezeichnung aber eine Paragraphie niederschreiben und beim Lesen dieses Wortes in noch anderer Weise paralektisch
entgleisen. Noch auffallender waren solche unterschiedlichen Paraleistungen bei dem von mir seinerzeit beschriebenen Taubstummen zu
beobachten (*Leischner* 1943). Er zeigte manchmal in seiner Fingersprache Wörter richtig, die er dann, wenn er sie dazu artikulieren
wollte, paraphasisch entstellte. Manchmal aber bestanden zwischen
den Wörtern, welche er sagte, und denen, welche er zeigte, noch
kategoriale Zusammenhänge. Ich habe solche Dissoziationen zwischen gezeigten, gesprochenen, geschriebenen oder gelesenen Wörtern
damals als Parasymbolien bezeichnet. Sie stellen einen Kongruenz-
verlust in der Ausdrucksweise bei der Benützung verschiedener Symbolkategorien dar. Solche Dissoziationen können nicht nur innerhalb
rein sprachlicher Kategorien, sondern auch, wie bei diesem Taubstummen, über die Grenzen sprachlicher Kategorien hinaus vorkommen, z.B. bei Parakinesen; das sind Fehlleistungen im Ablauf motorischer Handlungen, etwa von Gesten, die einen Symbolcharakter
haben. Natürlich können hier Überschneidungen mit apraktischen
Störungen auftreten. Jedenfalls können solche Paraleistungen in den
einzelnen Symbolkategorien in verschiedener Weise vorhanden sein.
Ihr innerer Zusammenhang zeigt sich aber darin, daß bei bestimmten
Hirnläsionen eine allgemeine Neigung zu solchen Paraleistungen besteht, die dann in den verschiedenen Symbolkategorien in qualitativ
und quantitativ unterschiedlicher Weise in Erscheinung treten können.
Sie sind voneinander in gewissem Sinne unabhängig und haben ihren
eigenen Variationsspielraum. Ich habe in solchen Fällen von inter-

symbolischen Parasymbolien gesprochen und habe sie den intrasymbolischen Störungen gegenübergestellt, die sich nur in einer Symbolart manifestieren.

Diese Paraleistungen haben aber auch noch eine andere typische Eigenschaft. Sie sind nicht stabil, sondern ein höchst labiles Element. Man beobachtet nicht selten, besonders bei Aphasien vom sensorischen Typ, daß sich Paraphasien bei mehreren unzulänglichen Bezeichnungsversuchen immer wieder ändern, so daß man den Eindruck gewinnt, daß das Wesentliche der Störung nicht nur in der Paraphasie selbst, sondern in der ständigen Veränderung der Leistung gelegen ist. Wir haben dann von Kettenparaphasien gesprochen. Derartige Enthemmungsphänomene können sich quer durch mehrere Symbolarten hindurchziehen. Sie bezeugen eine Funktionsebene der Paraleistungen, die unter Umständen weit über das rein Sprachliche hinaus ihre Merkmale setzt.

In der französischen Literatur haben *Lhermitte* u. *Lecours* (1970) eine tiefschürfende linguistische Analyse der aphasischen Sprache durchgeführt. Die Fallbeispiele stammen aus den Aufzeichnungen von Mme. *Ducarne*. Für den klinischen Aphasiologen ist die Einteilung des aphasischen Wortschatzes von Interesse. Hier unterscheiden die Autoren:

1. phonetische Transformationen mit Störungen der Artikulation. Dazu gehört das an anderer Stelle erwähnte Syndrom der phonetischen Desintegration (s. S. 32),
2. phonemische Paraphasien ohne Störung der Artikulation,
3. verbale Paraphasien. Dabei unterscheiden sie morphologische, also klangähnliche Wörter, und semantische, also Wörter gleicher Bedeutung,
4. Neologismen,
5. Paralexien,
6. Paragraphien,
7. Dyssyntaxien, das sind syntaktische Sequenzen, die der Syntax nicht entsprechen,
8. Jargonaphasien,
9. Agrammatismen.

Für die linguistisch interessierten Leser ist die Lektüre dieser ungemein erschöpfenden Analysen der aphasischen Sprache sehr empfehlenswert.

Die Paraphasien werden im allgemeinen als linguistische Fehlleistungen angesehen. Unserer Erfahrung nach hat es sich aber gezeigt, daß sie nur zum größten Teil linguistischer Natur sind, und daß manche von ihnen anderen hirnpathologischen Mechanismen ihr Auftreten verdanken. Deshalb möchten wir der Einteilung von *Lhermitte* u. *Lecours* ein weiteres Einteilungsschema gegenüberstellen:

I. Linguistische Paraphasien
  1. Omissionsparaphasien. Bei ihnen werden einzelne Teilwörter oder Silben der Worte ausgelassen.
  2. Suffixparaphasien. Sie haben die Besonderheit, daß sie einem konkreten Hauptwort ein abstraktes Gepräge geben. Ein Beispiel dieser sehr seltenen Paraphasien habe ich (1980) bei einem Gynäkologen beschrieben. Es kamen da unter vielen anderen spontanen Produktionen Paraphasien wie „Tupferheit" oder bei der Bezeichnung einer Uhr der Ausdruck „Schleimigkeit" vor.
  3. Unterschiedliche Paraleistungen bei oraler und graphischer Performanz. Sie sind z.B. gegeben, wenn ein Kranker eine Schraube mündlich als „Dolschal ... Schul ... Schlüssel", schriftlich aber als „Nagel" bezeichnet.
  4. Polyglotte Mischparaphasien. Dabei werden bei mehrsilbigen Worten verschiedene Sprachen im gleichen Worte verwendet. So bezeichnete ein Kranker einen Brieföffner als „Briefoffice".
  5. Kontaminationsparaphasien. Bei ihnen werden bei zwei verschiedenen zusammengesetzten Wörtern die einzelnen Teile vertauscht. So wollte ein Kranker in einem Gespräch die Worte Eifersucht und Wollust unterbringen. Er produzierte dabei aber das Wort „Eiferlust".

II. Nichtlinguistische Paraphasien
  Hierzu gehören:
  1. die Überproduktionsparaphasien bei den flüssigen Aphasien. Es werden in Aufgaben, welche nur ein Wort verlangen, mehrere Worte vorgebracht. Dabei kann es auch zu Kettenparaphasien kommen, wenn z.B. bei der Bezeichnung eines Stempels „Trempfel" und „Schrempfel" gesagt wird.
  2. Perseverationsparaphasien. Sie sind dann gegeben, wenn beim Bezeichnen von Gegenständen eine zunächst richtig gebrauchte Bezeichnung bei weiteren Gegenständen immer wieder auftaucht.
  3. Reihenparaphasien. Von solchen kann man dann sprechen, wenn beim Nachsprechen eines Wortes Teile einer Reihe vorgebracht werden, z.B. (Altenkirchen) „zweitens viertens".

Diese Beispiele zeigen jedenfalls, daß es zu „Paraphasien" auch ohne linguistische Verursachung kommen kann, obwohl das Ergebnis dann doch rein sprachliche Fehlleistungen sind.

Die Asymbolie ist mit allen ihren Einzelformen daher nicht nur ein Oberbegriff für die Störung vieler symbolischer Hirnleistungen, sie umfaßt nicht nur alle Symbolkategorien, sondern sie schafft auch Verbindungen zwischen diesen Kategorien auf niedrigerer Ebene.

Man darf sich bei der Beurteilung von Aphasien daher nicht nur darauf beschränken, das Sprachliche ins Auge zu fassen, sondern muß auch die nichtsprachlichen symbolischen Störungen beachten, die in einem gewissen Zusammenhang funktioneller Art mit aphasischen Störungen stehen können.

Für die grundsätzliche Fähigkeit, die Gedanken in irgendeiner der vielen möglichen Symbolkategorien zum Ausdruck zu bringen, hat *Panse* (1950) den trefflichen Ausdruck „virtuelles Sprachvermögen" geprägt.

258

Aphasie und Intelligenz

Historisches

Die Diskussion über die Frage, ob bei den Aphasien Störungen der
Intelligenz vorliegen und wie sie beschaffen sind, ist fast ebensoalt
wie die Aphasieforschung selbst. Die erste Aussage über die geistige
Verfassung eines Aphasikers machte *Lordat* (1843) in seiner bekannten Selbstschilderung, wenn er sagte, er konnte während des aphasischen Zustandes denken, abstrakte Dinge kombinieren, sie unterscheiden, aber er fand keine Worte, um sie sprachlich auszudrücken.
Broca (1861) berichtete über seinen ersten Aphasiker Leborgne,
daß er sich von einem gesunden Menschen nur durch den Verlust
der artikulierten Sprache unterschieden habe. *Déjérine* (1892) meinte, daß Intelligenzstörungen, wenn sie bei Aphasikern vorhanden
sind, absolut nichts mit der aphasischen Symptomatologie selbst zu
tun haben. Er betonte vor allem, daß bei den reinen Aphasieformen
die Intelligenz intakt sei. Nur bei den Formen, welche mit einer
Störung der inneren Sprache einhergehen, sei sie betroffen, bei der
sensorischen Aphasie manchmal mehr als bei der motorischen, es sei
aber nicht berechtigt, die Abschwächung als eine Ursache der Aphasie anzusehen. Auch *Weisenburg* u. *McBride* (1935) kamen zu dem
Schluß, daß bei der Aphasie die Intelligenz nur insofern leidet, als
die Sprachprozesse, die gestört sind, notwendig zur Ausführung eines
intelligenten Verhaltens sind und als nichtverbale Handlungen durch
Veränderungen der geistigen Funktionen, welche sich über sprachliche Prozesse hinaus erstrecken und nicht von ihnen abhängig sind,
beeinträchtigt werden können. Im gegenwärtigen Schrifttum nimmt
Lurija (1970b) eindeutig Stellung, wenn er erklärt, es gebe keinen
Grund dafür, anzunehmen, daß bei der sensorischen Aphasie primär
intellektuelle Defekte vorhanden seien.

Gegensätzliche Meinungen wurden schon frühzeitig vertreten. *Trousseau* (1864) erklärte, bei der Aphasie sei die Intelligenz schwer gestört. *Marie* (1906) meinte, es beständen enge Beziehungen zwischen
Intelligenzstörungen und Aphasie, bei jeder Läsion in der Wernicke-
Gegend bestehe auch ein intellektueller Defekt. Bemerkenswert ist
sein Hinweis, daß der Aphasiker keine Aufgabe lösen könne, wenn
sie ein wenig abstrakt sei. Der Standpunkt von *Marie* wird gegenwärtig noch von *Bay* (1964) vertreten, der als Grundstörung bei der
Aphasie eine Störung des begrifflichen Denkens zu beweisen trach-
tete. *Alajouanine* (1948) bemühte sich um einen vermittelnden

Standpunkt, wenn er forderte, man solle die extremen Stellungnah-
men aufgeben, denn jeder dieser Standpunkte sei teilweise und gelegentlich berechtigt, aber keiner könne als einzige und globale Interpretation angenommen werden. Eine eingehende Untersuchung der
intellektuellen Leistungen der Aphasiker wurde von *Tissot* u. Mitarb.
(1963) vorgenommen.

Die nichtsprachlichen kognitiven Leistungen bei Aphasien und nicht
aphasischen Hirngeschädigten wurden von *Archibald* u. Mitarb. (1967)
untersucht. Sie kamen zu dem Ergebnis, daß die Aphasie primär
eine Störung des Sprachprozesses und des Sprachgedächtnisses sei,
welche von kognitiven Störungen begleitet sein könne, aber nicht
müsse. Ein wichtiger Beitrag zur Frage der nichtsprachlichen Intelligenz bei Aphasien wurde von *Orgass* u. Mitarb. (1972) geliefert. Sie
untersuchten drei Gruppen von je 30 Kranken im Alter von 21 bis
60 Jahren. Die erste bestand aus linksseitig Hirngeschädigten mit
Aphasien, die zweite aus linksseitigen Hirnschädigungen ohne Aphasie und die dritte aus rechtshirnigen Schädigungen ohne Aphasie.
Bei den Aphasikern lag der Durchschnitts-Handlungs-IQ im HAWIE
bei 80, bei den linkshirnig Geschädigten ohne Aphasie bei 95 und
bei den rechtshirnig Geschädigten ohne Aphasie bei 86,6. Bei einem
IQ-Vergleich zwischen den motorischen, den sensorischen und den
amnestischen Aphasien konnten keine signifikanten Unterschiede gefunden werden. Hingegen waren die Ergebnisse in den einzelnen
Untertests sehr unterschiedlich. Die Autoren stellten fest, daß die
bisherige Diskussion über die Frage der Intelligenzstörung bei Aphasien eigentlich einem Scheinproblem gegolten habe; denn alle Kontrollgruppen, mit denen Aphasiker zur Klärung dieser Frage verglichen wurden, unterschieden sich von jenen nicht nur dadurch, daß
sie keine Aphasie hatten, sondern auch entweder durch ihre Hirnigkeit oder durch eine andere Lokalisation der Läsion. Vergleiche
man Aphasiker mit rechtshirnig Geschädigten, dann vergleiche man
gleichzeitig die dominante mit der nichtdominanten Hemisphäre,
vergleiche man sie aber mit linkshirnig Geschädigten ohne Aphasie,
dann vergleiche man frontale, hoch parietale und okzipitale Läsionen mit parietotemporalen Läsionen. Die Aussagen aus solchen Vergleichen seien daher für die Theorie der Aphasie ohne Bedeutung.

Glass u. Mitarb. (1973) haben 7 globale Aphasiker ein künstliches
Sprachsystem mit verschiedenen Symbolen erlernen lassen. Es zeigte
sich, daß bei ihnen ein Abstraktionsvermögen, ein begriffliches Denken und gewisse Fähigkeiten für eine Symbolisation nachweisbar
waren.

Neuere Literatur

In einem Symposium über Intelligenz und Aphasie in Brüssel (*Lebrun* u. *Hoops* 1973) wurde nach einer Definition der Intelligenz gesucht. Man kam zu dem Schluß, daß es vier Intelligenzbegriffe gebe:

1. eine allgemeine Abschätzung der Fähigkeiten, einen „general-factor",
2. die Fähigkeit, neue Probleme zu lösen,
3. die Faktoren, welche man bei den Intelligenzquotienten prüft,
4. die Fähigkeit, Geschicklichkeiten und Interessen, welche durch Erziehung, Übung und Praxis erworben wurden.

Harskamp wies aufgrund seiner Intelligenzuntersuchungen bei 37 linkshirnig und 21 rechtshirnig Geschädigten auf verschiedene Schwierigkeiten der Deutung der Befunde hin. Die Kranken können z.B. außer den Hemisphärenläsionen noch andere Hirnläsionen haben. So könne besonders eine konstruktive Apraxie die Testergebnisse im Raven-Test stark beeinflussen. Man könne die Werte im Handlungs-IQ daher nur dann vergleichen, wenn solche Fälle ausgeschlossen würden. Aber auch andere Faktoren wie Lähmungen, Sensibilitätsstörungen, Nystagmus oder Krampfherde könnten auf die Ergebnisse Einfluß nehmen.

Wellmann u. *Lanser* haben bei 50 expressiven Aphasien den IQ bestimmt. Sie fanden im Durchschnitt einen Gesamt-IQ von 87,8, einen sprachlichen IQ von 88,2 und einen Handlungs-IQ von 84. Nachuntersuchungen ergaben, daß der IQ die Tendenz hatte, anzusteigen. Sie fordern, daß man bei solchen Untersuchungen die praktischen, gnostischen und mnestischen Störungen ausschließen müsse.

Poeck hielt dagegen, daß die konstruktive Praxie ein Teil der Intelligenz sei; man könne daher höchstens die Sprache aus den Leistungstests ausschließen. *Tervort* hält alle Testsituationen für artifiziell und meinte, sie hemmen den Kranken, und das sprachliche Verhalten sollte in echten Lebenssituationen geprüft werden.

Wenn *de Renzi* u. Mitarb. (1968) Aphasiker zeigen ließen, wie man Gegenstände benützt, und wenn *de Renzi* u. *Spinnler* (1967) sie Gegenstände zeichnen ließen, dann haben sie praktische und konstruktive Störungen geprüft. Es ist aber nicht berechtigt, daraus den Schluß zu ziehen, daß die Aphasiker, welche mehr Fehler machten als die anderen Gruppen, an einer allgemeinen Störung der geistigen Fähigkeiten litten, sondern es hat sich eben um Aphasiker gehandelt, die Parietalsyndrome hatten. Ließen *de Renzi* u. Mitarb. (1966) die Aphasiker Holzfiguren nach Größe, Farbe und Dicke sortieren, dann haben sie das kategoriale oder abstrakte Verhalten geprüft, aber nicht die Intelligenz als solche. Störungen des abstrakten Verhaltens gebe es, wie *Poeck* mit Recht einwendet, bei allen Hirngeschädigten. *Zangwill* wies darauf hin, daß die Aphasie eine symbolische Störung sei, aber kein Begriffsproblem. Auch *Whitaker* bestritt, daß Aphasien eine Störung der Begriffsbildung haben müßten.

Interessant waren die Diskussionen über das Zeichnen der Aphasiker. *Van Dongen* berichtete, daß er 18 rechtshändige Aphasiker drei Gegenstände zeichnen ließ (Würfel, Haus, Fahrrad), die Leistungen mit entsprechenden Kontrollgruppen verglich und keinen signifikanten Unterschied zwischen den Aphasikern und den Nichtaphasikern fand. Hingegen war zu bemerken, daß die Aphasiker einfacher und weniger differenziert zeichneten. *Whitaker* wandte ein, daß es Aphasiker gebe, die keine nennenswerte Zeichenschwäche haben; die Aphasie könne daher auch nicht die Ursache einer solchen Störung sein.

Poeck berichtet über Erfahrungen von *Leischner* u. *Pendzialek-Langer*, die in der Betätigungstherapie Aphasiker zeichnen, malen und modellieren ließen. Störungen des Zeichnens und Modellierens fanden sich nur bei solchen Aphasikern, die ein Parietalsyndrom hatten. Unter denen aber, die keine konstruktiven Störungen boten, fanden sich Kranke, die sehr gute Leistungen in diesen Fertigkeiten erkennen ließen. Im Kapitel über die Behandlung der Aphasiker sind einige solcher Beispiele künstlerischer Produktionen von Aphasikern angeführt (s. S. 373f.). Jedenfalls beweisen diese, daß die von *Bay* in verschiedenen Veröffentlichungen wiederholte Behauptung, daß sich die Störung der Begriffsbildung bei den Aphasikern unter anderem darin zeige, daß sie nicht in der Lage seien, einfache Gegenstände oder Lebewesen zu zeichnen und zu modellieren, auf einem Irrtum beruht. Er hat in den wenigen Fällen, bei denen er solche Störungen beschrieben hat, sichtlich unglücklicherweise Aphasiker mit konstruktiven Störungen (das sind nach unseren Erfahrungen etwa 30–40% derselben) in die Hand bekommen.

Das Problem der Intelligenzstörung bei Aphasien kann jedenfalls nicht mit Tests gelöst werden, die Störungen parietaler Leistungen offenbaren, denn diese begleiten in einem hohen Prozentsatz die Aphasien (s. S. 226ff.). Man beweist damit nur, daß es eben bei ihnen parietale Störungen gibt, was seit langem bekannt ist. Deshalb haben sich *Messerli* u. *Tissot* auch bemüht, Tests zu finden, die gegenüber praktischen und gnostischen Störungen unempfindlich sind. Sie haben eine Testbatterie zusammengestellt, welche vor allem die kognitiven Leistungen prüfen sollte. Ihre Ergebnisse sprachen nicht dafür, daß der Aphasie eine Störung des begrifflichen Denkens zugrundeliegt. Die Aphasien müssen keine Störung des abstrakten Verhaltens zeigen; ihre Operabilität, die Möglichkeit, Beziehungen zu erfassen und zu koordinieren, war nicht gestört. Die Aphasie störe nicht die Intelligenz als solche, aber es seien die intellektuellen Handlungen beeinträchtigt, für welche der vermittelnde Einfluß der Sprache notwendig ist. Die Theorie von *Bay* (1962), daß der Aphasie eine Störung des begrifflichen Denkens zugrunde liege, sei daher nicht haltbar.

Goodglass (1973) räumte zwar ein, daß die meisten Aphasiker eine Schwäche der Begriffsbildung und der Urteilsfähigkeit haben, er meinte aber, diese Schwäche komme nicht von der Aphasie, sondern sei durch die gleiche Läsion verursacht, welche auch die Aphasie hervorrufe. Er berichtete über Versuche von *Berman*, welcher Aphasikern Aufgaben stellte, deren Lösung begriffliches Denken erforderte. Dabei zeigte sich, daß die Kranken logische und anpassungsfähige Strategien entwickeln konnten.

Goodglass verwies auch auf einen seiner Kranken, der eine schwere sensorische Aphasie hatte, aber einen IQ von 112 erreichte, und bei dem keine Schwäche beim Lösen logischer Probleme nachgewiesen werden konnte. Er kam zu dem Schluß, daß die Aphasie weder die Ursache noch die Folge eines intellektuellen Mangels sei; beide Störungen seien die Folge einer perisylvischen Läsion der dominanten Hemisphäre. Die intellektuelle Komponente sei variabler als die Aphasie; man finde häufiger schwere Aphasien mit guter Intelligenz als schwere Intelligenzstörungen ohne Aphasie.

Poeck erklärte, man müsse den Einheitsbegriff der Intelligenz verlassen, denn wenn man das tue, dann brauche man nicht mehr eine ursächliche Beziehung zwischen Sprache und Intelligenz zu suchen.

Voinescu u. *Gheorghita* (1975) haben eine Analyse des Denkens bei Aphasikern vorgenommen. Die Breite des Denkens sei bei diesen Kranken deutlich vermindert. Sie würden bei Sortierarbeiten immer nur zwei Elemente voneinander unterscheiden. Es sei ihnen auch die Systematisierung beim Durchführen ihrer Leistungen verlorengegangen, und sie haben Schwierigkeiten, neue Erfahrungen zu lernen und neue Probleme zu lösen. Sie können sich schlecht neuen Situationen anpassen. Die Frage sei aber, ob diese Besonderheiten teilweise durch die vorliegende Hirnschädigung als solche oder wirklich durch die Sprachstörung bedingt seien. In Testsituationen verhalten sich die Aphasiker sehr kooperativ. Das soziale Verhalten dieser Kranken sei überhaupt normal.

Kreindler u. Mitarb. (1977) haben das gleiche Problem aufgegriffen. Sie haben 15 Aphasikern zehn verschiedene nichtsprachliche Tests vorgelegt und haben keine faßbaren Unterschiede zwischen diesen und den normalen Kontrollpersonen gefunden. Deutlicher waren die Unterschiede zwischen Aphasikern und Patienten mit rechtshirnigen

Läsionen. Sie betonen, daß jeder dieser Tests verschiedene Denkprozesse in Anspruch nahm. Das Ergebnis hänge dann ganz von der Art der Testbatterie ab, welche man anwende.

Gheorghita (1976) hat noch eine Untersuchung der Beweglichkeit des Denkens bei Aphasikern durchgeführt.

Dazu hat sie 30 vaskulären Aphasikern und als Kontrollgruppe je 30 Patienten mit rechtshirnigen Läsionen und 30 Nichthirngeschädigten drei Sortiertests vorgelegt, bei denen sie nach einem oder mehreren Kriterien Auswahlaufgaben durchführen mußten.

Dabei ergab sich, daß die Aphasiker gegenüber den beiden anderen Gruppen in ihren Denkprozessen verlangsamt waren. Diese Verlangsamung trete sowohl bei Leistungen mit einem Kriterium als auch beim Umschalten in der Beurteilung eines Kriteriums zum nächsten auf.

Eigene Untersuchungen

Das allgemeine Verhalten der Kranken ist bei den Aphasien ein sehr wesentlicher Gradmesser für die Beurteilung der Intelligenz. Verhaltensbeobachtungen konnten wir an der Rheinischen Landesklinik für Sprachgestörte in Bonn, wo jährlich etwa 100 Aphasiker neu aufgenommen werden, alltäglich durchführen. Diese Aphasiker kamen nämlich (vorausgesetzt, daß es sich um die Erstaufnahme handelte) zum erstenmal in eine Klinik, in der alle Kranken aphasisch sind. Sie kamen aus dem Milieu Normalsprechender in ein solches nicht oder nur sehr schlecht sprechender Menschen. Hier taten sie während des ganzen Tagesablaufes, den eine Klinik mit sich bringt, einschließlich der gemeinsamen Mahlzeiten und des Zusammenlebens mit anderen Kranken in einem Zimmer, ihr Verhalten kund. Aus hundertfältiger Erfahrung wissen wir, daß sich die Aphasiker in dieser neuen Situation vollkommen normal verhalten, so wie alle Patienten etwa in einer internen oder anderen Kliniken; ausgenommen sind natürlich die psychiatrischen Kliniken. Wenn sich einmal ein Kranker auffallend verhielt, dann hatte er ein psychisches Leiden, welches außerhalb der Aphasien lag, und er konnte dann in der Klinik nicht bleiben. Das kam z.B. bei Aphasien vor, die durch eine allgemeine Hirnatrophie bedingt waren und grobe Störungen der Orientierung zeigen können. Die große Anzahl von Aphasien, die wir regelmäßig untersuchten, setzte uns auch in die Lage, über Intelligenzuntersuchungen nach einer alten, aber heute noch allgemeinüblichen Methode zu berichten. Bei allen Aphasikern wurde nämlich bei der psychologischen Untersuchung (Dipl.-Psych. Frau *Haber-kamp*) u.a. der Hamburg-Wechsler-Test ausgeführt. Naturgemäß konnte man bei den meisten Aphasikern nur den Handlungsteil dieses Tests verwerten. Der sprachliche Teil ist auch wenig ergiebig, weil er viel zu sehr von der jeweiligen Schwere der Aphasie beeinflußt wird und daher über die Intelligenz des Patienten wenig aussagt. Er kann höchstens bei Wiederholung als Gradmesser der Besserung der Sprachstörung Verwendung finden.

Haberkamp (1974) hat diese Untersuchungen bei 250 Aphasien vorgenommen. Es konnten nur solche Aphasiearten verwendet werden, bei denen die Anzahl der Kranken so groß war, daß sich statistisch vergleichbare Gruppen ergaben. Es waren dies die Gruppen der Totalaphasie (66 Fälle), der gemischten Aphasie (61 Fälle) und der motorisch-amnestischen Aphasie (66 Fälle).

Zur Klärung der Frage signifikanter Unterschiede im Handlungs-IQ bei den drei großen Aphasieformen wurden zunächst die Mittelwerte des IQ bei diesen Aphasietypen ermittelt. Sie betrugen bei der Totalaphasie M = 78,36 (σ 12,3), bei der gemischten Aphasie M = 81,59 (σ 13,3) und bei der motorisch-amnestischen Aphasie M = 87,38 (σ 11,8).

Wenn man den Handlungs-IQ aller drei Gruppen (79,11%) mit dem normalen Handlungs-IQ der Durchschnittsbevölkerung vergleicht, war eine signifikante Erniedrigung des IQ bei den Aphasikern als solchen zu erkennen, denn als Durchschnittsgesamt-IQ gilt 100 (nach HAWIE bei der Bevölkerung der Bundesrepublik Deutschland). Man kann daher sagen, daß der Handlungs-IQ bei den Aphasikern niedriger liegt als bei den Normalpersonen.

Als statistisches Verfahren wurde zunächst eine Varianzanalyse ausgeführt, deren Ergebnis mit einem F-Wert von 8,66 sehr signifikant war. Anschließend wurden t-Tests durchgeführt, um zu prüfen, aufgrund welcher Unterschiede zwischen den einzelnen Gruppen die sehr signifikanten Ergebnisse zustande gekommen sind. Die t-Tests ergaben, daß zwar der Unterschied zwischen der Totalaphasiegruppe und der Gruppe der gemischten Aphasie nicht signifikant (t = 1,44) war; der Unterschied zwischen der Gruppe der gemischten Aphasie- und der Gruppe der motorisch-amnestischen Aphasie war aber auf dem 2%-Niveau (t = 2,58) und der Unterschied zwischen der Totalaphasiegruppe und der Gruppe der motorisch-amnestischen Aphasie war auf dem 1%-Niveau (t = 4,1%) signifikant.

Man muß an zwei Möglichkeiten denken, welche diese Unterschiede erklären könnten. Die erste wäre die Störung des Sprachverständnisses, welche bei der Totalaphasie und der gemischten Aphasie immer vorhanden ist. Die andere Möglichkeit wäre aber, daß ein begleitendes Parietalsyndrom, welches bei den schweren Aphasieformen sehr häufig ist, diesen Unterschied verursacht (s. S. 226ff.). Bei der Totalaphasie bestand immer auch ein Parietalsyndrom, bei der gemischten Aphasie war es in 95,8% der Fälle und bei der motorisch-amnestischen Aphasie bei 78,8% der Kranken nachweisbar.

Aus dieser sehr hohen Beteiligung der Parietookzipitalsyndrome bei den verwendeten Aphasietypen ergibt sich natürlich die Vermutung, daß diese ursächlich für die vorhandene Verminderung des Handlungs-IQ verantwortlich sind. Daher trennten wir innerhalb dieser drei Gruppen die Aphasien mit einem Parietalsyndrom von denen, welche *kein* Parietalsyndrom hatten.

Bei Aussonderung dieser Fälle ergeben sich dann 66 Totalaphasien, 58 gemischte Aphasien und 52 motorisch-amnestische Aphasien. Die Mittelwerte im Handlungteil des IQ bei diesen reduzierten Gruppen waren: bei der Totalaphasie 78,36 (12,3 σ), bei der gemischten Aphasie 81,40 (13,6 σ) und bei der motorisch-amnestischen Aphasie 87,23 (12,5 σ). Die Mittelwerte des Handlungs-IQ waren daher bei der gemischten und der motorisch-amnestischen Aphasie vermindert. Eine neuerlich vorgenommene Varianzanalyse fiel sehr signifikant aus (F-Wert 6,87). Anschließend wurden t-Tests mit folgenden Ergebnissen durchgeführt: Die Unterschiede bei der Gruppe total/gemischt waren mit einem t-Wert von 1,30 nicht signifikant. Bei der Gruppe gemischt/motorisch-amnestisch ergab sich bei einem t-Wert von 2,37 ein signifikantes Ergebnis auf dem 2%-Niveau. Bei der Gruppe total/motorisch-amnestisch wurde ein Duncan-t-Test durchgeführt. Bei einem t-Wert von 3,7 ergab sich ein sehr signifikantes Ergebnis.

Der Unterschied der Handlungs-IQ-Werte zwischen den drei Gruppen bestand zwar weiter, wenn die Aphasien ohne Parietalsyndrom herausgenommen worden waren, aber die Signifikanzwerte wurden geringer. Aus dieser Tatsache ist der Schluß gerechtfertigt, daß die Fälle ohne Parietalsyndrom die Signifikanz steigern, also die Gruppenunterschiede vergrößern. Daraus schloß *Haberkamp*, daß das Parietalsyndrom einen nennenswerten Einfluß auf den Handlungs-IQ bei den Aphasien hat.

Wir hatten bei unseren Untersuchungen des Handlungteiles des HAWIE die Forderungen, welche *Wellmann* u. *Lanser* stellten, insofern erfüllt, als wir nachsahen, wie sich die Signifikanz verändert, wenn die wesentlichen parietalen Symptome ausgeschaltet werden. *Haberkamp* kam zu der Feststellung, daß sich zwischen der Totalaphasie und der gemischten Aphasie kein signifikanter Unterschied im Handlungs-IQ feststellen ließ. Hingegen fand sie einen signifikanten Unterschied dieses IQ beim Vergleich zwischen der gemischten Aphasie und der motorisch-amnestischen Aphasie wie auch zwischen der Totalaphasie und der motorisch-amnestischen Aphasie. Die Ursache, daß wir zu Signifikanzen gekommen sind, die *Orgass* u. Mitarb. (1972) in ihrem Krankengut nicht nachweisen konnten, kann zweierlei Art sein. Während wir von jeder Gruppe 60 Aphasiker hatten, bestanden bei *Orgass* u. Mitarb. alle drei Gruppen zusammen nur aus 30 Kranken, so daß die Aussagekraft naturgemäß geringer war.

Ein anderes Moment ist möglicherweise noch schwerwiegender. *Orgass* u. Mitarb. haben nur amnestische, motorische und sensorische Aphasien unterschieden, wir hingegen unterschieden Totalaphasien, gemischte Aphasien und motorisch-amnestische Aphasien. Es ist nicht ersichtlich, in welchen Gruppen die schwersten Aphasieformen unserer Einteilung, also die Totalaphasien und die gemischten Aphasien, bei den anderen Autoren untergebracht wurden bzw. ob sie überhaupt nicht berücksichtigt wurden. Unsere Signifikanz zeigte sich nur im Vergleich eben solcher Gruppen, die sich durch ihren Symptomenreichtum von den viel symptomenärmeren motorisch-amnestischen Aphasien unterscheiden. Das läßt vermuten, daß unsere Einteilung für die Herausarbeitung solcher Signifikanzen im Handlungs-IQ ihre Nützlichkeit erwiesen hat.

Schlußfolgerungen

Den vielen Einwänden, welche *Poeck* gegen die Vergleichbarkeit der einzelnen Hirngeschädigtengruppen ohne Aphasie mit den Aphasikern schon gemacht hat, müssen wir daher einen weiteren hinzufügen. Die Parietalsyndrome gehören zum gewöhnlichen Bild der großen Aphasieformen. Wenn man sie daher bei der Beurteilung der Intelligenz der Aphasien ausschließen wollte, würde man ein artifiziell entstelltes Bild der Aphasien ins Auge fassen. Sucht man nach der Störung der Intelligenz bei Aphasikern, würdigt aber nur die sprachlichen Ausfälle und schließt den großen Anteil der Parietalsyndrome willkürlich aus, dann erhält man ein ganz verzerrtes Bild dieser Aphasietypen, und man kommt dem eigentlichen Problem nicht näher.

Hier wollten *Messerli* u. *Tissot* mit ihrer Testbatterie der kognitiven Leistungen helfend einspringen. Sie kamen dabei zu dem Ergebnis, daß die „Operabilität" der Aphasiker, welche begriffliches Denken voraussetzt, ungestört ist. Die neuen Untersuchungen von *Cohen* und seiner Mitarbeiter sollen die Rolle bestimmter kognitiver Fähigkeiten bei den Aphasien klären.

Kelter u. Mitarb. (1976) haben Aphasikern, nichtaphasischen Hirngeschädigten, Schizophrenen und Normalen die Aufgabe gestellt, zu entscheiden, welches von zwei Bildern einen Bezug zu einem dritten Bild hatte. Dieser Bezug war nicht ein direkter, sondern ein indirekter durch ein Vermittler (Mediator) gegebener. Er wurde entweder durch ein Homonym, eine situative Beziehung oder durch das Erkennen der Gemeinsamkeit in Form oder Farbe hergestellt. Dabei zeigte sich, daß Aphasiker ebenso gute Leistungen wie Normalpersonen erbrachten, wenn sie die Aufgaben über eine situative Beziehung lösen konnten. Sie wiesen aber schlechtere Leistungen auf als die übrigen Gruppen, wenn die Lösung von der Verfügbarkeit eines Wortes abhing oder wenn es notwendig war, analytische Formen oder Farben als Schlüssel der Lösung zu erkennen.

Cohen u. *Kelter* (1977) haben Aphasiker entsprechende Farben zu Gegenstandsbildern zuordnen lassen, wobei die Aphasiker Schwierigkeiten bei der Zuordnung der richtigen Sättigungs- und Helligkeitsgrade boten.

Beide Versuchsreihen lassen *Cohen* annehmen, daß bei Aphasikern ganz bestimmte *kognitive Fähigkeiten* beeinträchtigt sind, welche eine wesentliche Voraussetzung für den propositionellen Gebrauch der Sprache bilden.

Man scheint deshalb auf diesem sehr mühsamen Umweg wieder zum gleichen Ergebnis zu kommen wie bei der Beobachtung des Verhaltens der Aphasiker in der täglichen Umwelt. Erwähnenswert ist dabei, daß man auch unter den schweren Aphasien immer wieder Kranke findet, welche gute Schach- und Skatspieler sind und diese Fähigkeiten trotz der Aphasie beibehalten haben. Nicht zuletzt muß auch noch darauf verwiesen werden, daß künstlerische Begabungen, welche außerhalb der Sprache liegen, durch die Aphasie nicht beeinträchtigt werden. Zu erinnern ist hier an die Beobachtung von *Alajouanine* (1948), daß zwar Schriftsteller und Komponisten, wenn sie eine Aphasie bekommen, nicht mehr produktiv tätig sein können, daß aber Zeichner und Maler trotz einer Aphasie ihre künstlerischen Fähigkeiten auch in der produktiven Ausübung beibehalten können (wenn sie nicht konstruktive Störungen bekommen). Auch unter unseren Aphasikern haben wir eine Reihe guter Zeichner und Maler beobachten können.

Man muß bezweifeln, daß die landläufigen IQ-Untersuchungen, auch des Handlungs-IQ, den Kern der Sache treffen und die Frage nach der Beteiligung intellektueller Störungen an der Aphasie lösen können. Die Intelligenz setzt sich aus so vielen Komponenten zusammen, deren Äußerungen durch die Aphasien und die sie meist begleitenden hirnpathologischen Syndrome in vielfacher Hinsicht behindert werden, so daß man weit davon entfernt ist, diesen Komplex von behinderten und nichtbehinderten Leistungen auf einen einfachen Nenner bringen zu können. Man wird *Poeck* zustimmen müssen, daß es einen Einheitsbegriff der Intelligenz nicht gibt. So verbleibt tatsächlich das situationsgerechte Verhalten des Aphasikers als das wichtigste Kriterium für die Beurteilung seiner allgemeinen geistigen Fähigkeiten.

Sprachstörungen im Kindesalter

Definition der kindlichen Sprachstörungen

Ebenso wie bei den Erwachsenen zu den Sprachstörungen im eigentlichen Sinne nur diejenigen gerechnet werden können, welche tatsächlich die Sprache als solche berühren, kann man von kindlichen Sprachstörungen nur dann sprechen, wenn die Fähigkeit, seine Gedanken in einer sprachlich richtigen Form zum Ausdruck zu bringen oder die Sprache der anderen trotz hinreichendem Gehör zu verstehen, in Verlust geraten, oder wenn schließlich die Fähigkeit zu schreiben und zu lesen verlorengegangen ist. Alle Störungen, welche sich nur auf die Funktion des Sprechapparates beziehen, also die Störungen, welche bedingt sind durch Erkrankungen oder Mißbildungen des Sprechapparates selbst (Dyslalien) oder durch Lähmungen oder Koordinationsstörungen der den Sprechapparat innervierenden Muskeln (Dysarthrien), gehören im strengen Sinn nicht zu den kindlichen Sprachstörungen. Selbstverständlich müssen auch solche Störungen ausgeschlossen werden, die, welcher Genese sie auch sein mögen, sich nur im Bereich des Sprechens manifestieren, also die Sprechrhythmusstörungen wie das Stottern und das Poltern. Ebensowenig gehören Störungen, welche die Vorbedingungen der Sprachentwicklung betreffen und bei ihrem Auftreten die Entwicklung der Sprache verhindern, zu den Sprachstörungen. Dies sind etwa die Taubstummheit oder ein Schwachsinn höheren Grades, bei dem schon die psychischen Voraussetzungen für eine Sprachentwicklung fehlen.

Es verbleiben also im Rahmen der eigentlichen Sprachstörungen im Kindesalter die kindlichen Aphasien und die Sprachentwicklungsstörungen.

Die kindliche Aphasie ist, ebenso wie beim Erwachsenen, der Verlust einer schon erworbenen Sprachfähigkeit. Die Sprachentwicklungsstörung ist eine Störung in der Entwicklung der Sprache, die zu einer Zeit einsetzt, in der die Sprachentwicklung noch nicht begonnen hat oder noch nicht abgeschlossen ist. Diese Störung kann entweder in einer frühkindlichen Hirnschädigung ihre Ursache haben, dann bezeichnen wir sie als „Sprachentwicklungsbehinderung", oder kann auch anlagemäßig bedingt sein, dann liegt eine „Sprachentwicklungsverzögerung" vor.

Die im angloamerikanischen Schrifttum üblichen Ausdrücke „developmental aphasia" oder „congenital aphasia" umfassen beide Termini. Sie sind meines Erachtens unrichtig, denn zum Begriff der Aphasie gehört es, daß die schon vorher vorhandene Sprachfähigkeit verloren wurde. Der Ausdruck „aphasie congénitale" wurde von *Vaisse* 1866 geprägt, dann von *Brandenburg* ins deutsche Schrifttum übernommen, und er ist schließlich in die angloamerikanische Literatur gelangt. Im deutschen Schrifttum haben wir zur Bezeichnung der anlagebedingten Sprachentwicklungsstörung seit *Fröschels* (1931) den sehr guten Ausdruck „Sprachentwicklungsverzögerung". Für die durch frühkindliche Hirnschädigung verursachte Sprachentwicklungsstörung gab es bis vor kurzem keine eigene Bezeichnung. Deshalb habe ich 1967 die Benennung „Sprachentwicklungsbehinderung" vorgeschlagen.

Unterschiede zwischen den Sprachstörungen des Kindes und denen im Erwachsenenalter

Der bedeutsamste Unterschied zwischen den Sprachstörungen im Kindesalter und denen im Erwachsenenalter ist der, daß beim Erwachsenen die Sprache z.Zt. der Erkrankung, die zu dieser Sprachstörung führt, jedenfalls schon entwickelt gewesen sein muß. Beim Erwachsenen gibt es daher nur den Sprachverlust, den wir als Aphasie bezeichnen. Beim Kind liegen die Verhältnisse viel komplizierter. In das frühe Kindesalter fällt physiologischerweise die Zeit der Sprachentwicklung, die hauptsächlich zwischen dem 2. und 4. Lebensjahr erfolgt. Man muß daher bei jedem Kind mit einer Sprachstörung zunächst die Frage stellen, ob das Kind z.Zt. der Erkrankung, die zur Sprachstörung führte, diese Lebensperiode bereits überschritten hatte. Nur jenseits des 4. Lebensjahres wird man in einem solchen Fall ohne weiteres eine Aphasie annehmen können. Bei jüngeren Kindern wird man stets festzustellen versuchen, in welchem Stadium der Sprachentwicklung sich das Kind z.Zt. der ursächlichen Erkrankung befand.

Ein weiterer wesentlicher Unterschied zwischen den Sprachstörungen der Erwachsenen und denen der Kinder liegt darin, daß man beim Erwachsenen — zumindest bei uns in Mittel- und Westeuropa — wird annehmen können, daß der Kranke, der an einer Agraphie oder einer Alexie leidet, vor seiner Erkrankung schreiben und lesen konnte. Inwieweit er es wirklich beherrscht hat, hängt natürlich von seiner Schulbildung und davon ab, wie häufig er aus persönlichen und beruflichen Gründen geschrieben und gelesen hat. Wenn die Erkrankung des Kindes, die zu einer Unfähigkeit zu schreiben und zu lesen geführt hat, im Vorschulalter liegt, weiß man mit Sicherheit, daß es keine Agraphie oder Alexie sein kann. Wenn das Kind z.Zt. seiner Erkrankung im 7. oder 8. Lebensjahr stand, also die 1. oder 2. Grundschulklasse besucht hatte, wird man mit Wahrscheinlichkeit annehmen können, daß es das Schreiben und Lesen noch nicht vollständig erlernt hatte, und man wird dann in jedem einzelnen Fall nachprüfen müssen, wie diese Fähigkeiten vor der Erkrankung waren. Bei allen Kindern, die z.Zt. ihrer Erkrankung das Schreiben und Lesen noch nicht oder erst sehr mangelhaft erlernt hatten, wird man daher eine später auftretende Schreib- und Lesestörung als eine Erlernungserschwerung für Schreiben und Lesen bezeichnen müssen. Die genaue Unterscheidung zwischen Agraphie und Erlernungserschwerung für Schreiben sowie Alexie und Erlernungserschwerung für Lesen wurde erstmals von *de Ajuriaguerra* (1951) getroffen. Er sprach von „troubles de l'apprentissage de l'écriture et de la lecture". Diese Differenzierung ist klinisch von so großer Wichtigkeit, daß wir diese Bezeichnungen für die deutsche Nomenklatur dieser Art kindlicher Sprachstörungen übernommen haben (s. auch *Diatkine* 1963).

Es gibt noch einen anderen wichtigen Unterschied zwischen den Sprachstörungen der Erwachsenen und denen der Kinder. Beim Erwachsenen kann man voraussetzen, daß die Dominanz der überwertigen Hirnhälfte bereits entwickelt worden ist. Beim Kind entwickelt sich erst im Verlaufe des ersten Lebensjahrzehntes die Überwertigkeit einer Hirnhälfte. Das hat zur Folge, daß die Übernahme der Sprachfunktion durch die andere Hemisphäre bei einem Sprachverlust des Erwachsenen praktisch nicht mehr möglich ist. Gegenüber der in der Literatur mancherorts geäußerten Meinung, daß eine solche Möglichkeit besteht, sprechen vor allem die vielen Aphasiker, bei denen jahrelang eine Aphasie besteht, obwohl die nichtdominante Hemisphäre nicht nachweisbar lädiert ist. So interessant die jüngsten Befunde von *Czopf* (1962) auch sein mögen, diese Erfahrungstatsache können sie nicht aus der Welt schaffen. Die erst allmählich sich ausbildende Dominanz einer Hirnhälfte beim Kinde unterhalb des 10. Lebensjahres hat den großen Vorteil, daß bei einer Läsion der dominanten Sprachregion die Sprachfähigkeit von der anderen Hirnhälfte übernommen werden kann. Man sieht tatsächlich traumatische Aphasien in diesem Abschnitt des Kindesalters, die sich aus diesem Grund überraschend schnell zurückbilden.

Was vom Schreiben und Lesen im Kindesalter gesagt wurde, gilt in gleicher Weise auch von den anderen höheren Leistungen, die erst im Verlauf der menschlichen Bildung erlernt werden wie das Rechnen, Zeichnen usw. Für jede dieser Leistungen gibt es ein physiologisches Alter des Erlernens. Von einer A-Funktion, z.B. von einer Akalkulie, wird man natürlich erst dann sprechen dürfen, wenn das Kind z.Zt. seiner Erkrankung diese Leistung physiologischerweise schon erworben hatte. Es ist bemerkenswert, daß alle später erwor-

benen Leistungen — manche sprechen auch von Kulturtechniken —
Leistungen sind, die man dem dominanten Parietale zuschreiben
kann. Ihre Erlernungserschwerungen sind daher meist durch Läsionen im Bereich des Scheitellappens bedingt. Alle diese höheren Leistungen sind aber die Voraussetzung für eine höhere Schulbildung
und für die Erreichung qualifizierterer Berufe. Das Lebensschicksal
eines Kindes hängt daher großenteils von der Beschaffenheit des
dominanten Parietallappens ab. Aus diesem Grund ist die Untersuchung der parietalen Leistungen beim Kind von großer Bedeutung.
Gerade diese Untersuchungen sind naturgemäß deshalb besonders
erschwert, weil das Erlernungsalter dieser Leistungen in der zweiten
Hälfte des ersten Lebensjahrzehntes liegt. Wie aber soll man bei
einem vorschulpflichtigen Kind von einer Fähigkeit, die normalerweise erst mehrere Jahre später erlernt wird, feststellen, ob sie zur
gegebenen Zeit wird erlernt werden können? Bei der Besprechung
der Untersuchung der kindlichen Sprachstörungen werden wir auf
diese Frage zurückkommen.

Obwohl die Sprachentwicklung des Kindes von Jahr zu Jahr Fortschritte macht und es sicherlich nicht gleichgültig ist, ob ein kindli-
ches Hirn im 2. oder im 3. Lebensjahr geschädigt wird, muß man,
um zu einer übersichtlichen Einteilung der kindlichen Sprach- und
Sprachentwicklungsstörungen zu kommen, doch grobe Unterscheidungen treffen. Die Tab. 6 soll den Versuch wiedergeben, das Kindesalter bezüglich der Sprachstörungen, welche auftreten können,
in drei Phasen einzuteilen. Die wesentliche Aussage, welche diese
Tabelle macht, ist die, daß man erst jenseits des 8. Lebensjahres bei
entsprechender Hirnschädigung Agraphien und Alexien erwarten und
nur jenseits des 4. Lebensjahres von Aphasien sprechen kann. Bei
Schädigungen der Schreib- und Leseregion der dominanten Hemi-

Tabelle 6 Sprachentwicklungsphasen des Kindesalters

Phase	Alter (Jahre)	Sprachliche Kommunikation	Bezeichnung des Leidens	Manifestations- alter (Jahre)
I	1—4	mündlich	Sprachentwicklungs- behinderung	2
		schriftlich	Erlernungserschwe- rung des Schrei- bens und Lesens	7—8
II	4—8	mündlich	Aphasie	
		schriftlich	Erlernungserschwe- rung des Schrei- bens und Lesens	7—8
III	über 8	mündlich	Aphasie	
		schriftlich	Agraphie, Alexie	

sphäre, die vor dem 8. Lebensjahr eintraten, wird man nur eine Erlernungserschwerung für Schreiben und Lesen finden können. Bei Läsionen der Sprachregion, die vor dem 4. Lebensjahr eintreten, kann man nur eine Erlernungserschwerung für die mündliche Sprache erwarten, die wir Sprachentwicklungsbehinderung nennen.

Einteilung der kindlichen Sprachstörungen

Klinisch kann man bei den kindlichen Sprachstörungen folgende Krankheitsbilder unterscheiden:

1. kindliche Aphasien,
2. Sprachentwicklungsbehinderung,
3. Sprachentwicklungsverzögerung,
4. Legasthenie, die angeborene Schreib-Lese-Schwäche.

Ehe auf die Besprechung der einzelnen hier angeführten Arten kindlicher Sprachstörungen eingegangen wird, wird es nützlich sein, zunächst etwas über ihre Häufigkeit zu sagen.

Der Ambulanzstatistik der Rheinischen Landesklinik für Sprachgestörte in Bonn ist zu entnehmen, daß die 1113 Kinder, welche vom 1.7.1966 bis zum 31.12.1973 wegen Sprachstörungen untersucht wurden, folgende Diagnosen hatten:

Sprachentwicklungsbehinderungen	510 =	45,9%
Sprachentwicklungsverzögerungen	325 =	29,2%
Legasthenien	211 =	18,9%
kindliche Aphasien	48 =	4,3%
Dysarthrien	19 =	1,7%

Diese Übersicht zeigt, daß die Sprachentwicklungsbehinderung bei weitem die größte Gruppe darstellt, ihr folgen die Sprachentwicklungsverzögerungen. Viel kleiner ist die Anzahl der kindlichen Aphasien. Zur Gruppe der Legasthenien ist zu sagen, daß die hier angegebene Anzahl nichts über die tatsächliche Häufigkeit der Legasthenien aussagen kann, weil nur ein Teil der im Raum Bonn wohnenden Legastheniker die Ambulanz der Klinik aufsucht. Ähnliche Einschränkungen gelten für die Dysarthrien.

Kindliche Aphasien

Von kindlichen Aphasien kann man nur dann sprechen, wenn bei Kindern, deren Sprachentwicklung bereits abgeschlossen war, durch eine Hirnerkrankung oder eine Hirnverletzung ein vollständiger oder teilweiser Verlust der Sprache eingetreten ist.

In unserem Krankengut fanden sich 9 stationär und 7 ambulant behandelte kindliche Aphasien im Alter von 4–15 Jahren. Man kann sie in drei Gruppen einteilen:

1. Vorschulkinder mit einem Erkrankungsalter von 4–6 Jahren (5 Fälle);
2. Schulkinder im Alter von 6–7 Jahren, welche das Schreiben und Lesen noch nicht erlernt hatten (2 Fälle). Bei ihnen zeigte sich außer Aphasien eine deutliche Erlernungserschwerung für Schreiben und Lesen;
3. Schulkinder im Alter von 9–15 Jahren, die das Schreiben und Lesen erlernt hatten. Bei 4 dieser Kinder bestanden außer Aphasien Agraphien und Alexien, bei 4 anderen lediglich Paragraphien und Paralexien, und bei einem waren das Schreiben und das Lesen ungestört.

Die ätiologische Zusammensetzung der 16 kindlichen Aphasien unterscheidet sich wesentlich von der bei Erwachsenen.

Hirntraumen	
offene Hirnverletzungen	1
gedeckte Hirndauerschäden	8
traumatischer Karotisverschluß	1
Enzephalitiden	4
Angiome	1
Hirntumoren	1

Die Hirntraumen standen daher ätiologisch ganz im Vordergrund; bei ihnen überwogen die gedeckten erheblich die offenen Hirnverletzungen. Es folgten die entzündlichen Hirnerkrankungen.

Die neurologischen Ausfälle ließen sich bei diesen Kindern unterteilen in:

Hemiplegien rechts	1
Hemiparesen rechts	3
leichte Hemiparesen rechts	4
geringe neurologische Ausfälle	4
Hemiparesen links	2
beiderseitige Symptome	1
Hirnnervenausfälle	1

Bemerkenswert ist, daß – im Gegensatz zu den Aphasien der Erwachsenen – bei den kindlichen Aphasien die leichteren rechtsseitigen Halbseitenerscheinungen die schwereren überwogen. Bei zwei dieser Kinder waren auch extrapyramidale Symptome vorhanden. Die beiden Kinder mit linksseitigen Hemiparesen, die ein stumpfes Schädelhirntrauma erlitten hatten, waren nach den anamnestischen Angaben beide Rechtshänder gewesen.

Hirnpathologisch waren folgende Aphasietypen festzustellen:

gemischte Aphasien	6
motorische Aphasien	6
Totalaphasie	1
amnestische Aphasie	1
zentrale Aphasie	1
motorisch-amnestisch-semantische Aphasie	1

Dabei fiel auf, daß die gemischten und die motorischen Aphasien am häufigsten waren. Im Gegensatz dazu waren andere Aphasiearten nur je einmal vertreten. Die im Schrifttum öfters geäußerte Meinung, daß es im Kindesalter nur expressive Aphasien gibt, ist sicher nicht haltbar und beruht wahrscheinlich auf zu kleinen Beobachtungszahlen.

Bei den Kindern, bei welchen alle parietookzipitalen Leistungen geprüft worden waren, fanden sich Störungen des Rechnens bei 6, der Autotopognosie bei 4, der Rechts-links-Unterscheidung bei 2 und Störungen der Fingergnosie bei 2 Fällen. Dyspraxien waren bei 4, konstruktive Störungen bei 2 und optisch-gnostische Störungen bei einem Kind nachweisbar.

Am häufigsten waren daher Rechenstörungen, in der Hälfte der Fälle bestanden Störungen der Autotopognosie, der Rechts-links-Unterscheidung und Dyspraxien, während Störungen der Fingergnosie, konstruktive und besonders optisch-gnostische Störungen seltener waren.

Zusammenfassend kann man daher sagen, daß sich die kindlichen Aphasien von denen der Erwachsenen hauptsächlich dadurch unterscheiden, daß traumatische Hirnschäden ihre häufigste Ursache sind. Ein anderer wichtiger Unterschied zeigt sich in der Art der Störung der Schriftsprache. Bei den Vorschulkindern können solche noch nicht nachgewiesen werden, und man kann auch noch nicht voraussagen, ob solche eintreten werden. Bei den Schulanfängern zeigt sich meist sehr bald eine Erlernungserschwerung für Schreiben, Lesen und Rechnen, aber erst vom 8. Lebensjahr an kann man von Agraphien, Alexien und Akalkulien sprechen, wenn diese Leistungen prämorbid altersentsprechend vorhanden waren.

Über einen besonderen Fall von kindlicher Aphasie haben *Petersen* u. Mitarb. (1978) berichtet. Nach einer normalen Sprachentwicklung fiel das Kind mit 4 1/2 Jahren dadurch auf, daß es manchmal auf Fragen nicht reagierte oder unzusammenhängend antwortete. Mit 6 Jahren wurde bemerkt, daß das Wortverständnis nicht ganz altersgemäß war, und daß das Kind manchmal grammatische Fehler machte. In seinem Verhalten wirkte es hyperaktiv. Obwohl niemals Krampfanfälle aufgetreten waren, zeigten sich im EEG gehäufte Krampfpotentiale und atypische steile Abläufe, besonders über den vorderen Hirnabschnitten. Einige Monate später verfiel die Spontansprache, so daß eine hochgradige Störung der expressiven Sprache vorhanden war. Nach Sprachtherapie trat eine Besserung ein. Zunächst sprach das Kind nur einzelne Worte, später kurze Sätze, und mit 7,3 Jahren hatte sich die Spontansprache praktisch wieder zurückgebildet. Das Sprachverständnis war altersgemäß, und das Kind konnte in eine Normalschule eingeschult werden. Die Ätiologie blieb unklar. Man muß aber jedenfalls eine Hirnerkrankung annehmen. Die Autoren stellten aus der Literatur 8 Fälle von kindlicher Aphasie zusammen.

Sprachentwicklungsbehinderung

Die Sprachentwicklungsbehinderung ist eine Entwicklungsstörung der Sprache, welche durch einen Hirnschaden bedingt ist, der vor Abschluß der Sprachentwicklung eingetreten ist. Zur Diagnose der Sprachentwicklungsbehinderung ist daher eine genaue Erhebung der Anamnese unerläßlich. Solche Hirnschäden können pränatal, natal, perinatal oder postnatal, also vor, während der Geburt, um die Geburt herum oder nach der Geburt auftreten.

Die Ätiologien der Sprachentwicklungsbehinderungen können sein (diese Zusammenstellung lehnt sich an den sehr aufschlußreichen Handbuchartikel von *Benda* [1960] an):

Pränatale Schäden:
Die pränatalen Hemmungs- und Defektmißbildungen entstehen in der organgenetischen Phase der Fetusentwicklung, in den ersten drei Schwangerschaftsmonaten. Diese Mißbildungen können auch erblich sein:

1. Schädelmißbildungen:
   a) Mikrozephalie und verschiedene Hirnmißbildungen,
   b) Makrozephalie; Zunahme des Hirngewebes ohne echte Differenzierung,
   c) Hydrozephalie; abnorm reichliche Liquorproduktion oder Abflußhindernis,
   d) Hypertelorismus; abnormer Abstand der Augenhöhlen, verbreiterter Nasenrücken.
2. Skelettmißbildungen. Die Arachnodaktylie (Spinnenfingerigkeit) kann auch mit psychischen Defekten einhergehen.
3. Ektodermosen (Phakomatosen):
   a) tuberöse Sklerose; Symptome: epileptische Anfälle, Adenoma sebaceum, Idiotie,
   b) Xerodermie; Haut trocken und rauh, kann einhergehen mit geistigen Defekten,
   c) Neurofibromatose (Recklinghausen); Neurofibrome an verschiedenen Nerven, auch Hirnnerven.
4. Chromosomenanomalien:
   Down-Syndrom (Trisomie Nr. 21, Mongolismus). Es wird bedingt durch ein überzähliges, kleines Chromosom; daher wird die Chromosomenabnormität als Trisomie bezeichnet.
5. Kretinismus (Hypothyreose):
   a) endemischer, bedingt durch Jodmangel im Boden, im Wasser und in der Luft,
   b) sporadischer, durch Schilddrüsenschädigung.

6. Hämolytische Anämie, fetale Erythroblastose:
   Blutgruppenunverträglichkeit der Eltern, meist verursacht durch den Rhesusfaktor. Der Vater hat eine Blutgruppe, welche die Mutter nicht besitzt; das Kind hat die Blutgruppe des Vaters. Die Mutter bildet Antigene dagegen. Diese wandern durch die Plazenta und lösen die Erythrozyten des Kindes auf. Durch den Blutabbau kommt es zu einer verstärkten Bilirubinbildung. Dadurch tritt nach einigen Tagen ein Icterus gravis in Erscheinung. Im Gehirn werden besonders die Stammganglien mit Bilirubin durchtränkt, wodurch es zu einem Kernikterus kommt.
   Symptome: Opisthotonus, Krämpfe, Schreien, Rigor, Koma.
   Therapie: Bluttransfusionen.
   Folgeerscheinungen: psychische Schäden.

7. Embryopathien; Virusinfektionen während der Schwangerschaft, Rubeolen, Röteln. Toxische Schädigung durch Medikamente, Thalidomid (Contergan).

8. Toxoplasmose; eine Protozoenerkrankung. Sie führt zu einer Enzephalitis.

9. Listeriose; Erreger ist ein Bakterium, die Listeria monocytogenes, ein Korynebakterium. Sie führt zu zerebralen Defektzuständen.

Natale und perinatale Schäden:

1. Asphyxie, zerebrale Zirkulationsunterbrechung während der Geburt, z.B. durch Nabelschnurumschlingung.

2. Geburtsschäden; Frühgeburt, Steißlage, lange Wehen, Zwillinge, Eklampsie der Mutter.

Postnatale Schäden:

1. Enzephalitis nach Masern, Pneumonie, Pertussis, Skarlatina, Tuberkulose, Pockenschutzimpfung.

2. Stoffwechselstörungen:
   a) Störungen des Fettstoffwechsels (Cholesterin, Zerebroside, Phosphatide); amaurotische Idiotie (infantile Form Tay-Sachs, spätinfantile Form Jansky-Bielschofsky, juvenile Form Vogt-Spielmeyer).
      Symptome: Visusverfall, Optikusatrophie, Epilepsie, Dysarthrie, Idiotie.
   b) Störungen des Kohlehydratstoffwechsels; Gargoylismus Pfaundler-Hurler; Speicherung von Mukopolysacchariden in Leber, Milz und Hirn,
   c) Störungen des Eiweißstoffwechsels (des Aminosäurestoffwechsels); Brenztraubensäureschwachsinn. Die Kinder können das im Blut enthaltene Phenylalanin nicht zu Tyrosin oxidieren. Der Überschuß wird als Phenylbrenztraubensäure im Harn ausgeschieden. Es kann durch die Eisenchloridprobe nachgewiesen werden; der Harn färbt sich dabei grün.
      Symptome: Tremor, Nystagmus, kleinschrittiger Gang, Automatismen, Zerstörungswut; prämorbid sind es gut entwickelte, hübsche Kinder, blond, blauäugig,

3. Degenerative Erkrankungen:
   Leukoenzephalopathien. Es sind Entmarkungsprozesse der weißen Substanz;
   diffuse zerebrale Sklerose,
   Schildersche Erkrankung.

Viele der in dieser Zusammenstellung angeführten Leiden führen zu so schweren Störungen der geistigen Entwicklung, daß eine Sprachheilbehandlung von vornherein aussichtslos erscheint. Aus dem eigenen ambulanten Krankengut (*Leischner* 1976a) werden in der Tab. 7 die Ätiologien von 44 Sprachentwicklungsbehinderungen angeführt, bei denen die Untersuchung klären sollte, ob eine solche Behandlung durchführbar ist.

Tabelle 7 Ätiologie von 44 Sprachentwicklungsbehinderungen

Zeit der Schädigung	Art der Schädigung	♂	♀	Anzahl	Summe
pränatal	Mongolismus	3	1	4	
	Blitzschlag	1	—	1	6
	Listeriose	—	1	1	
perinatal	Frühgeburt	2	3	5	
	schwere Geburt	1	2	3	
	Asphyxie	7	—	7	17
	Sturzgeburt	1	—	1	
	Vakuumextraktion	—	1	1	
postnatal	Enzephalitis	—	3	3	
	Impfenzephalitis	1	1	2	
	Toxoplasmose-enzephalitis	1	—	1	8
	Meningitis-Tbc	—	1	1	
	Hirntrauma	—	1	1	
Zeitpunkt unbestimmt	Genese unbekannt, Diagnose aus pathologischem Befund	6	4	10	10
Verdacht auf frühkindlichen Hirnschaden	neurologischer Befund nicht beweisend	3	—	3	3

Nach unseren Erfahrungen sind daher die perinatalen Schäden die häufigste Ursache der Sprachentwicklungsbehinderungen, und unter diesen spielt die Asphyxie die größte Rolle.

Neurologisch wird man bei den Sprachentwicklungsbehinderungen die verschiedensten Ausfallerscheinungen finden können.

Die Übersicht über eine Analyse der neurologischen Symptome von 44 Sprachentwicklungsbehinderungen zeigt aber, daß, ganz im Gegensatz zu den Aphasien bei Erwachsenen, die pyramidalen Ausfallserscheinungen auffallend zurücktreten und von extrapyramidalen Symptomen und Ataxien in den Hintergrund gedrängt werden:

Hyperkinesen	40
Ataxien, meist im Gang, manchmal im FNV und KHV	22
scheppernder Klopfschall des Schädels	21
Hypotonien	18
Mayer-Reflex fehlend oder herabgesetzt	19

Pupillenentrundung	8
Sehnenreflexdifferenzen	8
Seitendifferenzen im Mundfazialis	7
Reflexsteigerungen	4
Paresen	4
Pyramidenzeichen	2

Von besonderer diagnostischer Bedeutung ist der Nachweis von extrapyramidalen Hyperkinesen. Sie können am besten beobachtet werden, wenn man das Kind ruhig in Rückenlage hinlegen läßt. Dann treten sie meistens an den Fingern und an den Zehen auf. Man kann sie auch in Form von pathologischen Mitbewegungen leicht provozieren; wenn man sich von dem Kind eine Hand drücken läßt, dann treten sie häufig an den Fingern der anderen Hand oder an den Zehen in Erscheinung. Auch beim Gehen sind sie manchmal als vertrackte Fingerbewegungen zu beobachten. Nicht selten verraten sich latente Hyperkinesen bei solchen Kindern durch eine auffallend lebhafte Psychomotorik und durch Pseudospontanbewegungen an den Armen; die Hyperkinesen münden dann in anscheinend spontan durchgeführte Bewegungen aus. Solche Bewegungen kennzeichnen sich aber dadurch, daß sie in der gegebenen Situation nicht nötig waren; sie sind nicht ganz zielstrebig, entgleisen und haben manchmal das Aussehen von Verlegenheitsbewegungen.

Die oft vorkommenden Hypotonien gehören in den Rahmen des hyperkinetisch-hypotonen Syndroms.

Das häufige Vorhandensein eines scheppernden Klopfschalles des Schädels beruht wohl auf einem gewissen Hydrozephalus, möglicherweise ist es eine Persistenz des dem Fetus physiologischerweise eigentümlichen Hydrozephalus.

Sehr auffallend ist die Seltenheit von Reflexsteigerungen, Paresen und Pyramidenzeichen. Dies hängt wohl damit zusammen, daß zum häufigsten Zeitpunkt des Einsetzens der Hirnschädigung, der Perinatalperiode, das extrapyramidale System das wesentliche motorische System des Kindes ist und viele Anteile des pyramidalen Systems noch gar nicht ihre endgültige Entwicklung gefunden haben.

Bei der Sprachentwicklungsbehinderung ist nicht selten ein pathologischer EEG-Befund vorhanden. Dabei können alle Arten pathologischer Erscheinungen, Allgemeinveränderungen, Herdbefunde oder pathologische Wellenarten wie Krampfwellen oder krampfähnliche Wellen vorkommen.

Hirnpathologisch finden sich vor allem Störungen der expressiven Sprache, Störungen der Satzbildung bis zur Unfähigkeit, einzelne Wörter und Laute auszusprechen, Störungen im Reihensprechen, Schwierigkeiten im Nachsprechen mit Wortverstümmelungen in Art eines Stammelns und ein beschränkter Wortschatz. Reine Wortfindungsstörungen sind hingegen seltener als bei den Aphasien der Erwachsenen. Es können auch Störungen des Sprachverständnisses, besonders des Satzverständnisses, vorkommen. Bei allen diesen Kindern ist die Durchführung einer Audiometrie unerläßlich, um die Störungen des Sprachverständnisses von reinen Hörstörungen absondern zu können.

Von großer klinischer Wichtigkeit ist, daß die Sprachentwicklungsbehinderung in der Regel mit Erlernungserschwerungen des Schreibens, Lesens und Rechnens einhergeht, also mit parietalen Ausfallserscheinungen. Es ist nicht selten zu beobachten, daß sich die rein sprachlichen Entwicklungsstörungen therapeutisch schneller beeinflussen lassen als die Erlernungserschwerungen des Schreibens, Lesens und Rechnens, denn diese sind der Behandlung gegenüber oft auffallend resistent.

Es können bei der Sprachentwicklungsbehinderung auch alle anderen parietookzipitalen Symptome wie Störungen der Autotopognosie, der Fingergnosie, der Rechts-links-Unterscheidung, Dyspraxien, konstruktive und optisch-gnostische Störungen auftreten. Man wird dann aber in jedem einzelnen Fall zu überlegen haben, ob das Kind z.Zt. seiner Erkrankung diese Leistung schon beherrscht haben kann, ob es sich also um den Verlust einer Fähigkeit oder um den Mangel der Erlernungsfähigkeit handelt.

Sehr bedeutungsvoll ist es auch, daß durch den frühkindlichen Hirnschaden, je nach seiner Ausdehnung, auch allgemeine psychische Ausfallserscheinungen wie Störungen der Merkfähigkeit, der Konzentrationsfähigkeit, des Gedächtnisses, des Antriebes usw. eintreten können. Nehmen sie einen entsprechend hohen Grad an, dann kann das Bild einer Oligophrenie, eines Schwachsinns, die Sprachentwicklungsbehinderung überschatten und eine Sprachheilbehandlung unmöglich machen. Leider ist ein Teil der sprachentwicklungsbehinderten Kinder schwachsinnig, aber es gibt sehr viele unter ihnen, die es keineswegs sind und einer sprachtherapeutischen Behandlung mit Aussicht auf Erfolg zugeführt werden können.

Die Prognose der Sprachentwicklungsbehinderung hängt im wesentlichen von der Schwere der sie begleitenden psychischen Allgemeinerscheinungen ab. Sie ist von Fall zu Fall sehr verschieden, aber immer dubiös. Neben der neurologischen und hirnpathologischen Untersuchung ist immer eine psychologische Untersuchung vonnöten, denn die Klärung der allgemeinen geistigen Leistungsfähigkeit ist bei diesen Kindern besonders wichtig, nicht nur hinsichtlich der Behandlungsmöglichkeit, sondern auch wegen der Frage der Schulreife und der Einschulung in Sonderschuleinrichtungen.

Die meisten von denen, bei welchen eine Sprachheilbehandlung möglich erscheint, werden in eine Sprachheilschule aufgenommen werden können. Dort ist die gleichzeitige pädagogische und sprachtherapeutische Betreuung am besten gewährleistet. Es wird aber auch vorkommen, daß solche Kinder, wenn sie schwere neurologische Ausfälle haben, in eine Körperbehindertenschule eingeschult werden müssen. Liegen jedoch schwere allgemeine intellektuelle Mängel vor, dann bleibt nur die Aufnahme in eine Schule für geistig Behinderte möglich.

Die Diagnose Sprachentwicklungsbehinderung schließt daher bezüglich Prognose und Behandlung einen weitgefächerten Rahmen von Möglichkeiten ein; deshalb ist auch die genaue Untersuchung jeden einzelnen Falles für die richtige Weichenstellung aller therapeutischen Maßnahmen so wichtig.

Einen Fall von Sprachentwicklungsbehinderung bei einem 23jährigen Mann, der bei einer Zangengeburt an einer Asphyxie gelitten hatte, haben *Huber* u. Mitarb. (1977) hinsichtlich seiner linguistischen Fähigkeiten analysiert (sie gebrauchen jedoch den Ausdruck „Entwicklungsdysphasie"). In zwei Versuchsreihen, bei denen sie syntaktische Muster zur Vervollständigung und zum Bilden von Sätzen und das Fortsetzen von Kurzgeschichten, die dem Patienten erzählt wurden, übten, konnten sie nachweisen, daß der Kranke nach einer Behandlungszeit von vier Wochen bestimmte syntaktische Regeln generell anwenden konnte, und vor allem konnte er die erlernten Regeln auch in der Spontansprache verwerten. Bemerkenswert sei dabei, daß eine Besserung eintrat, obwohl in der Therapie nur die grammatischen Formen geübt worden waren.

Den Ausdruck „Sprachentwicklungsbehinderung" haben *Niebergall* u. *Wiese* (1978) in der Schilderung eines 9jährigen Knaben übernommen, welcher deshalb zur klinischen Untersuchung geschickt wurde, weil er in einer Sprachheilschule keine Fortschritte machte. Die Anamnese ergab, daß der Junge mit 10 Monaten eine schwere Toxikose durchgemacht hatte. Die Lautbildung war nachher zum Stillstand gekommen. Das Gehen begann erst mit 19 Monaten, und er sprach dann nur wenige Worte. Nicht nur die im Säuglingsalter durchgemachte Enzephalopathie, sondern auch die athetoiden Bewegungen, Koordinationsstörungen, eine rechtsseitige Tonuserhöhung im neurologischen Befund und vor allem das Vorherrschen von 5 – 7 Zwischenwellen im EEG ergaben sichere Beweise für ein organisches Leiden. Hirnpathologisch bestand in der Spontansprache ein Telegrammstil, ein verminderter Wortschatz und eine deutliche Perseverationsneigung. Das Sprachverständnis war besser als die expressive Sprache. Außerdem zeigten sich eine Schwäche der Merkfähigkeit, der Gestaltauffassung und Störungen in der Wiedergabe eines Textes. Deshalb entschieden sich die Autoren für die Diagnose Sprachentwicklungsbehinderung. Die Sprachheilbehandlung wurde durch Wahrnehmungstraining, auditive Behandlung, psychomotorische Übungsbehandlung und Spieltherapie erweitert. Die emotionale Entwicklung und das soziale Verhalten wurden gefördert.

In der angloamerikanischen Literatur hat sich der Begriff der *„minimal brain dysfunction"* eingebürgert.

Böhme u. *Botzler* (1975) haben sich bemüht, dieses Syndrom zu klären. Sie haben 43 Kinder beschrieben, bei denen sie diese Diagnose für gerechtfertigt hielten (30 Knaben und 13 Mädchen). Bei über der Hälfte dieser Kinder bestanden gestörte Sprach- und Sprechfunktionen durch eine verzögerte Sprachentwicklung. Am häufigsten fand sich bei ihnen ein Stammeln (34,8%), eine Störung der Zungenkoordination, eine Dysarthrie, ein Dysgrammatismus, ein Stottern oder ein offenes Näseln. Die Autoren kommen zu dem Schluß, daß jedes dritte sprachgestörte Kind gleichzeitig an einer leichten frühkindlichen Hirnschädigung leidet. Nach dieser Aussage handelt es sich eigentlich nur um leichteste Fälle einer Sprachentwicklungsbehinderung.

Auf die psychischen Ausfallserscheinungen bei minimaler frühkindlicher Hirnschädigung hat *Corboz* (1976) aufmerksam gemacht. Er erklärte, es gebe auch im Kindesalter ein psychoorganisches Syndrom. Die Kinder fallen durch Störungen der Affektivität auf, sie seien grundlos weinerlich und verdrießlich, seien leicht abgelenkt, haben eine mangelnde Konzentrationsfähigkeit und eine kurze Aufmerksamkeitsspanne. Es bestehe auch eine soziale Integrationsschwäche. Diese Erscheinungen können durch psychoreaktive Störungen überdeckt werden. Das Syndrom sei allerdings ein Sammelbecken verschiedener Unterformen.

Vassella (1976) hat kritisch zu dem Begriff der „minimal brain dysfunction" Stellung genommen. Er meint, die Abgrenzung sei unscharf. Es werden zwei verschiedene Gruppen dazugerechnet: Kinder, welche wegen ihrer schlechten Schulleistungen eine motorische Unruhe und ein auffälliges Verhalten zeigen und sich dadurch von den gesunden Kindern abheben, und solche, welche vor allem eine motorische Ungeschicklichkeit, einen plumpen Gang und auffällige Mitbewegungen haben. Man spreche von „weichen" Symptomen und dazu gehören Reflexasymmetrien, athetoide Bewegungen, Störungen der Rechts-links-Unterscheidung, Hyperaktivität, Händetremor und eine Dysdiadochokinese. Viele dieser Zeichen müsse man aber mit der Altersstufe in Beziehung setzen, denn manche davon können erst in späteren Entwicklungsstadien als pathologisch angesehen werden. Diese diagnostische Verschwommenheit hat wohl auch *Ingram* (zit. nach *Vassella*) zu dem Ausspruch veranlaßt, daß die Verwendung der Diagnose „minimal brain dysfunction" keine Diagnose, sondern die Flucht in eine Diagnose sei.

Sprachentwicklungsverzögerung

Historisches:
Die Sprachentwicklungsverzögerung ist, historisch gesehen, die am frühesten beschriebene Sprachstörung des Kindesalters. Im Jahre 1886 hat *Coen* sie unter dem Namen Hörstummheit bereits recht gut geschildert. Später hat *Gutzmann* (1924) dieses Krankheitsbild scharf umrissen und erklärt, von Hörstummheit könne man nur sprechen, wenn kein Sinnesdefekt, keine Intelligenzstörung und keine Störung des Sprachverständnisses vorhanden seien. *Fröschels* (1931) betonte, daß es sich dabei um eine funktionelle Erkrankung handelt, der kein anatomischer Defekt im Sprachgebiet des Nervensystems zugrunde liege. Er unterschied drei Arten von Hörstummheit, eine motorische, eine sensorische und eine motorisch-sensorische Hörstummheit. Er hat also die Störung des Sprachverständnisses in den Begriff der Hörstummheit einbezogen. Die sensorische Hörstummheit wurde dann vielfach als Seelentaubheit bezeichnet. *Fröschels* schlug für das unzureichend gewordene Wort Hörstummheit die viel treffendere Bezeichnung Sprachentwicklungsverzögerung vor. Bis hierher war die Entwicklung der Terminologie dieses Krankheitsbildes klar und sinnvoll. Leider haben die späteren Einteilungen der kindlichen Sprachentwicklungsstörungen nur verwirrend gewirkt. Dies gilt vor allem für die Bezeichnung Entwicklungsaphasie; denn Aphasie bedeutete immer den Verlust der vorher erworbenen Sprachfähigkeit. Dieser Terminus enthält daher einen Widerspruch in sich selbst.

Eine gute Schilderung dieser „developmental aphasia" hat *Morley* (1957) gegeben. Es handle sich dabei um einen Mangel, den zentralen Prozeß der Sprache zu entwickeln. Diese Kinder hätten wenig oder keine Vokalspiele und kein Plappern. Der Wortschatz entwickle sich langsam, aber auch im späteren Leben bestünden gewöhnlich noch Schwierigkeiten in der Satzbildung, in der Wortstellung und in der Wortfindung. Manchmal bestehe auch eine Schwäche in der Artikulation. Es gebe auch Fälle mit einer ausgesprochenen artikulatorischen Apraxie. *Morley* berichtete über 280 Kinder mit mangelhafter Sprachentwicklung; davon waren aber nur 74 nicht durch Hörschäden bedingt. Diese echten „Entwicklungsaphasien" waren fast immer, in 72 Fällen, rein expressiver Natur; nur 2 Kinder hatten eine rezeptive Sprachentwicklungsverzögerung. Alle Kinder hatten einen IQ von über 90. In der sozialen Struktur der Familien fanden sich keine Auffälligkeiten. Die Ätiologie wird als unklar bezeichnet. Für die Behandlung sei der Kontakt mit anderen Kindern sehr wichtig. Man müsse ständig zum Sprechen anhalten und sich diesen Kindern gegenüber so verhalten, daß sie erkennen, daß es für sie vorteilhafter sei, wenn sie sprechen statt zu schweigen.

Weitere Untersuchungen der Sprachentwicklungsstörungen liegen von *Ingram* (1959), *Eisenson* (1963, 1968) und *Tallal* u. *Piercy* (1974, 1975) vor.

Im neueren phoniatrischen Schrifttum wird der Ausdruck verzögerte Sprachentwicklung mehr symptomatisch gebraucht, für die angeborene Sprachentwicklungsverzögerung wird die Bezeichnung „familiärer Sprachschwächetyp" verwendet (*Arnold* 1970, *Bauer* 1973).

Von der Sprachentwicklungsverzögerung ist die *sprachliche Entwicklungsdyspraxie* (developmental verbal dyspraxia) zu unterscheiden. Die Ätiologie ist unbekannt.

Ferry u. Mitarb. (1975) haben über 60 Fälle (40 Jungen und 20 Mädchen) berichtet, die teilweise wegen sprachlicher Mängel oder wegen schlechten Schulerfolges oder wegen angeblicher geistiger Retardierung zur Untersuchung geschickt wurden. In der Spontansprache wurden Phoneme ausgelassen, verstümmelt oder durch andere ersetzt. Die Sprache war nur schwer oder gar nicht verständlich. Die Artikulation war mühsam. Hingegen waren das Gehör und das Sprachverständnis intakt. Es war ein leistungsfähiges Gestensystem entwickelt worden. Die übliche Sprachtherapie hat keinen Erfolg. Deshalb wird eine „totale Kommunikationstherapie" zu einem möglichst frühen Zeitpunkt empfohlen. Neurologisch finde sich ziemlich häufig eine orale Dyspraxie und manchmal eine leichte spastische Diplegie und motorische Retardierung. Es bestand eine deutliche erbliche Belastung in 17 Fällen, meistens bei Knaben, auch in 2 Fällen eines zweieiigen Brüderpaares.

Mit den perzeptiven und kognitiven Störungen bei den sprachentwicklungsgestörten Kindern haben sich *Steffen* u. *Seidel* (1976) beschäftigt.

Drei 1. Klassen einer Sonderschule für Sprachgestörte wurden einer Reihenuntersuchung unterzogen. Es waren 35 Kinder, die als sprachentwicklungsverzögert gekennzeichnet wurden. Die häufigsten sprachlichen Symptome waren ein Dysgrammatismus und ein globales Stammeln. 24 dieser Kinder waren perzeptiv-kognitiv retardiert, 16 waren konzentrationsgestört, 14 hatten Rechtschreibschwierigkeiten und 11 visuelle Perzeptionsstörungen. (Bei 4 Kindern bestand allerdings der Verdacht auf eine frühkindliche Hirnschädigung.) Bemerkenswert ist, daß 40% der Kinder aus Familien mit sozial negativen Faktoren stammten.

Die Arbeit soll dartun, daß es bei den sprachentwicklungsgestörten Kindern nicht genügt, nur die rein sprachlichen Ausfälle festzustellen, sondern man müsse auch alle kognitiven Funktionen in die Untersuchung einbeziehen.

In der „Differentialdiagnose von Sprach-, Stimm- und Hörstörungen", welche von *Pascher* u. *Bauer* (1984) herausgegeben wurde, werden unter dem Obertitel „Sprachentwicklungsverzögerungen" auch die sprachlichen Entwicklungsstörungen durch frühkindliche Hirnschädigungen, durch Hörstörungen, durch Autismus und durch Umwelteinflüsse einbezogen. Dadurch wird allerdings der ursprüngliche und von *Fröschels* klar definierte Begriff der Sprachentwicklungsverzögerung inhaltlich aufgelöst.

Von Arentsschild (1982) benützt hingegen zu Recht als Oberbegriff stets den Ausdruck „Sprachentwicklungsstörungen SES" für die mit und ohne frühkindlichen Hirnschäden vorkommenden Entwicklungsstörungen der Sprache. Sein Hinweis, daß der Ausdruck „Behinderung" medizinisch, pädagogisch und juristisch bereits anderweitig belegt sei, scheint mir insofern als Gegenargument gegen die Bezeichnung Sprachentwicklungsbehinderung für die durch frühkindliche Hirnschäden verursachten Sprachentwicklungsstörungen nicht stichhaltig zu sein, denn wir sprechen ja nicht von „Behinderung", sondern von „Sprachentwicklungsbehinderung", was den an sich vieldeutigen Ausdruck Behinderung entsprechend auf die Sprachentwicklungsstörungen eingeengt hat. Dieser Ausdruck ist aber meines Wissens bisher noch in keinem anderen Sinne verwendet worden und deshalb gerechtfertigt, um so mehr als es im deutschen Schrifttum keinen eigenen Ausdruck gibt, der alle durch exogene Schäden bewirkten Sprachentwicklungsstörungen eindeutig zusammenfassen würde.

Symptomatologie:
Die Sprachentwicklungsverzögerung ist eine anlagemäßige Verzögerung der normalen Sprachentwicklung. Die Mütter dieser Kinder durchleben eine normale Schwangerschaft; die Geburt ist komplikationslos; das Kind lernt zur rechten Zeit sitzen und gehen. Erst beim Beginn der Sprachentwicklung stellen sich die ersten Auffälligkeiten ein. Es kommt vor, daß die physiologische Lallperiode, das Spiel des Kindes mit seinen eigenen Artikulationsorganen, nicht eintritt. Manchmal lernen die Kinder zwar rechtzeitig die ersten Wörter wie „Mama" und „Papa", aber dann bleibt die weitere Vermehrung des Wortschatzes aus. Dem Kind fehlt der innere Antrieb zur Nachahmung der Sprachlaute seiner Umgebung, und das Bedürfnis, sich mit der Umgebung sprachlich zu verständigen, ist nicht vorhanden. Dabei verhält sich das Kind sonst ganz altersentsprechend, spielt sinnvoll und reagiert auf alle nichtsprachlichen akustischen Signale. Die Entwicklung des Sprachverständnisses ist bei einer gewissen Anzahl dieser Kinder ebenfalls verlangsamt, manchmal aber normal. Die Eltern der Kinder bemerken in der Regel zwischen dem 2. und 3. Lebensjahr das Ausbleiben der normalen Sprachentwicklung und suchen ärztliche Hilfe. Leider kommt es immer noch vor, daß ihnen dann geraten wird, die weitere Entwicklung des Kindes erst einmal abzuwarten. Kommt das Kind später in einen Kindergarten, können sich erhebliche Kontaktschwierigkeiten mit anderen Kindern ergeben, und es können auch schon die ersten Ansätze zu sekundären psychischen Reaktionen auf diese unfreiwillige Absonderung aus der Gemeinschaft in Erscheinung treten. Bedrohlich für die weitere Entwicklung

des Kindes wird es aber, wenn bis zur Einschulung nichts gegen die Sprachentwicklungsverzögerung unternommen worden ist; denn es kommt in der Regel zunächst zu einer Zurückstellung vom Schulbesuch für ein Jahr, obwohl das Kind die geistige Reife dafür durchaus hätte. Es kann aber den Schulreifetest aus sprachlichen Gründen nicht bestehen. Günstigstenfalls wird es dann in die Vorklasse einer Sprachheilschule aufgenommen.

Zum Bild der Sprachentwicklungsverzögerung gehört, daß im neurologischen Befund keine greifbaren pathologischen Erscheinungen vorhanden sind. Es kann aber vorkommen, daß sie von einer allgemeinen Entwicklungsverzögerung des motorischen Systems begleitet ist. Dann finden sich Anzeichen einer Verzögerung der Entwicklung der motorischen Geschicklichkeit, etwa eine mangelhafte Diadochokinese; diese Bewegungen werden dann oft nur mit Beteiligung der Ellenbogen ausgeführt, und der Mayersche Grundgelenksreflex kann abgeschwächt sein oder überhaupt noch fehlen. Diese Symptome können nicht als Beweis für eine frühkindliche Hirnschädigung gewertet werden.

Das EEG ist in der Regel normal, es können aber auch hier Zeichen einer verzögerten Entwicklung der bioelektrischen Hirntätigkeit zu erkennen sein, meist in Form einer Verzögerung der normalen Entwicklung des altersentsprechenden Alpharhythmus.

Heredität:
Sprachentwicklungsverzögerungen kommen manchmal familiär vor. Ein gewisser hereditärer Faktor ist nicht selten nachweisbar, und man muß immer die Eltern befragen, ob nicht in der weiteren Familie und bei den Vorfahren ähnliche Sprachentwicklungsstörungen oder auch Schwierigkeiten in der Erlernung der Schriftsprache vorgekommen sind.

Man darf aber nicht übersehen, daß auch exogene Faktoren, wie eine Vernachlässigung der Kinder durch die Eltern und den dadurch bedingten Mangel an sprachlicher Anregung, für die Entwicklung einer Sprachentwicklungsverzögerung von Bedeutung sein können. In dieser Hinsicht haben wir andere Erfahrungen als *Morley* gemacht.

Verlauf:
Der Verlauf der Sprachentwicklung ist an sich normal, aber verlangsamt. Die einzelnen Phasen der Sprachentwicklung sind zeitlich auseinandergezogen. Nur die Lallphase kann ganz fehlen. Die Zeit des physiologischen Stammelns hält abnorm lang an; der Erwerb des Wortschatzes ist erheblich verspätet, und die Satzbildung kann sehr lange auf sich warten lassen. Das Kind durchläuft die Phasen des globalen Stammelns, des Dysgrammatismus, eines noch leichten Stammelns bei schwierigen Konsonantenverbindungen und -anhäu-

fungen bis zu nur noch gelegentlichen Schwierigkeiten in der Satz-
formulierung. Diese Phasen können sich bis weit in das Erwachsenenalter hineinziehen. Kritische Punkte werden immer dann erreicht,
wenn die Forderungen des jeweiligen Lebens- bzw. Schulalters von
der augenblicklichen sprachlichen Leistungsfähigkeit her nicht erfüllt
werden können.

Differentialdiagnose:
Sehr wichtig ist die frühzeitige Abgrenzung der Sprachentwicklungsverzögerung von der Sprachentwicklungsbehinderung, also der Nachweis, daß kein frühkindlicher Hirnschaden vorliegt. Für eine Sprachentwicklungsverzögerung spricht:

1. Anamnestisch können keine Anhaltspunkte für eine Erkrankung
   des kindlichen Hirns in der Schwangerschaft, während der Geburt
   oder nach der Geburt gefunden werden. Die Mütter müssen besonders befragt werden, ob das Kind nach der Geburt bald ge-
   schrien hat, ob es etwa blau verfärbt war oder gar Krämpfe gehabt hat.
2. Im neurologischen Befund sind keine über den Rahmen einer verzögerten Entwicklung des motorischen Systems hinausgehenden
   Ausfallserscheinungen feststellbar. Besonders achten muß man
   auf extrapyramidale Erscheinungen wie Hyperkinesen oder pathologische Mitbewegungen.
3. Das EEG ist normal oder zeigt höchstens leichte Anzeichen einer
   Entwicklungsverzögerung des altersentsprechenden EEG-Musters.
4. Eine familiäre Belastung mit Sprachentwicklungsverzögerungen
   spricht für dieses Leiden und gegen eine Sprachentwicklungsbehinderung. Ausnahmen können aber dann vorkommen, wenn etwa
   durch Beckenanomalien der Mutter der Geburtsvorgang bei mehreren Geschwistern in gleicher Weise behindert worden ist.
5. Das Symptomenbild der Sprachentwicklungsverzögerung beschränkt
   sich meist nur auf die Verlangsamung der Entwicklung der Sprache selbst und auf die von ihr abhängigen Leistungen.
6. Die Sprachentwicklungsverzögerung ist im allgemeinen ein Leiden
   des Vorschulalters; sie sollte bei rechtzeitiger Behandlung im
   Schulalter eigentlich nicht mehr vorkommen. Das ist natürlich
   eine Idealforderung. In Wirklichkeit findet man in den unteren
   Klassen der Sprachheilschulen noch viele sprachentwicklungsver-
   zögerte Kinder, aber sie nehmen in den höheren Klassen immer
   mehr ab, und es verbleiben dann die Sprachentwicklungsbehinderungen und schwere Sprechstörungen, so daß sich die Zusammensetzung der Klassen nach Krankheitsbildern in diesen Schulen
   stark ändert.
7. Den Nachweis, daß sich auch in hirnpathologischen Befunden
   die Sprachentwicklungsbehinderung von der Sprachentwicklungsverzögerung abgrenzen läßt, haben *Linck* u. *Haberkamp* (1976)
   erbracht.

Prognose:

Die Prognose der Sprachentwicklungsverzögerung ist daher an sich gut. Schädliche Folgen entstehen nur dann, wenn eine rechtzeitige Behandlung verabsäumt wurde und das Kind z.Zt. seines Schuleintrittes den sprachlichen Anforderungen der untersten Schulklasse noch nicht gewachsen ist. Besonders folgenschwer kann es werden, wenn das Kind als geistig zurückgeblieben angesehen wird und in eine Sonderschule für geistig Behinderte kommt. Dann sind die Vorbedingungen für die Entwicklung sekundärer psychischer Reaktionsweisen gegeben. Der Unterricht kann diesen Kindern nicht die notwendigen geistigen Anregungen geben; sie erkennen auch aufgrund ihrer normalen Intelligenz, daß sie von ihrer Umgebung für dumm gehalten werden, nicht mit den Kindern zusammen die Schule besuchen dürfen, denen sie sich ebenbürtig fühlen, und sie können dann leicht mit Interessenlosigkeit auf den sie langweilenden Unterricht, schließlich mit Ablehnung oder gar mit Aggressivität reagieren.

Therapie:

Deshalb ist das wichtigste Erfordernis der Behandlung, daß die Sprachentwicklungsverzögerung rechtzeitig erkannt und die Behandlung sofort eingeleitet wird. Das Ziel der Behandlung muß sein, daß die Sprachentwicklung z.Zt. des Eintrittes in die Schule so weit gefördert ist, daß das Kind die Schulreife hat und in eine normale Grundschule eingeschult werden kann. Bei allen sprachentwicklungsverzögerten Kindern, bei denen dieses Ziel nicht erreicht werden konnte, kommt nur eine Einschulung in eine Sprachheilschule in Frage. Dort ist meist nicht nur die notwendige Sprachheilbehandlung, sondern auch die schulische Förderung gewährleistet.

Bei Kindern, die in eine Normalschule eingeschult werden konnten, kommt es vor, daß sie noch zusätzlich eine sprachtherapeutische Behandlung brauchen. Es muß dann aber von Fall zu Fall entschieden werden, ob das Kind durch eine solche Doppelbelastung nicht überfordert wird.

Angeborene Schreib-Lese-Schwäche (Legasthenie)

Historisches:

Die ersten ausführlichen Beschreibungen des Leidens stammen von *Kerr* (1896) und *Morgan* (1896). *Morgan* hat es „angeborene Wortblindheit" („congenital word blindness") genannt. Es wurde im Verlauf der kommenden Jahrzehnte mit sehr viel verschiedenen Bezeichnungen belegt, von denen die bekanntesten „congenital dyslexia" (*Rutherford* 1909), „Strephosymbolia" (*Orton* 1915) und „angeborene Schreib-Lese-Schwäche" (*Walter* 1954) wurden. In den letzten Jahren hat sich in Deutschland die Bezeichnung „Legasthenie"

(*Ranschburg* 1916) immer mehr verbreitet. Dieser Ausdruck ist insofern unzureichend, als er die Störungen des Schreibens, die meist sogar im Vordergrund stehen, nicht berücksichtigt. In England wird das Leiden „developmental dyslexia" (*Critchley* 1970) genannt. In Frankreich spricht man nach *de Ajuriaguerra* (1948) von „Dyslexie-Dysorthographie".

Neueres Schrifttum:

Im deutschen Schrifttum finden sich gute Arbeiten über die Legasthenie bei *Illing* (1929), *Bach* (1949), *Walter* (1954) und *Faust* (1954). *Linder* (1951) berichtete über ein eigenes Krankengut von 50 Legasthenikern. *Weinschenk* hat 1965 in einer Monographie besonders auf die sekundären psychischen Folgeerscheinungen unbehandelter Legasthenien hingewiesen.

In Deutschland erschienen in den letzten Jahren zwei monographische Bearbeitungen. Die Dissertation von *Angermaier* (1970) beschäftigt sich vornehmlich mit der Verursachung des Leidens; *Grissemann* (1972) stellte mehr die psychologischen Aspekte in den Vordergrund.

Im französischen Schrifttum hat sich besonders *Borel-Maisonny* (1951) mit diesem Leiden beschäftigt. Sie teilte die Dyslexien in echte und unechte ein. Die echten seien mit Sprachstörungen verbunden. Die Kranken seien nicht imstande, Verbindungen zwischen den optischen und akustischen Perzeptionen herzustellen. Die unechten Dyslexien haben hauptsächlich Perzeptionsstörungen optischer Natur. Am häufigsten seien aber Mischfälle.

De Hirsch (1952) unterschied zwischen primären und sekundären Dyslexien. Die primären Dyslexien zeichnen sich durch den auffallenden Gegensatz zwischen dem Versagen beim Lesen, besonders beim Buchstabieren, und den guten Leistungen im Rechnen aus. Als sekundäre Dyslexien sieht sie Leseschwierigkeiten durch körperliche Erkrankungen, schädliche Umwelteinflüsse oder unzureichenden Schulunterricht an.

Launay (1952) analysierte die Kinder einer Legasthenikerklasse. Er fand zwei Gruppen: Die einen waren normale Kinder ohne neurologischen Befund und die anderen Schwachsinnige oder hatten andere psychische Auffälligkeiten.

Über 2 Fälle von Legasthenie mit Spiegel- und Verkehrtlesen berichtete *Park*.

Besonders zu erwähnen sind die Monographien von *Hallgren* (1950) und *Critchley* (1970). *Hallgren* beschäftigte sich eingehend mit Fragen der Heredität des Leidens (s. S. 294).

Über *Critchleys* „Dyslexic child" soll, weil darin der Standpunkt des Neurologen zur Frage der Legasthenie besonders vertreten wird, ausführlicher berichtet werden. Der Autor hat 620 Kinder mit der differentialdiagnostischen Entscheidung, ob es sich um echte Legastheniker handelt, untersucht. *Critchley* erwähnt, daß die Forschungsgruppe Developmental Dyslexia bei der World Federation of Neurology den Ausdruck „Specific developmental Dyslexia" empfohlen hat und sie als eine Störung definiert, welche sich durch Schwierigkeiten im Lesenlernen trotz der üblichen Schulung, entsprechender Intelligenz und sozial-kultureller Gelegenheiten manifestiert. Interessant ist die Bemerkung von *Critchley*, daß der Ausdruck Legasthenie (anscheinend in England) niemals Anklang gefunden habe. Sehr interessant ist die kasuistische Mitteilung von 3 angloarabischen Dyslexien, die sich in beiden Schriftsprachen kundtaten; denn auch bei den arabischen Dyslexien fanden sich in der Schrift Verdrehungen, Umkehrungen, Verwechslung ähnlicher Zeichen und Verwechslung von Zeichen, welche ähnlich lauten, aber verschieden aussehen. Bilinguismus könne manchmal die Dyslexie fördern. Die Leselernmethode könne zwar nicht die Dyslexie verursachen, aber bei der Ganzheitsmethode könne sie früher erkannt werden. Sie erhöhe die Anzahl der schlechten Leser, sei eine Belastung für zurückgebliebene Leser, und die Legastheniker fallen bei ihr sehr bald durch ihr Zurückbleiben auf. Man solle daher diese Kinder aus Klassen herausnehmen, in welchen nach der globalen Methode unterrichtet werde. Fördernd für die Entwicklung einer Dyslexie können auch soziale Umstände sein. *Critchley* berichtet, daß sie in seinem Krankengut bei Kindern aus den „unteren Schichten" häufiger auftrat, ebenso bei Kindern von berufstätigen Eltern, als bei solchen, bei denen sich die Mütter mehr mit ihren Kindern beschäftigen konnten.

Sehr beachtenswert ist die Bemerkung von *Critchley*, daß der Ausdruck Aphasie nicht auf eine Schwäche in der Entwicklung der Sprachmodalitäten angewendet werden sollte, sondern reserviert bleiben sollte für einen Verlust oder die Schwäche einer reifen linguistischen Begabung. Es gebe keinen befriedigenden Terminus, um die Schwäche in der Entwicklung der Sprache beim heranreifenden Kind darzustellen. Diese Worte von *Critchley* berechtigen die Einführung unserer Bezeichnung Sprachentwicklungsstörung als Oberbegriff für die Störungen in der Entwicklung der Sprache und auch die Unterscheidung von Sprachentwicklungsverzögerungen und Sprachentwicklungsbehinderungen als Sprachentwicklungsstörungen ohne und mit frühkindlichen Hirnschäden. Die Dyslexie möchte *Critchley* im übrigen in die Gruppe der Asymbolien eingereiht wissen.

Zur Untersuchung der Legasthenie bemerkte der Autor, daß viele der vorhandenen Tests auf dem amerikanischen Schulsystem beruhten und kaum woanders angewendet werden könnten. Zum Erscheinungsbild des Leidens werden von ihm folgende Fehlleistungen angeführt: das falsche Lesen ungewohnter Wörter, das Verwechseln klangähnlicher Wörter, die Erschwerung des Überspringens auf die nächste Zeile. Beim leisen Lesen könne man entsprechende Lippenbewegungen beobachten. Das Kind benötige eine Zeitlang, ehe es das, was es gelesen habe, verstehe. Wörter werden falsch ausgesprochen, manchmal komme es zu einem Spiegellesen von Buchstaben und kurzen Wörtern. Wortfolgen werden vertauscht, Laute und Silben ausgelassen oder eingefügt. Wörter können wiederholt werden, manchmal werden sie auch falsch betont.

Die Leistungen der Legastheniker können von Tag zu Tag schwanken; der Leseindex sei daher eine fragliche Sache.

Die Legasthenie gehe immer mit einer Störung des Schreibens einher, aber diese hätte nicht so sehr die Aufmerksamkeit erweckt, obwohl die Fehler im Rechtschreiben noch lange nach Besserung des Lesens anhalten könnten (darauf hat besonders *de Ajuriaguerra* [1948] hingewiesen und deshalb die Bezeichnung Dyslexie-Dysorthographie vorgeschlagen).

Unter den Legasthenikern gebe es manchmal sehr gute Zeichner. *Critchley* fand unter seinen 125 Legasthenikern 17 Fälle mit deutlicher künstlerischer Begabung.

Die Dominanzverhältnisse bei diesen Kranken seien noch nicht geklärt. Bemerkenswert sind die Beziehungen zwischen Legasthenie und Sprachentwicklungsverzögerung und Verzögerung der motorischen Entwicklung. *Critchley* konnte unter seinen 125 Dyslexien 41 Fälle mit einer verspäteten Sprachentwicklung und 34 mit einer motorischen Ungeschicklichkeit beobachten.

Als begünstigenden Faktor für die Entwicklung einer Dyslexie konnte er einen häufigen Schulwechsel der Kinder feststellen.

Granjon-Galieret u. *de Ajuriaguerra* (1951) haben die Entwicklung der Lateralisation von normalen Kindern und Schülern mit einer Entwicklungsdyslexie in zwei Altersstufen (7—10 Jahre und 11—13 Jahre) miteinander verglichen. Bei den Dyslektikern war die Lateralisation in der jüngeren Altersstufe viel weniger ausgeprägt als bei den Gesunden; es gab bei ihnen mehr Linkshänder als bei den anderen. Bei der älteren Gruppe hatte die Anzahl der Rechtshänder bei den Normalen etwas, bei den Dyslektischen aber erheblich zugenommen. Der Unterschied der beiden Gruppen war bezüglich der Lateralisation kleiner geworden, das zeigt, daß die Linkshirnigkeit nach dem 10. Lebensjahr noch zunehmen könne.

In Amerika sind vor allem die Handbucharrtikel von *Rabinowitch* (1959, 1962) beachtenswert.

Die Differentialdiagnose zwischen Legasthenie und Erlernungserschwerung für Schreiben und Lesen wird in einer Arbeit von *Rabinowitch* (1924) besprochen. Er unterschied:

1. Kinder von normalem Intellekt, welche wegen verschiedener exo-
gener Faktoren schlecht lesen und nannte diesen Zustand sekundäre Leseverzögerung. Hierzu ist wohl ein mangelhafter Schulunterricht zu rechnen.
2. Primäre Leseverzögerung:
   a) schlechte Leser durch Hirnschäden. Das entspricht unserer
   Erlernungserschwerung für Schreiben und Lesen,
   b) die endogene Leseverzögerung („primary reading retardation")
   ohne Hirnschaden. Das ist die Legasthenie in unserem Sinn.

Critchley möchte für unsere Erlernungserschwerung für Schreiben
und Lesen eher den Ausdruck „symptomatische Dyslexie" angewendet wissen.

Einige Arbeiten beschäftigen sich auch mit den parietalen Begleiterscheinungen der Lese-Rechtschreib-Schwäche. So hat *Hasaerts van
Geertruyden* (1970) eine *Entwicklungsdyskalkulie* beschrieben (dyscalculie d'évolution).

Er berichtete über 5 normal intelligente Kinder im Alter von 7–13 Jahren,
welche nur Störungen im Bereich der Rechenfunktionen zeigten. Es waren
Störungen der Mengen- und Reihenbildung und des dezimalen Rechnens.
Trotz jahrelanger Behandlung konnten sie nicht die Zehnerstufe im Rechnen
überschreiten. Sie waren nicht in der Lage, Größen zu messen oder zu dividie-
ren. Sie erlernten aber alle Schreiben und Lesen. Auch Zahlen konnten gelesen und geschrieben werden. Alle diese Kinder hatten eine Apraxie. Zwei von
ihnen hatten eine Rechts-links-Orientierungsschwäche und eine Fingeragnosie.

Über die Fähigkeit der Rechts-links-Unterscheidung bei gesunden
und leseschwachen Kindern haben *Irwin* u. *Newland* (1977) Untersuchungen angestellt.

Sie stellen zwei Gruppen, 27 normale Leser und 11 schlechte Leser zusammen. Die Kinder wurden einer Tafel gegenübergestellt, auf welcher sich in
jeder Ecke ein Kreis befand, der in zwei Halbkreise geteilt war; der eine Halbkreis war schwarz und der andere weiß. Die Schnittlinien hatten manchmal
eine horizontale und manchmal eine vertikale Stellung, so daß das Kind von
jedem Kreis sagen konnte, wo die schwarze Hälfte ist, oben, unten, rechts
oder links. Durch Projektion konnten die verschiedensten Kombinationen
erhalten werden.

Es zeigte sich, daß die gesunden Kinder und die schlechten Leser
oben und unten genauer unterscheiden konnten als rechts und links.
Spiegelbildfehler waren bei der Rechts-links-Unterscheidung häufiger
als bei Unterscheidung von oben und unten, diese kamen bei den
schlechten Lesern öfter vor als bei den guten.

Büttner (1978) berichtete über die bisherigen Erfolge der staatlichen
Förderung der Legasthenie in Schleswig-Holstein. Er stützte sich dabei auf die Untersuchung von 194 Kindern aus einem Landeskran-
kenhaus für Kinder- und Jugendpsychiatrie. Man erfährt, daß dort

die Legasthenie erst „anerkannt" wird, wenn die Kinder in der
4. Volksschulklasse noch erhebliche Lese-Rechtschreib-Schwächen
haben. Immerhin wurden 93% der Legastheniker gefördert. Die
Hälfte hatte auch Beeinträchtigungen in anderen Fächern als im
Lesen und Schreiben. Interessant ist der Hinweis, daß bei den Nicht-
gebesserten in 20% „Sprachstörungen" vorhanden waren. Es wird
leider nicht näher angegeben, welcher Art diese Sprachstörungen
gewesen sind. Bei 33% der Kinder waren Abnormitäten im EEG zu
finden. Eine Heredität konnte bei 33,6% nachgewiesen werden.

Die Behandlung hatte folgende Ergebnisse: geheilt 3,4%, deutlich gebessert
26,7%, leicht gebessert 45,7%, unverändert 20%, eher schlechter 1,7%, ohne
Angabe 3,4%. Die Behandlung dauerte durchschnittlich zwei Jahre, in manchen Fällen aber bis zu fünf Jahren. Man sollte die Behandlung überhaupt
keiner zeitlichen Begrenzung unterwerfen.

Als Symptome, welche die Heilungsaussichten beeinträchtigen, werden u.a. angeführt: eine Konzentrationsschwäche, fehlende Motivation, oberflächlicher Arbeitsstil und psychovegetative Begleiterscheinungen. Als Ursache der noch unbefriedigenden Erfolge wird die
schlechte Qualität der Förderung „schwieriger" Legastheniker verantwortlich gemacht.

Die Frage, ob die Schreib-Lese-Schwäche mit einer verspäteten Lateralisation der sprachlichen Funktionen zusammenhängt, hat *Kersinger* (1978) nochmals kritisch aufgeworfen.

Dazu hat er 110 Kinder, etwa die Hälfte Knaben und Mädchen, im Alter von
6–7 Jahren, welche die 1. Klasse besuchten, bezüglich ihrer Hand-, Ohr-,
Augen- und Fußdominanz untersucht. Eine vollständige Lateralisation für die
Hände fand sich bei 82%, für die Augen bei 66%, für die Ohren bei 33% und
für die Füße bei 13%. Gekreuzte Bevorzugungsmuster hatten über die Hälfte
der Kinder.

Kersinger führte dann auch Nachuntersuchungen bei 104 Kindern in
der 4. Klasse und von 87 Kindern in der 6. Klasse bezüglich ihrer
Lesefähigkeit durch. Dabei zeigte sich, daß die Kinder, welche eine
wenig ausgeprägte Lateralisierung der genannten vier Modalitäten
hatten, später nicht an einer Leseschwäche litten. Schlechte Leser
fanden sich jedoch häufiger unter den Linkshändern. Bei denen,
die eine gemischte Dominanz hatten, waren mittlere und überdurch-
schnittliche Leistungen im Lesen zu beobachten. Als Risikofaktor
könne man daher nur eine starke einseitige Lateralität ansehen. Der
Verfasser lehnt deshalb die Hypothese, daß eine mangelnde Lateralität Ursache einer späteren Leseschwäche sei, ab. Er verweist auch
auf Arbeiten von *Gesell* u. *Ames*, welche schon 1947 zeigten, daß
man bei 28 Wochen alten Feten einen tonischen Nackenreflex nachweisen könne, dessen Asymmetrie über eine spätere Lateralisierung
von Hand, Ohr, Augen und Füßen entscheide.

Mit der Frage der Interaktion der beiden Hemisphären beim Lesen beschäftigte sich *Gutzeit* (1978).

Es wurden 271 Kinder untersucht. Die Hälfte stammte aus der 1. und die andere Hälfte aus der 2. Volksschulklasse. In der 1. Klasse waren 67 Jungen und 70 Mädchen, in der 2. Klasse 65 Jungen und 69 Mädchen. Sie wurden eingeteilt in gute, mittlere und schwache Leser. Mit ihnen wurden dichotische Untersuchungen durchgeführt. Dabei wurden Wörter und 3–5 Zahlen abwechselnd zuerst dem linken und dann dem rechten Ohr dargeboten, dann aber auch gleichzeitig beiden Ohren zugeleitet.

Es ergab sich, daß es zwischen guten und schlechten Lesern keine Unterschiede in der Händigkeit gab. Unter den Jungen waren doppelt so viele Ambidexter und Linkshänder als unter den Mädchen. Eine Linksohrigkeit wirkte sich bei Linkshändern eher ungünstiger aus als bei Rechtshändern. Gute Leseleistungen waren am häufigsten bei mittlerer Rechtsohrüberlegenheit. Extreme Rechtsohr- und Linksohrüberlegenheit zeigte sich häufig bei Knaben mit schlechter und bei Mädchen mit mittlerer Leseleistung. Die extreme Bindung an die linke Hemisphäre könne gleichzeitig auf die optisch-räumlichen Informationen hemmend wirken. Das Lesen sei daher nicht nur intrahemisphärisch, sondern auch interhemisphärisch organisiert. Diejenigen Kinder können am schnellsten das Lesen erlernen, die sowohl analytisch sukzessiv wie auch simultan ganzheitlich Aufgaben gut lösen können.

Gutzeit (1980) hat noch zur Frage der Frühdiagnostik der lese- und rechtschreibschwachen Kinder Stellung genommen. Dabei übte er Kritik an den Schulreifetests und meint, sie seien überaltert. In diesen diagnostischen Verfahren bleibe die Lernfähigkeit des Kindes unberücksichtigt. Die Intelligenztests seien in ihrer Gesamtanlage nicht speziell auf schulische Anforderungen konzipiert. Mit ihnen allein könne man keine Vorhersage über die zu erwartenden Lese- und Schreibleistungen machen. Die später zu erwerbenden kognitiven Prozesse könnten nicht vorweggenommen werden.

Durch den Vergleich zweier Fälle von Entwicklungsdyslexie mit einer primären Alexie kamen *Aaron* u. Mitarb. (1980) zu der Vermutung, daß die Legasthenie primär eine „neurologische" Ätiologie habe. Trotz der verschiedenen Wurzeln hätten beide in ihrer Symptomatologie nicht nur bei den Lesestörungen, sondern auch bei den sie begleitenden parietookzipitalen Ausfallserscheinungen große Ähnlichkeiten aufzuweisen.

Klicpera (1984) hat eine Übersicht über die neuropsychologischen Beiträge zur Legasthenieforschung gegeben. Dabei hat er eine Reihe von Fällen erwähnt, bei denen pathologische Hirnbefunde festgestellt werden konnten. Deshalb vermutet er, daß es sich bei der speziellen Lesestörung der Kinder nicht um ein einheitliches Syndrom handelt. Dem kann man nur zustimmen. Deshalb habe ich (1979) den Vorschlag gemacht, die durch frühkindliche Hirnschäden bedingten Störungen des Schreibens und Lesens nach *de Ajuriaguerra* (1951) als „Erlernungserschwerungen für Schreiben und Lesen" von den Legasthenien abzutrennen.

Vorkommen und Häufigkeit:
Die Häufigkeit der Legasthenie hängt stark von der Schreibweise der Sprache des jeweiligen Landes ab. Je phonetischer sie ist, desto seltener finden sich Legasthenien; je weiter sich die Orthographie einer Sprache aber von ihrer Aussprache entfernt, desto mehr sind die Vorbedingungen für das Auftreten einer Legasthenie gegeben. Es ist daher nicht zu verwundern, daß dieses Leiden am häufigsten in den angelsächsischen Ländern auftritt. Im Englischen werden 44 Laute durch 500 Zeichen und Zeichenverbindungen ganz verschieden wiedergegeben. *Critchley* bestreitet allerdings, daß die Legasthenie tatsächlich in England häufiger auftritt, sondern meint, durch die Eigenart der englischen Orthographie werde sie nur häufiger erkannt. Eine weitere Folge ist jedenfalls, daß die Literatur über die Legasthenie im englischen und amerikanischen Schrifttum viel reichhaltiger ist als in der anderer Sprachgemeinschaften. Es ist deshalb auch verständlich, daß die Häufigkeitsangaben über die Legasthenie in der Durchschnittsbevölkerung stark schwanken, zwischen 1/5% (*Bachmann* 1927) bis 20% (*Preston*).

Heredität:
Auf das Vorkommen familiärer Belastungen mit Legasthenie hat zuerst *Hinshelwood* (1907) hingewiesen. Ein eineiiges Zwillingspaar mit einer Dyslexie haben *Lamy* u. Mitarb. (1952) beschrieben. Mit der Erbbiologie der Legasthenie hat sich besonders *Hallgren* (1950) beschäftigt. Er beobachtete 276 Fälle aus 112 Familien. Besonders bedeutend für den Nachweis der Erblichkeit der Legasthenie waren die Untersuchungen von *Hallgren* u. *Norrie* (zit. nach *Hermann* u. *Norrie*) an 45 Zwillingspaaren. Unter den 12 eineiigen Zwillingen fand er eine 100%ige und bei den 33 zweieiigen Zwillingen nur eine 33%ige Konkordanz.

Hallgren (1950) glaubte an einen einfachen dominanten autosomalen Erbgang. Familiäres Vorkommen von Dyslexien beschrieb auch *Drew* (1956).

Symptomatologie:
Für die Legasthenie gelten anamnestisch die gleichen Feststellungen wie für die Sprachentwicklungsverzögerung. Die Kinder wurden normal geboren; die Entwicklung im Säuglingsalter war unauffällig; sie lernten zur richtigen Zeit sitzen und gehen. Die meisten von ihnen hatten auch eine normale Sprachentwicklung. Es gibt aber auch Legastheniker, bei denen man deutlich eine Verzögerung der Sprach-

entwicklung anamnestisch erheben kann und bei denen die Symptome einer solchen auch noch nachweisbar sind. Dazu ist zu bemerken, daß die Legasthenie sich erst zwischen dem 7. und 8. Lebensjahr manifestieren kann; es können bei ihr also früher vorhandene Erscheinungen der Sprachentwicklungsverzögerung schon überwunden worden und nicht mehr nachweisbar sein. Es muß daher bei allen Legasthenikern immer eine genaue Anamnese bezüglich der Sprachentwicklung erhoben, die sprachliche Familienanamnese geklärt werden. Dabei muß vor allem nach Sprachentwicklungsverzögerungen und nach Legasthenikern auch in der weiteren Familie gefragt werden. Die vorschulische Entwicklung des Legasthenikers ist in der Regel unauffällig. Auch im ersten Schuljahr wird er meist, besonders deshalb, weil die allgemeine geistige Leistungsfähigkeit ungestört und die Kinder sonst normal begabt sind, nicht als gestört erkannt. Die Schwierigkeiten beginnen in der Regel erst im 2. Schuljahr. Dann zeigt sich meistens eine deutliche Differenz in den Leistungen im Rechtschreiben und im Lesen einerseits und in denen der übrigen Fächer andererseits. Es kommt nun sehr darauf an, ob der Lehrer diese Widersprüchlichkeit als solche erkennt und daraus den Verdacht auf eine Legasthenie schöpft. Wenn dies nicht der Fall ist, besteht die Gefahr, daß das Kind als dumm oder faul angesehen und entsprechend schlecht beurteilt wird. Die Kinder sind aber so intelligent, daß sie auf diese falsche Einstellung mit sekundär psychischen Erscheinungen reagieren. Sie verlieren die Lust an der Schule, werden störrisch, mutlos und können sogar, worauf *Weinschenk* (1965) besonders hingewiesen hat, aggressive und antisoziale Verhaltensweisen entwickeln. In unserem Krankengut waren solche Tendenzen allerdings viel seltener als in dem von *Weinschenk*. Das hängt wohl damit zusammen, daß jener Autor ein viel ungünstigeres Ausgangskrankengut hatte.

Neurologisch findet sich bei der Legasthenie meist ein völlig normaler Befund.

Hirnpathologisch beschränken sich die Ausfallserscheinungen auf die Störungen im Schreiben und im Lesen. Beim spontanen Schreiben und beim Diktatschreiben treten gröbste Paragraphien in Erscheinung. Sie unterscheiden sich von gewöhnlichen Rechtschreibfehlern, wie sie in diesen Altersgruppen vorkommen, dadurch, daß sie zu ganz unerwarteten, unerklärlichen und bizarren Wortverstümmelungen führen. Sie können auch solche Ausmaße annehmen, daß die Wörter, welche geschrieben werden sollten, nicht mehr zu erkennen sind. Manchmal kommt es sogar vor, daß Silben spiegelbildlich geschrieben werden. Das Lesen ist sehr erschwert; es fehlt der Überblick über einen Satz. Die Wörter werden einzeln, stockend und vielfach paralektisch gelesen. Es ist häufig sehr beeindruckend, wenn ein Legastheniker, der sich mühevoll durch einen Text hindurchgequält hat, so daß man befürchtet, er könnte ihn überhaupt nicht verstanden haben, dann die gleiche Geschichte unmittelbar nachher mühelos in vollendeten Sätzen inhaltlich richtig nacherzählt. Das kann allerdings nur in solchen Fällen geschehen, die nicht mit einer Sprachentwicklungsverzögerung kombiniert sind. Besonders charakteristisch für die Legasthenie ist die Verwechslung ähnlicher Buchstaben wie „u" und „n", „p" und „q", „b" und „d" sowohl beim Lesen als auch beim Schreiben. Es kommt auch vor, daß Richtungsänderungen auftreten und Wörter verkehrt gelesen werden, z.B. „lieb" als „beil".

Durch die Schwierigkeiten beim Schreiben und beim Lesen ist es bedingt, daß diese Kinder das Interesse an diesen Tätigkeiten verlieren und nur mit größter Mühe dazu angehalten werden können. Da sie ein gutes Gedächtnis haben, kommt es vor, daß sie Lesestücke früher auswendig als fließend lesen lernen. Dadurch können die Lehrer über die tatsächlichen Ausfälle getäuscht werden.

Die allgemeine psychische Leistungsfähigkeit ist bei diesen Kindern in der Regel gut, manchmal sogar überdurchschnittlich. Besonders kennzeichnend sind die oft sehr guten Rechenleistungen, die dann gegenüber den schwachen Leistungen im Schreiben und im Lesen besonders abstechen.

Verlauf und Prognose:
Die Legasthenie hat an sich eine gute Prognose, d.h., sie hat die Tendenz, sich zu bessern. Die Gefahr besteht nur darin, daß diese Besserung viel langsamer vonstatten geht, als es den Ansprüchen der Schule in der jeweiligen Altersklasse entsprechen würde. Deshalb ist es unbedingt erforderlich, daß sie möglichst frühzeitig erkannt und einer Behandlung zugeführt wird. Besonders verschlechternd wirkt es auf die Prognose, wenn die Kinder als allgemein unterbegabt angesehen und in Sonderschulen für Lernbehinderte oder sogar für geistig Behinderte gegeben werden. Abgesehen davon, daß das pädagogische Angebot an Schulkenntnissen dann nicht der geistigen Reife dieser Kinder entspricht und diese sich zu langweilen beginnen, können sich bei ihnen auch sekundär psychische Mechanismen in Gang setzen. Es kann aber auch zu reaktiven Depressionen und zum Auftreten psychosomatischer körperlicher Beschwerden kommen.

Bei der Rückbildung der Legasthenie sieht man die Besserung meist zunächst im Lesen; am hartnäckigsten erwiesen sich die Fehlleistungen im Rechtschreiben. Daher kann es vorkommen, daß man, wenn man ein Kind in einem solchen Rückbildungsstadium erstmals untersucht, nur noch eine Störung des Rechtschreibens finden kann.
De Ajuriaguerra (1951) hat daher mit Recht bei der Legasthenie eine Dyslexie von einer Dysorthographie unterschieden.

Differentialdiagnose:

Bei der Differentialdiagnose der Legasthenie ist die wichtigste Entscheidung, ob es sich wirklich um eine angeborene Schreib-Lese-Schwäche oder um eine durch eine frühkindliche Hirnschädigung bedingte Erlernungserschwerung für Schreiben und Lesen handelt, die im Rahmen einer Sprachentwicklungsbehinderung auftreten kann. Bei jener werden alle Symptome, welche bei einer Sprachentwicklungsbehinderung zu beobachten sind, vorhanden sein. Es werden also nicht nur neurologische, sondern auch die verschiedensten hirnpathologischen Ausfälle in Erscheinung treten, die nicht zum Bild einer Legasthenie gehören, z.B. Rechenstörungen, und vor allem können auch allgemeine psychische Defektsymptome bis zum Schwachsinn vorhanden sein.

Eine andere differentialdiagnostische Möglichkeit besteht darin, daß es sich beim vermeintlichen legasthenischen Kind nur um ein allgemein unterbegabtes Kind handelt, welches auch mangelhafte Leistungen im Schreiben und im Lesen bietet. Bei diesen Kindern fehlen vor allem die auffallenden Unterschiede zwischen den mangelhaften Leistungen im Schreiben und im Lesen und den guten Leistungen in den anderen Unterrichtsfächern. Die allgemeine Intelligenz ist unterdurchschnittlich, denn diese Kinder befinden sich im Bereich der physiologischen Dummheit (IQ unter 90), oder es sind sogar Debile. Daß solche Entscheidungen an den Arzt heute nicht selten herangetragen werden, ist dadurch begründet, daß manche Eltern den (vielleicht unbewußten) Wunsch haben, ihre dummen Kinder nicht als solche erkannt zu sehen, sondern den modernen unbelastenden Ausdruck Legasthenie vorziehen würden. Bei der hirnpathologischen Untersuchung verraten sich diese Kinder aber schon meistens dadurch, daß ihre Fehlleistungen im Diktatschreiben nicht das bizarre Bild der Legasthenie zeigen, sondern daß es sich nur um grobe Rechtschreibfehler handelt.

Die leichteste differentialdiagnostische Entscheidung aber wird gegen eine kindliche Agraphie und Alexie getroffen werden können. Bei diesen müssen vor allem Hirnerkrankungen, welche nach dem Erlernen des Schreibens und des Lesens aufgetreten sind, nachgewiesen werden, und die Leistungen in der Schriftsprache müssen vor der Erkrankung, vorausgesetzt, daß die Kinder schon das Schulalter erreicht hatten, normal gewesen sein.

Therapie:

Bei der Legasthenie besteht der Grundsatz, daß die Behandlung sofort einsetzen soll, sobald das Leiden erkannt worden ist. Die Behandlung muß vor allem aus Übungen im Diktatschreiben und im Spontanschreiben bestehen. Sie muß einhergehen mit Übungen im Lesen von Wörtern und später von Sätzen. Sehr wichtig ist bei diesen Kindern die Arbeit mit Buchstabentäfelchen, mit denen sie nicht nur Wörter, die ihnen aus der mündlichen Sprache bekannt sind, zusammensetzen müssen, sondern sie müssen auch ähnliche Wörter zu unterscheiden lernen. Dabei müssen vor allem die Buchstaben Berücksichtigung finden, welche sie erfahrungsgemäß am meisten verwechseln. Es sind also die Buchstaben, welche spiegelbildlich ähnlich sind. Man soll ihnen auch falsche Wortfolgen vorlegen, die sie verbessern müssen. Sie müssen es lernen, falsche und richtige Wörter zu unterscheiden. Auch Ergänzungstests wird man verwenden können. Später wird man dann auf das Schreiben und das Lesen von Sätzen übergehen können. Es ist häufig gesagt worden, daß die Ganzheitsmethode an der Entstehung der Legasthenie die Schuld trage. Das ist nur bedingt richtig; während normal begabte Kinder mit der Ganzheitsmethode schnellere Fortschritte im Lesen machen können als mit der synthetischen Methode, ist das dem Legastheniker nicht möglich. Dadurch kann die Ganzheitsmethode zu einem diagnostischen Hilfsmittel werden, um Legastheniker zu entlarven. Bei der Behandlung dieses Leidens wird man dann aber synthetisch vorgehen müssen, denn die Schwäche der Legastheniker liegt ja in der Unterscheidungsmöglichkeit für bestimmte ähnliche Buchstabenformen. Aus diesem Grund werden auch die Formunterschiede im allgemeinen und die Richtungsunterscheidungen anhand von geometrischen Figuren oder Mustern in die Behandlung mit Vorteil einbezogen werden können.

Neurologische Begleiterscheinungen der Aphasien

Lähmungen

Es ist allgemein bekannt, daß die Aphasien meist mit Halbseitenlähmungen einhergehen. Dies ist dadurch zu erklären, daß das Gefäß der Aphasie, die A. cerebri media, einige tiefe Äste hat, welche
zu den Stammganglien und zur inneren Kapsel führen. Durch Verschluß dieser Gefäße werden die dort hindurchziehenden Pyramidenbahnfasern außer Funktion gesetzt. Der Ausprägungsgrad dieser
Halbseitenlähmungen bei den einzelnen Aphasiearten und bei den
verschiedenen ätiologischen Gruppen ist jedoch noch wenig bekannt.
Deshalb möchte ich versuchen, anhand unseres Krankengutes einige
Aussagen darüber zu machen.

Von 450 Aphasikern hatten 84 eine rechtsseitige Hemiplegie und
85 eine rechtsseitige Hemiplegie mit gleichzeitigen rechtsseitigen
sensiblen Störungen, meist eine Hemihypästhesie. Dabei ist zu beachten, daß bei Aphasien nicht selten Sensibilitätsstörungen nur schwer
nachweisbar sind. Die Anzahl der Aphasiker, die eine Hemiplegie
mit Hemihypästhesie haben, ist wahrscheinlich größer als hier angegeben. Man kann daher sicherlich sagen, daß bei Aphasikern die
rechtsseitigen Hemiplegien mindestens ebenso häufig mit Hemihypästhesien kombiniert sind wie sie ohne solche vorkommen. Eine
rechtsseitige Hemiparese hatten 54 Aphasiker; in 33 Fällen ging eine
solche in Kombination mit einer rechtsseitigen Hemihypästhesie einher. Die rein motorischen Hemiparesen waren daher deutlich in der
Überzahl. Leichte Hemiparesen rein motorischer Art bestanden bei
92 Aphasien, leichte Hemiparesen mit Hemihypästhesien bei 14 dieser Kranken. Der Unterschied zwischen den rein motorischen und
den gemischt-motorisch-sensiblen Lähmungserscheinungen hatte daher bei den leichten Hemiparesen noch zugenommen. Bei den geringen neurologischen Ausfällen waren fast nur rein motorische Symptome vorhanden (72 Fälle). Nur bei 3 Kranken waren neben motorischen auch geringe sensible Ausfallserscheinungen nachweisbar.

Man kann zusammenfassend sagen: Je schwerer bei den Aphasien
die motorischen Halbseitenlähmungen sind, desto häufiger sind sie
mit sensiblen Ausfallserscheinungen an der gleichen Seite verbunden.

Faßt man die rechtsseitigen rein motorischen und die gemischt moto-
risch-sensiblen Halbseitenlähmungen zusammen, dann kann man 4
Schweregrade herausheben:

Hemiplegien	169
Hemiparesen	87
leichte Hemiparesen	106
geringe Ausfälle	75

Bemerkenswert ist dabei, daß die schwersten Lähmungen, die Hemiplegien, bei den Aphasikern die zahlenmäßig stärkste Gruppe bildeten.

Von klinischem Interesse ist es, ob sich die vaskulären Aphasien hinsichtlich der Häufigkeit der einzelnen Schweregrade der Lähmungen von den traumatischen wesentlich unterscheiden. In unserem Krankengut waren von den rechtsseitigen Hemiplegien 78,4% vaskulären und 6,3% traumatischen Ursprunges. Der prozentuale Anteil der traumatischen Aphasien an den einzelnen Schweregraden der Lähmungen stieg mit der Abnahme der Schwere der Halbseitenlähmungen an, während der prozentuale Anteil der vaskulären Aphasien eher absank. Diese Erscheinung ist deshalb leicht verständlich, weil bei den vaskulären Aphasien die tiefen Äste der A. cerebri media, welche die Capsula interna mitversorgen, häufig betroffen sind; die traumatischen Aphasien sind hingegen viel häufiger durch Rindenläsionen und oberflächlichere subkortikale Läsionen bedingt, welche das Versorgungsgebiet jener tiefen Äste nicht erreichen. Deshalb sind bei der traumatischen Aphasie die leichteren Lähmungserscheinungen relativ häufiger.

Von den 12 Fällen mit linksseitigen Lähmungserscheinungen waren nur 2 ausgesprochene Linkshänder. Bei ihnen kann man daher eine Rechtshirnigkeit der Sprache annehmen. Bei 4 Kranken waren anamnestisch mehrere Insulte zu ermitteln, die meist auf ein Hochdruckleiden zurückzuführen waren, so daß beiderseitige Hirngefäßschädigungen sehr wahrscheinlich sind. Schwere traumatische Hirnschäden lagen bei 4 weiteren Kranken vor. Bei ihnen war es wahrscheinlich zu beiderseitigen Hirnschädigungen gekommen.

In einem Fall hatte es sich um ein Aneurysma der rechten A. cerebri media mit Subarachnoidalblutung gehandelt. Nach operativem Gefäßverschluß trat eine linksseitige Hemiplegie auf. Nachher trat ein apallisches Syndrom in Erscheinung. Es kam auch zu epileptischen Anfallszuständen. Wegen Unruhe mußte der Kranke zeitweise in eine psychiatrische Abteilung verlegt werden. In diesem Fall, der ein Rechtshänder gewesen sein soll, ist jedoch eine allgemeine Hirnschädigung sehr wahrscheinlich.

Bei einem Kranken war durch eine Thrombendangitis mit Hochdruck (230/150) schon drei Jahre vor dem Auftreten der Aphasie eine linksseitige Hemiparese eingetreten. Es müssen daher zwei verschiedene Herde in jeder der beiden Hemisphären angenommen werden.

Zusammenfassend kann man bezüglich der Lähmungen bei Aphasien folgende Feststellungen machen:

1. Die rechtsseitigen Halbseitenlähmungen stehen ganz im Vorder-

grund des neurologischen Krankheitsbildes. Linksseitige Lähmungen (12 Fälle) waren Ausnahmen. Beiderseitige Symptome waren nur bei den Fällen zu beobachten, welche nur geringe Ausfallserscheinungen boten.

2. Die Beteiligung sensibler Störungen nimmt mit der Schwere der Lähmungen zu.
3. Bei den vaskulären Aphasien sind die schweren Lähmungsgrade häufiger als bei den Aphasien traumatischen Ursprunges, bei denen leichte Lähmungen öfter zu beobachten waren als Hemiplegien.

Zur Frage, ob eine Beziehung zwischen der Aphasieart und der Schwere der Halbseitenlähmung besteht, gibt Tab. 8 Auskunft.

Tabelle 8   Übersicht über die Beteiligung der Schwergrade der Lähmungen an den großen Aphasiearten (in Prozent)

Lähmungsgrad	Total-aphasie	gemischte Aphasie	motorisch-amnestische Aphasie
Hemiplegien	58,6	40,6	36,7
Hemiparesen	21,5	18,7	20,4
leichte Hemiparesen	16,5	20,8	22,4
geringe neurologische Ausfälle	3,3	19,7	20,4

Man kann zusammenfassend die Gesetzmäßigkeit unterstreichen, daß der Schweregrad der Halbseitenlähmungen bei Aphasien in einer direkten Beziehung zum Symptomenreichtum, also zum Schweregrad der Aphasien steht.

EEG-Befunde

Aus der Klinik für Sprachgestörte in Bonn haben 1976 *Linck* u. *Bonson* über die EEG-Befunde bei 144 Aphasien vaskulärer Genese berichtet.

Von den 450 Aphasien, welche die Grundlage dieses Buches bilden, lagen bei 325 Kranken verwertbare EEG-Befunde vor. Diese überkreuzen sich mit denen, über welche *Linck* u. *Bonson* berichtet haben, nur teilweise bei den Aphasien vaskulärer Genese.

Die Tab. 9 zeigt, wie sich die 325 EEG-Befunde auf die einzelnen Aphasiearten verteilten. Dabei wurde zwischen Herdbefunden, basalen Dysrhythmien, nicht sicher pathologischen und normalen Befunden unterschieden.

Tabelle 9   EEG-Befunde bei 325 Aphasien (nach Befunden von Dr. *Mattes*)

Aphasieart	EEG-Befund Anzahl	Herdbefund temporal links	Dysrhythmie temporo-basal links	nicht sicher pathologisch	ohne pathologischen Befund
Totalaphasie	87	69	10	5	3
gemischte Aphasie	77	46	17	9	5
motorisch-amnestische Aphasie	94	53	13	14	14
sensorisch-amnestische Aphasie	20	11	5	3	1
motorische Aphasie	12	4	4	2	2
zentrale Aphasie	6	4	2	–	–
amnestische Aphasie	11	4	2	3	2
Reste einer Aphasie	18	5	6	5	2
	325	196 = 60,3%	59 = 15,1%	41 = 12,3%	29 = 8,9%

Diese Ergebnisse bestätigen die schon lange bekannte Tatsache, daß im Gegensatz zu den traumatischen Hirnschäden bei den Aphasikern, sicherlich durch die vielen Hirngefäßerkrankungen bedingt, die pathologischen Befunde stark überwiegen. In unserem Krankengut waren bei 75,4% sicher pathologische Befunde vorhanden. Die Prozentanteile der temporalen Herdbefunde waren bei den größeren und schwereren Aphasietypen am stärksten und nahmen gegen die symptomenärmeren Aphasieformen allmählich ab. Bei der Totalaphasie betrugen sie 79,3%, bei der gemischten Aphasie 59,7%, bei der motorisch-amnestischen Aphasie 56,3%, die sensorisch-amnestische Aphasie lag mit 55,0% noch etwas tiefer. Die Unterschiede zwischen den letzten drei Gruppen sind nicht überzeugend. Deutlich weniger Herdbefunde in der Temporalgegend fanden sich aber bei den reinen Aphasieformen. Bei diesen kleinen Gruppen haben aber die angegebenen Werte wenig statistische Aussagekraft.

Erwähnenswert ist, daß sich die prozentuale Verteilung der in der Tab. 9 beschriebenen Gruppen von EEG-Befunden nicht wesentlich veränderte, wenn man nur die Aphasien traumatischen Ursprunges dabei berücksichtigte. Daraus ist zu entnehmen, daß das entscheidende Element bei dieser Verteilung nur das Vorhandensein einer Aphasie ist und daß ihre Ätiologie keinen wesentlichen Einfluß darauf hat.

Zusammenfassend läßt sich daher sagen, daß bei allen Aphasieformen die gleichen Herdbefunde, nämlich temporale, vorkommen. Aus dem EEG kann man deshalb keine Schlüsse auf eine bestimmte Aphasieform ziehen. Es besteht aber eine deutliche Korrelation zwischen dem Symptomenreichtum der Aphasien und der Häufigkeit eines temporalen Herdbefundes.

Ausfälle im Gesichtsfeld

Die nachstehende Aufstellung vermittelt eine Übersicht über die Ergebnisse der Gesichtsfelduntersuchungen bei 366 Aphasien:

normaler Befund	306
Hemianopsie rechts	34
Hemianopsie links	2
Quadrantenhemianopsie	19
davon rechts unten 12	
rechts oben 5	
links unten 1	
links oben 1	
Gesichtsfeldausfall links temporal	1
hemianopische Aufmerksamkeitsschwäche rechts	2

Es standen somit 58 pathologische Befunde 306 Normalbefunden gegenüber. In der überwiegenden Mehrzahl der Aphasien ist also das Gesichtsfeld normal. Es konnte allerdings bei einer Reihe dieser Kranken nicht untersucht werden. Die Ursache dafür waren schwere Störungen des Sprachverständnisses, Störungen der Konzentration, leichte Ermüdbarkeit oder sonstige technische Schwierigkeiten.

Wenn Gesichtsfeldstörungen auftreten, sind es meist rechtsseitige homonyme Hemianopsien. Weniger häufig sind Quadrantenhemianopsien. Unter diesen findet man am ehesten solche, welche den rechten unteren Quadranten betreffen, die also auf Läsionen im Bereich des linken Kuneus hinweisen. Lingualisläsionen, d.h. Quadrantenhemianopsien im rechten oberen Quadranten, sind weniger häufig. Nur bei einem Kranken bestand eine Quadrantenhemianopsie links unten, und einmal war ein Ausfall beider oberer Quadranten nachweisbar. Dieser Patient hatte neurologisch geringe beiderseitige Ausfälle, es lagen bei ihm wohl Herde in beiden Hemisphären vor.

Von den beiden linksseitigen Hemianopsien hatte ein Kranker auch eine linksseitige Hemiplegie; er war Linkshänder. Der andere war der schon öfter erwähnte Patient, der seit Kindheit an einer Dystrophia musculorum progressiva litt und der über diesen Befund hinaus keine sicheren neurologischen Halbseitenerscheinungen bot. Seine Händigkeit konnte auch nicht sicher ermittelt werden. Der Kranke mit einem Gesichtsfeldausfall links temporal hatte auch eine linksseitige Hemiparese. Er hatte schon mehrere Insulte erlitten, so daß man mit dem Vorliegen beiderseitiger Hirnschädigungen rechnen muß. Beachtenswert sind die zwei Fälle mit rechtsseitiger hemianopischer Aufmerksamkeitsschwäche.

Außerdem konnten bei 29 Kranken beiderseitige oder einseitige konzentrische Gesichtsfeldeinschränkungen nachgewiesen werden. Dabei kann allerdings eine Konzentrationsschwäche, eine Aufmerksamkeitsstörung oder eine gesteigerte Ermüdbarkeit eine Rolle gespielt haben. Aus diesen Fällen kann man daher wohl keine lokalisatorischen Schlüsse ziehen. Bei den übrigen atypischen Gesichtsfeldeinschränkungen, die gelegentlich vorkamen, ist aus den gleichen Gründen Vorsicht geboten.

Man muß festhalten, daß man bei Aphasien immer mit der Möglichkeit rechtsseitiger Hemianopsien oder Quadrantenhemianopsien rechnen muß. Diese rechtsseitigen Hemianopsien sind meistens durch temporale Prozesse bedingt, die weit in die Tiefe des Temporallappens reichen, so daß sie die Sehstrahlung lädieren. Quadrantenhemianopsien weisen hingegen in der Regel auf Läsionen einer der kontralateralen Kalkarinalippen hin. Jedenfalls unterstreicht die Tatsache, daß in unserem Aphasikerkrankengut bei über 10% der Kranken organische Gesichtsfeldausfälle gefunden wurden, eindringlich die Forderung, daß bei jedem Aphasiker unbedingt eine Untersuchung des Gesichtsfeldes vorgenommen werden muß.

Von klinischem Interesse ist die Frage der Beziehungen der Hemianopsien zu der Art der Aphasie, besonders deshalb, weil man nicht selten die Behauptung hört, daß Hemianopsien nur bei sensorischen Aphasien und bei diesen regelmäßig vorkommen. Wir haben rechtsseitige Hemianopsien vornehmlich bei Totalaphasien und bei gemischten Aphasien gesehen. Die folgende Aufstellung von 34 Hemianopsien erläutert das näher:

Totalaphasien	11
gemischte Aphasien	11
sensorisch-amnestische Aphasien	5
motorisch-amnestische Aphasien	2
amnestische Aphasien	2
sensorische Aphasien	1
amnestisch-semantische Aphasien	1
Reste einer Aphasie	1

Daraus ist zu ersehen, daß weit über die Hälfte aller rechtsseitigen Hemianopsien bei Totalaphasien oder gemischten Aphasien auftrat. Bei anderen Aphasietypen kamen sie nur vor, wenn sie eine sensorische oder eine amnestische Komponente enthielten. Daß sie bei reinen motorischen Aphasien niemals beobachtet wurden, überrascht nicht. Bemerkenswert ist aber, daß sie auch bei den 6 zentralen Aphasien nicht vorkamen.

Es sind daher zwei Kriterien für das Auftreten einer Hemianopsie bei Aphasien in der sprachpathologischen Symptomatologie bemerkenswert, der Symptomenreichtum der Aphasie und das Vorhandensein einer sensorischen oder amnestischen Komponente. Wichtig ist aber die Feststellung, daß die sensorische Aphasie als solche nicht gesetzmäßig mit einer Hemianopsie einhergehen muß. Von unseren 6 reinen sensorischen Aphasien hatte nur eine, von den 29 sensorisch-amnestischen Aphasien nur 5 eine Hemianopsie. Daraus ist der Schluß erlaubt, daß die Hemianopsie mit dem Krankheitsbild der sensorischen Aphasie an sich nichts zu tun hat, sondern nur, bei Vergrößerung der zugrundeliegenden Läsionen, ein Nachbarschaftssymptom aus der Tiefe des Temporallappens ist. Die Tatsache, daß wir bei unseren Leitungsaphasien keine Hemianopsien finden konnten, fügt sich gut in diese Vorstellung ein.

Ganz anders liegen die anatomischen Verhältnisse bei den 19 *Quadrantenhemianopsien*, denn sie sind meist der Ausdruck von Erweichungen einer der Kalkarinalippen. Wir fanden eine solche bei 7 gemischten Aphasien, bei 3 sensorisch-amnestischen Aphasien, bei 2 Totalaphasien und in je 1 Fall bei einer motorisch-amnestischen, einer amnestischen, einer zentralen, einer motorisch-semantischen, einer semantisch-amnestischen, einer amnestisch-semantischen Aphasie und bei den Resten einer Aphasie.

Es muß aber auch ein Blick auf die *Lokalisation der Quadrantenhemianopsien* geworfen werden. Am häufigsten (12 Fälle) war der Ausfall im rechten unteren Quadranten, der einer Läsion des linken Kuneus entspricht.

Unter diesen Kranken fanden sich 4 gemischte Aphasien, 2 Totalaphasien, 2 sensorisch-amnestische Aphasien und je 1 amnestische, motorisch-semantische, semantisch-amnestische Aphasie und 1 Fall mit Resten einer Aphasie. Diese Verteilung ist ganz ähnlich der in der letzten Aufstellung dargestellten. Eine zusätzliche Erörterung erübrigt sich daher.

Bei den 5 Fällen mit Quadrantenhemianopsien rechts oben, die eine Läsion der linken Lingualislippe anzeigt, war die Verteilung so: 2 gemischte Aphasien und je 1 motorisch-amnestische, amnestisch-semantische und zentrale Aphasie.

Wenn man sich aus den wenigen Fällen von Quadrantenhemianopsien überhaupt eine Schlußfolgerung erlauben will, dann kann man höchstens sagen, daß auch bei ihnen die Aphasien mit reichlichen sprachpathologischen Symptomen und die mit sensorischen, amnestischen und semantischen Komponenten auffielen.

Interessante Aufschlüsse ergaben sich, wenn man einen Blick auf die *Ätiologien der Aphasien* wirft, die mit einer Hemianopsie einhergehen. Es zeigt sich nämlich, daß bei den 34 Aphasien, die eine Hemianopsie hatten, die Hirntumoren und die Hirn- und Hirnhautblutungen ätiologisch im Vordergrund standen (je 9 Fälle). Eine etwas

kleinere Gruppe bildeten die Hirngefäßverschlüsse (7 Fälle). Die Insulte spielten eine geringere Rolle (5 Fälle). Die Hirnverletzungen
waren mit 3 Fällen vertreten. Jedenfalls haben die Aphasien mit
Hemianopsien ein ganz anderes ätiologisches Spektrum als die Aphasien ohne Hemianopsien. Man kann daraus den Schluß ziehen, daß
das ätiologische Moment für das Auftreten einer Hemianopsie bei
einer Aphasie von großer Bedeutung ist. Dies ist sehr einleuchtend,
denn die für das Auftreten einer Hemianopsie notwendige Läsion
der Sehstrahlung in der Tiefe des Temporallappens kann durch Hirntumoren und Hirnblutungen am ehesten zustande kommen. Praktisch wichtig ist es, daß man, wenn eine Aphasie von einer Hemianopsie begleitet ist, immer diese Ätiologien ausschließen muß. Die
Ätiologien bei den 19 Aphasien, die mit einer Quadrantenhemianopsie einhergehen, zeigen hingegen eine ganz andere Zusammensetzung.
Bei ihnen standen die Hirngefäßerkrankungen wieder an erster Stelle
der Ätiologie der Aphasie (9 Fälle), aber auch die Hirnverletzungen
spielten eine gewisse Rolle (5 Fälle). In den Hintergrund traten
Hirnhautblutungen (2 Fälle) und Angiome (2 Fälle). Nur in 1 Fall
lag eine Enzephalitis vor. Die ätiologische Zusammensetzung des
Krankengutes bei den Aphasien mit Hemianopsien ist daher ganz
anders als bei den Aphasien mit Quadrantenhemianopsien, ein Umstand, den der Kliniker beachten muß.

Untersuchung der Aphasien

Historisches

Die ersten Anfänge der hirnpathologischen Untersuchung finden sich im „Aphasischen Symptomencomplex" von *Wernicke* (1874). Später hat *Pick* (1908, 1913) in seinen zahlreichen Arbeiten wertvolle Beiträge zur Ausgestaltung dieser Untersuchungsmethode geliefert. Im Schrifttum zwischen den beiden Weltkriegen sind viele weitere Bereicherungen der Untersuchung verstreut zu finden, deren Anführung hier die Raumnot verbietet. Unbedingt zu nennen sind aber die vielen Untersuchungsbeispiele, die in der Gehirnpathologie von *Kleist* (1934) enthalten sind.

In der neueren Zeit wurden in der französischen Literatur in den Werken von *Alajouanine* (1948), *de Ajuriaguerra* (1951) und *Hécaen* (1972) die grundlegenden Erfordernisse der Untersuchung der Aphasiker vielfach dargelegt. Auf russischer Seite ragen in dieser Hinsicht die Werke von *Lurija* (1970) und *Bejn* (1964) hervor. Im angloamerikanischen Schrifttum sind in den monographischen Bearbeitungen von *Klein* u. *Mayer-Gross* (1957), *Geschwind* (1974), *Goodglass* u. *Kaplan* (1972) die wichtigsten Untersuchungsmethoden wiedergegeben. Besonderer Beliebtheit erfreut sich auch der von *Schuell* (1969) entwickelte „Minnesota test for differential diagnosis of aphasia", der auch alle wichtigen Elemente der hirnpathologischen Untersuchung enthält. In neuester Zeit haben *Kertesz* u. *Poole* (1974) eine ähnliche Testbatterie, die sie „Western Aphasia Battery" (WAB) nannten, zusammengestellt. Im deutschen Sprachraum hat der AAT (Aachener-Aphasie-Test) von *Huber* u. Mitarb. (1980) weite Verbreitung gefunden.

Ehe ich meine eigenen Untersuchungsmethoden schildere, sind einige Bemerkungen allgemeiner Natur wichtig. Man muß sich die Frage vorlegen, welchen Zweck die Untersuchung der Aphasiker verfolgt. Für die meisten besteht er einfach in der Gewinnung von Daten, aus denen man nicht nur die Aphasieart ersehen kann, sondern die auch für den Therapeuten die Grundlage für den Entwurf eines Behandlungsplanes bilden. Dabei wird vielfach die Wirkung übersehen, welche die Untersuchung auf den Kranken ausübt. Meist ist sie für ihn die erste Begegnung mit einem Menschen, der ihm durch längere Zeit aufmerksam zuhört, der sein Interesse an seinen sprachlichen Schwierigkeiten bekundet und der seine mangelhafte Sprache als Verständigungsmittel akzeptiert. Die Untersuchung der Aphasiker hat daher zwei Aspekte, einen diagnostischen für den Untersucher und einen therapeutischen für den Kranken. Man wird sich auch darüber Gedanken machen müssen, ob es richtig ist, bei allen Aphasikern die gleiche Untersuchungsmethode anzuwenden. Es ist selbstverständlich unerläßlich, daß man auf eine Reihe von Untersuchungsmodalitäten bei keinem dieser Kranken verzichten kann. Dies ist bei allen sog. Aphasietests oder Testbatterien mehr oder weniger gewährleistet. Man muß sich aber darüber im klaren sein, daß das immerwährende Durchführen des gleichen Tests leicht zu einer Schablonisierung der ganzen Untersuchung führt. Schon *Piaget* u. *Inhelder* wiesen auf die Grenzen des Standardisierens hin, wenn sie sagten, wenn man standardisiere, dann schmälere man die Substanz einer freien klinischen Befragung. Außerdem erwecke eine standardisierte Frage manchmal ein anscheinendes Verständnis. Eine eingehende klinische Befragung würde aber das Vorhandensein von Zwischenreaktionen nachweisen können. Man wird niemals pathologische Symptome finden, welche mit den üblichen Untersuchungsmustern nicht aufzudecken sind, und das sind oft gerade die bisher unbekannten Symptome. Der wissenschaftlich interessierte Untersucher wird deshalb gut beraten sein, den üblichen Untersuchungsgang, wenn er auf eine unerwartete pathologische Erscheinung stößt, zu verlassen und eigene, neue, auf die Aufdeckung des neuen Phänomens zielgerichtete Untersuchungsarten zu entwickeln. Ein Blick in die Geschichte der Aphasiologie belehrt uns schnell, daß fast alle großen Entdeckungen in dieser Wissenschaft dadurch ermöglicht wurden, daß der Untersucher über die bis dahin üblichen Untersuchungsmethoden hinausgegangen ist.

Vorbedingungen der Untersuchung

Die bei einem Sprachgestörten verbliebene Sprache kann nur dann richtig bewertet werden, wenn man sie mit der prämorbiden Sprache dieses Kranken vergleicht. Es wäre nicht ausreichend, wenn man für diesen Vergleich einfach die Hochsprache der Muttersprache des Kranken heranziehen würde, denn das Sprachniveau der einzelnen Menschen ist erheblich verschieden. Sehr viele Untersuchungsmethoden der Aphasiker machen aber im stillen die ungerechtfertigte Voraussetzung, daß die objektiv nachweisbaren Mängel gegenüber der Hochsprache die Summe der vorhandenen Sprachstörungen ausmache. Schon *Taylor-Sarno* (1969) hat darauf verwiesen, daß eine klinische Untersuchung eine Fixion sei. Bei der Untersuchung der Aphasiker liefert eine objektive Feststellung der Ausfälle stets Ergebnisse, die nur dann realer Natur sind, wenn man sie mit dem jeweiligen prämorbiden Sprachniveau des Kranken vergleicht. Für die praktischen Zwecke der Aphasiologie ist daher nur eine funktionelle Untersuchung im Sinne von *Taylor-Sarno*, also der Vergleich der gegenwärtigen Sprachleistungen mit der prämorbiden Sprache des gleichen Kranken, sinnvoll. Natürlich wird es meist kaum möglich sein, diese prämorbide Sprache objektiv zu rekonstruieren. Es ist recht unwahrscheinlich, daß man Plattenaufnahmen der Spontansprache dieses Kranken zur Verfügung haben wird. Eher wird man noch die prämorbide Schriftsprache mit der gegenwärtigen objektiv vergleichen können, wenn es sich um Kranke handelt, die viel geschrieben, oder sogar um solche, die ihre schriftlichen Aufzeichnungen veröffentlicht haben.

Die zweite grundsätzliche Frage, die sich bei der Untersuchung der Sprachgestörten erhebt, ist die, ob man alle Kranken in ganz gleicher Weise untersuchen soll oder nicht. Dazu muß man sich nochmals klarmachen, daß das Ziel der Untersuchung der Vergleich mit der prämorbiden Sprache ist. Man muß bei der Untersuchung möglichst viel von dieser prämorbiden Sprache reaktivieren; die Sprache ist ja in der Regel nicht ganz verlorengegangen, sondern nur verschüttet, blockiert; man muß trachten, sie nach Möglichkeit zu deblockieren. Das wird aber nur dann gelingen, wenn man dem Kranken mit dem Wortschatz entgegentritt, den er selbst vor seiner Erkrankung gebraucht hat, und die Wörter verwendet, welche bei ihm am meisten gefühlsbetont und automatisiert sind. Es ist deshalb zweckmäßig, wenn man sich bei den Fragen zur Aktivierung der Spontansprache, beim Nachsprechen und bei der Wortfindung solcher Gegenstandsbezeichnungen und Tätigkeitswörter bedient, die der Kranke in seinem alltäglichen Leben am häufigsten gebraucht hat. Das müssen keineswegs die Wörter sein, welche in der Umgangssprache allgemein am häufigsten verwendet werden. Alle Untersuchungen, die sich bemühen, die häufigsten Wörter der Muttersprache des Kranken im Gespräch mit Aphasikern anzuwenden, übersehen diese wichtige Tatsache. Ein Kranker, der sein Leben lang im Wald gelebt und gearbeitet hat, wird auf ganz andere Fragen und Reizwörter positiv reagieren, als ein anderer, der niemals in seinem Leben aus einer Großstadt herausgekommen ist. Jeder, der viele Aphasiker untersucht hat, weiß aber, wie schnell der Kontakt mit einem sprachverarmten Aphasiker hergestellt werden kann, wenn man ihm die richtigen Reizwörter, die seiner Persönlichkeit nahestehen, als Lockvögel für die Aktivierung seiner Sprachreste entgegenbringt. Der Untersucher wird daher dann den erwünschten sprachlichen Kontakt mit dem Aphasiker am schnellsten finden, wenn er sich dem prämorbiden sprachlichen Niveau des Kranken in Wortschatz und sprachlicher Formulierung, aber auch bei der Untersuchung des Sprachverständ-

nisses, des Schreibens und des Lesens anpaßt. Die Untersuchung
der Aphasiker wird daher weniger eine objektive linguistische Kom-
petenzerhebung sein sollen, sondern eher ein möglichst naturechter
Vergleich der Sprache mit der eigenen prämorbiden Sprache. Das
beinhaltet natürlich auch, daß die hirnpathologische Untersuchung
immer auch in der Muttersprache des Kranken durchgeführt werden
muß. Besonders günstig ist es, wenn sich der Untersucher auch dem
etwa vorhandenen Dialekt des Kranken anpassen kann. Notwendig
ist es jedenfalls, daß er ihn so weit kennt, daß er die vom Kranken
gebrauchten Dialektwörter als solche erkennt und nicht als Paraphasien ansieht und daß er, was z.B. beim rheinischen Dialekt eine besondere Schwierigkeit darstellt, auch manche syntaktische Wendun-
gen, die in der Hochsprache fehlerhaft sind, als einen durch den Dialekt verursachten Agrammatismus (rheinischen Agrammatismus) erkennt und entsprechend wertet. Es ist deshalb unbedingt nötig, daß
der Untersucher durch Befragen der Angehörigen in Erfahrung bringt,
inwieweit der Kranke früher den Dialekt als Umgangssprache gebraucht hat.

Untersuchung der sprachlichen Leistungen

Spontansprache

Die Untersuchung der Spontansprache ist der wichtigste Teil der
ganzen hirnpathologischen Untersuchung. Nicht immer wird man
bei einem Aphasiker eine wirklich spontane Sprache beobachten
können; oft muß sie durch Fragen oder bestimmte Themenstellun-
gen provoziert werden. Es kommt dann ein Gespräch zustande, bei
dem der Untersucher möglichst wenig sprechen, sondern nur Sprech-
anregungen geben soll. Man wird zuerst versuchen, den Kranken
seine Krankheitsgeschichte erzählen zu lassen. Wenn er es nicht kann,
dann fordert man ihn auf, etwas zu erzählen, was ihm persönlich
besonders nahe liegt. Man fragt ihn nach seinem Beruf; die Frage
muß man aber möglichst konkret stellen, etwa so: „Was haben Sie
in Ihrem Beruf den ganzen Tag gemacht?" Diese Frage ist manchmal
nicht ganz ungefährlich. Wenn der Kranke sehr an seinem Beruf ge-
hangen hat und nun darunter leidet, daß er ihn nicht mehr ausüben
kann, dann unterläßt man lieber, ihn danach zu fragen. Man muß
dabei eben die Reaktion des Kranken auf diese Frage beobachten
und ggf. sofort auf ein anderes Thema umschalten. Man kann fragen,
was er jetzt den ganzen Tag tut. Dann wird wahrscheinlich auch ein
expressiv gestörter Kranker in Stichworten etwas sagen können. Er-

hält man aber keine Antwort, dann stellt man die Frage noch zeitlich näher: „Was haben Sie denn heute schon alles getan?" Erfolgt
wieder keine Antwort, dann erklärt man ihm, man werde ihm helfen, und beginnt die sprachliche Aktivierung, indem man ihn alltägliche Sätze in etwa folgender Art ergänzen läßt:

(Heute morgen sind Sie zuerst aufge . . .)
(Dann haben Sie sich das Gesicht ge . . .)
(Dann haben Sie eine Tasse Kaffee ge . . .)
(Dazu haben Sie ein Brötchen ge . . .)
(Jetzt sind Sie zur Tür hereinge . . .)
(Dann haben Sie sich auf den Stuhl ge . . .)

Ggf. kann man die Fragen auch durch entsprechende Gesten unterstützen. Das ist eine Aktivierung der Verben. Besonders leicht wird
sie dem Kranken dann gemacht, wenn man ihm auch die Präfixe
der Vergangenheitsformen vorsagt. Dadurch entsteht ein gewisser
sprachlicher Zwang zur Vollendung des Satzes. Der Kranke antwortet allerdings häufig nicht mit der entsprechenden Vergangenheits-
form, sondern mit dem Infinitiv. Man kann diese Fragen natürlich
auch so gestalten, daß ein Substantiv ergänzt werden muß, nur kann
man dann keine Präfixe als sprachliche Zwangsmittel verwenden.
Man kann den Reizsatz dadurch erschweren, daß man weniger Wörter vorsagt oder dadurch erleichtern, daß man auch von der letzten
Silbe noch den Anfangslaut vorsagt oder sie wenigstens mit dem
Mund leise vorartikuliert und den Kranken den Laut ablesen läßt.

Eine weitere geeignete Aktivierungsmethode ist das Ergänzen von
Wortpaaren, die in der Umgangssprache weitgehend automatisiert
sind:

(Papa und . . .), (Vater und . . .), (Sonne und . . .), (Donner und . . .), (Wind
und . . .)

Erleichtert wird die Aufgabe, wenn man einen Satz beginnt:

(Sie gehen spazieren trotz Wind und . . .)
(Es kommt ein Gewitter mit Donner und . . .)

Man kann auch allgemeinbekannte Sprichwörter ergänzen lassen:

(Morgenstunde hat . . .)   „Gold im Munde."
(Wer andern eine Grube gräbt, . . .)   „fällt selbst hinein."
(Hochmut kommt . . .)   „vor den Fall."

Diese Aktivierungsmethoden sind nur dann anzuwenden, wenn ein
Gespräch mit dem Kranken nicht zustande kommt.

Sehr wichtig ist es, daß jede sprachliche Äußerung des Kranken do-
kumentiert wird. Wie man es macht, bleibt den Möglichkeiten des
Untersuchers überlassen, jedenfalls müssen letztlich alle sprachlichen
Äußerungen im Krankenblatt schriftlich niedergelegt sein. Die einfachste Methode des Festhaltens ist die Kurzschrift; es muß nur ein

Stenograph zur Verfügung stehen, wenn der Untersucher sie selbst nicht beherrscht. Das hat auch den großen Vorteil, daß nichtsprachliche Äußerungen des Patienten gleichzeitig notiert werden können, ebenso sonstige wichtige Erscheinungen wie Rotwerden des Gesichtes, Schweißausbrüche, Veränderungen in der Gemütsstimmung oder in der Psychomotorik des Kranken. Paraphasien sollten jedoch immer in Normalschrift ausgeschrieben werden. Dysarthrische Störungen oder ein sehr schneller Redefluß mit vielen Paraphasien verlangen aber Band- oder Plattenaufnahmen. Diese Tonbänder müssen nachher in das Krankenblatt übertragen werden, was natürlich mehr Arbeitsaufwand erfordert.

Die Untersuchung der spontanen sprachlichen Äußerungen mit Videorecorder bietet sicher mannigfaltige Vorteile. Für die Routineuntersuchung enthebt sie aber nicht der Verpflichtung, daß alle sprachlichen Produktionen der Aphasien im Krankenblatt nachlesbar sein sollen.

Die wichtigste Feststellung bei der Untersuchung der Spontansprache ist die, ob die Fähigkeit zur Satzbildung vorhanden ist. Neben der passiven Beobachtung der Formulierung der Sätze kann man dem Kranken auch auf verschiedene Weise entsprechende Aufgaben stellen. So kann man aus drei vorgegebenen Wörtern einen Satz bilden lassen. Zuerst gibt man drei Wörter, welche sinngemäß zueinander passen, z.B. Sommer, Sonne, Hitze. Will man die Aufgabe erschweren, so wählt man Wörter, die selten gleichzeitig in einem Satz verwendet werden und etwas Widersprüchliches enthalten, z.B. Winter, Hitze, Schnee. Schwieriger ist die Aufgabe, eine vorgemachte Handlung mit einem Satz zu beschreiben. Beispiel: Der Untersucher nimmt ein Papier, zerreißt es und wirft es in den Papierkorb. Für die Untersuchung der *Flüssigkeit der Sprache*, die besonders bei der Abgrenzung der motorischen von der sensorischen Aphasie wichtig ist, haben *Hécaen* u. *Ruel* (1981) einen „test de fluence verbale", einen sprachlichen Flüssigkeitstest, angegeben. Er ist auf S. 94 näher beschrieben.

Reihensprechen

Die automatisierte Sprache, die beim Aphasiker viel besser erhalten ist als die willkürliche, untersucht man durch das Hersagen von Reihen. Die einfachste dieser Reihen ist die Zahlenreihe. Wenn der Kranke den mündlichen Auftrag nicht versteht, braucht man nur mit den Fingern zu zählen beginnen, dazu die ersten Zahlen hersagen, dann verstehen so gut wie alle, was gemeint ist. Wird die Reihe 1–10 nicht selbständig aufgesagt, dann muß man nachhelfen. Nachher läßt man die Wochentage aufzählen. Die Monatsreihe kann man nur bei Erwachsenen und älteren Schulkindern verlangen. Bei manchen Berufen kann man auch noch andere automatisierte Reihen anwenden.

Nachsprechen

Bei der Untersuchung des Nachsprechens richtet man sich danach, was der Kranke spontan sagen konnte. Hatte er dabei ganz versagt, muß man mit dem Nachsprechen von Vokalen, einzelnen Lauten, Silben und einfachen Wörtern beginnen. Waren die Leistungen in der Spontansprache aber gut, kann man gleich mehrsilbige Wörter in steigender Schwierigkeit nachsprechen lassen. Dann folgt das Nachsprechen von Sätzen. Auch dabei muß man die spontansprachlichen Leistungen berücksichtigen und allmählich den Schwierigkeitsgrad steigern. Beim Nachsprechen längerer Sätze muß man natürlich auch den Einfluß der Merkfähigkeit in Rechnung ziehen.

Besonders ist darauf zu achten, ob der Kranke die Tendenz zeigt, die einzelnen Silben oder Teilwörter schon nachzusprechen, ehe der Untersucher das, was er vorsprechen wollte, abgeschlossen hat. Darin kann sich eine Echolalie verraten. Bei längeren Sätzen kann es auch das Befürchten des Kranken sein, den Anfang des Satzes inzwischen zu vergessen. Bei schweren Störungen des Nachsprechens, insbesondere bei Störungen des phonemischen Hörens, ist es sehr wichtig, auch sinnlose Silben und Silbenkombinationen nachsprechen zu lassen. Man muß dann prüfen, ob der Kranke diese Störung nur bei rein akustischer Reizgebung zeigt, oder ob sie auch vorhanden ist, wenn man ihm Gelegenheit gibt, die Silben vom Mund abzulesen. Am stärksten sind die Störungen des Nachsprechens bei der Leitungsaphasie; dabei sind sie diagnosebestimmend.

Wortfindung

Die Prüfung der Wortfindung kann man durch Vorlegen von Gegenständen oder Bildern durchführen. Man wird zuerst eine Reihe alltäglicher Gegenstände, die man zur Hand hat, dem Kranken zur Benennung darbieten. Der Vorteil liegt darin, daß man, wenn er sie nicht bezeichnen kann, auch die Kinästhetik durch Betasten des Gegenstandes zu Hilfe nehmen kann. Bewährt hat sich eine kleine Sammlung von Tierbildern, die allgemein bekannte Tiere darstellen, welche aber artikulatorisch schwer auszusprechende Namen haben (Papagei, Krokodil, Känguruh, Giraffe, Schildkröte, Eichhörnchen, Nashorn, Elefant). Durch sie können einerseits dysarthrische Störungen, andererseits aber auch die verschiedensten Paraphasien aktiviert werden. Man kann auch mit Vorteil Gegenstände oder Tierbilder nehmen, die der Kranke in seinem Beruf täglich verwendet oder gesehen hat. Dadurch kann man das Interesse erwecken und, da diese Wörter häufig länger erhalten bleiben, auch bei schweren Störungen dem Kranken zu Erfolgserlebnissen verhelfen, was für die Fortführung der Untersuchung sehr günstig ist.

Schließlich kann man auch durch Beschreibung von Gegenständen die Wortfindung untersuchen. Dabei muß die Beschreibung möglichst einfach, aber eindeutig erfolgen.

In der Regel prüft man die Wortfindung mündlich. Man kann sie aber zusätzlich auch noch schriftlich untersuchen, was besonders dann nützlich ist, wenn, was nicht allzu selten vorkommt, die graphische Performanz des Kranken besser ist als die orale.

Bei Blinden wird man die Wortfindung nur durch Beschreibung von Gegenständen oder über die Stereognosie prüfen können, indem man sie die betreffenden Gegenstände abtasten läßt.

In der Regel wird die Wortfindungsprüfung nur zum Ziel haben, Gegenstandsbezeichnungen, also Hauptwörter zu finden. Man kann aber auch Tätigkeiten bezeichnen lassen, indem man Handlungen vorführt oder Bilder zeigt, auf denen Handlungen abgebildet sind. In ähnlicher Weise könnte man Eigenschaftswörter finden lassen, wenn man anhand von Gegenständen die Frage stellt, welche hervorragenden Eigenschaften dieser Gegenstand hat. Hierher gehört z.B. die Prüfung von Farbnamen. Sie kann durch Vorlegen entsprechender Farbproben untersucht werden.

Sprachverständnis

Die Untersuchung des Sprachverständnisses hat zur Voraussetzung, daß der Kranke über ein hinreichendes Gehör verfügt. Es muß daher bei jedem Kranken, bei dem Sprachverständnisstörungen vermutet und zur Diagnosestellung verwendet werden, vorher durch eine Audiometrie gesichert werden, daß keine wesentlichen Hörstörungen vorhanden sind. Das Sprachverständnis muß für alle sinntragenden Bestandteile der Sprache getrennt untersucht werden. Man wird am besten mit einfachen mündlichen Aufträgen beginnen. Wenn sie der Kranke prompt ausführt, kann man die Anforderungen steigern; treten aber bereits Fehlleistungen auf, dann muß man sie vermindern und auf das Heraussuchen einzelner Gegenstände beschränken. Wesentlich ist, daß man solche Aufträge gibt, bei denen die richtige Ausführung vom Verständnis bestimmter Wortarten abhängt. Auf diese Weise kann man das Verständnis für alle Wortarten getrennt prüfen. Praktisch hat es sich bewährt, wenn man dem Kranken eine

Reihe einfacher Gegenstände aus dem täglichen Leben vorlegt und ihm Aufträge gibt, in denen sowohl die Gegenstandsbezeichnungen wie auch bestimmte Handlungen und Adverbien verstanden werden müssen, um sie ausführen zu können, z.B.:

(Legen Sie die Kreide auf den Würfel!)
(Nehmen Sie die Schere und geben Sie sie mir!)
(Schieben Sie den Nagel zwischen Schlüssel und Schraube!)

Hat der Kranke diese Aufträge richtig ausgeführt, kann die Anforderung gesteigert werden:

(Hier haben Sie drei Papiere. Nehmen Sie einen Bleistift und machen Sie auf das linke Papier ein Kreuz, auf das mittlere gar nichts und auf das rechte einen Strich. Dann nehmen Sie das Papier, auf welches Sie gar nichts gemacht haben, und schieben es unter die Dose!)

Die Schwierigkeit bei diesem Auftrag ist die Negation. Außerdem stellt er an das Gedächtnis bestimmte Anforderungen. Wenn der Kranke nur den ersten Teil ausführt, bei den anderen aber versagt, dann wird man die einzelnen Teile getrennt wiederholen müssen.

Versagt der Kranke aber schon bei den ersten eingliedrigen Aufträgen, dann kann man versuchen, sie dadurch zu erleichtern, daß man Aufträge gibt, welche den eigenen Körper betreffen:

(Schließen Sie die Augen!)
(Zeigen Sie die Zunge!)

Es ist sehr merkwürdig, daß bei schweren Störungen des Sprachverständnisses selbst dann diese auf den eigenen Kopf bezogenen Aufträge oft noch richtig ausgeführt werden, wenn man sie sprachlich viel schlechter artikuliert anbietet. Die einfachsten Anforderungen stellt man aber an den Kranken dann, wenn man ihn aus einer Reihe vorgelegter Gegenstände bestimmte heraussuchen läßt.

Grundsätzlich sollte man nur solche Handlungen ausführen lassen, die der Kranke in seinem Alltagsleben häufig durchgeführt hat. Gefährlich ist es, die Aufträge so zu verlängern, daß hauptsächlich die Merkfähigkeit dabei geprüft wird, oder sie so zu komplizieren, daß ein Verständnis für abstrakte Gegebenheiten die Ausführung voraussetzt. In beiden Fällen überschreitet man die Grenzen des reinen Sprachverständnisses.

Es sind im Schrifttum eine große Reihe von Sprachverständnisprüfungen vorgeschlagen worden. So haben *Alajouanine* u. Mitarb. (1964) für die Untersuchung der Jargonaphasie eine Drei-Bilder-Serie empfohlen:

1. eine Grundserie. Sie besteht aus Gegenständen, welche unterschiedliche semantische und phonemische Ähnlichkeiten haben;
2. eine semantische Serie. Sie enthält Gegenstände der gleichen Kategorie, deren Bezeichnungen aber keine phonemische Ähnlichkeit haben;

3. **eine phonemische Reihe.** Sie enthält Bilder von Gegenständen, welche nicht zur gleichen Kategorie gehören, aber die Bezeichnungen sind klangähnlich.

Jede dieser Serien besteht aus 20 Bildern. Die Kranken müssen die Bilder benennen, und die Fehlleistungen kann man dann aufteilen in

1. phonematische Paraphasien
2. semantische Paraphasien
3. Paraphasien, deren Natur man nicht bestimmen kann, und
4. Fälle, bei denen die Gegenstände überhaupt nicht benannt werden.

In den letzten Jahren ist der am meisten besprochene Test der Token-Test von *de Renzi* u. *Vignolo* (1969). Es hat sich aber ergeben, daß er nicht nur das Sprachverständnis, sondern viele andere höhere Leistungen prüft, so daß er heute, auch von den Autoren selbst, nur noch zur Trennung von Hirngeschädigten mit und ohne Aphasie angewendet wird.

Eine Möglichkeit, bei der Untersuchung des Sprachverständnisses die einzelnen Wortarten getrennt zu prüfen, bietet der „Sieben-Kategorien-Test" von *Peuser* (1978), der allerdings noch an einem großen Krankengut systematisch erprobt werden muß. (Die Untersuchung der abstrakten Sprache s. unter Begriffsfindung S. 337ff.).

Schreiben

Zu jeder Aphasieuntersuchung gehört unbedingt die Prüfung des Schreibens. Nur bei Analphabeten und bei Kindern, welche das Schreiben noch nicht erlernt haben oder eben erst im Begriff sind, es zu erlernen, kann darauf verzichtet werden.

Spontanschreiben:
Zunächst untersucht man das Spontanschreiben. Dazu legt man dem Kranken ein weißes Blatt Papier in DIN-A5-Format vor, gibt ihm einen weichen Bleistift in die Hand und fordert ihn auf, irgend etwas zu schreiben. Bei rechtsseitiger Hemiplegie ist er meist nicht in der Lage, den Bleistift zu fassen; bei diesen Kranken läßt man mit der linken Hand schreiben. Dazu ist es aber notwendig, das Papier in eine Schreibunterlage mit Filzboden einzuspannen, denn der Kranke kann das Papier nicht halten.

Beginnt der Patient nicht spontan zu schreiben, dann kann man ihn z.B. auffordern: „Schreiben Sie einige Sätze! Vielleicht einen Brief!" Man darf keinesfalls Namen und Anschrift von ihm schreiben lassen, denn diese sind meist hochgradig automatisiert und für die Beurteilung des Spontanschreibens von geringem Wert. Man kann, wenn der Kranke spontan etwas schreibt, auch die Schnelligkeit und die Aus-

giebigkeit der spontanen Schreibproduktion messen. Auch dabei gibt
es unter den Agraphischen flüssige und nichtflüssige Schreiber, ganz
entsprechend den gleichen Leistungen im Mündlichen.

Sehr vorteilhaft ist es, wenn man die Möglichkeit hat, die Schreibleistungen
des Kranken mit seinen prämorbiden Schreibgewohnheiten zu vergleichen.
Die Untersuchung des Schreibens ist auch deshalb so wichtig, weil man immer damit rechnen muß, daß eine Dissoziation zwischen der oralen und der
graphischen Performanz besteht. Nicht selten kommt es vor, daß Aphasiker
das, was sie nicht aussprechen können, schriftlich, wenigstens in Stichworten,
niederlegen. Das sind vielfach Kranke, bei denen das Schreiben prämorbid in
ihrem Kontakt mit der Umwelt eine dominierende Rolle gespielt hat.

Diktatschreiben:

Nach den Leistungen im Spontanschreiben wird man sich richten,
wenn man das Diktatschreiben prüft. Hat der Kranke spontan mehrere Sätze geschrieben, kann man ihm gleich Sätze unterschiedlicher
Länge diktieren. Hatte er aber nur Wörter und diese nicht einmal
richtig geschrieben, dann wird man mit dem Diktat einzelner Hauptwörter, am besten mit Gegenstandsbezeichnungen, beginnen. Man
kann dem Kranken seine Aufgabe dadurch erleichtern, daß man ihm
den betreffenden Gegenstand vorlegt oder zeigt. Schreibt er nun etwas Falsches oder gar nichts, dann kann man ihm damit weiterhel-
fen, daß man seine Hand faßt und ihm mit geführter Hand die erste
Silbe des gesuchten Wortes vorschreibt. Dann geschieht es nicht selten, daß er das Wort richtig vollenden kann. Es kann aber auch vorkommen, daß er paragraphisch oder gar nicht weiterschreibt. Man
muß bei solchen Kranken mehrere Wörter diktieren, zunächst konkrete und dann ein abstraktes. Man darf nur solche Wörter wählen,
die der Kranke vor seiner Erkrankung sicherlich häufig geschrieben
hat. Wenn keine Buchstabenformen geschrieben werden können,
also eine konstruktive Agraphie besteht, dann muß man auch das
Abschreiben oder das Nachzeichnen einfacher geometrischer Figuren
prüfen.

Bei der Routineuntersuchung werden meist nur Wörter und Sätze
geschrieben. Wenn sich aber zeigt, daß der Kranke Schwierigkeiten
mit einzelnen Buchstabenformen hat, daß er sich entweder nicht
an die Buchstabengestalt erinnert (amnestische Agraphie) oder diese
nicht richtig ausführt, dann muß man auch das Schreiben des ganzen Alphabetes prüfen. Damit man dabei aber nicht eine Reihenleistung untersucht, ist es nützlich, wenn man das Alphabet in drei
Kolonnen schreiben läßt und mit a bei der linken, mit j bei der mittleren und mit r bei der rechten Kolonne beginnt und bei diesen Kolonnen jeweils nur einen Buchstaben hinzufügen läßt. Dann hat man,
ohne daß der Kranke eine Reihe geschrieben hat, schließlich das
ganze Alphabet in drei Kolonnen vorliegen.

Zahlenschreiben nach Diktat:
Sehr wichtig ist, besonders im Vergleich mit dem Schreiben von Wörtern und Sätzen, die Untersuchung des Zahlenschreibens. Man kann im allgemeinen erwarten, daß die Leistungen beim Zahlenschreiben besser sind als beim Schreiben sprachlicher Elemente. Man darf sich beim Schreiben von Zahlen auch nach den vorhergehenden Schreibleistungen richten. Wurden Sätze geschrieben, dann kann man gleich vielstellige Zahlen diktieren. Lag aber eine Agraphie vor, dann beginnt man am besten mit einstelligen Zahlen und steigert die Anforderungen so weit mit mehrstelligen Zahlen, bis Fehlleistungen auftreten.

Nicht selten kommt es vor, daß sich der Kranke nicht vom Schreiben von Wörtern auf das Schreiben von Zahlen umstellen kann. Manchmal versucht er, die diktierte Zahl in einem Wort niederzuschreiben, auch dann, wenn man ihm ausdrücklich aufgetragen hat, die Zahlen in Ziffern zu schreiben. Man kann bei schwerer Agraphie dadurch Hilfestellung leisten, daß man dem Kranken mit geführter Hand den Beginn der Zahlenreihe bis zu der Zahl vorschreibt, die vor der diktierten Zahl steht. Dann kann man erleben, daß er nun die geforderte Zahl zu schreiben in der Lage ist; man kann dadurch aber auch ein Reihenschreiben provozieren.

Rechtsseitige Hemiplegien muß man im allgemeinen mit der linken Hand schreiben lassen. Bei manchen kann man das Schreiben mit der rechten Hand mit Hilfe eines Schreibgriffes ermöglichen (s. Behandlung der Agraphie S. 370). Für die Untersuchung ist das aber nicht anzuraten, weil die Kranken immer Schwierigkeiten haben, sich an das Schreiben mit dem Schreibgriff zu gewöhnen.

Lesen

Bei der Untersuchung des Lesens wird man sich am Beginn auch nach den Leistungen in der mündlichen Sprache richten. Waren sie gut, dann wird man gleich einen Text vorlegen können. Besonders geeignet sind dazu die in der Weltliteratur reichlich vorhandenen Fabeln (*Äsop, Lessing, La Fontaine, Krylov* u.a.). Sie bestehen immer aus einer konkreten Handlung und einer abstrakten Nutzanwendung. Man kann damit das Lesesinnverständnis im konkreten und im abstrakten Bereich prüfen. Der Kranke muß den gelesenen Text dann nacherzählen. Dabei ergeben sich meist große Ähnlichkeiten mit den Leistungen in der Spontansprache. Man kann aber manchmal auch deutliche Unterschiede beobachten, denn in der Spontansprache ist die Wortwahl gänzlich frei, beim Nacherzählen ist sie in gewissem Maße an den Text gebunden.

Bei schweren Störungen der expressiven Sprache ist das laute Lesen einer Geschichte unmöglich. Man kann dann in manchen Fällen den Text leise lesen lassen und durch gezielte Fragen, die nur ganz kurze Antworten verlangen, welche auch durch Gesten unterstützt werden können, mitunter feststellen, ob der Sinn der gelesenen Fabel verstanden worden ist. In einem unserer Fälle war ein expressiv schwer gestörter Kranker sogar in der Lage, den wesentlichen Inhalt der Erzählung in einer treffenden Skizze festzuhalten.

Einfacher ist es, wenn man solchen Aphasikern schriftliche Aufträge vorlegt. Wir benützen dazu folgende auf Tafeln in Blockschrift und lateinischer Schreibschrift niedergeschriebene Aufträge:

(Zeigen Sie das Fenster!)
(Schließen Sie die Augen!)
(Geben Sie mir bitte den Schlüssel!)
(Legen Sie die Kreide auf den Würfel!)

Die dabei vorkommenden Gegenstände müssen neben einer Reihe anderer dem Kranken gut sichtbar vorgelegt worden sein. Bei dieser Untersuchung muß man genau protokollieren, was der Kranke liest und welche Handlungen er ausführt. Die schriftlichen Aufträge werden dann oft nur teilweise und mit Paralexien gelesen. Oft kann man beobachten, daß die Kranken aus einem solchen Auftrag nur die Gegenstandsbezeichnungen herauslesen. Für die genaue Analyse des Lesesinnverständnisses wird es vorteilhaft sein, schriftliche Aufträge so zu gestalten, daß das Verständnis des Satzes vom Verständnis einer bestimmten Wortart abhängt. So können z.B. die Präpositionen des Ortes durch Aufträge, bei denen der Kranke einen Gegenstand vor, hinter, auf, unter, neben usw. einen vorgezeichneten Tisch legen soll, gesondert geprüft werden. Ähnliche Aufgaben kann man leicht für das Verständnis von Farbnamen herstellen. Etwa vorliegende apraktische Störungen müssen bei der Durchführung dieser Aufgaben in Rechnung gezogen werden.

Versagt der Kranke bei diesen Prüfungen, dann wird man einzelne Wörter vorlegen, zunächst Gegenstandsbezeichnungen von Objekten, die in seinem Blickfeld liegen. Er muß sie heraussuchen. Hemianopsien verraten sich manchmal dadurch, daß die in der hemianopischen Gesichtsfeldhälfte liegenden Gegenstände nicht gefunden werden. Bei schweren Störungen des Sprachverständnisses macht man ihm seine Aufgabe an einem Beispiel verständlich. Man kann das Lesesinnverständnis für Gegenstandsbezeichnungen auch durch Zuordnen von Gegenstandsnamen zu entsprechenden Bildern und das Lesesinnverständnis für Tätigkeitswörter durch Zuordnen der Verben zu Bildern, die eine Tätigkeit darstellen, prüfen. Dabei müssen immer Bilder in größerer Auswahl vorgelegt werden. Die neueren Untersuchungen über „surface" und „deep dyslexia" (s. S. 215ff.) haben auch dargetan, wie wichtig es ist, beim Lesen einzelner Wörter alle Wortarten zu berücksichtigen und besonders die unterschiedlichen Reaktionen bei sinnvollen Wörtern und Nichtwörtern, bei bildhaften und nicht bildhaften, bei Inhaltswörtern und bei Funktionswörtern sowie bei konkreten und abstrakten Wörtern getrennt zu untersuchen.

Bei schweren Alexien muß man auch das Lesen aller Buchstaben prüfen. Man benützt dazu am besten, wie beim Buchstabenschreiben, ein Alphabetformular, auf welchem die Buchstaben in drei Kolonnen angeordnet sind, und notiert hinter jedem Buchstaben, wie der Patient reagiert hat.

Kategoriales Symbolerkennen

Bei Totalaphasien und schweren Alexien müssen auch das Symbolerkennen und das Reihenlegen untersucht werden.

Die Prüfung des kategorialen Symbolerkennens nimmt man so vor, daß man zuerst ein Wort vorlegt, in welchem anstelle eines Buchstabens eine Zahl steht, und dann ein Wort darbietet, in dem anstelle eines Buchstabens ein Satzzeichen liegt. Man verwendet dazu Wörter, die der Kranke nach den Ergebnissen der vorhergehenden Untersuchung mit Sicherheit nicht lesen kann. In der Regel kann man beobachten, daß auch Kranke mit schweren Alexien erkennen, wenn innerhalb des Wortes ein wortfremdes Symbol liegt, und es dann herauswerfen. Auch für die richtige Buchstabenstellung haben diese Alektiker meist ein Urteil. Legt man ihnen ein Wort vor, in welchem ein Buchstabe umgekehrt steht, dann drehen sie in den meisten Fällen diesen Buchstaben sofort um, ohne das Wort lesen zu können. Man verwendet dazu am besten Buchstaben, die in verkehrter Stellung ein auffallend anderes Gestaltsbild haben als in der Normalstellung.

Reihenlegen

Das Reihenlegen von Buchstaben prüft man, indem man dem Kranken die ersten Buchstaben des Alphabetes, etwa von a—f, ungeordnet auf dem Tisch vorlegt und ihm den Auftrag gibt, sie so anzuordnen, wie sie im Alphabet stehen. Kranke mit schweren Alexien und besonders Totalaphasien versagen dabei. Legt man ihnen dann in gleicher Weise die Zahlen von 1—9 vor, dann haben sie meist keine Mühe, diese Aufgabe zu lösen. Der Unterschied zwischen dem Umgang mit Buchstaben und mit Zahlen zeigt sich bei dieser Aufgabe sehr deutlich.

Störungen des kategorialen Symbolerkennens sprechen dafür, daß über die Alexie hinaus noch eine Asymbolie oder optisch-gnostische Störungen vorliegen.

Innere Sprache

Die Untersuchung der inneren Sprache, also der Summe aller sprachlichen Vorgänge, welche zwischen dem Gedanken und der oralen Expression des Gedachten vonstatten gehen, ist deshalb schwierig, weil man sie nicht direkt beobachten und registrieren, sondern nur indirekt Schlüsse auf sie ziehen kann. Man kann aber für ihre Untersuchung die Schriftsprache heranziehen. Wenn man einem Kranken ein Wort mit verstellten Buchstaben vorlegt, dann sind vier Reaktionsmöglichkeiten vorhanden: Er kann das Wort verbessern und erkennen; er kann es nicht verbessern, aber erkennen; er kann es verbessern, aber nicht erkennen; oder er kann es weder verbessern noch erkennen. Alle diese Möglichkeiten sind von uns oft beobachtet worden. Es zeigen sich also Dissoziationen zwischen dem Erkennen der Wortgestalt und dem Erfassen des Wortsinnes, der Wortbedeutung. Diese beiden verschiedenen Leistungen erfolgen beim Gesunden simultan; bei Aphasikern ist diese Simultaneität aber nicht selten gestört.

Wir führen diese Aufgabe so aus: Der Kranke erhält ein einfaches konkretes Wort, z.B. „Nase", mit verstellten Buchstaben vorgelegt (N s a e). Er soll es verbessern, lesen und zeigen. Dann folgt die gleiche Aufgabe bei einem abstrakten Wort, z.B. „Kraft", welches in seinem prämorbiden Wortschatz vorgekommen sein muß. Er muß es verbessern, lesen und erklären oder durch eine Geste zeigen, daß er es verstanden hat, im gegebenen Fall etwa dadurch, daß er die Faust ballt.

Dann werden ihm die Buchstaben eines anderen konkreten Wortes auf dem Tisch verstreut vorgelegt. Er soll es zusammensetzen, lesen und den Gegenstand zeigen. Schließlich folgen die Buchstaben eines abstrakten Wortes, welches er ebenfalls zusammensetzen, lesen und erklären muß. Beim Umgang mit abstrakten Wörtern zeigt sich dabei manchmal eine Verkonkretisierungstendenz, wenn der Kranke etwa statt Liebe „Leib" oder anstelle von Kraft „Kraftrad" liest.

Zur Untersuchung innersprachlicher Vorgänge eignet sich sicherlich auch der von *Heilman, Tucker* u. *Valenstein* (1976) angegebene semantische Kategorisierungstest, bei dem sowohl die Aufträge wie auch die Zustimmung oder die Ablehnung der Ergebnisse nur nichtsprachlich, durch Gesten verständlich gemacht werden. Die nähere Beschreibung des Untersuchten befindet sich auf S. 85.

Untersuchung der nichtsprachlichen parietookzipitalen Ausfälle

Die Untersuchung der parietookzipitalen Ausfallserscheinungen oder, mit anderen Worten, der nichtsprachlichen Leistungen der höheren Nerventätigkeit gehört zum unbedingten Bestandteil der hirnpathologischen Untersuchung. Die Störungen dieser Leistungen nehmen in einem so hohen Prozentsatz an der Gestaltung der aphasischen Syndrome teil, daß sie nicht nur in diagnostischer, sondern auch in therapeutischer Hinsicht in gleicher Weise berücksichtigt werden müssen. Während die Prüfung der parietookzipitalen Ausfälle bei Hirnkranken ohne Aphasie meist keine sonderliche Schwierigkeiten macht, gehören ihre Befunde bei den Aphasien deshalb zu den am schwersten zu interpretierenden, weil sprachliche Störungen, besonders die Störungen des Sprachverständnisses, sich mit den parietalen Symptomen überschneiden und letztere durch die Sprachstörungen verdeckt werden können. Man muß daher in jedem einzelnen Fall entscheiden, inwieweit die vorhandenen Symptome nicht durch die Aphasie als solche bedingt sein können.

Das gilt besonders von Leistungen, die man unter dem Begriff des Körperschemas zusammenfassen kann und die deshalb auch gemeinsam geprüft werden, nämlich die Autotopognosie, die Rechts-links-Unterscheidung und die Fingergnosie.

Autotopognosie und Rechts-links-Unterscheidung

Bei der Untersuchung der Autotopognosie erhält der Kranke die Aufgabe, bestimmte Körperteile über mündlichen Auftrag zu zeigen. Bei symmetrischen Körperteilen setzt man die Seite dem Körperteil vor (z.B. Zeigen Sie das linke Auge). Man darf dabei nur solche Körperteile nennen, deren Bezeichnung prämorbid dem Kranken mit Sicherheit geläufig gewesen ist. Es ist erstaunlich, daß Ausdrücke wie Schienbein und Wade anscheinend nicht zum allgemeinen Sprachgebrauch gehören. Bei schweren Störungen der Autotopognosie läßt man mediane Körperteile zeigen.

Um auszuschließen, daß Fehlleistungen durch Störungen des Sprachverständnisses verursacht werden können, muß man immer eine Gegenprobe mit linguistisch gleich schweren Gegenstandsbezeichnungen durchführen. Wenn sich dann ergibt, daß der Kranke zwar alle Gegenstände der Umgebung zeigen kann, beim Zeigen von Körperteilen aber erhebliche Fehlleistungen vorkommen, dann darf man annehmen, daß eine Autotopognosie vorliegt. Besonders schwierig sind aber die Fälle zu beurteilen, bei denen neben einer solchen auch so schwere Störungen des Sprachverständnisses vorliegen, daß auch einzelne Wörter nicht verstanden werden. Dann wird man die Autotopognosie nicht mit Sicherheit diagnostizieren, sondern höchstens vermuten können. Manchmal klären sich solche Fälle später, wenn sich das Sprachverständnis gebessert hat und es sich zeigt, daß nun der Kranke zwar alle Gegenstände der Umgebung, aber nicht seine eigenen Körperteile zeigen kann. Dann hat sich hinter der Störung des

Sprachverständnisses eine Störung der Autotopognosie verborgen. Solche Fälle haben wir auch beobachtet.

Zur Erschwerung der Prüfung des Körperschemas kann man den Kranken die Aufgabe geben, verschiedene Körperteile auf fremden Körpern, etwa beim Untersucher, zu zeigen, wobei die Spiegelbildlichkeit auch Anlaß zu Störungen geben kann. Man kann die gleichen Aufgaben aber auch an dem Modell oder dem Bild eines menschlichen Körpers durchführen lassen.

Die Rechts-links-Unterscheidung wird in der Regel gleichzeitig mit der Autotopognosie geprüft. Nur bei schweren Störungen kann man noch zusätzliche Fragen (Wo ist Ihre linke Seite?), allenfalls auch an Bildern, an anderen Personen oder Modellen hinzufügen.

Fingergnosie

Bei der Untersuchung der Fingergnosie müssen die einzelnen Finger der beiden Hände über mündlichen Auftrag gezeigt werden. Man muß dabei Sorge tragen, daß Ringe von den Fingern entfernt werden, weil sie Hinweise (Ringfinger!) geben können. Erschwert wird die Aufgabe, wenn man die Finger des Untersuchers oder die Finger am Bild oder am Modell einer Hand zeigen läßt. Wenn die sprachlichen Voraussetzungen gegeben sind, kann man auch die Finger benennen lassen, wobei es vor allem darauf ankommt, festzustellen, ob der Kranke seine Hand in ihre Teile differenziert.

Kinsbourne u. *Warrington* (1962) haben ein Untersuchungsverfahren der Fingergnosie angegeben, welches aus fünf verschiedenen Aufgaben besteht (s. S. 227).

Benson u. *Geschwind* (1970) haben zur Untersuchung der Fingeragnosie einen Fingerlokalisationstest beschrieben, der darin besteht, daß der Patient eine Hand im Rücken hält und die andere auf den Tisch legt. Nun werden die Finger der nicht sichtbaren Hand berührt, und er muß mit der anderen Hand den entsprechenden Finger bewegen.

Praxie

Die Apraxie ist eine Störung der Fähigkeit, mit einer bestimmten Muskelgruppe, deren Beweglichkeit nicht behindert ist, sinnvolle Handlungsabläufe durchzuführen. Bei einer Hemiplegie kann daher die Praxie an der gelähmten Hand nicht geprüft werden; bei Hemiparesen muß man genau abschätzen, inwieweit Störungen im Ablauf von Bewegungen durch die Parese oder durch eine Apraxie bedingt sind. Andere Erschwerungen der Praxieprüfung können auf schweren Störungen des Sprachverständnisses beruhen. Dann muß man dem Kranken die verlangten Handlungen vorzeigen und ihm durch Gesten bedeuten, daß er sie nachahmen soll; Kranke mit echten Apraxien können dies nicht. Die Prüfung über mündlichen Auftrag kann mit tatsächlichen Gegenständen oder mit nur vorgestellten Gegenständen ausgeführt werden. Außerdem muß man bedeutungtragende Gesten wie Abschiedwinken, Heranwinken, Drohen ausführen lassen.

Man prüft die Praxie zunächst an den Armen. Dabei muß man in der Beurteilung berücksichtigen, welches die dominante Hand ist. Man soll nur Handlungen durchführen lassen, welche der Kranke früher sicherlich häufig vorgenommen hat; man muß also den Beruf in Rechnung ziehen. Die Praxie muß an beiden Armen getrennt geprüft werden. Man läßt demnach etwa einen Schreiner zeigen, wie man ein Brett zersägt oder einen Nagel einschlägt, einen Schlosser zeigen, wie man feilt, einen Autofahrer zeigen, wie er die Gänge seines Wagens schaltet. Frauen wird man andere Handlungen durchführen lassen als Männer. Eine Hausfrau wird man auffordern zu zeigen, wie sie einen Knopf annäht, wie sie bügelt und ähnliches. Wenn beide Hände verfügbar sind, dann kann man auch Handlungen durchführen lassen, die mit beiden Händen ausgeführt werden müssen. Das Einfüllen eines Glases aus einer Flasche, einen Knoten binden oder mit einem Gewehr schießen sind Beispiele dafür.

Man kann die Praxie auch an den Beinen prüfen. Dazu muß zuerst festgestellt werden, ob die aktive Beweglichkeit beider Beine frei ist. Aus der neurologischen Untersuchung ist das Gehen auf einem Strich oder der Knie-Hacken-Versuch schon eine solche Prüfung. Dann kann man alltägliche sinnvolle Beinbewegungen, etwa Tanzschritte, das Schießen eines Fußballes oder das Hineinschlüpfen in einen Hausschuh mit einem Fuß, nachahmen lassen. Man kann auch mit den Füßen verschiedene Figuren oder Zahlen auf den Fußboden schreiben lassen.

Bei den Aphasien, besonders bei den expressiven, ist die Prüfung der glossolabialen Praxie von großer Wichtigkeit. Dabei läßt man die Zähne zeigen, die Nase rümpfen, die Zunge aus einem Mundwinkel strecken, die Augen einzeln schließen. Am besten ist es, wenn man diese Bewegungen vormacht.

Zeichnen

Bei der Untersuchung der konstruktiven Fähigkeiten wird das Zeichnen in der zweiten und der dritten Dimension geprüft.

Man legt dem Kranken ein weißes Blatt Papier in DIN-A5-Größe vor und reicht ihm einen weichen Bleistift. Dann gibt man ihm den Auftrag, einfache geometrische Figuren (Dreieck, Viereck, Kreis) zu zeichnen. Liegen erhebliche Sprachverständnisstörungen vor, oder wenn man den Verdacht hat, daß der Kranke schon sehr lange keine solche Figuren mehr gezeichnet hat, muß man sie ihm mit dem Finger in der Luft vorzeigen.

Dann folgt das Zeichnen von Gegenständen. Es muß immer ein Gegenstand sein, den er täglich sieht und den er womöglich früher selbst oft gezeichnet hat. Wir wählen dazu ein Haus. Bestehen Zweifel am Sprachverständnis, dann zeigt man ihm das Modell eines Hauses. Man muß dann nicht nur darauf achten, ob er alle wesentlichen Teile des Hauses zeichnet und ob die einzelnen Teile in richtiger Beziehung zueinander stehen, sondern, ob er es auch perspektivisch richtig dargestellt hat. Letzteres kann man aber nur erwarten, wenn er wenigstens eine Lehre mitgemacht und eine Gesellenprüfung mit Erfolg bestanden hat. Man muß allerdings auch das bei den einzelnen Menschen sehr verschiedene Zeichentalent noch in Rechnung ziehen. Schließlich ist von Bedeutung, ob der Kranke in seinem Beruf genötigt war, irgendwelche Zeichnungen anzufertigen.

Sind deutliche konstruktive Störungen vorhanden, dann wird man auch das Abzeichnen prüfen müssen. Dazu verwendet man wiederum einfache Figuren, die man vorzeichnet, und ebensolche Gegenstände, etwa einen Würfel. In diesen Fällen kann man auch die bekannte Probe von *Balint*, das Verbinden dreier vorgezeichneter Punkte, ausführen lassen. Dazu gibt man den Auftrag, diese Punkte durch gerade Linien miteinander zu verbinden, so daß dadurch ein Dreieck entsteht. Ist er dazu nicht in der Lage, dann läßt man ihn einen Finger der freien Hand auf den Zielpunkt setzen und versucht es noch einmal.

Bei schweren konstruktiven Störungen ist es auch notwendig, das Nachbauen zu prüfen. Man baut dem Kranken mit Baukastensteinen verschiedene Figuren (Türme, Torbögen usw.) vor, legt ihm unter vielen anderen Bausteinen auch die vor, welche er dazu benötigt, und gibt ihm den Auftrag, das gegebene Muster nachzubauen.

Die Untersuchung des Zeichnens ist besonders beim Vorliegen einer konstruktiven Agraphie wichtig, denn bei dieser beobachtet man meist auch Störungen des Zeichnens. Da es im Einzelfall immer schwierig ist zu entscheiden, aus welchen Elementen sich solche Störungen zusammensetzen (apraktischen, räumlich agnostischen, Richtungsstörungen usw.), verwenden wir für die hirnpathologische Diagnose als Oberbegriff den Ausdruck „konstruktive Störungen". Sind Fehler in der Raumverteilung vorhanden, dann muß man besonders darauf achten, ob nicht eine Hemianopsie die Ursache ist.

Eingehende Anweisungen zur Untersuchung der konstruktiven Störungen haben *Benson* u. *Barton* (1970) gegeben (Näheres s. S. 235).

Gainotti u. *Tiacci* (1970) haben 100 linkshirnige und 100 rechtshirnige Läsionen untersucht und die unterschiedlichen Muster der Zeichenstörungen angegeben.

Die Kranken mußten geometrische Figuren und Kreuze abzeichnen und dann zwei Gruppen von Kreuzen, die rechts und links auf eine Vorlage eingezeichnet waren, in die richtige Stellung bringen.

Bei rechtshirnigen Läsionen waren die Kranken unaufmerksam, sie zeichneten viel mehr Striche als die Vorlagen hatten, und es kam zu einer räumlichen Desintegration. Oft zeigte sich auch ein Neglekt der linken Hälfte des Blattes. Die Zeichnungen wurden auch manchmal in diagonaler Richtung gemacht. Bei den linkshirnigen Läsionen traten viel weniger Entgleisungen auf, meist wurden die Vorlagen vereinfacht, und es wurden mehr rechte Winkel gezeichnet als vorhanden waren. Die Grundstörung sei bei den rechtshirnigen Läsionen eine visuell-spatiale Schwäche, während es sich bei den linkshirnigen Läsionen um einen exekutiven Mangel handele.

Gainotti u. Mitarb. (1977) haben noch eine interessante Variante bei der Untersuchung der Zeichenfähigkeit von Hirngeschädigten empfohlen, indem sie bei geometrischen Körpern nur Hilfselemente, Grenzlinien oder Ecken vorzeichneten und dann den ganzen Körper ergänzen ließen. Diese Hilfen konnten quantitativ abgestuft werden.

Über Störungen des Zeichnens bei Aphasikern haben *Gainotti* u. Mitarb. (1983) nochmals berichtet.

Untersucht wurden Broca-, Wernicke-, anomische und Leitungsaphasiker. Die Schweregrade wurden in drei Stufen nach der Störung des Sprachverständnisses eingeteilt. Den Kranken wurden Strichzeichnungen gewöhnlicher Gegenstände vorgelegt, und sie mußten sie benennen, erkennen und nachher aus dem Gedächtnis zeichnen. Die Aphasiker wurden mit rechtshirnigen Läsionen, linkshirnigen Läsionen ohne Aphasie und Normalen verglichen.

Es zeigte sich, daß die Aphasiker beim Zeichnen aus dem Gedächtnis mehr gestört waren als alle anderen Gruppen. Die Störungen des Zeichnens waren aber unabhängig von einer konstruktiven Apraxie und können also nicht als allgemein optisch-konstruktive Störungen angesehen werden. Weder die Schwere der Aphasie noch irgend ein Aphasietyp hatten signifikante Beziehungen zum Zeichnen aus dem Gedächtnis. Hingegen bestand ein Zusammenhang mit einem Versagen auf der semantisch-lexikalischen Ebene der Sprachintegration.

Rechnen

Bei der Untersuchung des Rechnens wird man sich im allgemeinen mit der Prüfung der Grundrechenarten begnügen. Man kann die Rechnungen auch in einfache Beispiele aus dem täglichen Leben einkleiden. Der große Unterschied der Leistungen bei Berufen, die viel rechnen, und denen, in welchen Rechenleistungen nicht verlangt werden, wird jetzt dadurch etwas ausgeglichen, daß auch erstere wenig im Kopf rechnen, sondern sogar bei verhältnismäßig einfachen Aufgaben Rechencomputer in Anspruch nehmen. Aufgaben aus der höheren Mathematik können ohnehin nur bei technisch Vorgebildeten gegeben werden, und für diese reichen die Kenntnisse des Untersuchers meist nicht aus; es müßten entsprechende Fachleute hinzugezogen werden. Störungen bei der Bedienung eines Rechencomputers können naturgemäß auch durch Apraxien bedingt sein.

Wenn agraphische Störungen vorliegen, die auch das Zahlenschreiben betroffen haben, dann muß man die Aufgaben vorschreiben, sonst stellt man dem Kranken anheim, ob er die Aufgaben im Kopf ausrechnen oder schriftlich durchführen will. Bei schweren Störungen des Rechnens kann man verschiedene Hilfen anbieten. Man kann dem Kranken die Aufgabe mit vorgezeichneten Strichen deutlich machen oder ihm eine entsprechende Menge von Würfeln oder anderen Gegenständen vorlegen und die Aufgabe mit ihnen demonstrieren. Bei weitergehendem Versagen muß man auch die optisch-räumliche Vorstellungsgabe prüfen. Man zeichnet dazu dem Kranken eine Strecke auf, die man an ihren Enden mit den Zahlen 0 und 100 markiert; dann gibt man ihm die Aufgabe, auf dieser Geraden, die er sich etwa als Lineal vorstellen kann, bestimmte Zahlenwerte (17, 52, 94) einzutragen. Wenn nötig, kann man ihm zum genaueren Verständnis ein Beispiel vorzeichnen.

Beim Vorliegen schwerer Fehlleistungen im Rechnen wird man auch das Zahlenlesen gesondert nachprüfen müssen. Auch vorhergehende Fehler beim Reihensprechen der Zahlenreihe sind dabei zu berücksichtigen.

Das Rechnen ist eine äußerst komplexe Leistung, bei der außer der Rechenleistung selbst nicht nur sprachliche Störungen, sondern auch solche im räumlichen Vorstellungsvermögen, konstruktive Störungen und solche der Raumeinteilung beachtet werden müssen, wobei motorische, akustische, kinästhetische und optische Elemente eine Rolle spielen. Die Rechenstörungen sind daher auch die häufigste parietale Begleiterscheinung der Aphasien und müssen deshalb in jedem Fall geprüft werden.

Beschreibung von Situationsbildern

Vor Beginn optischer Untersuchungen muß sich der Untersucher über die Sehkraft und das Gesichtsfeld des Kranken orientiert haben. Besonders Hemianopsien sind bei den Ergebnissen in Rechnung zu stellen. Es ist auch darauf zu achten, daß der Kranke, wenn er Brillenträger ist, bei der Untersuchung die korrigierende Brille trägt.

Zur Bildbeschreibung verwenden wir die altbekannten Binet-Bilder, die am besten standardisiert sind. Dabei müssen alle sprachlichen Äußerungen des Kranken genau protokolliert werden. Es handelt sich um eine optisch provozierte Spontansprache. Das Ergebnis unterscheidet sich von der Spontansprache dadurch, daß bei der sprachlichen Äußerung durch das vorgegebene Bild ein bestimmter Wortschatz verlangt wird. Man untersucht dabei nicht nur die sprachliche Ausdrucksfähigkeit, sondern auch die sog. Simultanagnosie, die optische Überschau. Bei der Beschreibung der Binet-Bilder wird man bei motorischen Aphasien einen Telegrammstil oft gut erkennen können.

Ist der Kranke beim Bild I nicht in der Lage, etwas zu sagen, dann muß man ihn durch Rückfragen stimulieren. Am besten ist es, wenn man paradoxe Fragen stellt (Ist das eine Gerichtsverhandlung? eine Hochzeit?). Man erkennt dann etwa aus einer abwehrenden Geste des Kranken, daß er von der Situation etwas erfaßt hat. Fragt man weiter, ob es ein Spiel sei, wird man die Gegensätzlichkeit der Reaktion gut beobachten können. Dann stellt man weitere Fragen (ein Fußballspiel? ein Kartenspiel?). Folgen wieder ablehnende Gesten, fragt man nun (Blindekuh?). Dann stimmt er oft zu. Bei diesem Verlauf der Untersuchung weiß man, daß die Schwierigkeiten nur sprachlich bedingt waren.

Das Bild II ist sprachlich am leichtesten zu beschreiben. Expressiv Gestörte sagen meistens: „Fenster ... kaputt." Nun fragt man, wer es getan hat, und der Kranke kann den Täter zeigen.

Das Bild III ist sprachlich am schwersten zu beschreiben. Es läßt sich schwer mit einigen Hauptwörtern kennzeichnen. Als Hilfsfragen kann man verwenden (Warum ist der Junge gefallen?). Wenn keine befriedigende Antwort erfolgt, fragt man weiter (Ist er gestolpert?).

Bei Aphasien aus der sensorischen Gruppe bringt der Kranke oft zahlreiche unzutreffende Wörter vor, die eine sprachliche Überproduktion verraten und den Paragrammatismus gut erkennen lassen.

Die Untersuchung und Beschreibung von Situationsbildern eignet sich sehr gut zu einem Vergleich der Spontansprache bei der ersten und bei späteren Kontrolluntersuchungen. Dabei zeigt sich meist, daß ursprüngliche Fehlleistungen nicht auf optisch-gnostischen Störungen, sondern auf Schwierigkeiten im sprachlichen Ausdruck zurückzuführen waren.

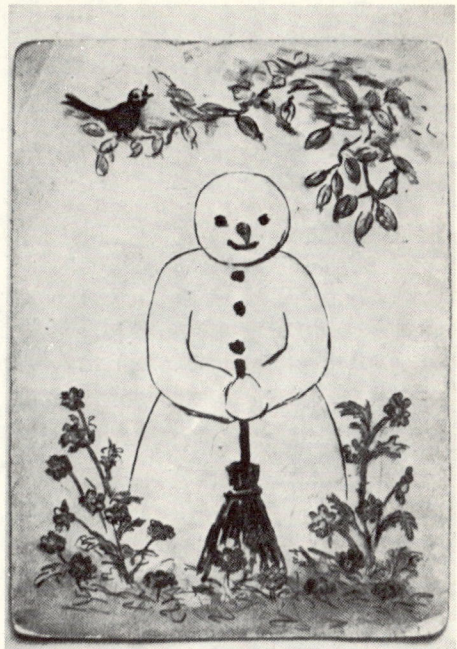

Abb. 17 Schneemann
mit blühenden Blumen

Erkennen optischer Unsinnigkeiten

Das Erkennen optischer Unsinnigkeiten eignet sich für die Untersuchung optisch-gnostischer Störungen besser als die Situationsbilder. Die sprachlichen Anforderungen sind dabei geringer, weil es viel leichter ist, mit einem Wort oder sogar mit einer Geste die vorliegenden Fehler zu kennzeichnen. Wir verwenden dazu die Abb. 17–19. Reagiert der Kranke nicht spontan, dann stellt man ihm die Frage, was falsch ist, und erwartet, daß er auf die richtige Stelle zeigt, wenn er nicht den Fehler benennen kann. Besonders bei Abb. 19 kommt es nicht so darauf an, daß er die richtigen Wörter findet (dabei kann man ihm helfen), als daß er die Fehler in der Darstellung erkennt.

Zusammensetzen eines zerschnittenen Bildes

Die verläßlichste Prüfung auf optische Gnosie ist das Zusammensetzen eines in vier Teile zerschnittenen Bildes, denn dabei spielen sprachliche Leistungen praktisch keine Rolle. Nur beim Vorliegen

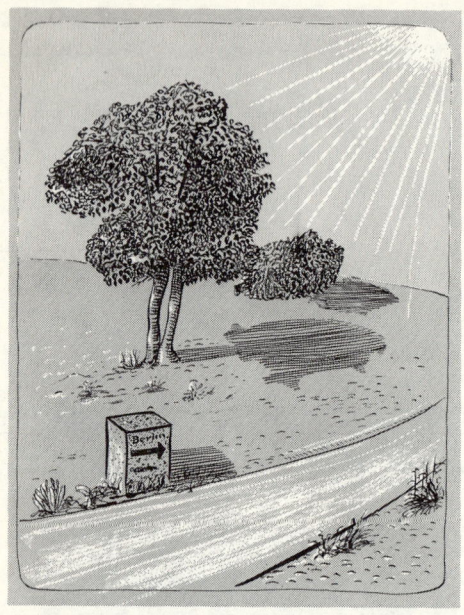

Abb. 18 Baumgruppe
mit falschem Schatten

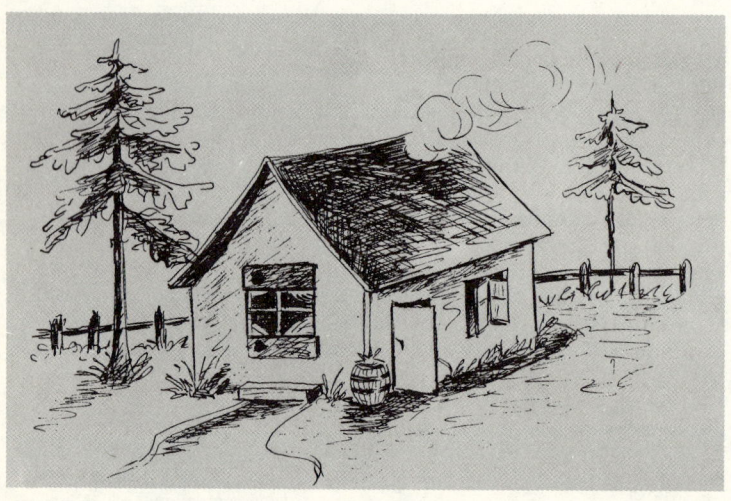

Abb. 19 Haus mit 6 Konstruktionsfehlern

schwerer Apraxien kann diese Aufgabe auch anders beeinträchtigt werden. Wir verwenden dazu ein Blumenstilleben. Durch Untersuchung an Hunderten von Patienten wissen wir, daß ein nicht Aphasischer und nicht Hirngeschädigter diese Aufgabe wenigstens innerhalb einer Minute lösen kann. Bei halbseitig Gelähmten oder anderen motorischen Behinderungen muß man diese für die Beurteilung der Schnelligkeit der Reaktion in Rechnung ziehen. Für Erwachsene benützt man ein schwereres, für vorschulpflichtige Kinder ein ganz einfaches Blumenstilleben. Bei dieser Aufgabe muß man das Verhalten des Kranken sehr genau beobachten und protokollieren. Es kommt darauf an, wie sich der Patient von vornherein anstellt, ob er systematisch an den Rändern der Teilbilder nach passenden Stellen sucht oder ob er einfach herumzuprobieren beginnt. Besonders schlecht zu bewerten ist es, wenn er zufällig gefundene richtige Lösungen wieder verwirft oder wenn er falsche Ergebnisse als richtig erklärt. Man kann Kranken, die Schwierigkeiten haben, dadurch helfen, daß man ihnen sagt, daß die einzelnen Teile entweder in Querrichtung oder in Längsrichtung gestellt werden müssen. Hilft auch dies nicht, dann kann man ihnen das Ergebnis einen Augenblick lang vorzeigen und das Bild nach kurzer Latenz wieder zusammensetzen lassen. Wenn das notwendig ist, dann bestehen sicherlich optisch-gnostische Störungen. Die Reaktionszeiten müssen stets mit der Stoppuhr gemessen werden. Dies ist auch deshalb nützlich, weil man bei Nachuntersuchungen dann feststellen kann, ob sich diese Zeiten verkürzt haben.

Bezeichnen und Erkennen von Farben

Diese Untersuchung gliedert sich in drei Teile:

1. das Benennen von 8 Farben,
2. das Heraussuchen dieser Farben über mündlichen Auftrag und
3. das Zuordnen der Farben.

Für diese Untersuchung verwenden wir ein Holzkästchen (nach *R. Braun*), in welchem 8 Farbbällchen aus Wolle (rot, grün, blau, gelb, braun, grau, weiß und schwarz) unter dem Deckel befestigt sind (Abb. 20). Im Hohlraum befinden sich mehrere Exemplare jeder Farbe, aber auch eine größere Menge von Farbnuancen. Zuerst bekommt der Kranke den Auftrag, die auf dem Deckel befestigten Farben zu benennen. Wenn er das nicht kann, dann kann man ihm bei den einzelnen Farben auf folgende Weise helfen:

(rot)	. . . (Das Blut ist . . .)
(blau)	. . . (Der Himmel ist . . .), wenn weitere Hilfe nötig ist: (Das Vergißmeinnicht ist himmel . . .)
(gelb)	. . . (Die Zitrone ist . . .) . . . (Die Zitrone ist quitte . . .)
(grün)	. . . (Die Wiese ist . . .) . . . (Die Wiese ist gras . . .)

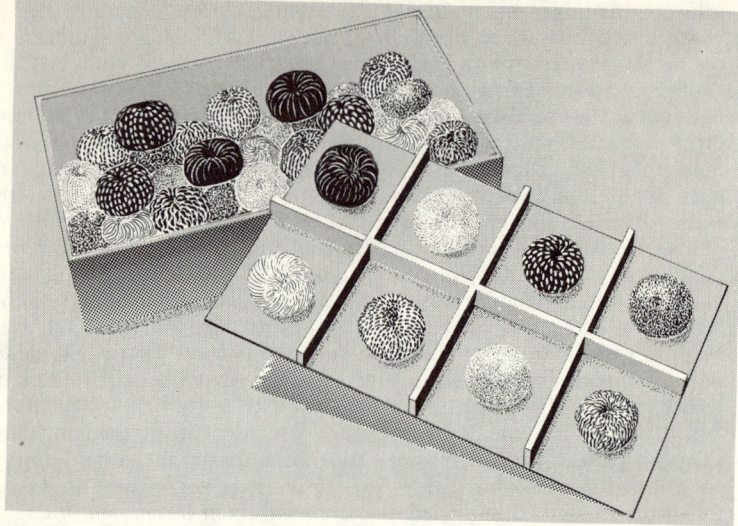

Abb. 20   Kästchen mit farbigen Wollbällchen zur Untersuchung der Farbenagnosie

(grau)	. . . (Der Anzug oder das Kostüm ist maus . . .)
(braun)	. . . (Der Bär ist . . .)
(schwarz)	. . . (Der Rabe ist . . .) . . . (Der Rabe ist kohlraben . . .)
(weiß)	. . . (Der Kittel ist . . .) . . . (Der Kittel ist schnee . . .)

Dann muß auch das Sprachverständnis für Farbnamen geprüft werden. Der Kranke muß über mündlichen Auftrag die einzelnen Farben
zeigen. Versagt er auch dabei, dann besteht noch die Möglichkeit,
daß sowohl eine expressive (Farbnamenamnesie) wie auch eine rezeptive Störung für Farbnamen vorhanden ist. Man muß nun eine Farbenagnosie ausschließen. Dies kann man damit erreichen, daß man
dem Kranken aus dem Kästchen andere Exemplare dieser 8 Farben
mit dem Auftrag in die Hand gibt, sie der entsprechenden Farbe auf
dem Deckel zuzuordnen. Erst, wenn auch dabei deutliche Fehler
auftreten, kann man eine Farbenagnosie annehmen.

Man kann mit diesem Farbkästchen aber auch das kategoriale Verhalten des Kranken untersuchen. Reicht man ihm Farbnuancen mit
dem Auftrag, sie zu der Farbe zu legen, welche zu ihr am besten
paßt, dann lehnen das die meisten Aphasiker ab. (Man kann solche
Nuancen auch schon bei der vorhergehenden Prüfung des Zuordnens
daruntermischen und kann dabei diese Ablehnung manchmal sehr
eindrucksvoll beobachten.) Nur selten werden von Aphasikern wirklich Farbgruppen gebildet.

Natürlich werden sich beim Zuordnen auch verschiedene Arten von Farbenblindheiten, etwa eine Rot-grün-Blindheit oder eine Blau-gelb-Blindheit, verraten können.

Vorausgesetzt, daß der Kranke einfache Fragen versteht, kann man von ihm die typischen Farben verschiedener Gegenstände nennen lassen. Ist das Sprachverständnis dafür aber zu schwer gestört, dann kann man ihn Zeichnungen dieser Gegenstände mit den entsprechenden Farben kolorieren lassen.

Wenn die bisherigen optischen Untersuchungen Anhaltspunkte für eine optische Agnosie ergeben haben, dann wird man bei Aphasien auch immer das Erkennen von Gesichtern untersuchen müssen. Dabei kann man den Kranken Bilder bekannter Personen, also von Familienangehörigen des Kranken oder allgemein bekannter Persönlichkeiten, vorlegen und benennen lassen. Man kann aber auch Bilder unbekannter Personen verwenden und angeben lassen, ob es sich um Männer oder Frauen handelt, welches Alter sie ungefähr haben, ob man aus der Kleidung auf den Beruf schließen kann oder, wenn man eine große Reihe solcher Bilder hat, ob darunter dieselben Personen in verschiedenen Stellungen vorhanden sind.

Schließlich kann man auch (nach *Benton* u. Mitarb. 1983) Bilder mit verschiedenen Pantomimen, also Tätigkeiten, und dazu eine Reihe von Gegenständen vorlegen, deren Handhabung auf den Bildern gezeigt wird. Der Kranke kann dann diese Gegenstände nennen oder lediglich aus einer Gruppe auswählen.

Halbieren von Strecken

Man zeichnet dem Kranken auf ein Blatt Papier eine horizontale und eine vertikale Strecke vor, deren Enden man mit einem kurzen Querstrich deutlich markiert. Dann gibt man ihm den Auftrag, beide nach dem Augenmaß zu halbieren. Die Lage des Papiers darf nicht verändert werden. Liegen erhebliche Störungen des Sprachverständnisses vor, dann muß man dem Kranken die Aufgabe an einem Beispiel vorzeigen.

Bei dieser Untersuchung können sich Hemianopsien durch sehr charakteristische Fehler beim Halbieren von horizontalen Strecken verraten. Bei schweren räumlich-optischen und konstruktiven Störungen ist das Halbieren manchmal ganz unmöglich.

Erkennen unter erschwerten Bedingungen

Leichte optisch-gnostische Störungen kann man dadurch deutlich machen, daß man die Bedingungen, unter welchen sie dargeboten werden, erschwert. Dazu gibt es verschiedene Möglichkeiten.

Die älteste Methode ist das Erkennen einer Reihe von Skizzen, die stufenweise immer mehr vollendet werden, bis das letzte Bild die vollständige Figur zeigt (Heilbronner Bildchen). Eine andere Möglichkeit ist das Erkennen einer bestimmten Figur, welche neben einer Reihe anderer Figuren auf dem gleichen Blatt so gezeichnet wurde, daß sich die einzelnen Figuren überdecken (Methode von *Poppelreuter*). Schließlich erschwert auch die tachistoskopische Darbietung von Figuren oder Bildern das Erkennen derselben.

Zeichnen eines Grundrisses

Diese Aufgabe gehört zu jenen, welche man nur dann geben darf, wenn man die Gewißheit hat, daß sie der Kranke prämorbid schon ausgeführt bzw. die notwendige Schulbildung dafür hat. Diese Vorbedingung ist bei uns dann erfüllt, wenn er wenigstens eine Handwerkslehre durchgemacht und anschließend eine Gesellenprüfung bestanden hat. Man muß sich mit einer ganz naheliegenden Aufgabe begnügen. Wir geben in der Regel den Auftrag, den Grundriß des Untersuchungszimmers zu zeichnen. Das hat den Vorteil, daß man die Leistungen der einzelnen Kranken recht gut miteinander vergleichen kann. Dabei muß man ein entsprechendes Rechteck vorzeichnen und zeigen, welche Seiten des Rechteckes welchen Wänden des Zimmers entsprechen. Dann wird der Kranke aufgefordert, die Tür, die Fenster und die größeren Möbelstücke des Zimmers einzuzeichnen. Man kann, wenn er die Aufgabe nicht gleich zu verstehen scheint, ihm auch die erste Teilaufgabe vormachen. Wirklich pathologisch wertbar ist die Eintragung der verschiedenen Möbel in falscher Anordnung zueinander. Ein besonders schwerwiegender Fehler ist es, wenn der Kranke versucht, bestimmte Gegenstände, z.B. das Fenster, außerhalb des vorgegebenen Raumes einzuzeichnen. Falsche Größenverhältnisse der einzelnen Gegenstände zueinander sind weniger zu verwerten.

Hat der Kranke noch niemals selbst einen Grundriß gezeichnet, ist er aber intellektuell gut begabt, dann kann man versuchen, ihm das Wesen eines Grundrisses an einem einfachen Beispiel (Würfel, Zylinder) zu erläutern und ihm ein ebenso einfaches Beispiel aus dem täglichen Leben geben (Wasserglas, Bierflasche usw.). Ein Beispiel einer fehlerhaften Grundrißzeichnung wurde auf S. 240 gegeben.

Ergänzende psychiatrische Untersuchungen

Weitere ergänzende Untersuchungen betreffen allgemein psychische, aber nicht sprachliche Leistungen im eigentlichen Sinn, die bei der psychiatrischen Untersuchung der exogenen Psychosen unerläßlich sind. Bei Aphasikern können sie nur angewendet werden, wenn die notwendigen sprachlichen Voraussetzungen gegeben sind. Sie bestehen aus der Untersuchung der Orientierung, der Merkfähigkeit, der Urteilsfähigkeit, der Oberbegriffsbildung und der Begriffsfindung.

Orientierung

Dabei unterscheidet man die autopsychische Orientierung, die Orientierung über die eigene Person, und die allopsychische Orientierung, das Wissen über Zeit und Ort. Man stellt die Fragen nach dem Namen, der Anschrift, dem gegenwärtigen Aufenthaltsort und dem Datum.

Bei Aphasikern ist die Orientierung in der Regel erhalten. Man muß sich davor hüten, paraphasische Entgleisungen bei der Beantwortung von Orientierungsfragen als Störung der Orientierung anzusehen. Echte Orientierungsstörungen beobachtet man manchmal bei Aphasikern, die an hirnatrophischen Prozessen oder generalisierten Gefäßerkrankungen leiden.

Merkfähigkeit

Man unterscheidet die mittelbare und die unmittelbare Merkfähigkeit. Bei der Prüfung der unmittelbaren Merkfähigkeit muß der Kranke eine kurze ungeordnete Zahlenreihe oder Wortreihe sofort wiederholen. Fragt man nach Ablenkung, nachdem einige Minuten verstrichen sind, nach den vorgesprochenen Zahlen oder Wörtern, dann prüft man die mittelbare Merkfähigkeit. Unter den vorgesprochenen Zahlen darf sich keine wiederholen, und die Reihe darf auch nicht so gesprochen werden, daß sie Ansätze für mnemotechnische Hilfen bietet, etwa die Reihe der geraden oder der ungeraden Zahlen. Die Zeit der Ablenkung muß immer vermerkt werden. Konnte der Kranke die Zahlen nach Ablenkung nicht wiederholen, dann verkürzt man die Zahlenreihe. Gewöhnlich werden zunächst 5 Zahlen vorgesprochen. Normalerweise muß man 7 Zahlen wiederholen können. Beim Nachsprechen von Wörtern werden zwei konkrete und ein abstraktes Wort vorgesprochen. Die beiden konkreten Wörter haben einen kategorialen Zusammenhang (z.B. Schere, Nadel, Zufriedenheit).

Bei sprachlichen Schwierigkeiten kann man die Merkfähigkeit so prüfen, daß man dem Kranken 3 Gegenstände oder 3 Tierbilder vorlegt und ihm nach einer entsprechenden Ablenkung diese Gegenstände oder Tierbilder unter einer größeren Anzahl, etwa 9 Bildern, wieder vorlegt und die heraussuchen läßt, welche er vorher schon gesehen hat.

Das *räumliche Gedächtnis* prüft man nach *de Renzi* u. Mitarb. (1977) am besten mit dem Würfeltest von Corsi. Dem Kranken wird eine Würfelreihe vorgelegt, welche die Nummern 1–9 trägt. Die Zahlen sind nur dem Untersucher zugedreht. Er berührt die Würfel in einer bestimmten Reihenfolge, und der Patient muß dann die gleiche Reihenfolge tippen.

Es wurden 20 Patienten, die linksseitig hirngeschädigt waren und ein gutes Gesichtsfeld hatten, mit 20 solchen Kranken mit Gesichtsfeldausfällen, und nachher die gleiche Anzahl von rechtsseitig Hirngeschädigten mit und ohne Gesichtsfeldeinschränkungen untersucht. Die meisten hatten Hirngefäßerkrankungen. Es ergab sich, daß die Kranken, bei denen die Läsion in der hinteren Region der rechten Hemisphäre lag, deutliche Störungen bei dieser Probe hatten.

Urteilsfähigkeit

Die Prüfung der Urteilsfähigkeit ist bei Aphasikern nur bei weitgehender Rückbildung der Aphasie möglich, denn sie setzt die Fähigkeit der Satzbildung voraus. Man läßt die Unterschiede von Gegenständen (Bach – Teich, Treppe – Leiter, Kind – Zwerg, Holz – Kohle) erklären. Dann gibt man Unterschiedsfragen im abstrakten Bereich (Lüge – Irrtum, Sparsamkeit – Geiz, Geschwindigkeit – Beschleunigung).

Oberbegriffsbildung

Auch dabei gibt man zuerst Aufgaben im konkreten Bereich:

(Messer, Gabel, Löffel)	„Besteck"
(Apfel, Birne, Pflaume)	„Obst"
(Auto, Eisenbahn, Flugzeug)	„Verkehrsmittel"

und geht dann zu abstrakten Begriffen über:

(Raub, Mord, Betrug)	„Verbrechen"
(Tapferkeit, Hilfsbereitschaft, Treue)	„Tugenden"

Begriffsfindung

Die Untersuchung der Begriffsfindung ist besonders geeignet, bei motorisch-amnestischen und bei amnestischen Aphasien durch Wiederholung der Untersuchung nach bestimmten Zeiten den Grad der Rückbildung der Wortfindungsstörung festzustellen. Wir verwenden den bekannten Busemannschen Test mit kleinen Veränderungen. Man läßt den Kranken zuerst konkrete Gegenstände aufzählen. Man kann ihm erklären, daß er alle Gegenstände, die es auf der Welt gibt, die man sehen und anfassen kann, aber auch alle Tiere nennen darf. Ausgeschlossen sind nur Eigennamen. Diese Aufzählung wird 5 Minuten lang fortgeführt. Man muß sämtliche Antworten notieren und besonders die Anzahl der Nennungen in den einzelnen Minuten festhalten. Auch die Wiederholungen müssen gezählt werden; sie werden negativ bewertet. Beachten muß man, ob der Kranke nur Gegenstände aufzählt, die in seinem Blickfeld liegen, oder ob er auch solche nennt, welche er sich nur vorstellt. Gute Leistungen sind nur dann zu erbringen, wenn der Kranke imstande ist, ganze Reihen von Gegenständen nach Kategorien aufzuzählen. Ein durchschnittlich Begabter, nicht Sprachgestörter muß wenigstens 75 Gegenstände oder Lebewesen in 5 Minuten aufzählen können, wobei die Leistung in den einzelnen Minuten etwas absinkt. Bei besonders systematischer und schneller Aufzählung nach Kategorien können bis zu 100 Nennungen in 5 Minuten erreicht werden.

Dann stellt man die gleiche Aufgabe mit abstrakten Begriffen. Bei nicht besonders vorgebildeten Personen muß man genau erklären, was damit gemeint ist. Man sagt dem Kranken am besten, er dürfe nur Hauptwörter nennen, die Dinge bezeichnen, welche man nicht sehen und ergreifen kann. In diesen Fällen muß man auch eine Reihe von Beispielen geben (Liebe, Angst, Strafe). Treten weiter Schwierigkeiten auf, sagt man dem Kranken, er solle daran denken, was ein Wahlredner oder ein Festredner bei einem Jubiläum alles sagt oder worüber der Pastor in der Kirche predigt. Bei durchschnittlich begabten Gesunden schwanken die Leistungen zwischen 40–70 Nennungen in 5 Minuten. Von Aphasikern können häufig zuerst überhaupt keine Abstrakta vorgebracht werden, und diese treten bei Rückbildung der Aphasie viel später und langsamer auf als die konkreten Begriffe.

Bei der Bildung von Oberbegriffen und der Beantwortung von Unterschiedsfragen hat man bereits auch die abstrakte Begriffsfindung geprüft. Man kann diese Untersuchung noch dadurch ergänzen, daß man bekannte Sprichwörter erklären läßt: (Der Apfel fällt nicht weit vom Stamm. Lügen haben kurze Beine. Er sieht den Wald vor lauter Bäumen nicht usw.) Dann kann man auch Metaphern erklären lassen: (Er hat es ihr durch die Blume gesagt. Es ist ihm der Kragen geplatzt. Dem sind die Felle davon geschwommen.). Bei Sportfreunden, die oft unter Aphasikern zu finden sind, kann man auch die in Zeitungsberichten über Sportereignisse häufig vorkommenden eigentümlichen Redewendungen erläutern lassen (Der Sportklub X trägt nun das rote Licht in der Tabelle. Oder, wenn es sich um einen Boxkampf gehandelt hat: Der Schiedsrichter hat ihm das Handtuch geworfen). Versagt der Kranke bei allen diesen Aufgaben, dann kann man auf ganz primitive Redewendungen zurückgehen (Der ist gestern wieder blau gewesen. Der hat einen Affen gehabt).

Hirnpathologische Untersuchung bei Kindern

Bei vorschulpflichtigen Kindern und bei jüngeren Volksschülern muß man die Aufgaben der hirnpathologischen Untersuchung dem Alter des Kindes ganz anpassen. Bei der Untersuchung der Spontansprache darf man nur Fragen stellen, die Ereignisse aus der unmittelbaren Umwelt des Kindes betreffen (Was tut ihr im Kindergarten? Bekommt ihr da etwas zu trinken? Was tut ihr am Sonntag zu Hause?). Das Reihensprechen kann in diesem Alter nur bei der Zahlenreihe geprüft werden. Zum Nachsprechen verwenden wir zweisilbige bekannte Vornamen und fügen, um die Aufmerksamkeit des Kindes zu stimulieren, hinzu (Paß auf, ob du eines von diesen Kindern kennst!). Das Nachsprechen von Sätzen leiten wir mit dem Satz ein (Nun werde ich dir erzählen, wie die Tiere sprechen; das kannst du mir auch nachsagen!). Es folgt dann nach Schwierigkeiten geordnet die Reihe (Der Hund bellt. Die Katze miaut. Das Pferd wiehert. Der Hahn kräht. Das Schwein grunzt. Die Schwalbe zwitschert.). Die letzten beiden Sätze eignen sich besonders zum Nachweis von Stammelfehlern, weil sie schwierige Konsonantengruppen enthalten. Zur Prüfung der Wortfindung legen wir eine Reihe einfacher Spielsachen vor. Mit diesen Gegenständen prüfen wir auch das Sprachverständnis, indem wir den Auftrag geben, in bestimmter Weise ihre Stellung zueinander zu ändern.

Da man das Schreiben bei diesen Kindern noch nicht prüfen kann, haben wir seit Jahren versucht, durch das Abzeichnen einfacher Figuren festzustellen, ob die Vorbedingungen für das Erlernen des Schreibens gegeben sind.

Bei Kindern dieser Altersstufe ist auch die Untersuchung des Körperschemas von Wichtigkeit. Man kann dabei davon ausgehen, daß die Rechts-links-Unterscheidung im 6. Lebensjahr erlernt wird; die

Unterscheidung der einzelnen Finger und aller Körperteile wird etwas später erworben. Die Praxie, besonders die glossolabiale Praxie, muß ebenfalls in die hirnpathologische Untersuchung der vorschulpflichtigen Kinder einbezogen werden. Man kann auch einfache Zeichnungen, Dreiecke, Kreise und Gegenstände, ein Haus oder ein Männchen, von ihnen zeichnen lassen. Von den optischen Untersuchungen kann das Beschreiben von Binet-Bildern verlangt werden. Von den Bildern mit optischen Unsinnigkeiten kann man nur die Abb. 17 verwenden. Hingegen ist das Zusammensetzen einfacher zerschnittener Bilder ein deutlicher Hinweis auf die optisch-gnostischen Leistungen des Kindes. Auch das Halbieren von Strecken kann verlangt werden.

Hirnpathologische Untersuchung bei Mehrsprachigen

Bei allen mehrsprachigen Patienten ist vor der hirnpathologischen Untersuchung eine eingehende *sprachliche Anamnese* aufzunehmen. Darin müssen folgende Fragen geklärt werden: 1. die Muttersprache des Patienten, 2. die Muttersprache der Eltern, 3. Welche Sprachen sind im Elternhaus des Kranken während der Zeit seines Spracherwerbes gesprochen worden? 4. Ist der Kranke in einem mehrsprachigen Milieu aufgewachsen? Hat er daher auf der Straße noch andere Sprachen erlernt? 5. Auf welche Weise hat er die von ihm beherrschten Fremdsprachen erlernt, primär durch unmittelbaren Kontakt mit Fremdsprachigen oder sekundär durch Unterricht? 6. In letzterem Falle muß auch gefragt werden, welche Unterrichtsmethode angewendet worden ist. 7. Mit welchen Sprachen ist der Kranke im Verlauf des Lebens in Berührung gekommen? 8. Welche Sprachen hat er unmittelbar vor dem Einsetzen des Sprachverlustes gesprochen? 9. Welche emotionelle Einstellung hat er zu den von ihm beherrschten Sprachen?

Der wichtigste Grundsatz für die Untersuchung der Mehrsprachigen ist der, daß sie unbedingt in ihrer Muttersprache untersucht werden müssen. In den seltenen Fällen, in denen bei solchen Kranken eine andere Sprache als Hauptsprache an die Stelle der früheren Muttersprache getreten ist, kann auch eine Untersuchung in dieser Sprache hinreichen. Im übrigen aber sollte man mehrsprachige Aphasiker in allen Sprachen, welche sie beherrschen, untersuchen.

In jüngster Zeit wurden von *Lecours* u. Mitarb. (1983) eingehende Anweisungen dafür gegeben, wie man polyglotte Aphasien zu untersuchen hat. Dabei wird besonderer Wert auf die anamnestische Erhebung der prämorbiden Sprachfähigkeit gelegt. Die darin mitgeteilten Fragen entsprechen großenteils denen, welche wir bei der sog. sprachlichen Anamnese der Polyglotten stellen.

In allen Fällen, in denen es nicht klar ist, welche Sprache als Hauptsprache des Kranken zur gegenwärtigen Zeit angesehen werden muß, kann man – vorausgesetzt, daß es sich nicht um Analphabeten handelt – folgende Untersuchungsmethode anwenden, die wichtige Hinweise liefern kann. Man legt dem Kranken 4 Buchstaben vor, aus denen er Wörter in beiden Sprachen, die in Frage kommen, bilden kann. Bevorzugt er dabei eindeutig eine Sprache, dann kann man diese als Hauptsprache ansehen. Vorausgesetzt ist allerdings, daß diese Wörter in der Häufigkeit, in der sie in den beiden Sprachen vorkommen, etwa gleichwertig sind. Es soll nur ein Beispiel für die Differentialdiagnose zwischen deutscher und englischer Hauptsprache gegeben werden (ADER – DEAR).

Hirnpathologische Untersuchung bei Erblindeten

Gelegentlich kommt man auch in die Lage, hirnpathologische Untersuchungen bei Erblindeten durchführen zu müssen. Die Spontansprache, das Reihensprechen und das Nachsprechen sind ohne weiteres prüfbar. Die Wortfindung kann man durch Beschreibung der Gegenstände, deren Namen gefunden werden sollen, ermöglichen, vorausgesetzt, daß der Kranke ein Späterblindeter ist. Man kann ihn diese Gegenstände auch abtasten lassen oder auch typische Laute von Gegenständen oder Tieren vormachen. Die Prüfung des Sprachverständnisses wird sich im wesentlichen auf Aufträge beschränken müssen, die den eigenen Körper betreffen. Hat der Kranke die Blindenschrift oder das Maschinenschreiben erlernt, dann kann man auch das Schreiben bzw. auch das Lesen prüfen. Allerdings wird bei diesem Schreiben auch die Praxie und bei diesem Lesen die Kinästhesie untersucht. Das Körperschema wird man nur am eigenen Körper prüfen können. Die Praxie ist leicht prüfbar. Auf die Prüfung des Zeichnens wird man im allgemeinen verzichten müssen. Eher kann man das Figurenlegen aus Bausteinen verlangen. Die Prüfung des Rechnens wird sich auf das Kopfrechnen beschränken müssen. Optische Prüfungen fallen natürlich weg.

Die hier geschilderte hirnpathologische Untersuchung macht eine psychologische Untersuchung nicht überflüssig. Beide Untersuchungen ergänzen einander. Es hat sich bewährt, zuerst die hirnpathologische Untersuchung in ihrem sprachlichen und parietookzipitalen Anteil durchzuführen. Ihre Ergebnisse liefern dem Psychologien sehr wichtige Anhaltspunkte dafür, welche Voraussetzungen für die Durchführung seiner Testmethoden bei dem jeweiligen Kranken gegeben sind. Routinemäßig wurden dann der Handlungsteil des Hamburg-Wechsler-Tests,

der Benton-Test, der Raven-Test und der Grundintelligenztest von
Cattell-Weiss und manchmal auch der Token-Test durchgeführt. Die
Schilderung dieser Untersuchungen liegt aber außerhalb unseres The-
mas.

Soziale Situation der Aphasiker

Es wäre unzureichend, wollte man die Aphasien nur nach dem Verlust ihrer linguistischen Fähigkeiten oder nach dem Ausfall anderer höherer Leistungen des Nervensystems beurteilen. Man muß vielmehr die ganze Persönlichkeit des Aphasikers in ihrer psychischen und physischen prämorbiden Leistungsfähigkeit mit dem nach der Erkrankung verbliebenen Leistungsvermögen vergleichen, wenn man das Krankheitsbild in allen seinen Wirkungen richtig einschätzen will.

Dazu erhebt sich zuerst die Frage, ob es bestimmte Gruppen von Menschen sind, die sich unter den Aphasikern am häufigsten finden. Man muß, um sie beantworten zu können, ins Auge fassen, welche Grundleiden am ehesten zu Aphasien führen können. Auch die Frage, ob es bestimmte Lebensgewohnheiten sind, die diesen Grundleiden Vorschub leisten, wird erörtert werden müssen. Der Beantwortung wird man näherkommen, wenn man die Geschlechtsverteilung, die Altersverteilung, die Grundleiden und die Berufsverteilung der Aphasien an einer möglichst großen Aphasikergruppe betrachtet. Aus unserem Krankengut kann man ersehen,

1. daß Männer häufiger von Aphasien befallen werden als Frauen,
2. daß Hirngefäßerkrankungen die häufigste Ursache der Aphasien sind; nur Ausnahmesituationen wie Kriege werden an dieser Feststellung etwas ändern;
3. daß Aphasien in der Regel im mittleren und späteren Lebensalter auftreten und
4. daß die jüngeren Aphasiker meist traumatischer Genese sind.

Man wird daher in bezug auf die soziale Situation zwei Gruppen von Aphasikern unterscheiden können: Aphasiker vaskulärer und solche traumatischer Genese.

Aphasiker vaskulärer Genese

Sie haben ihr Berufsziel meist schon vor ihrer Erkrankung erreicht; die Mehrzahl von ihnen ist in ihrem Berufsleben erfolgreich gewesen. Fast alle sind verheiratet. Durch die Erkrankung taucht bei ihnen das Problem auf, ob sie ihren Beruf weiter ausüben können oder ob ihr bisher in der Regel vorhandener beruflicher Aufstieg plötzlich unter-

brochen wird. Bei Laufbahnbeamten bedeutet eine Aphasie so gut
wie immer das Ende ihrer Karriere. Sie sind aber meistens finanziell
versorgt und ihre Familie keiner Notlage ausgesetzt. Bei Angestellten
in Industrie und Wirtschaft, bei selbständigen Unternehmern oder frei
Schaffenden sind die sozialen Folgen einer Aphasie ungleich schlimmer. Gewöhnlich hatten sie in gesunden Tagen ein gutes Einkommen
und ihre Familien sich an einen hohen Lebensstandard gewöhnt.
Durch ihre Erkrankung sinken nun ihre Einkünfte erheblich; es gibt
Fälle, bei denen sie unter das Existenzminimum abgleiten. Sind Kinder in Ausbildung vorhanden, können sich durch die Notwendigkeit,
ein Studium zu unterbrechen oder die Zukunftspläne in bescheidenere
Bahnen zu lenken, soziale Folgen ergeben, die sich noch in der nächsten Generation bemerkbar machen.

Die bisher geschilderten Folgen einer Aphasie haben mehr der mate-
riellen Seite gegolten. Viel folgenschwerer sind oft die psychischen
Folgen für den Kranken selbst. Die meisten von ihnen waren, wie
schon angedeutet, in einer angesehenen, oft sogar gehobenen Stellung.
Sie hatten einen Wirkungskreis, der ihrer Vorbildung entsprach und
der ihnen psychisch Befriedigung und ein Selbstwertgefühl verschaffte
Sie waren gewöhnt, mit Menschen umzugehen, Anordnungen zu treffen, andere für ihre eigenen Ziele zur Mitarbeit anzuregen, kurz, Menschen zu führen. Durch den Sprachverlust sind sie der geistigen Verbindung mit ihrer Umwelt verlustig gegangen. Sie befinden sich in
einer seelischen Isolierung. Durch die Schwierigkeiten, die Sprache der
Umgebung zu verstehen, durch die Unmöglichkeit, sich durch Lesen
neue Informationen und Kenntnisse anzueignen, bleiben sie auch
sekundär auf ihrem geistigen Niveau stehen. Ihre gesellschaftlichen
Beziehungen verarmen; sie verlieren den Kontakt mit ihren früheren
Mitarbeitern und Freunden. Leiden sie, was bei vielen von ihnen der
Fall ist, auch noch an einer Halbseitenlähmung, dann werden die
Kommunikationsschwierigkeiten mit der Umgebung noch erheblich
verstärkt. Diese Kranken müssen sich dann auf ihren engsten Lebens-
kreis, auf ihre Familie, zurückziehen. Aber auch innerhalb dieser verändert sich ihre soziale Stellung entscheidend. Waren sie früher das
Familienoberhaupt, welches nicht nur für deren Unterhalt sorgte, sondern auch für alle gesellschaftlichen Beziehungen, für die kulturellen
Aktivitäten die entscheidenden Impulse gab und an der Erziehung der
Kinder wesentlichen Anteil nahm, so spielen sie jetzt nur noch eine
passive Rolle. In günstigen Fällen kann die Ehefrau ihre früheren Aktivitäten übernehmen. Das kann man in manchen Fällen beobachten,
in denen der Kranke früher einen eigenen Geschäftsbetrieb geleitet hat
und bei denen die Fortführung dieses Betriebes auch die Grundlage
für die finanzielle Sicherung der Familie war. Aber auch in allen anderen Fällen, in denen die Familie durch die Erkrankung ihres Ober-
hauptes nicht in unmittelbare finanzielle Not gerät, wird sich durch

den Verlust der dominierenden Stellung des Vaters die soziale Struktur der Familie ändern. Selbstverständlich wird es darauf ankommen, inwieweit die Ehefrau geistig in der Lage ist, praktisch zum Oberhaupt der Familie zu werden. Allgemein bekannt ist es, wie häufig heranwachsende Kinder, die eine Schule besuchen, die Hilfe der Eltern bei ihren Hausarbeiten in Anspruch nehmen. Beim Ausfall des Vaters wird es sehr vom Bildungsgrad der Mutter abhängen, in welchem Maß sie in dieser Hinsicht ihren Kindern helfend beistehen kann.

Nach unseren Erfahrungen haben sich drei Typen von Ehefrauen der Aphasiker beobachten lassen:

Die erste Gruppe sind die, leider nicht allzu häufigen, welche, die neue Situation realistisch erkennen und die dem Kranken nicht nur soviel Pflege und Hilfe zukommen lassen, wie er nötig hat, sondern auf der anderen Seite ihn auch zur Selbständigkeit erziehen und alle Tätigkeiten, welche er nach seinem körperlichen Zustand leisten kann, ausführen lassen. Dadurch wird der Kranke genötigt, in sprachliche Kommunikation mit seiner Umgebung zu treten. Diese meist intelligenten und lebenstüchtigen Frauen können die besten Helfer für den Sprachtherapeuten werden. Sie beobachten die Behandlung ihres Ehemannes mit Interesse, stören den Therapeuten nicht, lernen von ihm und kommen seinen Anweisungen nach. Oft können sie sogar nach Beendigung der stationären Behandlung diese zu Hause in beschränktem Grade fortsetzen.

Die zweite Gruppe der Aphasikerehefrauen sind die, welche den Aufgaben, die ihnen durch die Erkrankung ihres Ehemannes erwachsen, vollkommen hilflos gegenüberstehen und innerlich auch gar nicht die Bereitschaft haben, sie zu übernehmen. Sie sind meist viel zu egoistisch, um ihre eigene Lebensführung den neuen Gegebenheiten anzupassen, resignieren vor der neuen Verpflichtung und trachten, den Ehemann möglichst aus ihrem Gesichtskreis zu entfernen oder – das kommt leider nicht allzu selten vor – verlassen ihn. Mit solchen Ehefrauen kann der Sprachtherapeut natürlich nicht arbeiten, aber – und das ist in gewissem Sinn ein positiver Umstand – die Situation ist wenigstens klar. Die Ehefrau stört den Unterricht nicht; Arzt und Sozialarbeiter wissen, daß sie ohne Hilfe der Ehefrau versuchen müssen, der sozialen Situation des Kranken nach Möglichkeit eine neue Grundlage zu schaffen.

Fast noch schlimmer sind die Verhältnisse bei der *dritten Gruppe* der Ehefrauen der Aphasiker. Sie sind zwar gewillt, ihre neue Aufgabe zu übernehmen, sind ihr aber geistig nicht gewachsen. Sie überschütten den Kranken mit liebevoller Zuwendung und verschütten dadurch jeden Ansatz, zu einer neuen geistigen und körperlichen Selbständigkeit zu gelangen. Sie pflegen ihn dauernd wie einen Schwerkranken, nehmen ihm jegliche alltägliche Tätigkeit und Handreichung ab und machen ihn so zu einem Pflegefall. Auch in geistiger Hinsicht infantilisieren sie ihn. Sie sprechen für ihn. Wenn er nur den Versuch macht, sprachlich etwas zu formulieren, dann haben sie es ihm schon vorgesagt. Dadurch würgen sie die für den Kranken so notwendigen ersten Sprechversuche ab. Häufig tun sie auch noch das in psychotherapeutischer Hinsicht Ungünstigste, was man tun kann, sie klagen in seiner Anwesenheit laut über seine Hilflosigkeit und erinnern daran, wie tüchtig er früher gewesen ist. Dadurch treiben sie ihn in Depression und Resignation. Für den Sprachtherapeuten sind solche Ehefrauen eine unerträgliche Belastung, sie stören in jeder Weise den Unterricht, reden ständig dazwischen und haben für alle Anweisungen des Therapeuten nur taube Ohren. Man muß sie möglichst bald aus der Klinik und der Stadt, in der der Kranke behandelt wird, entfernen. Wir haben ihnen meist klarzumachen versucht, daß sie nun nach der schweren Pflege ihres Mannes selbst dringend der Erholung bedürfen und während der Zeit der stationären Behandlung des Ehemannes einen Erholungsurlaub antreten sollen. Wenn das zu erreichen war, haben wir nicht selten beobachten können, daß die Kranken dann in der Klinik richtig aufgeblüht sind und endlich Gelegenheit hatten, selbständiger zu werden. Sie entwickelten bald eigene Aktivitäten sowohl in körperlicher als auch in sprachlicher Hinsicht und gehörten oftmals zu den dankbarsten Patienten.

Diese Schilderung der drei Verhaltenstypen der Ehefrauen der Aphasiker soll aber eines nicht in den Schatten stellen: Durch eine Aphasie wird der Frau des Kranken eine schwere Bürde auferlegt. Diese meist im besten Lebensalter stehenden Frauen sind dazu verurteilt, für Jahre eine Aufgabe zu übernehmen, die manchmal Übermenschliches von ihnen fordert. Nicht nur, daß sie die gewohnte Hilfe ihres Mannes in allen familiären und sozialen Angelegenheiten vermissen, obliegt es ihnen auch, seine Pflege zu übernehmen. Meistens bedeutet das, daß sie alle ihre privaten Wünsche hintansetzen müssen. Hinzu kommt, daß die seelische Partnerschaft, welche großenteils den Inhalt einer Ehe ausmacht, häufig nicht mehr gegeben ist. Die Frau, welche die geistige Leistungsfähigkeit ihres Mannes vor seiner Erkrankung am besten gekannt und vielleicht auch bewundert hat, sieht nun oft nur noch das Wrack seiner früheren Persönlichkeit, aber sie muß dennoch die Partnerschaft weiterführen. Die menschlichen Leistungen, die solche Frauen im weiteren Verlauf ihres Lebens manchmal vollbringen, sind oft bewunderungswürdig. Es gibt Frauen, die es trotz solcher Belastungen noch fertigbringen, ihr seelisches Gleichgewicht zu bewahren, für die Erziehung ihrer Kinder zu sorgen und zum Retter der Familie zu werden.

Aphasiker traumatischer Genese

Wenn diese Aphasiker den mittleren und älteren Jahrgängen angehören, dann werden sich die sozialen Probleme, die auf sie zukommen, nur insofern von denen unterscheiden, welche bei den vaskulären Aphasien eben besprochen wurden, als die Prognose der traumatischen Aphasien, insbesondere, wenn es sich um gedeckte Hirnschädigungen handelt, besser ist als die der vaskulär bedingten Aphasien.

Viele traumatische Aphasiker aber stehen z.Zt. ihrer Hirnverletzung noch in Ausbildung. Für sie erhebt sich die für ihr weiteres Lebensschicksal entscheidende Frage, ob sie trotz ihrer Aphasie noch in der Lage sind, das vorher erstrebte Berufsziel zu erreichen, oder ob sie genötigt sein werden, einen anspruchsloseren Berufsweg zu gehen. Ihre Aussichten für den weiteren Lebensweg sind an sich meist besser als bei den vaskulären Aphasien, nicht nur deshalb, weil sie meistens jünger sind als diese, sondern auch wegen der meist besseren Prognose der traumatischen Aphasien. Hinzu kommt, daß die traumatischen Aphasien der jüngeren Altersklassen vielfach noch unverheiratet sind und nicht unter der Belastung der Sorge für eine Familie stehen.

Über das Lebensschicksal hirnverletzter Kinder und Jugendlicher habe ich 1962 in einer Monographie berichtet. Außerdem habe ich (1977) über die soziale Situation und den weiteren Verlauf traumatischer Aphasien (200 Fälle) gemeinsam mit *Pendzialek-Langer* katamnestische Untersuchungen angestellt. Dabei zeigte sich, daß fast ein Drittel dieser Kranken wieder berufstätig geworden war und daß die meisten von ihnen mit der noch vorhandenen Aphasie zu leben gelernt hatten.

Die Aphasiker anderer Genesen werden sich bezüglich ihrer sozialen Situation je nach dem Erkrankungsalter leicht in die zwei geschilderten Gruppen der älteren und der jüngeren Aphasiker einordnen lassen. Zusammenfassend läßt sich sagen, daß die soziale Situation der Aphasiker vom Alter, in dem die Aphasie eingetreten ist, und vom Grundleiden, welches zu ihr geführt hat, stark abhängt. Bei den jüngeren Aphasikern ist die Berufsausbildung, manchmal sogar die Schulbildung, gefährdet, bei den älteren Aphasikern ist vor allem die Familie der Kranken in ihrer sozialen Stellung bedroht.

Aphasische Ehefrauen

Ein Wort ist noch über die aphasischen Ehefrauen zu sagen. Handelt es sich um Mütter von Kindern, dann sind sie in der Ausübung ihrer Hausfrauen- und Mutterpflichten erheblich behindert, insbesondere dann, wenn sie auch noch halbseitengelähmt sind. Wenn noch Kleinkinder vorhanden sind, dann fehlt diesen das für ihre Sprachentwicklung so wichtige sprachliche Vorbild der Mutter. Die Väter haben wegen ihrer beruflichen Inanspruchnahme doch meist in dieser Hinsicht viel weniger Einfluß auf ihre Kleinkinder. Bei älteren Kindern aber fehlt die mütterliche Hilfe bei den Schularbeiten. Nicht immer sind die gesunden Väter in der Lage, für die Pflege der Kinder Hilfspersonen zu finden und einzustellen. Dann versucht manchmal die aphasische Mutter, selbst wenn sie eine Halbseitenlähmung hat, unter größten Anstrengungen ihren Haushalt weiterzuführen. In günstigeren Fällen wird sie dabei vielleicht von heranwachsenden Kindern unterstützt.

Jedenfalls ist ein Aphasiker für die Familie des Kranken stets nicht nur ein medizinisches, psychologisches und pädagogisches, sondern in erheblichem Maße auch ein soziales Problem. Dieser Aspekt der Aphasien wird meist wenig beachtet, und er wurde im Schrifttum weitgehend vernachlässigt.

Testierfähigkeit der Aphasien

Für die soziale Situation der Aphasiker ist die Berechtigung der Kranken, als juristische Person handeln zu können, von großer Bedeutung. Über die Testierfähigkeit der Aphasiker hat *Critchley* (1961) richtungweisende Arbeiten geschrieben. Sie kann in zwei verschiedenen Situationen in Frage gestellt werden.

1. *Bei einem Testament, welches ein Aphasiker vor seinem Tod niedergelegt hat und welches nach seinem Tod angefochten wird:* Der Gutachter wird dann den Geisteszustand des Kranken z.Zt. der Niederschrift des Testamentes zu beurteilen haben und dabei großenteils auf seine schriftlichen Aufzeichnungen angewiesen sein. Dabei sind vor allem zwei Faktoren zu beachten:

a) *das Testament selbst.* Es muß innerlich einleuchtend sein. Es muß in Form und Länge den geistigen Fähigkeiten z.Zt. der Ausstellung des Testamentes entsprechen. Einfache Anordnungen in einem einfachen Satzbau sind glaubwürdig, auch dann, wenn etwa einige einer Aphasie entsprechende Fehler in der Syntax vorkommen. Kompliziertere Anweisungen, Satzbildungen mit vielen Nebensätzen, komplexe Gedankengänge, wirken unglaubwürdig.

b) *der Kranke selbst.* Zu bedenken ist, daß die Aphasiker aufgrund der häufig zu beobachtenden Leistungsschwankungen an einem Tag durchaus in der Lage sein können, ein Testament zu schreiben, während sie an einem anderen Tag dazu nicht fähig sind. Es muß vor allem die Grundkrankheit berücksichtigt werden, und es muß untersucht werden, inwieweit diese die ganze Persönlichkeitsstruktur und ihre Urteilsfähigkeit in Mitleidenschaft gezogen haben kann. Es wird deshalb auch der neurologische Befund zu beachten sein. Vor allem ist zu beurteilen, ob das Testament den Zielsetzungen der ganzen Persönlichkeit des Kranken entspricht.

2. *Ein Rechtsakt, der von einem Aphasiker vollzogen werden soll:*
Dabei ist der Gutachter insofern in einer günstigeren Lage, als er Gelegenheit hat, den Kranken selbst zu untersuchen. Es muß jedenfalls eine eingehende allgemeine medizinische, eine neurologische und eine hirnpathologische Untersuchung durchgeführt werden. Dabei müssen auch die allgemeine Intelligenz und die Urteilsfähigkeit in Rechnung gestellt werden. Es ist nicht möglich, ein allgemeines Urteil beim Vorliegen einer Aphasie zu fällen, sondern die Beurteilung kann nur auf grund der beim einzelnen Aphasiker erhobenen Befunde gefällt werden. Es ist besonders zu untersuchen, inwieweit der Kranke in der Lage ist, seinen Willen mündlich auszudrücken, und ob er Fragen, die man an ihn richtet, versteht. Bei schweren Aphasien muß festgestellt werden, ob er ,,ja'' und ,,nein'' sinngemäß anwendet und ob er bejahende und verneinende Gesten entsprechend zu gebrauchen weiß. Besonders schwierig wird die Situation, wenn erhebliche Störungen des Sprachverständnisses, eine Agraphie und eine Alexie vorhanden sind. Aber auch bei einer Totalaphasie kann man auf folgende Weise den Willen des Kranken feststellen:

Angenommen, es soll ermittelt werden, ob der Kranke ein Grundstück, welches ihm gehört, einer bestimmten Person vererben will. Dazu müssen ihm alle Grundstücke, die ihm gehören, in Bildern und Skizzen vorgelegt werden. Dann müssen alle Personen, welche als Erben in Frage kommen, in Bildern vorgelegt und ihre Namen auf Kärtchen geschrieben werden. Nun werden an den Kranken einfache Fragen gestellt, die er mit entsprechenden Gesten beantworten kann. Er muß zunächst das Bild des Grundstückes heraussuchen. Dann muß er den Namen oder das Bild der Person, welcher er das Grundstück vererben will, aus mehreren Bildern heraussuchen und auf das Grundstück legen. Man wird am besten die Bilder aller Familienangehörigen, die überhaupt in Betracht kommen, dem Kranken zur Auswahl vorlegen. Man kann auch eine Gegenprobe machen, indem man andere Namen auf die Grundrißskizze legt; dabei wird der Kranke entsprechende ablehnende Gesten machen und dadurch zum Ausdruck bringen, daß er diese Person nicht als Erbe wünscht. Wenn das Grundstück bebaut werden soll, dann muß man ihm im Modell verschiedene in Frage kommende Gebäude zeigen. Man kann auch entsprechende Bilder anfertigen, und der Kranke kann dann leicht zum Ausdruck bringen, was er auf diesem Grundstück gebaut haben will, ein Haus oder ein anderes Gebäude.

Diese Proben müssen mehrmals unter Zeugen wiederholt werden. Wenn der Kranke immer in der gleichen Weise reagiert, dann kann man annehmen, daß er genau weiß, was er will. Handelt es sich um größere Erbschaften, dann muß für jeden Besitz und für jeden Vermögensanteil eine Skizze oder ein Modell hergestellt werden. Der Kranke muß dann die einzelnen Vermögensanteile auf die Bilder oder auf die Namen derjenigen Personen legen, von denen er will, daß sie sie erhalten. Bei der Durchführung einer solchen Prozedur muß aber stets ein erfahrener Aphasiologe hinzugezogen werden, der den anwesenden zuständigen Rechtspersonen eindeutig den Willen des Kranken demonstrieren kann.

In unserem Krankengut bot der Kranke F.Sch., geb. 1924, Gelegenheit zu einer Stellungnahme über seine Testierfähigkeit. Er war von Beruf Fernschreiber (s. S. 252). Am 1.12.67 hatte er eine Hirnembolie erlitten, welche eine rechtsseitige Hemiplegie und eine Totalaphasie mit Jargon, eine Akalkulie sowie Störungen der Autotopognosie, der Fingergnosie und der Rechts-links-Unterscheidung zur Folge gehabt hatte. Er stand in den Jahren 1970–1974 viermal in stationärer Behandlung der Rheinischen Landesklinik für Sprachgestörte in Bonn. Die gesamte Behandlungszeit betrug etwa 9 Monate.

Am 26.11.71 fragte eine Notarin an, ob der Kranke in der Lage sei, einen Erbvertrag zu unterschreiben. Sie teilte mit, daß er in Gütergemeinschaft mit seiner Frau Besitzer eines Grundstückes sei. Die Frau habe nun die Absicht, das Grundstück ihrem Sohn zu übertragen, der auf diesem Grundstück ein Haus errichten wolle. Die Ehefrau des Kranken machte die gleichen Angaben und fügte nur hinzu, daß der Hausbau von ihrer Mutter finanziert werden solle.

Der Kranke bekam zunächst die Aufgabe, dieses Grundstück aufzuzeichnen. Er skizzierte zwei aneinanderstoßende Parzellen, die er mit den Zahlen 1 und 2 kennzeichnete. Auf Befragen gab er dann mit Lauten und Gesten zu verstehen, daß er zwar einverstanden sei, daß der Besitz seinem Sohn übergeben werde, daß er es aber ablehne, den ihm gehörenden Anteil seiner Frau oder seiner Schwiegermutter zu überlassen. Es wurden ihm nun vier Kärtchen vorgelegt: Auf dem ersten stand sein eigener Name, auf dem zweiten der Name seiner Frau. Die anderen trugen den Namen des Sohnes und den Namen der Schwiegermutter, welche die Geldgeberin zu dem geplanten Hausbau werden sollte. Es wurde nun festgestellt, daß er diese vier Namen erkannte und bei jedem durch Gesten anzeigen konnte, wer der Träger des Namens ist. Dann wurde er mit Worten und Gesten befragt, wem das Grundstück gehören solle. Er legte den Namen seines Sohnes darauf. Gleichzeitig nahm er das Modell des Hauses und stellte es auf die gleiche Grundrißskizze, auf die er den Namen seines Sohnes gelegt hatte. Auf die Frage, was das Grundstück koste, schrieb er auf „50 000 + 11 000 = 61 000". Die Frage, ob die 11 000 DM etwa die Baukosten seien, bejahte er. Dann wurde noch eine Gegenprobe veranstaltet. Es wurde der Name seiner Frau auf das Grundstück gelegt. Er nahm ihn sofort wieder herunter. Nun wurde der Name seines Sohnes auf das Grundstück gelegt. Er ließ ihn darauf liegen und stimmte in Mimik und mit Gesten zu. Als man versuchte, den Namen seiner Schwiegermutter auf das Grundstück zu legen, schob er ihn sofort unter Protest weg.

Diese Untersuchungen wurden dreimal an verschiedenen Tagen (8.12.71, 10.1.72 und 11.1.72) ausgeführt. Es waren stets mehrere Zeugen anwesend. Die Proben hatten immer das gleiche Ergebnis. Dadurch hatte der Kranke eindeutig zum Ausdruck gebracht, daß er das ihm und seiner Frau gemeinsam gehörende Grundstück seinem Sohn zum Zwecke eines Hausbaues übergeben will. Es wurde daher der Notarin empfohlen, die Unterschrift des Kranken unter einen entsprechend lautenden Vertrag als rechtsverbindlich zu erklären. Die Notarin kam der Empfehlung nach.

Behandlung der Aphasien

Die Aphasiologie ist eine klinische Disziplin. Zu jeder klinischen Disziplin gehört als wesentlicher Bestandteil die Therapie; ohne sie ist eine solche nicht denkbar. Deshalb kann die Aphasiologie erst dann als klinische Disziplin gelten, wenn sie die Behandlung der Sprachstörungen in den Bereich ihrer Tätigkeit einbezieht. Die alten Aphasiologen haben sich, soweit sie Neurologen und Psychiater waren, darauf beschränkt, die Grundleiden zu behandeln. Anders haben sich die Phoniater verhalten. Sobald sich die Phoniatrie aus der Hals-Nasen-Ohren-Heilkunde als selbständige Disziplin entwickelt hatte, haben sich die Phoniater, wenn Aphasien in ihrem Krankengut auftauchten, von vornherein nicht nur mit der Diagnostik, sondern auch mit der Behandlung der Sprachstörungen beschäftigt. Für die Phoniatrie waren die Aphasien allerdings immer nur eine Randgruppe; denn sie konzentrierte sich, nicht nur wegen ihres Ursprunges aus der Otolaryngologie, sondern auch wegen des ihr zur Verfügung stehenden Krankengutes, vornehmlich auf Erkrankungen des Gehöres und der Sprechorgane. Es ist eine historische Unterlassungssünde der Neurologen gewesen, daß sie die Beschäftigung mit den Aphasien erst so spät auch als eine therapeutische Aufgabe erkannt haben. Der Anlaß dazu war die plötzliche Zunahme der Aphasien traumatischer Genese im ersten Weltkrieg. Damit war für die Neurologen und für die Neurochirurgen die akute Verpflichtung zur Behandlung der Sprachgestörten gegeben, wobei die letzteren wegen der inzwischen errungenen Fortschritte in der operativen Behandlung der Hirnverletzungen vor allem im zweiten Weltkrieg mit diesem Problem konfrontiert wurden. Für die Einstellung der Neurologie zu den Aphasien zwischen den beiden Weltkriegen ist es aber kennzeichnend, daß in den großen Monographien von *Head* (1926) und *Kleist* (1934) über die Therapie der Aphasien überhaupt nicht gesprochen wird.

Organisation der Behandlung

In der Bundesrepublik Deutschland war eine gesetzliche Grundlage für die Behandlung der Aphasien erst durch das Bundessozialhilfegesetz aus dem Jahre 1961 gegeben, welches allen Sprachgestörten, gleich welcher Genese und welcher Art, einen gesetzlichen Anspruch auf Behandlung garantierte. Obgleich der Gesetzgeber dabei mehr an die Dyslalien und die Stotterer gedacht hat, kam es doch ebenso den Aphasikern zugute. Das Erlassen eines solchen Gesetzes war allerdings viel einfacher als die Durchführung desselben, denn sie setzt nicht nur hinreichende Institutionen voraus, in denen die Behandlung stattfinden kann, sondern — und das ist eine noch größere Schwierigkeit — eine sehr große Anzahl ausgebildeter Therapeuten.

Vielleicht wird am instruktivsten sein, die Probleme der Organisation der Aphasikerbehandlung anhand der eigenen Erfahrungen zu schildern. Im Jahre 1961 hat der Verfasser die Aufgabe erhalten, im Bereich des Landschaftsverbandes Rheinland die Behandlung der Aphasien von medizinischen Gesichtspunkten aus zu organisieren. Damals war eine organisierte Behandlung der Aphasien in diesem Land nicht vorhanden. Aus administrativen Gründen war es notwendig, eine solche Organisation von einer zentralen Verwaltungsstelle aus aufzubauen. Das oben genannte Gesetz war so allgemein gehalten, daß es dem, der diese Aufgabe übernahm, keine näheren Anhaltspunkte gab, dafür aber große Freiheiten ließ.

Die erste Frage, die zu beantworten war, war die nach der Häufigkeit der Aphasien im Bereich des Landschaftsverbandes Rheinland. Durch die Ergebnisse einer Rundfrage in den entsprechenden Krankenhäusern und Kliniken konnte damals die Anzahl der in diesem Bereich lebenden Aphasiker auf 1500 geschätzt werden.

Im Jahre 1976 hat *Linck* eine ähnliche Rundfrage veranstaltet, aber das ganze Land Nordrhein-Westfalen dabei eingeschlossen. Es ergab sich, daß in diesem Land etwa 4500 Aphasiker leben. Umgerechnet auf die Bundesrepublik Deutschland wären es dann 30000 Aphasiker. Dabei müsse man rechnen, daß im ganzen Bundesgebiet in jedem Jahr 13 500 neue Aphasiker hinzukommen. Nach *Linck* sind in der Bundesrepublik 400 Logopäden tätig. Es wären aber 3000 erforderlich, um alle vorhandenen Aphasien behandeln zu können.

Nach unseren Erhebungen aus dem Jahre 1961 war es schon klar, daß der einzige sinnvolle Beginn der Organisation der Behandlung der Aphasien nur darin bestehen konnte, eine Modellklinik zu errichten. Dies geschah durch die Gründung der Rheinischen Landesklinik für Sprachgestörte in Bonn, die seit dem Jahre 1962 allmählich aufgebaut und 1969 in der endgültigen Form errichtet wurde.*

---

*   Die Gründung dieser Klinik war nur durch die vorausschauende Einsicht und tatkräftige Hilfe der damaligen Verwaltungsspitze des Landschaftsverbandes Rheinland, des Landesdirektors Dr. *Klausa*, des Dezernenten der Gesundheitsabteilung Prof. *Müller* und des Leiters der Personalabteilung Dr. *Fischbach* möglich.

Leider wurde die weitere Entwicklung dieser Institution später dadurch gehemmt, daß sie als Abteilung für Sprachstörungen in die Rheinische Landesklinik Bonn eingegliedert wurde.

Nach dem 2. Weltkrieg wurden in der Bundesrepublik Deutschland in allen Bundesländern Hirnverletztenlazarette gegründet, in denen hauptsächlich Kriegshirnverletzte behandelt wurden, unter ihnen befanden sich auch viele Aphasiker. Allmählich stieg, besonders mit dem Ausbau der Industrie und mit dem zunehmenden Verkehr, die Anzahl der durch Verkehrs- und Arbeitsunfälle bedingten Aphasien. Dann aber wurden auch alle durch Gefäßerkrankungen bedingten Aphasien in die Behandlung einbezogen. Sie machen heute in allen therapeutischen Institutionen den größten Teil der Sprachgestörten aus. Jetzt gibt es in der Bundesrepublik eine große Anzahl von neurologischen Rehabilitationskliniken, die teilweise aus den früheren Hirnverletztenkliniken entstanden sind, welche sich auch mit der Behandlung der Aphasiker beschäftigen. Die Universitätsnervenkliniken haben im allgemeinen diese Aufgaben noch nicht angenommen. Eine rühmliche Ausnahme bildet die von *Poeck* geleitete Nervenklinik der RWTH Aachen.

Indikationen und Kontraindikationen der Behandlung

Vor Beginn jeder Behandlung muß durch eine allgemeinmedizinische, eine neurologische und eine hirnpathologische (neuropsychologische) Untersuchung festgestellt werden, ob eine Kontraindikation gegen eine Sprachheilbehandlung besteht.

Bei den absoluten Kontraindikationen kann man dauernde und vorübergehende unterscheiden.

Dauernde absolute Kontraindikationen:
Sie bestehen bei:

1. allgemeiner progredienter Hirnsklerose mit Demenz;
2. malignen Hirntumoren, insbesondere bei Glioblastomen und Astrozytomen III und IV;
3. Hirnatrophien in fortgeschrittenem Stadium, die bereits eine Demenz aufweisen;
4. posttraumatischer Demenz, schweren Persönlichkeits- und Wesensveränderungen und bei posttraumatischen Anfallsleiden dann, wenn sie mit gehäuften generalisierten epileptischen Anfällen einhergehen, welche medikamentös nicht beeinflußt werden können. Zwei oder mehr Anfälle wöchentlich haben nach unseren Erfahrun-

gen die Folge, daß die Kranken nach jedem dieser Anfälle durch mehrere Tage den Anforderungen der Sprachheilbehandlung nicht nachkommen können. Bei apallischen Syndromen ist eine Behandlung selbstverständlich nicht möglich. Bei ihnen kommt es aber vor, daß sich hinter einer Anarthrie noch eine Aphasie verbirgt. Dann kann man manchmal bei Besserung des Zustandes das Bild einer Totalaphasie in Erscheinung treten sehen, die genügend Angriffspunkte für eine Sprachheilbehandlung bietet;

5. schweren körperlichen Leiden. Hierher gehören Karzinomatosen, Leberzirrhosen, Urämien, Leukämien, und alle Erkrankungen, die bereits zu einer Kachexie geführt haben. Auch eine offene Lungentuberkulose ist hierher deshalb zu rechnen, weil bei ihr eine Ansteckungsgefahr für den Therapeuten und die Mitpatienten besteht. Wenn eine solche Infektionsgefahr durch Besserung des Leidens aber nicht mehr vorhanden ist, ist die Zurechnung zur nächsten Gruppe möglich.

Absolute, aber vorübergehende Kontraindikationen:
Diese Gruppe ist von großer klinischer Bedeutung. Bei ihr müssen nämlich, manchmal wegen lebensbedrohender Erkrankungen, zuerst dringend andere medizinische Behandlungen zur Abwendung dieser Gefahr vorgezogen werden. Dazu gehören:

1. dekompensierte Vitien, die auf medikamentöse Behandlung ansprechen;
2. vorübergehende Herz-Kreislauf-Insuffizienz;
3. ein dekompensierter Diabetes.

   So fanden wir bei einem ambulant Untersuchten eine sensorische Aphasie, die an sich dringend einer stationären Sprachheilbehandlung bedurft hätte. Die Anamnese ergab aber, daß der Kranke an einem Diabetes litt, der sich in letzter Zeit stark verschlechtert hatte. Da er von einem hohen Blutzuckerspiegel berichtete, wurde eine stationäre Behandlung der Aphasie abgelehnt und der Patient einer internen Klinik zur Behandlung des Diabetes zugewiesen. Dort hatte sich nach wenigen Wochen der Diabetes kompensiert. Die hirnpathologische Nachuntersuchung zeigte trotz der kurzen Zeitspanne zu unserer Überraschung, daß die Aphasie vollkommen verschwunden war. Die Behandlung der Aphasie wäre also in diesem Fall ein schwerer Kunstfehler gewesen.

4. hirntraumatischen Anfallsleiden mit gehäuften Anfällen, die aber auf antikonvulsive Therapie ansprechen. Es ist sehr wichtig, daß bei Aphasien traumatischer Genese bei der Erhebung der Vorgeschichte immer nach früheren Anfällen gefragt wird. Es kommt nämlich vor, daß bei solchen Kranken, wenn ein traumatisches Anfallsleiden vorhanden war, die Anfälle aber schon längere Zeit ausgesetzt haben, deshalb eine antikonvulsive Therapie eingestellt worden ist. Bei solchen Fällen haben wir mehrmals während einer längeren stationären Behandlung der Aphasien ein neuerliches

Auftreten von Krampfanfällen beobachtet. Es muß daher sicher-
gestellt werden, daß ein solcher Kranker medikamentös entsprechend versorgt wird;

5. Hirntumoren, welche noch nicht operiert worden sind, dabei handelt es sich meist um Meningiome. Hierher gehören natürlich auch
die Angiome und Aneurysmen, die tumorartig wirken können.
Diese Leiden müssen jedenfalls zuerst dem Neurochirurgen vorge-
stellt werden, der über ein operatives Vorgehen zu entscheiden hat;

6. viele nichtneurologischen Erkrankungen, die zuerst einer anderen
Behandlung bedürfen. Zu ihnen gehören etwa akute Erkrankungen
des Magen-Darm-Systems, Steinkoliken oder innere Tumoren. In
solchen Fällen muß geklärt werden, ob nicht durch eine lange stationäre Aphasiebehandlung der günstigste Zeitpunkt für eine operative Behandlung dieser Leiden versäumt wird, denn die Ope-
rationsaussichten dürfen keinesfalls durch die Länge einer Sprachheilbehandlung geschmälert werden.

Indikationen für eine Sprachheilbehandlung:
Bei den Indikationen für eine Sprachheilbehandlung kann man absolute und relative oder subjektive Indikationen unterscheiden. Die
absoluten Indikationen sind die Voraussetzungen für jede Sprachheilbehandlung. Zu ihnen gehören:

1. der Nachweis, daß wirklich eine Aphasie vorliegt. Vor jeder Behandlung muß daher der vorhandene sprachpathologische Befund
festgelegt werden;

2. die Motivation des Kranken. Er muß entschlossen sein, die in einer
drei Monate dauernden Behandlung auf ihn zukommenden geistigen und körperlichen Anstrengungen auf sich zu nehmen, denn
bei einer stationären Sprachheilbehandlung muß er täglich 3 bis
4 Stunden geistige Arbeit leisten. Schon mancher Gesunde würde
davor zurückschrecken, und es gibt — das darf man nicht übersehen — auch unter den Aphasikern fleißige und faule Menschen.
Andererseits beobachtet man auch gar nicht selten eine Übermoti-
vation. Die Kranken drängen geradezu auf eine Behandlung. Diese
an sich erfreuliche Einstellung wird aber häufig von einer überstei-
gerten Erfolgserwartung begleitet. Hier liegt die Gefahr, daß,
wenn sich dieser nicht schnell genug einstellt, die erhöhte Motivation leicht in das Gegenteil, zum mindesten aber in eine Resignation umschlagen kann;

3. eine hinreichende körperliche und geistige Kondition. Es muß
eine entsprechende Belastbarkeit und auch ein gewisses Maß an
Konzentration und Merkfähigkeit vorhanden sein, und der allgemeine Gesundheitszustand muß so sein, daß die Behandlung nicht
durch schwere körperliche Beschwerden häufig unterbrochen
werden muß.

Die Erfahrung hat gezeigt, daß es auch eine *relative subjektive* Indikation für eine Sprachheilbehandlung gibt. Sie ist dann vorhanden, wenn zwar das Grundleiden eine Kontraindikation liefert, aber der Kranke doch in bestimmten Phasen seines Leidens nicht ohne Behandlung gelassen werden kann. Dazu gehören vor allem durch an sich maligne Hirntumoren bedingte Aphasiker, die sich nach Erstoperationen in einem relativ guten Allgemeinzustand befinden und verständlicherweise bei einer noch vorhandenen Aphasie deren Behandlung fordern. Dies sind meist Astrozytome der Gruppen I und II oder Oligodendrogliome. In solchen Fällen kann man bei Behandlung sogar eine deutliche Besserung der Aphasien beobachten, bis durch das plötzliche Einsetzen eines Rezidivs natürlich die Behandlung eingestellt werden muß. Man kann bei diesen Kranken den ungünstigen Ausgang zwar nicht verhindern, aber ihnen wurde durch die Behandlung über die letzten und schwersten Monate ihres Leidens durch eine ihr Interesse erregende Tätigkeit hinweggeholfen. Hätte man die Behandlung verweigert, so hätten sie daraus den Schluß gezogen, daß ihre Hirngeschwulst bösartig ist, und sie wären wahrscheinlich in eine trübe Resignation, wenn nicht in eine Verzweiflung verfallen.

Solche relativen Indikationen können auch in den Anfangsstadien progredienter Hirnsklerosen gegeben sein. Der Therapeut muß in solchen Fällen aber den täglichen Behandlungsstoff ganz dem jeweiligen Leistungsvermögen des Kranken anpassen und darf die Behandlung erst dann einstellen, wenn dieser keinen Anteil mehr daran nimmt.

Voraussetzungen der Sprachheilbehandlung

Die wichtigste Voraussetzung für eine Sprachheilbehandlung ist die vorherige eingehende hirnpathologische Untersuchung (s. S. 307ff.). Sehr wünschenswert ist es, daß der Sprachtherapeut an den Untersuchungen teilnimmt. Leider ist das aus technischen Gründen manchmal nicht möglich. Dann müssen ihm die Ergebnisse der Untersuchung wenigstens zur Kenntnis gebracht werden. Der Sprachtherapeut muß auch über das Grundleiden des Kranken orientiert werden. Dies ist deshalb wichtig, weil niemand diesen so regelmäßig und lange beobachten kann wie er. Wenn er richtig geschult ist, dann kann er dem Arzt sehr wertvolle Mitteilungen über das Allgemeinverhalten, die Ermüdbarkeit, über Schwankungen der Bewußtseinslage oder über etwaige Anfallszustände machen.

Die psychologische Untersuchung gibt dem Therapeuten sehr wichtige Hinweise auf die allgemeine geistige Leistungsfähigkeit, auf das Konzentrationsvermögen und auf eine etwa vorhandene Merkschwäche. Schließlich wird eine linguistische Untersuchung dem Therapeuten wertvolle Aufschlüsse über die Besonderheiten der Sprachproduktionen des Kranken geben.

Bei allen Aphasikern, welche Sprachverständnisstörungen haben, und bei allen sprachgestörten Kindern muß eine Audiometrie durchgeführt werden. Bei Beeinträchtigung des Sehens müssen die Untersuchungsergebnisse der Sehschärfe, des Gesichtsfeldes und des Augenhintergrundes dem Therapeuten mitgeteilt und näher erläutert werden.

Ziel der Sprachheilbehandlung

Beim Erwachsenen ist das Ziel der Sprachheilbehandlung die Wiedergewinnung des prämorbiden Sprachniveaus. Da dieses aber bei jedem Kranken ein anderes war, kann niemals ein objektives, allgemeingültiges Ziel angestrebt werden, sondern es wird immer ganz individuell sein müssen. Sehr wird es davon abhängen, in welchem Lebensstadium, insbesonders in welcher Phase der Berufslaufbahn, sich der Kranke befindet. Es wird nicht gleichgültig sein, ob dieser bei Berufsunfähigkeit eine gesicherte Versorgung erwarten kann oder nicht oder ob er sich bereits in einem Alter befindet, in dem ihm eine Altersversorgung zusteht. Man darf die Behandlung der Aphasiker nicht in einem zu engen Sinn auffassen, sondern in dem weiten Rahmen, wie ihn die klinische Medizin zu sehen gewohnt ist. Die Aphasie darf nicht als Syndrom allein gesehen werden, sondern der Aphasiker muß als kranker Mensch mit seiner ganzen Persönlichkeit zum Gegenstand der Behandlung gemacht werden.

Ganz anders als bei Erwachsenen liegen die Verhältnisse bei aphasischen Kindern. Bei ihnen muß mehr erreicht werden als das prämorbide Sprachniveau. Es gehört zwar zum Begriff der kindlichen Aphasie, daß das Kind vor seiner Erkrankung die Sprache schon erworben haben muß, aber die Sprache eines Vierjährigen ist natürlich eine andere als die eines Vierzehnjährigen oder die eines Erwachsenen. Bei allen Kindern gehört es zum Ziel der Behandlung einer Aphasie, daß zusätzlich noch die Schulkenntnisse erworben werden müssen, die ihrem jeweiligen Alter entsprechen, und daß sie die Voraussetzungen für eine berufliche Ausbildung erwerben, die sie ohne die aphasische Erkrankung vermutlich angestrebt hätten. Die kindlichen Aphasien sind daher nicht nur ein medizinisches und sprachtherapeutisches, sondern auch ein pädagogisches Problem.

Der Therapeut muß jedenfalls vor Beginn der Behandlung über die prämorbide Leistungsfähigkeit, die Schulbildung, den Beruf und die soziale Situation des Kranken informiert sein. Nur dann kann er seine therapeutischen Pläne auf das subjektive Ziel der Behandlung ausrichten, welches der Persönlichkeit des Kranken entspricht. Streckt er sein Ziel zu hoch, dann wird der Erfolg unbefriedigend bleiben, steckt er es zu niedrig, dann wird er zu Unrecht den Erfolg als ausreichend ansehen.

Motivation des Aphasikers für die Behandlung

Von größter Wichtigkeit für den therapeutischen Erfolg ist die Motivation des Kranken für die Behandlung. Eine unbedingte Voraussetzung für diese ist es daher, daß sie der Patient selbst wünscht. In der Regel ersehnt er zwar eine Behandlung, aber er steht ihr oft zweifelnd, ängstlich und zaghaft gegenüber. Dann ist es die Aufgabe des Therapeuten, ihn voll zu motivieren, ihm das Zutrauen zu einem Erfolg der Behandlung zu vermitteln. Andere Kranke setzen im Gegensatz dazu zuerst viel zu große Hoffnungen auf den Erfolg der Behandlung; sie erwarten viel mehr als die Behandlung erreichen kann und halten manchmal sogar baldige entscheidende Besserungen für möglich. Diesen Kranken muß der Therapeut klarmachen, daß ein Erfolg nur langsam und schrittweise erzielt werden kann. Es ist oft eine große Kunst, diesen übermotivierten Kranken zwar die reale Sachlage klarzumachen, ihnen aber nicht die Hoffnung auf Besserung zu rauben; denn sie neigen häufig dazu, wenn sie einen schnellen Erfolg vermissen, in ihrer Einstellung zur Erkrankung ins Gegenteil umzuschlagen und zu resignieren. Es ist überhaupt für den Therapeuten viel schwerer, den Kranken während der ganzen Behandlungszeit in seiner Motivation zu erhalten, als ihn am Beginn der Behandlung einmal zu motivieren. Dazu ist es aber notwendig, daß der Kranke jeden Tag davon überzeugt wird, daß er in der Behandlungsstunde wieder etwas Neues gelernt hat und daß weitere Erfolge auf ihn warten.

Das erste Interesse für die Behandlung erweckt der Therapeut meist dadurch, daß er einen Bereich anspricht, dem der Kranke prämorbid emotional verbunden war. Am einfachsten ist es, wenn der Wortschatz des Berufes verwendet wird, denn dieser findet am ehesten einen gefühlsbetonten Widerhall bei dem Patienten. Ist dies wegen der Schwere der Aphasie oder wegen der Differenziertheit des Berufes nicht möglich, dann kann auf ein Hobby des Kranken ausgewichen werden. Man soll daher nie vergessen, die Angehörigen nach solchen Hobbys zu befragen. Der Therapeut muß nicht nur selbst den beruflichen Wortschatz des Kranken nach Möglichkeit beherrschen lernen, sondern er muß sich auch entsprechendes Bildmaterial aus diesem Bereich besorgen, mit dem der Kranke vom Optischen her sprachlich angeregt werden kann. Ein Kunstgriff des Therapeuten ist es, wenn er dem Patienten erklärt, daß er sich selbst für diesen Beruf interessiere, leider aber keine Fachkenntnisse habe, und den Kranken bittet, ihm doch von seinem Beruf möglichst viel zu erklären. Dieser fühlt sich dann trotz seines Sprachverlustes dem Therapeuten in einem bestimmten Gebiet überlegen. Das ist das beste psychotherapeutische Mittel, den Kranken von seinen Minderwertigkeitsgefühlen zu befreien, die man gerade bei Aphasien der nichtflüssigen Reihe nicht selten beobachten kann. Der Kranke hat dann aber auch Gelegenheit, sich aktiv an der Gestaltung der ersten Therapiestunden zu beteiligen.

Um eine Dauermotivierung zu erreichen, muß dem Kranken in jeder Stunde etwas geboten werden, was ihn fesselt. Versagt er einmal bei neuen Aufgaben, dann darf man nicht auf dieser Übung verharren, etwa deshalb, um den vorgefaßten therapeutischen Plan zu erfüllen, sondern man muß, besonders, wenn die Stunde schon dem Ende zuneigt, auf leichtere Aufgaben ausweichen: Es ist sehr wichtig, daß der Kranke niemals den Behandlungsraum verläßt, ohne davon überzeugt zu sein, etwas Positives geleistet zu haben. Wird das nicht erreicht, dann wird das Gefühl des Versagthabens die für die nächste Stunde notwendige Motivierung vermindern. Im Gegensatz zum Diagnostiker, der vom Kranken immer das verlangen soll, was er gerade noch nicht kann, ohne ihn durch zu schwere Proben in Katastrophenreaktionen zu treiben, soll der Therapeut nach Möglichkeit immer das zum Gegenstand seiner Übungen machen, was der Kranke eben schon leisten kann. Er muß mit seinen Übungen immer knapp über dem Wasserspiegel seiner Leistungsfähigkeit bleiben; dann wird er den Patienten am besten psychisch im Gleichgewicht halten, und dessen Aufnahmebereitschaft für neue Inhalte wird nicht abnehmen.

Allgemeinverhalten des Therapeuten

In jedem Sprachtherapeuten muß ein Stück Psychotherapeut enthalten sein. Da er täglich längere Zeit mit dem Kranken zusammen verbringt, wird er wahrscheinlich derjenige werden, der den größten Ein-

fluß auf jenen ausüben kann. Er wird die Bezugsperson des Sprachverarmten zur sprechenden Umwelt werden. Der Sprachtherapeut
sollte sich daher bei seinen therapeutischen Bemühungen nicht nur auf
die Sprache beschränken, sondern sollte dem Kranken zum Helfer in
allen Dingen des täglichen Lebens werden. Dabei wäre es ganz falsch,
wenn er ständig seine sprachliche Überlegenheit betonen würde. Der
Kranke muß das Gefühl haben, nicht einem Schulmeister gegenüberzu-
sitzen, sondern einem Partner, der ihm zwar in der Sprache überlegen
ist, in allen anderen menschlichen Bereichen aber ein Gleichwertiger
sein will und dem er selbst, was seinen Beruf und vielleicht auch seine
Lebenserfahrung betrifft, manches mitteilen kann, was der andere
nicht weiß. So entsteht eine Situation gegenseitigen Gebens und Neh-
mens, die die beste Grundlage für eine dauernde vertrauensvolle Zusammenarbeit bildet. Das Vorbild des Therapeuten wird in vielen Bereichen für den Kranken bestimmend werden. Wichtig ist, daß dieser
die Übungsstunden zu festen Zeiten ansetzt und diese Zeiten selbst
pünktlich einhält, damit der Kranke, der durch sein Grundleiden meist
einer geregelten Tätigkeit völlig entwöhnt ist, wiederum einen täglichen Arbeitsplan erhält. Sinnvolle Zeiteinteilung und regelmäßige
Beschäftigung sind die wichtigsten Voraussetzungen für eine Wieder-
eingliederung in das Berufsleben.

Von großem Wert wird es für den Kranken sein, wenn der Therapeut
alle alltäglichen Notwendigkeiten zum Gegenstand der Behandlungs-
stunden macht (Einkaufen, Benützung von Verkehrsmitteln usw.).

Behandlungsverfahren

Die ersten Tage des Aufenthaltes des Kranken in der Klinik sind der
Erhebung der Vorgeschichte, der Besprechung mit den Angehörigen,
der allgemeinen medizinischen, der neurologischen und der hirnpathologischen Untersuchung gewidmet. Eine psychologische Untersuchung
schließt sich an. Ggf. werden diese Untersuchungen durch linguistische
Analysen ergänzt. Die erhobenen Befunde werden dann dem Therapeuten, der den Kranken übernimmt, mitgeteilt und erläutert. Dabei
werden die Richtlinien der Behandlung festgelegt. Von dieser Zeit
steht der Sprachtherapeut im Mittelpunkt der weiteren therapeutischen Arbeit. Während der ganzen Behandlungszeit überzeugt sich
aber der Arzt durch tägliche Visiten vom jeweiligen Zustand des
Kranken und überwacht die medizinische Behandlung. Er ordnet auch
die krankengymnastischen Maßnahmen an. Ggf. werden diese Maßnahmen durch entsprechende Diätvorschriften ergänzt. Im einzelnen kann

man die Behandlung unterteilen in die medizinische Behandlung, die krankengymnastische Behandlung und in die Sprachheilbehandlung.

Medizinische Behandlung

Dies ist die Behandlung des Grundleidens. Besonders die vaskulär bedingten Aphasien benötigen eine medikamentöse Behandlung des Hochdruckes, der zerebralen und kardial bedingten Kreislaufstörungen. Nicht selten muß auch ein gleichzeitig bestehender Diabetes dauernd medikamentös versorgt werden. Sehr zu beachten ist eine Krampfbereitschaft des Kranken. Sie kann sowohl bei traumatischen wie vaskulären Aphasien bestehen und muß ständig so antikonvulsiv behandelt werden, daß das Auftreten von Krampfanfällen während der Behandlungszeit vermieden wird, denn jeder einzelne Grandmal-Anfall kann den günstigen Verlauf einer Aphasie erheblich stören.

Krankengymnastische Behandlung

Über die Hälfte der Aphasiker haben Halbseitenlähmungen. Bei ihnen drohen stets Kontrakturbildungen, an den Armen Beugekontrakturen, an den Beinen Streckkontrakturen. Besonders gefährdet ist das Schultergelenk. Bei diesen Kranken sind regelmäßige krankengymnastische Behandlungen von großer Wichtigkeit.

Sprachheilbehandlung

Sie ist der wichtigste Teil der ganzen Behandlung, denn wegen der Sprachstörungen kommen die Kranken überhaupt zur Klinik. Ein Grundsatz dieser Behandlung ist aber, daß bei ihr nicht nur die sprachlichen Ausfälle, sondern alle hirnpathologischen Ausfallserscheinungen behandelt werden müssen. Die Sprachheilbehandlung selbst schließt neben den Störungen der oralen Sprache die Störungen des Schreibens und Lesens sowie die Störungen im Körperschema und die Störungen des Rechnens ein. Die weiteren parietookzipitalen Ausfälle werden in der Betätigungstherapie behandelt. Die Sprachheilbehandlung gliedert sich in die Einzelbehandlung, die Gruppentherapie und die Betätigungstherapie.

Einzelbehandlung:
Sie ist der wesentlichste Bestandteil der Sprachheilbehandlung, denn bei ihr kann auf die individuellen Bedürfnisse des Kranken am besten eingegangen werden. Inhaltlich muß sie ganz nach dem Ergebnis der hirnpathologischen Untersuchung ausgerichtet und täglich eine etwa

3/4 Stunde lang durchgeführt werden. Bei Kranken, welche leicht er-
müden, kann die Einzelstunde in zwei halbe Stunden unterteilt werden. Die wichtigsten Themen der Einzelbehandlungen sind von der
Aphasieart abhängig. Der Kranke erhält nach jeder Einzelstunde
„Hausaufgaben", die er dann in seinem Zimmer durchführen kann.

Eine eingehende Darstellung der Technik der Einzelbehandlung der
Aphasien ist im Rahmen dieser Einführung schon aus Raumgründen
nicht möglich. Es sollen hier nur Hinweise auf die wichtigsten Veröffentlichungen gegeben werden, die sich in den letzten Jahren mit der
Behandlung der Aphasien beschäftigten.

Die im Centre de langage an der Salpêtrière in Paris seit *Alajouanine*
übliche Behandlung der Aphasien wurde von *Lhermitte* u. *Ducarne*
(1965) übersichtlich dargestellt.

Eine andere bekannte Methode ist die *präventive Methode* von *Bejn*
(1969), welche die Ausbildung eines Agrammatismus bei der Rückbildung einer Totalaphasie verhindern soll. Ihr Hauptziel ist es, schon
im Anfangsstadium der Erkrankung die Ausbildung unerwünschter
Fixierungen pathologischer Mechanismen wie sprachlicher Automatismen oder die eines Telegrammstiles zu verhindern.

Ein Rahmenprogramm für die *Behandlung der nichtflüssigen Aphasien*,
besonders zur Beseitigung des Telegrammstiles, hat *Kotten* (1976)
entwickelt. Das Ziel ist der Erwerb der gebräuchlichsten Satzmuster.
Ausgehend von einfachen Akkusativsätzen, werden die Grundmuster
des Satzbaues aufgebaut und in steigender Schwierigkeit erarbeitet.
Dabei wird auch von nichtverbalen Kommunikationsmitteln wie
Gesten, Mimik und Zeichen Gebrauch gemacht. Allmählich werden
Kasus und Verbformen aufgebaut und Präpositionen des Ortes eingeführt. Später kommen Pronomina und Präpositionen hinzu. Der Aufbau komplexer Satzmuster muß so durchgeführt werden, daß immer
nur ein Element neu hinzukommt. Dabei wird stets die Satzform aufgegriffen, an die sich der Kranke spontan, wenn auch fehlerhaft, an-
genähert hat. Der Aufbau der richtigen Form erfolgt immer über Zwi-
schenformen, z.B. werden Passivformen über Zustandspassiva erreicht.
Sätze mit „weil", „daß" und „ob" werden durch einfache Entschei-
dungsfragen geübt.

Empirisch entwickelte Anweisungen zur *Behandlung der flüssigen
Aphasien* hat *Braun* (1976) gegeben. Beachtenswert ist ihre Bemerkung, daß die Wiedergewinnung des Sprachverständnisses in der gleichen Reihenfolge vonstatten geht wie die des Sprechens bei den Broca-
Aphasien. Der Therapeut soll bei der Behandlung der Sprachverständnisstörungen selbst stets vollständige Sätze sprechen. Er darf niemals
Automatismen und Paraphasien des Kranken nachahmen. Es werden
dem Kranken 6–9 Gegenstandsbilder vorgelegt. Diese müssen zuerst

benannt werden. Dann wird ein Satz vorgesprochen, bei dem das zu übende Wort am Ende steht und betont wird. Der Kranke muß den Gegenstand zeigen. Hilfen sind erlaubt. Die Struktur der Übungssätze muß während einer Übungsstunde immer die gleiche bleiben. Von Sitzung zu Sitzung muß aber das Übungsmaterial gewechselt werden. In folgenden Übungen werden Sätze verwendet, in denen über die Eigenschaft eines Gegenstandes eine Aussage gemacht wird. Der Therapeut stellt nun Fragen, auf die mit der Gegenstandsbezeichnung oder mit der Aussage geantwortet werden muß. Dann werden Sätze angeboten, in welchen der abgebildete Gegenstand nicht vorkommt. Der Kranke muß aber den gehörten Satz mit dem abgebildeten Gegenstand in einen Bezug bringen. Nachher werden nur die schriftlichen Gegenstandsbezeichnungen vorgelegt. Dann folgen Sprachverständnisübungen mit Präpositionen, wozu Gegenstände des täglichen Lebens oder Modelle von Gegenständen benützt werden.

Lebrun u. *Hoops* (1976) haben ein Sammelwerk über die Behandlung der Aphasien herausgegeben, welches sich auf Vorträge einer internationalen Konferenz in Brüssel im Jahr 1975 stützt.

Moek u. *Pascher* (1976) haben die Grenzen der Verwendbarkeit des Language-Masters in der Aphasietherapie besprochen und dabei eine sehr notwendige und berechtigte Kritik geübt. Das Kartenmaterial müsse dem einzelnen Patienten individuell angepaßt werden, dem jeweiligen Rehabilitationsniveau entsprechen und für jede therapeutische Sitzung geändert werden. Der Kranke müsse auf diese Übungen vorbereitet werden, und deshalb sei die Anwesenheit des Therapeuten notwendig. Das Gerät sei auch nicht imstande, auf die jeweiligen Bedürfnisse des Kranken einzugehen, und es fehle die Kontrolle über die Richtigkeit der Antworten. Der Language-Master könne daher nur im Rahmen der sonstigen Therapie angewendet werden. Die Verfasser haben ihn bei häuslichen Besuchen der Kranken verwendet, und dabei haben sie deutliche, eingeschränkte Erfolge, aber auch Mißerfolge beobachtet. Ganz abgelehnt wird der Mini-Language-Master.

Darley (1977), der eine Übersicht über das die Behandlung der Aphasien betreffende Schrifttum gegeben hat, teilt die Behandlungsmethoden ein in:

1. *Stimulationsmethoden:* Sie versuchen durch möglichst weitschichtige allgemeine Anregungen unter Nachahmung lebensnaher Situationen den unterbrochenen Sprachprozeß wieder in Gang zu bringen. Dazu rechnet er die Methoden von *Wepmann* (1951) und *Schuell* (1969). Bei ihnen spielen die Intuition und das Einfühlungsvermögen des Therapeuten eine besondere Rolle.

2. *Programmierte Methoden:* Sie versuchen, nach bestimmten Grundsätzen Lernprogramme zu entwerfen, nach denen dann streng vorgegangen wird und deren Erfolge auch gut meßbar sind. *Sarno* u.

Mitarb. (1970) haben ein solches Programm veröffentlicht. *Taylor-Sarno* (1959) hat in vielen Arbeiten ihre persönlichen Erfahrungen mit der Behandlung der Aphasiker niedergelegt. Am bekanntesten wurde die *Deblockierungsmethode* von *Weigl* (1961), deren Grundzug darin besteht, bei einem Sprachgestörten eine Leistung, die ihm nicht mehr möglich ist, dadurch zu erwecken, daß sie zunächst über eine andere Modalität, die ihm noch zur Verfügung steht, erreicht wird. Dadurch kann der für diese Leistung verschüttete Weg deblokkiert werden.

Sarno u. Mitarb. (1973) haben in der „functional life scale" die Aktivitäten des täglichen Lebens bezüglich der eigenen Person, der Tätigkeit im Hause, außer Haus und die sozialen Kontakte zu erfassen und auch zu quantifizieren vorgeschlagen. So erhalte man einen Gesamtüberblick über die eingeschränkten Fähigkeiten des Kranken, der als Grundlage für den Aufbau eines Rehabilitationsprogrammes dienen könne.

Poeck u. Mitarb. (1977) haben einen Überblick über die therapeutischen Methoden bei der Behandlung der Aphasien gegeben. Die Behandlung soll so früh wie möglich, sobald es der körperliche Zustand des Kranken erlaubt, beginnen. Auch Totalaphasien sind nicht auszuschließen, denn selbst wenn sich ihre linguistischen Leistungen nicht bessern, könne man doch eine erhebliche Besserung ihrer emotionalen Verfassung und ihrer kommunikativen Beziehungen feststellen. Notwendig sei es, daß detaillierte linguistische Therapieprogramme erarbeitet werden. (Dieser Wunsch hat sich wohl inzwischen dadurch erfüllt, daß das Buch von *Engl* u. Mitarb. [1983] erschienen ist.)

Es wird dann ein eigener Therapieversuch bei einem Patienten mit phonematischem Jargon mitgeteilt, der in Perioden zu vier Wochen mit dreiwöchigen Pausen intensiv, täglich eine Stunde, behandelt wurde. Es wurden Wortkarten vorgelegt und entsprechende Bilder hinzugefügt. Bei den Übungen wurden drei Methoden verglichen, nämlich das Verbessern der phonematischen Paraphasien durch Vorsprechen oder durch Aufschreiben der Paraphasie und Vergleich mit dem Zielwort oder durch Zusammensetzen des Wortes aus Buchstaben. Es zeigte sich, daß das Vorsprechen die beste Methode war, denn ihr Übungseffekt übertrug sich auch auf phonematisch entsprechende Wörter, welche in der Behandlung nicht geübt worden waren. Ein Urteil über die Wirksamkeit einer Sprachtherapie könne aber nur im Vergleich mit dem spontanen Verlauf abgegeben werden.

Einen solchen Vergleich wird eine Rehabilitationsklinik aber nicht liefern können, denn sie wird niemals nur zum Zweck dieses Nachweises eine Kontrollgruppe unbehandelt lassen können.

Voinescu (1977) hat bei der Behandlung der Aphasien beim Vorliegen von Mängeln in der Wortverbindung bei 20 Aphasien Erleichterungsmethoden angewendet.

Den Kranken wurden Bilder vorgelegt, die Handlungen darstellten. Sie sollten mit einem Satz beschrieben werden. Erleichtert wurden die Aufgaben durch Fragen, oder es wurde der Handlungsablauf durch Zeigen der Teilhandlungen angedeutet, oder es wurde auch die räumliche Situation dadurch verständlich gemacht, daß die wesentlichen Worte untereinander gelegt wurden. Bei leichten Fällen könne man auch durch Striche, von denen jeder ein Wort bedeutet, auf die Struktur des Satzes hinweisen.

Es zeigte sich, daß die Kranken, besonders die, welche lesen konnten, die zeitlich-räumliche Anordnung bevorzugten. Der Verfasser betont daher, daß die zeitlich-räumliche Analyse der Wörter für die Behandlung der Wortverbindungen von großem Wert sei.

Voinescu u. *Gheorghita* (1977) haben über die Aphasietherapie in Rumänien berichtet. Sie beobachteten nicht nur die spontane Rückbildung, sondern auch die nichtsystematische Rehabilitation durch den Kranken selbst und seine Familie vor Beginn einer systematischen Behandlung, die stets erst *nach* der Periode der spontanen Rückbildung begonnen wird.

Es wird über 50 Aphasien verschiedener Arten berichtet. Fast alle (45) waren vaskulärer Genese. Auffallend ist, daß schwere Aphasien mit „schweren" Hemiplegien von der Behandlung ausgeschlossen wurden. Die Einzelbehandlung wird täglich 1 bis 3 Stunden 4–8 Wochen lang durchgeführt. Diese Übungsphasen werden 3–4mal wiederholt. In die Sprachtherapie wird auch eine Psychotherapie eingebaut. Zur Bewertung wurden eigene quantifizierbare Tests entwickelt.

Die Fortschritte wurden in Prozenten ausgedrückt. Der durchschnittliche Fortschritt betrug 23%. Schlechte Ergebnisse wurden bei schweren Aphasien und bei Jargonaphasien beobachtet. Nach der Behandlung soll der Kranke auch zu Hause noch Übungen durchführen, was bei über der Hälfte der Fälle auch tatsächlich geschah.

Sehr hilfreich sind die Studien zur Sprachtherapie, welche *Peuser* (1979) herausgegeben hat. Sie enthalten nicht nur Beiträge von Theoretikern, sondern auch von Therapeuten, die besondere Erfahrungen mit der Behandlung der Aphasien haben. So schrieb *Kotten* über verbale Umwegleistungen, *Hatfield* über die Deblockierungsmethode, *Helm* über die melodische Intonationstherapie und *Beyn* u. *Wiesel* über die Therapie der grammatischen Störungen der Aphasie. Sehr ausführlich wurde von *Gheorghita* u. *Fradis* über die Behandlung der Alexie und Agraphie berichtet. *Von Stockert* empfahl eine programmierte Aphasietherapie. Zudem wurden von zwei früher erschienene Veröffentlichungen von *Eisenson* u. *Sarno* ins Deutsche übersetzt, abgedruckt. Schließlich sind darin auch Kapitel über die Therapie der Sprachentwicklungsverzögerung (*Niemeyer*) und über das Stottern (*Heidemann-Tagmann*) enthalten.

Seron u. Mitarb. (1980) berichteten über eine computergesteuerte Behandlungsmethode von Schreibstörungen.

Das Prinzip besteht darin, daß eine Schreibmaschine mit einem Computer verbunden ist, der es ermöglicht, beim Diktieren eines Wortes auf einem Bildschirm eine Anzahl punktierter Rechtecke erscheinen zu lassen, die der Anzahl der Buchstaben des diktierten Wortes entspricht. Wenn ein volles, ausgezogenes Rechteck am Beginn des so gekennzeichneten Wortes erscheint, kann der erste Buchstabe angeschlagen werden. Ist er richtig, erscheint das nächste Dreieck in vollen Linien. War der Anschlag falsch, weil der Buchstabe in dem Wort nicht vorkommt, tritt ein Brummton auf. Kommt der Buchstabe aber in dem diktierten Wort vor, dann erscheint er unter dem dazugehörigen punktierten Rechteck. Werden mehr als zwei Fehler gemacht, dann muß der Kranke das Wort nochmals beginnen. Die falsch angeschlagenen Buchstaben erscheinen dann punktiert an der richtigen Stelle, die anderen müssen ergänzt werden.

Von manchen Therapeuten wird die Gesangstherapie stark in den Vordergrund gestellt (*Vargha* u. *Gereb* 1959). Auch in jüngerer Zeit wird von *Sparks* u. Mitarb. (1974) eine „melodic intonation therapy" propagiert. *Keith* u. *Aronson* (1975) empfehlen ebenfalls das Singen.

Buttet u. *Aubert* (1980) haben über die Anwendung der melodischen Intonationstherapie in Lausanne berichtet. Die von *Sparks* u. Mitarb. (1974) angegebene Methode wurde leicht modifiziert und an das Französische adaptiert.

Es wurden 7 Aphasiker, Rechtshänder mit linkshirnigen Läsionen vaskulärer Genese, im Alter von 25 bis 74 Jahren dazu ausgewählt. Die Übungen bestanden im Nachsingen kurzer Wörter, automatisierter Redewendungen und kurzer Sätze. Jede Therapiestunde wurde mit diesen Übungen begonnen, welche 20 Minuten dauerten. Sie wurden 1–2mal täglich, 4–5mal wöchentlich durchgeführt, später konnten sie in der Häufigkeit noch gesteigert werden. Kontrolluntersuchungen zeigten, daß die Spontansprache bei vier Kranken deutlich, bei zwei leicht und bei einem nicht gebessert wurde.

Obwohl diese Ergebnisse nur bedingt verwertbar seien, weil gleichzeitig auch die übliche Therapie weitergeführt wurde, haben die Autoren doch beobachtet, daß diese melodischen Übungen gut geeignet sind, am Beginn der Stunden die Rede des Kranken in Gang zu bringen. Die Artikulation und der Rhythmus aller sprachlicher Äußerungen hatten sich auch gebessert, Stereotypien wurden seltener, und die Patienten zeigten sich meist für diese Behandlung stark motiviert.

Ogrezeanu u. *Voinescu* (1981) haben über die Wirksamkeit der Aphasiebehandlung nach dem „divergenten" Prinzip berichtet. Ausgehend von den Begriffen konvergentes und divergentes Denken in der Kreativitätspsychologie haben die Autoren diese Begriffe auf die Sprachtherapie angewandt. Konvergierende Methoden sind solche, welche vom Patienten ganz bestimmte Worte als Antwort auf einen Reiz verlangen. Divergierende Methoden sind die, welche ihm beim Beantworten einen Freiraum in der Wahl der Worte und dem Umfang der Antworten geben.

Es wurden zwei Aphasikergruppen zu je 20 Kranken, fast ausschließlich vaskulärer Genese, behandelt. Bei Gruppe I wurde von 1979–1980 sowohl die konvergierende als auch die divergierende Methode angewendet. Die Gruppe II war von 1974–1976 nur mit der konvergierenden Methode behandelt worden.

Bei der divergierenden Methode soll der Kranke vorgelegte Gegenstände und Bilder nicht benennen, sondern er soll Gegenstände des gleichen semantischen Feldes aufzählen. Dann werden dem Kranken Hauptwörter vorgelegt, und dazu erhält er eine Reihe von Verben, Präpositionen und Konjunktionen zur Auswahl; nun soll er aus dem Hauptwort mit Hilfe der anderen zur Verfügung stehenden Wörter verschiedene Sätze bilden. Nachher bekommt er geometrische Figuren vorgelegt, die er zu verschiedenen Formen und eventuell sogar zu Gegenstandsdarstellungen zusammenfügen soll. Wenn ihm das gelingt, regt der Therapeut ihn an, über diese Formen noch zusätzliche Sätze zu bilden. Anschließend werden dem Kranken Gegenstände vorgelegt, und er soll sagen, was man mit ihnen alles machen kann. Und schließlich werden auch Wort- und Satzassoziationen angeregt.

Die Bewertung des Fortschrittes erfolgt nach einem System, in welchem die Normsprache mit der Zahl 1 gekennzeichnet wird. Aus den quantifizierten Leistungen wird dann beim Vergleich der Anfangs- und Endleistung ein Wert zwischen 0–0,99 errechnet.

Es zeigte sich, daß die Leistungsbesserung in der Gruppe I, in der beide Behandlungsmöglichkeiten angewendet wurden, viel deutlicher war. Besonders der kommunikative Wert der freien Rede hatte sich gebessert.

Im Jahr 1982 ist ein Band mit linguistischen Übungsprogrammen für die Aphasietherapie erschienen, in dem vier sehr erfahrene Sprachtherapeutinnen (*Engl, Kotten, Ohlendorf* und *Poser*) eingehende Anweisungen für die Behandlung aller Modalitäten der Sprachstörungen geben. Dieses Buch wird sich besonders für Sprachtherapeuten, welche noch keine großen eigenen Erfahrungen haben, als ein sehr hilfreicher Führer für die tägliche Praxis erweisen.

Kotten (1983) hat noch einige Grundsätze ihres therapeutischen Vorgehens veröffentlicht. Ziel der Aphasietherapie sei eine Verbesserung der sprachlichen Kommunikation. Da das sprachliche Lernen und die Merkfähigkeitsspanne für sprachliches Material bei Aphasien eingeschränkt sei, müsse ein Weg gefunden werden, der ein indirektes Lernen ermöglicht, damit diejenigen Elemente, welche in Übungen erarbeitet werden, sich im Verlaufe der Behandlung stabilisieren. Diese Elemente müssen immer wieder in verschiedensten semantischen und syntaktischen Zusammenhängen verwendet werden. Der Umgang mit Sprache sei aber für die Kranken in den verschiedenen Modalitäten unterschiedlich. Die Behandlung müsse in der Modalität begonnen werden, die für ihn die leichteste sei. *Kotten* nannte diese Methode „variierendes Wiederholen".

Willmes u. *Poeck* (1984) haben Untersuchungen über die Spontanprognose der Aphasien angestellt. Die erste Untersuchung wurde
nach 4–6 Wochen, die zweite 4–6 Wochen später und die dritte
7 Monate nach der zweiten durchgeführt. Zur Diagnose wurde der
AAT verwendet. Es fiel auf, daß schon nach der zweiten Untersuchung
eine große Anzahl von Kranken einem anderen Syndrom zugewiesen
werden mußten (s. Näheres bei Verlauf S. 127ff.). Die Leistungsverbes-
serungen waren in den ersten 4 Monaten am stärksten. Man kann daher
die Wirkung der Therapie in dieser Zeit schlecht von der spontanen
Besserung abgrenzen, aber diese spontane Besserung sei nicht einheit-
lich, deshalb müsse die Therapie in dieser Zeit schon begonnen werden. Nach der dritten Untersuchung, also nach 4–7 Monaten, konnten keine spontanen Besserungen mehr festgestellt werden.

Die Verfasser fanden in jedem Syndrom eine größere individuelle
Variabilität. Deshalb meinen sie, es können individuelle Prognosen
nicht gestellt werden. Im allgemeinen könne man aber sagen, daß ein
niedrigeres Leistungsanfangsniveau eine schlechtere Prognose habe.
Die Meinung, daß das Sprachverständnis eine besondere Tendenz zur
spontanen Rückbildung habe, konnte nicht bewiesen werden. Welche
Mechanismen der spontanen Besserung zugrunde liegen, so schließen
die Autoren, könnten ihre Untersuchungen nicht entscheiden.

Stachowiak (1979) hat in jüngster Zeit ein mikroelektronisches
Sprachtherapiesystem entwickelt.

Es ist ein für diesen Zweck hardware- und softwaremäßig erstellter Personal-
computer mit einem Farbbildschirm und einem speziellen Bedienungselement
für motorisch Behinderte. Die Programme sind nach den neueren neurolingui-
stischen Erkenntnissen und den Erfahrungen der bisherigen Sprachtherapie ausgerichtet. Mit diesem System lassen sich Satzkonstruktionsaufgaben, semantische Zuordnungsaufgaben, Wort- und Satzverständnisübungen durchführen.
Die Kranken können zu den dargebotenen Bildern mit dem Cursor einzelne
Bildteile ansteuern und durch Knopfdruck die richtigen Benennungen sowohl
schriftlich wie auch akustisch abrufen. Es können auch Bewegungen und Richtungsänderungen der dargestellten Gegenstände vorgenommen werden, was
sich bei Übungen mit Präpositionen als sehr vorteilhaft erweist. Die Darstellungen sind unbegrenzt wiederholbar. Das Üben auf mehreren Kanälen hat eine
deblockierende Wirkung. Die bisherigen Erfahrungen wurden an 50 Aphasikern
erworben. Die Kranken zeigten sich gegenüber dieser Computertherapie sehr
motiviert. In der Regel arbeitet der Therapeut zusammen mit dem Kranken an
diesem Gerät. Es wurden aber auch Programme für die Verwendung als Home-
trainer entwickelt.

Jedenfalls kann man auf die weitere Entwicklung dieses Verfahrens,
welches sich die Mittel der modernen Elektronik zunutze macht,
sehr gespannt sein.

Kotten (1985) machte jüngst Vorschläge zur Behandlung des *rezeptiven Agrammatismus.* Eine Vorbedingung sei, daß der Kranke eine Ein-

sicht in die Struktur von Sätzen erlangt. Zum Verständnis der syntaktisch-semantischen Beziehungen wird zuerst die Wortordnung erläutert. Es werden ihm mehrere richtige und falsche Sätze vorgesprochen, er muß sie zu unterscheiden lernen. Eine besondere Rolle spielen dabei die sinnentscheidenden Funktionswörter. Die von einem Agrammatiker vorgebrachten spontanen Äußerungen verraten nicht die Gesamtheit ihrer sprachlichen Möglichkeiten. Das System der Kasusformen ist nicht ausgelöscht, nur seine Anwendung ist beschränkt. Deshalb muß bei der Behandlung des rezeptiven Agrammatismus die Verarbeitung syntaktischer Strukturen im Vordergrund stehen. Das erreicht man durch Satzbildung anhand von Situationsbildern und Satzordnungen mit vorgegebenem Wortmaterial. Die Syntax muß nach der Verb-Valenz-Grammatik wieder aufgebaut werden. Das wird erzielt durch Satzbildung mit Verben verschiedener Wertigkeit. Die Wechselwirkung zwischen der Bedeutung eines Verbs und seiner syntaktischen Umgebung muß verdeutlicht werden. Es müssen verschiedene Satzschemata erarbeitet werden. Von vorgesprochenen Sätzen muß der Kranke erkennen, nach welchem Schema sie aufgebaut sind. Schließlich werden auch Vorsilben, Präpositionen und Reflexivpronomen, die in Sätze eingebaut werden, als richtig oder falsch zu beurteilen sein. Zuletzt bekommt der Kranke die Struktur eines Satzmodells vorgezeichnet, und er muß einen Satz nach diesem Modell bilden.

Tsvetkova (1972) gab eine ausführliche Schilderung der in der UdSSR herrschenden Methoden der Aphasiebehandlung. Sie wurde von *Hofer* übersetzt und von *Peuser* (1982) herausgegeben und damit der westlichen Welt zugänglich gemacht. Zunächst wird eine eingehende Darstellung der Konzeptionen und der Einteilungen der Aphasien von *Lurija* gegeben. Die Ausführungen über die Einzelbehandlung erfolgt dann getrennt nach den verschiedenen Aphasietypen. Die Kenntnis der Klassifikation nach *Lurija* wird vorausgesetzt. Das könnte der Verbreitung des Buches hinderlich sein, was um so bedauerlicher wäre, weil die Schilderung der Behandlung viele wertvolle Einzelheiten enthält. Leider wird die Weltliteratur nur einseitig berücksichtigt, so daß das Buch zwar einen wertvollen Einblick in die russische Aphasiologie gestattet, aber auch die so bedauerliche Isolierung von der westlichen Welt erkennen läßt.

Jeder gute Therapeut wird sich je nach Notwendigkeit aller Stimulationsmethoden und gezielter Lernprogramme bedienen. Ein Grundsatz bleibt nur, daß alle Ausfälle, die die hirnpathologische Untersuchung aufgedeckt hat, auch behandelt werden müssen.

Sehr wichtig ist es, daß die Behandlung der Störungen des Schreibens und des Lesens schon frühzeitig in die Behandlung der Aphasien eingebaut wird. Dies gilt besonders für die Kranken, welche prämorbid ein besonders enges Verhältnis zur Schriftsprache hatten, und bei den

Kranken, bei denen die Leistungen in der graphischen Performanz weniger gestört sind als die der oralen Performanzen. Bei allen Aphasien, bei denen eine Agraphie vorhanden ist, müssen Übungen im Diktatschreiben und im Spontanschreiben vorgenommen werden.

Das Schreiben wird bei Halbseitenlähmungen gewöhnlich mit der linken Hand geübt. Es ist aber vorteilhaft, daß man möglichst bald die gelähmte rechte Hand mit Hilfe eines Schreibgriffes an den Schreibübungen teilhaben läßt. Diese Übungen können nur gemeinsam mit einem Therapeuten vorgenommen werden. Er muß dem Kranken den Schreibgriff in die Hand legen und Hilfe leisten bei der Einnahme der Schreibstellung. Der Kranke selbst muß die für die Ausgestaltung der Buchstaben notwendigen Bewegungen ausführen. Keinesfalls darf die Hilfe des gesunden Armes in Anspruch genommen werden (Abb. 21).

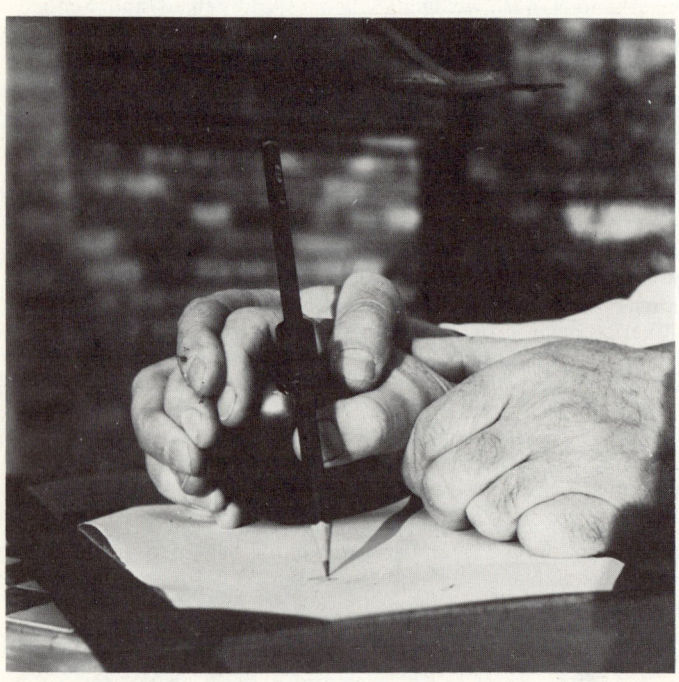

Abb. 21 Schreiben mit Hilfe eines Schreibgriffes

Durch die Schreibübungen mit der paretischen Hand unterstützt man
nicht nur die Wiedergewinnung der motorischen Beweglichkeit der
am Schreibakt beteiligten Hand- und Armmuskeln, sondern man aktiviert auch die linkshirnigen Funktionen, welche an dieser Leistung
mitwirken. Wir konnten inzwischen nachweisen (s. S. 209), daß bei
schweren Aphasien mit Agraphie und rechtsseitiger Hemiplegie die
graphischen Leistungen der rechten paretischen Hand im Diktatschreiben mit großer Regelmäßigkeit besser sind als die der gesunden linken
Hand. Dieses Phänomen haben wir graphisches Disconnection-
Syndrom genannt.

Bei allen Alexien sind Übungen im Lesen von Wörtern, Sätzen und
Buchstaben notwendig. Dabei ist die Wiedergewinnung des Lesesinnverständnisses die vordringlichste Aufgabe.

Wichtig sind kombinierte Übungen, etwa das Zuordnen der geschriebenen und gelesenen Wörter zu entsprechenden Gegenstandsbildern
oder Gegenständen oder das Lesen und mündliche und schriftliche
Nacherzählen von Fabeln oder anderen Kurzgeschichten.

Bei allen Aphasien, bei denen Störungen der inneren Sprache nachweisbar sind, müssen diese behandelt werden. Dabei ist vor allem die
Synthese, die Analyse von Wörtern und die Differenzierung ähnlicher
Wörter wichtig. *Bejn* (1962) hat in ihrem Lehrbuch diese Methoden
anschaulich beschrieben. Es müssen Wörter aus Buchstaben zusammengesetzt, ähnliche Wörter durch Vertauschung einzelner Buchstaben untereinander umgewandelt werden, um sie unterscheiden zu lernen, oder es können Wörter durch Austausch von Prä- und Suffixen
in ihrer Bedeutung geändert werden.

Gruppentherapie:
Wenn es die Personallage irgendwie erlaubt, sollen auch Gruppenbe-
handlungen durchgeführt werden. Diese dürfen aber nur neben der
Einzelbehandlung zur Anwendung kommen; sie können die Einzelbehandlung niemals ersetzen. Eine Gruppe soll nicht mehr als 5–6
Kranke umfassen. Sie werden nach bestimmten therapeutischen Zielen
zusammengefaßt. Die Zusammensetzung der Gruppe wird also nicht
durch die Art der Aphasie, sondern durch Aufgaben, die für diese
Kranken besonders wichtig sind, bestimmt. Wenn es die Sachlage erforderte, wurden Patienten auch von einer Gruppe in eine andere versetzt. Bei der Gruppentherapie haben sich auch sog. Sprachspiele bewährt. Das sind Gesellschaftsspiele, bei denen – für den Kranken un-
bemerkt – die Wortfindung, das Sprachverständnis und die Satzbildung geübt werden. Auch optisch-konstruktive und optisch-gnostische
Übungen können dabei mit großem Nutzen zur Anwendung kommen.

Der große Vorteil der Gruppenbehandlung liegt darin, daß die Kranken zu Gemeinschaftsleistungen angeregt werden und gezwungen sind,

sich miteinander zu unterhalten. Auch die gemeinsamen Mahlzeiten
gehören in gewissem Sinne zur Gruppenbehandlung, denn die Kranken
werden dabei wieder an ein gesellschaftliches Leben gewöhnt, lernen
die gesellschaftlichen Umgangsformen und müssen Tischgespräche
führen. In den Rahmen einer Gruppentherapie gehört auch die Auf-
führung von ,,Rollenspielen", wie sie *Springer* u. *Weniger* (1980) empfohlen haben. Dabei werden von einer kleinen Gruppe von Aphasikern
alltägliche Szenen dargestellt. Die Kranken werden dabei genötigt, die
der Situation entsprechenden Gespräche mit den anderen Kranken zu
führen.

Auch die von *Hatfield* u. *Zangwill* (1973) beschriebene ,,picture-story"
Methode verfolgt ähnliche sprachlich stimulierende Ziele.

Betätigungstherapie:
Die Betätigungstherapie hat den Zweck, alle nichtsprachlichen Leistungen, die in der Sprachheilbehandlung nicht berücksichtigt werden,
zu üben. Sie war in erster Linie für solche Kranke gedacht, welche
parietale Ausfälle, besonders konstruktive, konstruktiv-apraktische,
optisch-gnostische oder optisch-räumliche Störungen, hatten. Bei
ihnen wurde dann das Zeichnen, das Abzeichnen in der zweiten und
dritten Dimension, das Malen und das Modellieren zum Gegenstand
zusätzlicher Therapiestunden gemacht. Dabei kam es nicht nur auf die
richtige Formgebung, sondern auch auf die Raumgliederung, auf das
optische Vorstellungsvermögen, auf Farbenunterscheidungen, auf das
Erkennen optischer Details und auf die Übersicht über optische Situa-
tionsdarstellungen an. Diese Leistungen wurden in praktischen Arbeiten an Papier, Holz, Metall, Wolle und Textilien gefördert. Eine solche
Betätigungstherapie kann nur von einer besonders vorgebildeten The-
rapeutin geleitet werden. Am ehesten eignen sich dazu Beschäftigungs-
therapeutinnen mit hoher pädagogischer Begabung.

Die Betätigungstherapie hat sich aber auch bei anderen Aphasikergruppen als nützlich erwiesen, die keine Störungen der genannten
parietalen Leistungen hatten, sondern im Gegenteil besondere Begabungen im Zeichnen und Malen erkennen ließen. Es waren vor allem
Kranke, die an ihrer Sprachnot litten, also mit motorisch-amnestischen
oder motorischen Aphasien, die in der Betätigungstherapie eine Möglichkeit fanden, ihre Gedanken in optische Darstellungen umzusetzen.
Es ist bekannt, daß diese Patienten meist recht krankheitsbewußt sind
und durch die Unmöglichkeit, ihre Gedanken auszusprechen, sehr ge-
quält werden. Ihr Talent aber hat ihnen den Ausweg gelassen, ihre
Stimmungslage und die Mitteilungen, die sie ihrer Umgebung von
ihrem Innenleben kundtun wollen, ins Zeichnerische oder Bildneri-
sche zu übertragen. Ich möchte hier nur zwei Beispiele anführen.

Fall 115, B.H., geb. 1931, Graphikerin. Die Kranke erlitt 1964 einen Insult un-
klarer Genese. Sie hatte eine rechtsseitige Hemiparese und eine gemischte Apha-

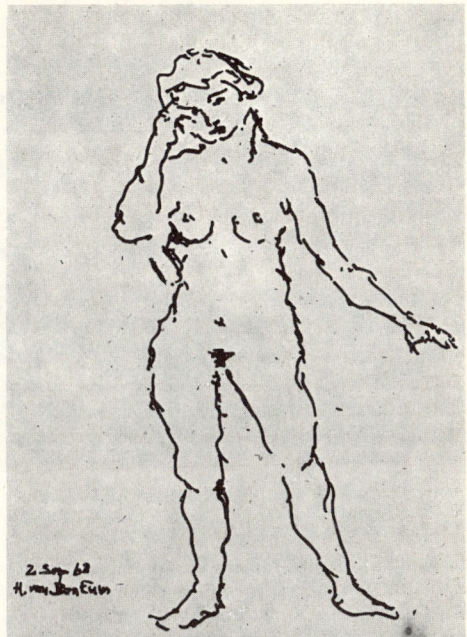

Abb. 22 Zeichnung der Patientin B.H. (Abb. 22–24 aus: *Leischner, A. J. Pendzialek-Langer:* Die Bedeutung konstruktiver Leistungen, insbesondere des Zeichnens und Malens, für die Rehabilitation der Aphasie. In: Psychopathologie musischer Gestaltungen, hrsg. von *H.H. Wieck*, Schattauer, Stuttgart 1974)

sie mit Agraphie, eine Störung des Lesesinnverständnisses, Akalkulie und eine Dyspraxie bds. (1966). Sie stand viermal in stationärer Behandlung der Klinik. Am Ende des vierten Aufenthaltes hatte sich die gemischte Aphasie in eine motorisch-amnestische Aphasie zurückgebildet, und es waren noch Paragraphien, Paralexien, eine Störung der Fingergnosie, der Rechts-links-Unterscheidung und des Rechnens vorhanden.

Während des dritten Aufenthaltes im Jahr 1968 hatte sie die Frauengestalt Abb. 22 gezeichnet. Daran war zu erkennen, daß ihre zeichnerische Begabung keinen Schaden erlitten hatte. Außerdem hatte sie ein Ölbild gemalt, welches eine nächtliche Mondlandschaft darstellte, die ihre depressive Stimmung sehr gut zum Ausdruck brachte (Abb. 23). Die Kranke hat in den weiteren Jahren eine produktive malerische Tätigkeit entwickelt. Dabei war ein gewisser Wandel in ihrem Stil nicht zu verkennen. In einer Ausstellung ihrer Bilder, welche im Jahr 1985 veranstaltet wurde, fielen besonders einige sonnige, farbenprächtige Landschaftsdarstellungen von hohem künstlerischen Wert auf.

Fall 362, K.G., geb. 1926, Hausfrau. Bei ihr war es 1965 bei einer operativen Mitralklappensprengung zu einer Hirnembolie gekommen, die leichte rechtsseitige Halbseitenerscheinungen und eine gemischte Aphasie mit Agraphie, Alexie, Störungen der Autotopognosie, der Fingergnosie, der Rechts-links-Unterscheidung und des Rechnens zur Folge hatte.

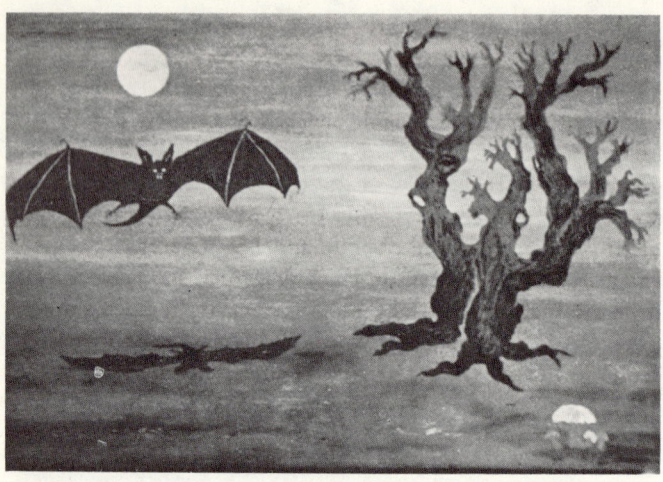

Abb. 23 Ölbild einer nächtlichen Mondlandschaft der Patientin B.H.

Obwohl die Kranke früher niemals künstlerisch tätig gewesen war, hatte sie in der Betätigungstherapie aus Ton einen weiblichen Kopf modelliert (Abb. 24). Auffallend war die sehr sorgfältige Ausgestaltung der Nasen-, Mund- und Kinnpartie.

Diese Beispiele sollen als Hinweis genügen, daß die Betätigungstherapie bei der Aphasie einerseits vorhandene künstlerische Begabungen

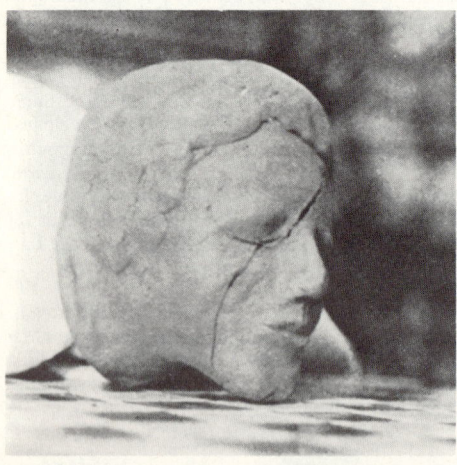

Abb. 24 Von der Patientin K.G. modellierter Kopf, den sie „Die Unbekannte aus der Seine" benannte

weiter fördern, andererseits aber bisher dem Kranken unbewußte Talente wecken kann.

Wir haben in der Betätigungstherapie folgende Methoden angewandt: Bleistift-, Feder-, Kreide- und Tuschzeichnungen, Aquarell-, Tempera- und Ölmalereien, Tonmodellierarbeiten, Holzmodellierarbeiten, Plastiken aus Edelmetallen, Lithographien, Holzschnitte, Papierspaltarbeiten, Papierbatik, Emailarbeiten, Siebspritzmalereien, Stoffapplikationen, Papiercollagen sowie Stick- und Webarbeiten und Teppichknüpfereien.

Die Betätigungstherapie ist insofern auch eine Art Gruppenbehandlung, als die Kranken gemeinsam in einem großen Raum arbeiten und genötigt sind, miteinander in sprachlichen Kontakt zu kommen.

Durch die geschilderten verschiedenen Behandlungsarten werden die Kranken täglich mindestens 5 Stunden beschäftigt. Sie werden an 5 Tagen der Woche behandelt. Am Samstag wird nur vormittags Gemeinschaftsunterricht gegeben. Der Sonntag dient der Erholung. Eine stationäre Behandlung dauert in der Regel 3 Monate.

Sozialtherapie:
Lebrun hat auf der Brüsseler Tagung über die Therapie der Aphasien zu meinem damaligen Vortrag über die Eignung der Aphasie zur Sprachtherapie einige treffliche Bemerkungen gemacht. Er meinte, die Sprache sei vornehmlich ein soziales Problem. Die Sprachtherapie sollte vor allem zum Ziele haben, die Kranken in die Gemeinschaft zu integrieren. Dieser soziolinguistische Gesichtspunkt werde oft übersehen. Häufig geschehe es, daß der Kranke das, was er im Therapieraum gelernt habe, in anderer Umgebung und unter anderen Umständen nicht anwenden könne. Eine wichtige Aufgabe sei es, daß man dem Kranken lerne, mit seiner Aphasie zu leben. Ebenso wie die Aphasiebehandlung selbst sei es wichtig, daß man den Kranken und die, welche mit ihm leben und arbeiten müssen, auf seine Sprachschwierigkeiten einstelle. Es müßte daher auch die soziolinguistische Seite der Aphasietherapie nachträglich betont werden.

Die Sozialtherapie wird an der Bonner Klinik von einem Sozialarbeiter (*R. Pogoda*) durchgeführt. Damit sich die Kranken wieder daran gewöhnen, Verkehrsmittel zu benützen, werden mit kleinen Patientengruppen Fahrten in die Stadt veranstaltet. Dabei müssen die Kranken das Einsteigen in die Straßenbahn und in Busse wieder erlernen, und sie müssen selbst Fahrscheine lösen. Es werden auch gemeinsame Gaststätten- und Kaffeehausbesuche durchgeführt. Bei diesen Gelegenheiten lernen die Kranken das Aussuchen und das Bestellen von Speisen und Getränken und das Bezahlen. Bei all diesen Tätigkeiten steht ihnen aber, wenn es nötig ist, der Sozialarbeiter zur Seite. Es werden auch Theater-, Konzert- und Opernbesuche veranstaltet. Bei günstigem Wetter werden Schiffahrten auf dem Rhein durchgeführt. Es ergeben sich auch immer wieder Gelegenheiten, mit den Kranken kleine Feste zu feiern. Natürlich dürfen alle diese Unternehmungen nicht die eigentliche Sprachheilbehandlung stören; sie werden deshalb außerhalb der üblichen Behandlungszeiten ausgeführt.

In Bonn gibt es auch einen Verein der Aphasiker, um dessen Gründung sich *R. Braun* verdient gemacht hat. Der Vorstand des Vereins wird nicht nur von Ärzten, Psychologen und Therapeuten, sondern auch von Patienten und ihren Ehegatten gebildet. Dieser Verein gibt auch eine Zeitschrift heraus, welche den Titel ,,Aphasie" trägt. Sie enthält neben persönlichen Mitteilungen regelmäßig Beschreibungen von Rehabilitationseinrichtungen und Beratungen in allen sozialrechtlichen Belangen. Inzwischen haben sich in vielen Städten der Bundesrepublik Regionalgruppen dieses Vereins gebildet; sie sind im Bundesverband für die Rehabilitation der Aphasiker mit Sitz in Bonn zusammengeschlossen.

Bisher wurde nur der Verlauf der stationären Behandlung geschildert. Sie hat gegenüber der ambulanten Behandlung große Vorteile. Der Kranke kann, wenn er in eine Klinik aufgenommen ist, nicht nur viel genauer untersucht werden als ein ambulanter Kranker, sondern kann vor allem viel intensiver behandelt werden. Er kommt ausgeruht zu den Übungsstunden; die Anstrengung der Anfahrt, die bei den heutigen Verkehrsverhältnissen nicht zu unterschätzen ist, bleibt ihm erspart. Wenn Ermüdungserscheinungen auftreten, kann die Behandlung jederzeit unterbrochen und zu einer anderen Zeit des gleichen Tages fortgesetzt werden. Außerdem steht der Patient den ganzen Tag in Beobachtung geschulten Personals. Auch die Durchführung der ,,Hausaufgaben", die er täglich erhält, kann je nach Notwendigkeit kontrolliert werden. Gruppen- oder Betätigungstherapie sind bei ambulanten Kranken nur schwer oder überhaupt nicht durchführbar. Er kann wöchentlich höchstens 2–3 Stunden in Behandlung stehen.

In der Klinik wurden ambulante Behandlungen vornehmlich bei Kindern durchgeführt, weil eine Kinderabteilung nicht vorhanden war. Erwachsene Aphasiker wurden nur dann ambulant behandelt, wenn sie ihre Wohnung in der Nähe der Klinik hatten.

Ergebnisse der Behandlung

Im Schrifttum ist manchmal die Frage aufgetaucht, ob die Behandlung der Aphasien sinnvoll und erfolgversprechend ist. Mit der Beant-

wortung dieser Frage hat sich *Vignolo* (1965) beschäftigt. Er hat zwei
Gruppen von Aphasikern gegenübergestellt, von denen die eine behandelt worden war, während bei der anderen wegen ungünstiger äußerer
Umstände eine Behandlung nicht durchgeführt werden konnte. Bei
einer Nachuntersuchung konnte er − besonders in einer Arbeit mit
Basso u. *Faglioni* (*Basso* u. Mitarb. 1975) − eindeutig zeigen, daß die
behandelte Gruppe wesentlich bessere Rückbildungsergebnisse zeigte
als die Nichtbehandelten.

An einer Klinik, deren Hauptzweck die Behandlung der Aphasien ist,
wäre es natürlich nicht zu verantworten, bestimmte Patientengruppen
nicht zu behandeln. Diejenigen aber, welche bei der vorausgehenden
ambulanten Untersuchung als für eine Behandlung nicht geeignet befunden worden waren, bildeten eine so stark negative Auslese, daß
ein Vergleich mit der Gruppe der Behandelten sinnlos gewesen wäre.

Die Voraussetzung, um über Behandlungserfolge sprechen zu können,
ist, daß ein genügend großes Krankengut zur Verfügung steht, bei
dem sowohl am Beginn wie am Ende der Behandlung die wesentlichen Untersuchungen in gleicher Weise und unter den gleichen äußeren Bedingungen durchgeführt wurden. Von unseren 450 Aphasikern
wurden 395 durch 3 Monate stationär behandelt. Am Schluß der
Behandlung wurde die hirnpathologische Untersuchung wiederholt.
Dann wurden in einer Schlußbesprechung, bei der der untersuchende
Neurologe, die Psychologin und die Sprachtherapeutin anwesend
waren, die therapeutische und die soziale Situation des Kranken erörtert und der Erfolgsgrad festgestellt. Diese Erfolgsstufe wurde dann
bei der Abfassung des Schlußberichtes durch den Vergleich der schriftlich vorliegenden Anfangs- und Schlußbefunde nochmals überprüft.
Als Erfolgsstufen wurden angesehen:

1. eine linguistische Heilung. Sie wurde dann zugestanden, wenn bei
   der Nachuntersuchung keinerlei sprachliche oder hirnpathologische Ausfälle anderer Art mehr nachgewiesen werden konnten;
2. eine praktische Heilung. Sie wurde angenommen, wenn die Sprache des Kranken nun für seine persönlichen und seine beruflichen
   Bedürfnisse ausreichte;
3. eine deutliche Besserung. Sie wurde festgestellt, wenn bei vielen
   Teilfunktionen der Sprache einwandfreie Besserungen gefunden
   werden konnten;
4. eine leichte Besserung. Sie war dann vorhanden, wenn bei mehreren Modalitäten merkbare Besserungen beobachtet werden konnten;
5. eine geringe Besserung. Sie lag vor, wenn nur in einigen Teilfunktionen nachweisbare Besserungen vorhanden waren;
6. keine Besserung oder Verschlechterung.

Diese Erfolgsstufen können sowohl eine qualitative wie eine quantitative Besserung beinhalten.

Von einer *qualitativen Besserung* sprechen wir dann, wenn sich im Verlauf der Behandlung der Aphasietyp selbst verändert hat. Eine solche Veränderung zum Guten läßt immer wenigstens auf eine deutliche Besserung schließen. Wir haben eine solche Änderung der Aphasieart *Syndromwandel* genannt. Die Tab. 10 gibt eine Übersicht darüber, wie häufig bei den größeren Aphasietypen ein solcher Syndromwandel eingetreten war. Zu den hier angeführten Patienten mit Syndromwandel kommen noch diejenigen hinzu, die zu einem der Aphasietypen gehörten, welche wegen ihrer zahlenmäßigen Kleinheit in der prozentualen Berechnung nicht aufgenommen werden konnten. Im ganzen konnte bei 35,2% der Aphasiker ein Syndromwandel beobachtet werden. Die Aussagekraft ist bei den ersten drei Gruppen der Tab. 10 größer als bei den beiden letzten, weil die Zahl der beobachteten Fälle viel größer war. Als wichtiges Ergebnis ist aber festzuhalten, daß es auch bei der schwersten Aphasieform, der Totalaphasie, gelungen ist, in über einem Drittel der Fälle den Aphasietyp in günstigem Sinne zu verändern.

Tabelle 10 Häufigkeit des Syndromwandels bei 345 behandelten Aphasien

Aphasieart	Anzahl der behandelten Fälle	davon Syndromwandel bei	%
Totalaphasie	105	35	33,3
gemischte Aphasie	92	39	42,4
motorisch-amnestische Aphasie	96	19	19,8
sensorisch-amnestische Aphasie	26	10	38,4
motorische Aphasie	26	6	23,7

Von Interesse ist auch, in welche anderen Aphasietypen sich die einzelnen Aphasiearten wandelten. Dabei taucht vor allem die Frage auf, ob es bestimmte Gesetzmäßigkeiten bei diesen Rückbildungswegen gibt. Die Aufstellung auf S. 128 hat darüber schon Auskunft gegeben.

In sehr vielen Fällen aber blieb die Aphasieart unverändert, obwohl sich die Ausfallserscheinungen im Rahmen des Syndroms verringerten. Es bestand dann nur eine *quantitative Besserung*. Sie konnte nur durch die oben angegebene Stufenskala geschätzt werden. In diese Skala wurden aber auch die Fälle eingefügt, die einen Syndromwandel gezeigt hatten; bei ihnen war die Besserung in der Regel wenigstens deutlich. Wenn man nun die Gesamtübersicht und die Behandlungsergebnisse betrachtet (Tab. 11), fällt sofort auf, daß die deutlichen und leichten Besserungen zahlenmäßig im Vordergrund stehen, denn es finden sich 52,2% deutliche und 23,7% leichte Besserungen. Die ande-

Tabelle 11 Gesamtübersicht über die Behandlungsergebnisse bei 450 Aphasien, geordnet nach Aphasietypen (I = linguistische Heilung, II = praktische Heilung, III = deutliche Besserung, IV = leichte Besserung, V = geringe Besserung, VI = keine Besserung oder Verschlechterung)

Aphasieart	Behandlungserfolge						nicht bewertet	An- zahl
	I	II	III	IV	V	VI		
Totalaphasie			37	48	15	5	17	122
gemischte Aphasie		4	59	23	4	3	7	100
motorisch-amne-stische Aphasie		3	85	13	4	1	8	114
sensorisch-amne-stische Aphasie		1	22	8		1	6	38
motorische Aphasie	1	2	16	7			1	27
aphasische Reste		3	4	1	1	2	9	20
amnestische Aphasie		2	2	1			4	9
zentrale (Lei-tungs-)Aphasie			4	2				6
sensorische Aphasie				4			2	6
amnestisch-seman-tische Aphasie		1	2 ⎫					5
semantisch-amne-stische Aphasie			2 ⎭ 4					
motorisch-seman-tische Aphasie			2				1	3
Summe	1	16	235	107	24	12	55	450

ren Ergebnisse, sowohl die besseren wie die schlechteren, treten diesen gegenüber stark in den Hintergrund. Beachtenswert ist auch, daß eine deutliche Besserung fast bei allen Aphasiearten in den meisten Fällen erreicht wurde. Eine Ausnahme machte nur die Totalaphasie, also die schwerste Form, insofern, als bei ihr die leichten Besserungen die deutlichen überwogen. Erwähnenswert ist, daß bei den rein sensorischen Aphasien niemals eine deutliche Besserung erreicht wurde. In dieser Hinsicht unterschied sie sich erheblich von der sensorisch-amnesti-schen Aphasie, bei der die deutlichen Besserungen viel häufiger zu beobachten waren als leichte.

Von großer praktischer Wichtigkeit ist die Frage, wie lange man eine

Aphasie behandeln soll. Aus klinisch-technischen Gründen konnten wir die stationäre Behandlung nicht über 3 Monate ausdehnen, konnten aber, wenn es notwendig erschien, die Kranken im folgenden Jahr nochmals zu einer Wiederholung der stationären Behandlung einbestellen. Dabei mußten wir uns allerdings bewußt sein, daß dadurch einem anderen Kranken die Wartezeit erheblich verlängert wurde, wodurch die Gefahr eintrat, daß dessen Behandlungsergebnis möglicherweise verschlechtert wurde. Wir haben von den 450 Aphasien im ganzen 68 mehrmals, und zwar 53 zweimal, 12 dreimal und 3 viermal, behandelt. Das Behandlungsergebnis bei den 53 zweimal Behandelten war beim zweiten Aufenthalt in 28 Fällen gleich gut, in 15 Fällen schlechter und in 10 Fällen besser als bei der ersten Behandlung. Es ist hinzuzufügen, daß diese Ergebnisse jeweils aus dem Unterschied des Befundes bei der Wiederaufnahme und bei der Wiederentlassung gewonnen wurden. Man kann also ersehen, daß unter diesen 53 Kranken nur in 2 Fällen die wiederholte Sprachheilbehandlung keinen Erfolg mehr hatte; in den übrigen 51 Fällen konnten weitere Erfolge erzielt werden; teilweise waren sie sogar besser als beim ersten Aufenthalt. Unter den 12 Kranken, welche dreimal stationär behandelt wurden, wurde in 2 Fällen der gleiche, in 8 Fällen ein schlechterer und in 2 Fällen ein besserer Erfolg als beim ersten Aufenthalt erreicht. Kein Erfolg war nur in einem Fall vorhanden. Der eine Kranke, der viermal in stationärer Behandlung stand, zeigte jedesmal weitere Besserungen.

Interessant war ein Fall, bei dem beim ersten Aufenthalt nur ein geringer, beim zweiten Aufenthalt ein leichter und beim dritten Aufenthalt sogar ein deutlicher Erfolg zu verzeichnen war.

Wir können also die Forderung von *Bejn* (1964), die Aphasiker während der ersten Jahre der Behandlung in Intervallen mehrmals stationär aufzunehmen, nur unterstreichen. Die Voraussetzung für eine mehrmalige stationäre Behandlung ist nur, daß der Kranke an der weiteren Behandlung wirklich interessiert ist, daß bei der letzten Behandlung eine Besserung erzielt wurde und daß er durch Fleiß und Ausdauer den Aufwand rechtfertigt.

Wir haben auch die Beobachtung gemacht, daß das häusliche Milieu bei der Motivation des Kranken für eine Wiederholung der stationären Behandlung eine große Rolle spielt. Je weniger er zu Hause die Möglichkeit hatte, seine sprachlichen Übungen fortzusetzen, und je weniger sich die Angehörigen ihm widmeten, desto größer war natürlich der Wunsch, wieder in die Gemeinschaft der Klinik aufgenommen zu werden. Es gab auch Kranke, die sich nur einen „Kuraufenthalt" wünschten. Solchen Wünschen wurde aber nicht entsprochen; der wiederholte Aufenthalt mußte immer durch harte therapeutische Arbeit gekennzeichnet sein.

Von praktischer Bedeutung erscheint auch die Frage, warum in manchen Fällen nur schlechte oder gar keine Behandlungsergebnisse erreicht werden konnten. Auch die Ursache, warum in manchen Fällen die Behandlung abgebrochen werden mußte, war zu untersuchen. Dabei war es wichtig festzustellen, ob diese Ursache vielleicht schon bei der ambulanten Voruntersuchung hätte erkannt werden können oder ob sie sich erst im Verlauf der Behandlung erkennen ließ. Man mußte sich fragen, ob durch eine strengere Indikationsstellung solche unerwünschten Ausgänge hätten vermieden werden können. Jeder, der mit einem klinischen Betrieb vertraut ist, weiß, wie wichtig es ist, zwecklose Krankenhausaufenthalte zu vermeiden.

Als Ursachen für einen nicht zufriedenstellenden Behandlungserfolg konnten wir zusammenfassend sicherstellen:

1. die Progredienz einer Hirngefäßerkrankung,
2. Persönlichkeitsveränderungen bei schweren Hirntraumen,
3. zusätzliche organische Erkrankungen, besonders des Herz- und Gefäßsystems,
4. mangelnde Behandlungsbereitschaft von seiten des Kranken oder seiner Angehörigen,
5. ungenügende Dauer der Behandlung.

Es muß aber darauf verwiesen werden, daß die geringen oder fehlenden Besserungen im Gesamtkrankengut nur 8% ausmachten, während die große Menge der Behandelten (92%) nachweisbare, meist deutliche Besserungen aufwiesen.

Literatur

Aaron, P.G., C.F. Baxter, J. Lucenti: Developmental dyslexia and acquired alexia, two sides of the same coin? Brain and Lang. 11 (1980) 1–11

Aimard, G., A. Vighetto, C. Confavreux, M. Devic: La désorganisation spatiale. Rev. neurol. 137 (1981) 97–111

de Ajuriaguerra, J.: A propos des troubles de l'apprentissage de la lecture. Critiques méthodologiques. Enfance 4 (1951) 389–399

de Ajuriaguerra, J., H. Hécaen: Le cortex cérébral. Étude neuro-psycho-pathologique. Masson, Paris 1949, 1960

de Ajuriaguerra, J., R. Tissot: The apraxias. In: P.S. Vinken, G.W. Bruyn: Handbook of Clinical Neurology, vol. IV. North-Holland, Amsterdam 1969 (p. 48–66)

de Ajuriaguerra, J., H. Hécaen, R. Angelergues: Les apraxies: variétés cliniques et latéralisation lésionnelle. Rev. neurol. 102 (1960) 566–594

Alajouanine, Th.: La réalisation artistique et l'aphasie. Harveyan Lecture London. Brain 71 (1948)

Alajouanine, Th.: Les grandes activités du lobe temporal. Masson, Paris 1955 (p. 179–202)

Alajouanine, Th., F. Lhermitte, B. de Ribaucourt-Ducarne: Les alexies agnosiques et aphasiques. In: Th. Alajouanine: Les grandes activités du lobe occipital. Masson Paris 1960 (p. 235–260)

Alajouanine, Th., A. Ombredane, M. Durand: Le syndrome de désintégration phonétique dans l'aphasie. Masson, Paris 1939

Alajouanine, Th., O. Sabouraud, J. Scherrer: Contribution à l'étude oscillographique des troubles de la parole. In: Larynx et Phonation. Presses Universitaires de France, Paris 1957

Alajouanine, Th., F. Lhermitte, Ledoux, D. Remaud, A. Vignolo: Les composantes phonématique et sémantique de la Jargon-aphasie. Rev. neurol. 110 (1964) 5–20

Albert, M.L., L.K. Obler: The Bilingual Brain. Academic Press, New York 1978

Ammon, K.H.: Aphasics' defective perception of connotative meaning of verbal items which have no denotative meaning. Cortex 13 (1977) 453–457

Angermaier, M.: Legasthenie. Beltz, Weinheim 1970

April, R.S.: Concepts actuels sur l'organisation cérébrale du langage à partir de quelques cas d'aphasie croisée chez les orientaux bilingues. Rev. neurol. 135 (1979) 375–378

Archibald, Y.M., J.M. Wepman, L.V. Jones: Nonverbal cognitive performances in aphasic and non aphasic brain damaged patients. Cortex 3 (1967) 275–294

von Arentsschild, O.: Sprach- und Sprechstörungen. In: P. Biesalski, F. Frank: Phoniatrie – Pädaudiologie. Thieme, Stuttgart 1982 (S. 114–192)

Armand, J.: La voie pyramidale. Rev. neurol. 140 (1984) 309–329

Arnold, G.E.: Die Sprache und ihre Störungen. In: R. Luchsinger, G.E. Arnold: Handbuch der Stimm- und Sprachheilkunde. Springer, Wien 1970

Assal, G., J. Buttet: Agraphie et conservation de l'ecriture musicale chez un professeur de piano bilingue. Rev. neurol. 139 (1983) 569–574

Assal, G., F. Regli: Syndrome de disconnection visuo-verbale et visuo-gestuelle. Aphasie optique et apraxie optique. Rev. neurol. 136 (1980) 365–376

Auburtin: zit. nach P. Broca 1861

Axelrod, S., T. Haryadi, L. Leiber: Oral report of words and word approximations presented to the left or right visual field. Brain and Lang. 4 (1977) 550–557

Bach, W.: Über die angeborene bzw. frühkindlich erworbene verbale Schreib-Leseschwäche (sog. kongenitale Wortblindheit). Allg. Z. Psychiat. 124 (1949) 25–69

Bachmann, F.: Über kongenitale Wortblindheit. Karger, Berlin 1927

Badal: zit. nach A.L. Benton 1959

Barat, M., J.M. Mazaux, B. Bioulac, J.M. Giroire, C. Vital, L. Arné: Troubles du langage de type aphasique et lésions putamino-caudés. Rev. neurol. 137 (1981) 343–350

Basso, A., P. Faglioni, L.A. Vignolo: Étude controlée de la réeducation du langage dans l'aphasie: comparison entre aphasiques traités et non traités. Rev. neurol. 131 (1975) 607–614

Bastian, H. Ch.: Über Aphasie und andere Sprachstörungen. Engelmann, Leipzig 1902

Bauer, H.: Klinik der Sprachstörungen. In: P. Biesalski, G. Böhme, F. Frank, R. Luchsinger: Phoniatrie und Pädoaudiologie. Thieme, Stuttgart 1973 (S. 104–164)

Bay, E.: Sprache und Denken. Dtsch. med. Wschr. 87 (1962) 1845–1852

Bay, E.: Zum Verständnis der aphasischen Störung. Nervenarzt 34 (1963) 295–303

Bay, E.: Aphasia and intelligence. Int. J. Neurol. 4 (1964) 252–254

Bay, E.: The classification of disorders of speech. Cortex 3 (1967) 26–31

Bay, E.: zit. nach Y. Lebrun u. R. Hoops 1974

Beauvois, M.F., J. Dérouesné: Lexical or orthographic agraphia. Brain 104 (1981) 21–49

Bejn, E.S.: Posobie po wostanowleniju retschi u. bolnych s afasiej. Medgis, Moskau 1962

Bejn, E.S.: Afasija i puti jejo preodolenija. Medizina, Leningrad 1964

Bejn, E.S.: Basic principles of restorative therapy of speech in aphasia. In: K. Hartmann v. Monakow: Therapie der Nervenkrankheiten, Bd. VII. Karger, Basel 1969 (S. 174–188)

Bejn, E.S., M.K. Schokhor-Trotzkaja: The preventive method of speech rehabilitation in aphasia. Cortex 2 (1966) 96–108

Bell, D.S.: Speech functions of the thalamus inferred from the effects of thalamotomy. Brain 91 (1968) 619–638

Benda, C.E.: Die Oligophrenien. In: K.P. Kisker, J.-E. Meyer, M. Müller, E. Strömgren: Psychiatrie der Gegenwart, Bd. II. Springer, Berlin 1960 (S. 869–936)

Benedikt, M.: Über Aphasie, Agraphie und verwandte pathologische Zustände. Wien. med. Presse (1865) 897

Benson, D.F.: Aphasia, Alexia and Agraphia. Churchill-Livingstone, Edinburgh 1979

Benson, D.F., M.I. Barton: Disturbances in constructional ability. Cortex 6 (1970) 19–46

Benson, D.F., N. Geschwind. The alexias. In: P.S. Vinken, G.W. Bruyn: Handbook of Clinical Neurology, Bd. IV. North-Holland, Amsterdam 1969 (p. 112–140)

Benson, D.F., N. Geschwind: Developmental Gerstmann syndrome. Neurology 20 (1970) 293–298

Benson, D.F., D.H. Patten: The use of radioactive isotop in the localization of aphasia producing lesions. Cortex 3 (1967) 258–271

Benson, D.F., W.F. Weir: Acalculia: acquired anarithmetia. Cortex 8 (1972) 465–472

Benson, D.F., J. Brown, E.B. Tomlinson: Varieties of alexia: Word and letter blindness. Neurology (Minneap.) 21 (1971) 951–957

Benton, A.L.: Right-left Discrimination and Finger Localization. Hoeber, New York 1959

Benton, A.L.: The fiction of the Gerstmann-Syndrom. J. Neurol. Neurosurg. Psychiat. 24 (1961) 176–181

Benton, A.L.: Contributions to aphasia before Broca. Cortex 1 (1964) 314–327

Benton, A.L.: Contributions to Clinical Neuropsychology. Aldine, Chicago 1969

Benton, A.L.: Reflections on the Gerstmann-Syndrom. Brain and Lang. 4 (1977) 45−62

Benton, A.L., R.J. Joynt: Early descriptions of aphasia. Amer. Arch. Neurol. 3 (1960) 205−221

Benton, A.L., N.R. Varney, K. de S. Hamsher: Visuo spatial judgment. Arch. Neurol. 35 (1978) 364−367

Benton, A.L., K. de S. Hamsher, N.R. Varney, O. Spreen: Contribution to Neuropsychological Assessment. Oxford University Press, New York 1983

Berger, H.: Über Rechenstörungen bei Herderkrankungen des Großhirns. Arch. Psychiat. Nervenkr. 78 (1926) 238−263

Bernsmeier, A.: Differentialdiagnose der Zirkulationsstörungen des Gehirnes, der Meningen und des Rückenmarkes. In: G. Bodechtel: Differentialdiagnose neurologischer Krankheitsbilder, 2. Aufl. Thieme, Stuttgart 1963 (S. 165−332); 4. Aufl. 1984

Bisiacchi, P., G. Denes, C. Semenza: Semantic field in aphasia: An experimental investigation on comprehension of the relations of class and property. Schweiz. Arch. Neurol. Neurochir. Psychiat. 118 (1976) 207−213

Blinkow: zit. nach A.R. Lurija 1974

Blumstein, S.E.: The use of theoretical implications of the dichotic technique for investigating distinctive features. Brain and Lang. 1 (1974) 337−350

Blumstein, S.E., H. Goodglass, V. Tartter: The realibility of ear advantage in dichotic listening. Brain and Lang. 2 (1975) 226−236

Blumstein, S.E., H. Goodglass, S. Statlender, C. Biber: Comprehension strategies determining reference in aphasia: a study of reflexivization. Brain and Lang. 18 (1983) 115−127

Blumstein, S.E., V. Tartter, D. Michel, B. Hirsch, E. Leiter: The role of distinctive features in the dichotic perception of vowels. Brain and Lang. 4 (1977) 508−520

Bodamer, J.: Die Prosop-Agnosie. Die Agnosie des Physiognomieerkennens. Arch. Psychiat. Nervenkr. 179 (1947) 6−53

Böhme, G., R. Botzler: Minimale zerebrale Dysfunktion und Sprachstörungen. Münch. med. Wschr. 117 (1975) 1883−1886

Boller, F., E. Green: Comprehension in severe aphasia. Cortex 8 (1972) 363−381

Borel-Maisonny: Les dyslexies. Définition. Examen. Classement. Rééducation. Folia phoniat. (Basel) 3 (1951) 86−99

Boudouresques, J., R. Khalil, M. Poncet, A. Ali Cherif, B. Bartholomeus, F.X. Pancrazi: Néologismes et aphasie motrice. (Pathologie de l'afférence?) Rev. neurol. 133 (1977) 23−30

Bouillaud, J.: Recherches cliniques propres à démontrer que la perte de la parole correspond à la lésion des lobules antérieurs du cerveau et à confirmer l'opinion de M. Gall sur le siège de l'organe du langage articulé. Arch. gén. Méd. 8 (1825) 25−45

Brain, R.: Visual disorientation with special reference to lesions of the right cerebral hemisphere. Brain 64 (1941) 244−272

Brain, W.R.: Speech Disorders: Aphasia, Apraxia and Agnosia. Butterworth, Washington 1961

Braun, R.: Die Behandlung der Wernicke-Aphasie. In: G. Peuser: Interdisziplinäre Aspekte der Aphasiebehandlung. Rheinland-Verlag, Köln 1976 (S. 17−24)

Broadbent, D.E.: The role of auditory localization in attention and memory span. J. exp. Psychol. 47 (1954) 191−196

Broca, P.: Remarques sur le siège de la faculté du langage articulé, survie d'une observation d'aphémie (perte de la parole). Bull. Soc. anat. Paris 36 (1861) 330−357

Broca, P.: Sur les mots Aphémie, Aphasie et Aphrasie. Lettre à M. le professeur Trousseau. Gaz. Hôp. (Paris) (1864) 35−36

Brown, J.W.: Aphasie, Apraxie und Agnosie. Fischer, Stuttgart 1975

Brown, J.W.: The neural organization of language: Aphasia and lateralization. Brain and Lang. 3 (1976) 482−494

Brown, J.W.: Case report of seman-
tic jargon. In: J.W. Brown:
Jargonaphasia. Academic Press,
New York 1981 (p. 169—176)

Brown, J.W., E. Grober: Age, sex
and aphasia typ. Evidence for a
regional growth process underlying
lateralization. J. nerv. ment. Dis.
171 (1983) 431—434

Brown, J.W., H. Hécaen: Lateralization
and language representation. Neurology (Minneap.) 26 (1976) 183—
189

Brown, J.W., J. Jaffe: Hypothesis on
cerebral dominance. Neuropsychologia 13 (1975) 107—110

Brown, J.W., B.J. Leader, C.S. Blum:
Hemiplegic writing in severe
aphasia. Brain and Lang. 19
(1983) 204—215

Brun, R.: Klinisches und Anatomisches über Apraxie. Schweiz. Arch.
Neurol. Psychiat. 9 (1921) 29—74;
10 (1922) 185—210

Bryden, M.B.: Speech lateralization
in families: a preliminary study
using dichotic listening. Brain and
Lang. 2 (1975) 201—211

Bryden, M.P., H. Hécaen, M. de
Agostino: Patterns of cerebral
organization. Brain and Lang. 20
(1983) 249—262

Buckingham, H., A. Kertesz: A linguistic analysis of fluent aphasia.
Brain and Lang. 1 (1974) 43—62

Buren, J.M. van: The question of
thalamic participation in speech
mechanisms. Brain and Lang 2
(1975) 31—44

Buren, J.M. van, R.C. Borke: Altera-
tions in speech and the pulvinar.
Brain 92 (1969) 255—284

Buttet, J., C. Aubert: La thérapie
par l'intonation mélodique. Rev.
méd. Suisse rom. 100 (1980)
195—199

Büttner, M.: Anspruch und Wirklichkeit der Hilfen für Legastheniker.
Prax. Kinderpsychol. Kinderpsychiat. 27 (1978) 184—194

Campain, R., J. Minckler: Note on
the gross configurations of the
human auditory cortex. Brain
and Lang. 3 (1976) 318—323

Caramazza, A., R.S. Berndt, A.G.
Basili, J.J. Koller: Syntactic
processing deficits in aphasia.
Cortex 17 (1981) 333—348

Caramazza, A., J. Gordon, E. Zurif,
D. de Luca: Right-hemispheric
damage and verbal problem solv-
ing. Brain and Lang. 3
(1976) 41—46

Carmon zit. nach O.A. Selnes 1974

Carmon, A., G.M. Gombas: A phy-
siological vascular correlate of
handpreference: possible implications with respect to hemispheric
cerebral dominance. Neuropsychologia 8 (1970) 119—128

Castaigne, P., F. Lhermitte, J.L. Si-
gnoret, R. Abelauet: Description
et étude scanno-graphique du
cerveau de Leborgne. Rev. neurol.
136 (1980) 563—583

Charcot, J.M.: Sur un cas de cecite
verbale. Leçons sur les maladies
du système nerveux. In: J.M. Charcot: Oeuvres complètes, vol. III.
Delahaye & Lecrosnier, Paris 1877

Charcot, J.M.: Les différentes formes
de l'aphasie. De la cécité verbale.
Progr. Méd. 11 (1883) 441—444

Chi, J.G., E.C. Dooling, F.H. Gilles:
Left-right asymmetries of the
temporal speech areas of the
human fetus. Arch. Neurol. 34
(1977) 346—348

Coen, R.: Pathologie und Therapie
der Sprachanomalien. Urban &
Schwarzenberg, Wien 1886

Cohen, R., S. Kelter: Cognitive impairment of aphasics in a colour-
to-picture matching task. SFB 99.
Linguistik, Konstanz 1977

Cohen, R., S. Kelter, B. Schäfer:
Zum Einfluß des Sprachverständnisses auf die Leistungen im Token
Test. Z. klin. Psychol. 6 (1977)
1—14

Cohen, R., S. Kelter, H. Strohner:
Zur Bedeutung der Krankheitsdauer für sprachliche und nichtsprachliche Leistungen von Aphasikern. Nervenarzt 49 (1978)
38—40

Coltheart, M., K. Patterson, J.C.
Marshall: Deep Dyslexia. Routledge & Kegan, London 1980

Conrad, K.: Über aphasische Sprachstörungen bei hirnverletzten Linkshändern. Nervenarzt 20 (1949)
148—154

Corboz, R.J.: Psychiatrie der minimalen frühkindlichen Hirnschä-

digung. Bull. schweiz. Akad. med. Wiss. 32 (1976) 75−90

Coughlan, A.K., E.K. Warrington: Word comprehension and word retrieval in patients with localized cerebral lesions. Brain 101 (1978) 163−185

Creutzfeldt, O.D.: Cortex cerebri. Springer, Berlin 1983

Critchley, M.: Aphasia in a partial deaf mute. Brain 61 (1938) 163

Critchley, M.: Testamentary capacity in aphasia. Neurology (Minneap.) 11 (1961) 749−754

Critchley, M.: The Parietal Lobes. Arnold, London 1963

Critchley, M.: The Dyslexic Child. Heinemann, London 1970 a

Critchley, M.: Aphasiology and Other Aspects of Language. Arnold, London 1970 b

Cullen, J.K., C.L. Thompson, L.F. Hughes, Ch.I. Berlin, D.S. Samson: The effects of varied acoustic parameters on performance and dichotic speech perception tasks. Brain and Lang. 1 (1974) 307−322

Curry, F.K.W.: A comparison of left-handed and right-handed subjects on verbal and non-verbal dichotic listening tasks. Cortex 3 (1966) 343−352

Curry, F.K.W.: A comparison of the performances of a right hemispherectomized subject and 25 normals on four dichotic listening tasks. Cortex 4 (1968) 144−153

Czopf, J.: Über die Rolle der nichtdominanten Hemisphäre in der Restitution der Sprache der Aphasischen. Arch. Psychiat. Nervenkr. 216 (1962) 162−171

Darley, F.L.: The efficacy of language rehabilitation in aphasia. J. Speech Dis. 37 (1972) 3−21

Darley, F.L.: A retrospectiv view: aphasia. J. Speech Dis. 42 (1977) 161−169

Daujat, C., G. Gainotti, R. Tissot: Sur quelques aspects des troubles de la compréhension dans l'aphasie. Cortex 10 (1974) 347−359

Davis, A.E., J.A. Wada: Speech dominance and handedness in normal human. Brain and Lang. 5 (1978) 42−55

Dax, M.: Lesions de la moitié gauche de l'encéphale coincidant avec l'oubli des signes de la pensée. Gaz. hebd. Méd. Chir. 2. Ser. (1865) 259−260

Déjérine, J.: Contribution à l'étude anatomo-clinique et clinique des différentes variétés de cécité verbale. C.R. Soc. Biol. (Paris) 4 (1892) 61−90

Deloche, G., E. Andreewsky: From neuropsychological data to reading mechanisms. Int. J. Psychol. 17 (1982) 259−279

Deloche, G., E. Andreewsky, M. Desi: Surface dyslexia: a case report and some theoretical implications to reading models. Brain and Lang. 15 (1982) 12−31

Demangeon, J.B.: Physiologie intellectuelle ou développement de la doctrine du Professeur Gall. de Delance, Paris 1806

Dennis, M., H.A. Whitaker: Language acquisition following hemidecortication: linguistic superiority of the left over the right hemisphere. Brain and Lang. 3 (1976) 404−433

Denny-Brown, D.: The nature of apraxia. J. nerv. ment. Dis. 126 (1958) 9−32

Denny-Brown, D.: zit. auch nach A. Subirana 1969

Diatkine, R.: Les troubles de l'apprentissage du langage écrit. Dyslexie et Dysorthographie. Psychol. enfant 6 (1963) 281−409

Dimond, S.J., R.E. Scammel, E.Y.M. Brouwers, R. Weeks: Functions of the centre section (trunk) of the corpus callosum in man. Brain 100 (1977) 543−562

van Dongen: zit. nach Y. Lebrun u. R. Hoops 1974

Drew, A.L.: A neurological appraisel of familial congenitel word-blindness. Brain 79 (1956) 440−460

Dubois, J., H. Hécaen, P. Marcie: L'agraphie „pure". Neuropsychologia 7 (1969) 271−286

Dubois, J., H. Hécaen, R. Angelergues, A. Maufras, P. Marcie: Étude neurolinguistique de l'aphasie de conduction. Neuropsychologia 2 (1964) 9−44

Durand, M.: De l'écriture en miroir. J. Méd. Bordeaux 12, 1881

Efron, R., M. Dennis, E.W. Yund: The perception of dichotic chords by hemispherectomized subjects. Brain and Lang. 4 (1977) 537–549

Eisenson, J.: Language and intellectual modifications associated with right cerebral damage. Lang & Speech 5 (1962) 49–53

Eisenson, J.: Disorders of language in children. J. Pediat. 62 (1963) 20–24

Eisenson, J.: Developmental aphasia (dyslogia) a postulation of unitary concept of the disorders. Cortex 4 (1968) 184–200

Eisenson, J.: Adult Aphasia. Assessment and Treatment. Prentice-Hall, Englewood Cliffs/N.Y. 1973

Elsholz, M.: Zur Störung der musikalischen Leistungen von Aphasikern. In: G. Peuser: Interdisziplinäre Aspekte der Aphasieforschung. Rheinland-Verlag, Köln 1976 (S. 25 –39)

Engl, E., A. Kotten, I. Ohlendorf, E. Poser: Sprachübungen zur Aphasiebehandlung. Marhold, Berlin 1982; 2. Aufl. 1983

Ettlinger, G., C.V. Jackson, O.L. Zangwill: Cerebral dominance in sinistrals. Brain 79 (1956) 569–588

Exner, S.: Untersuchungen über die Lokalisation der Funktionen in der Hirnrinde des Menschen (Stirnhirn). Braumüller, Wien 1881

Faust, C.: Hirnpathologische Studie zur kongenitalen Schreib-Leseschwäche. Nervenarzt 25 (1954) 137–145

Faust, C.: Die zerebralen Herdstörungen bei Hinterhauptverletzungen und ihre Beurteilung. Thieme, Stuttgart 1955

Ferry, P.C., S.M. Hall, J.L. Hicks: Dilapidated speech: Developmental verbal dyspraxia. Develop. Med. Child. Neurol. 17 (1975) 749–756

Feuchtwanger, E.: Amusie. Studie zur Psychologie der akustischen Wahrnehmung und Vorstellung und ihrer Strukturgebiete besonders in Musik und Sprache. Springer, Berlin 1930

Finkelnburg, F.C.: Über Aphasie. Niederrheinische Gesellschaft Bonn 21.3.1970, Berl. Klin. Wschr. 7 (1870) 449–450, 460–462

de Fleury: Memoire sur la pathogénie du langage articulé, couronné par l'Académie des sciences de Bordeaux. Gaz. Hebd. Méd. Chir. 2 (1865) 228–232, 244–250

Florenskaja: zit. nach I. Wald 1961

Flourens: zit. nach A. Kussmaul 1881

Foix, C., M. Levy: Les ramollissements sylviens. Syndromes des lésions en foyer du territoire de l'artère sylvienne et de ses branches. Rev. neurol. 2 (1927) 1

Fradis, A., C. Calavrezo: Phoneme elisions and additions in aphasia. Rev. roum. Linguist. 13 (1976) 653–664

Fradis, A., A. Leischner: Die Zahlenagraphie. Europ. Arch. Psychiat. Nervenkr. 184 (1985) 1–10

Freud, D.: Zur Auffassung der Aphasien. Deuticke, Leipzig 1891

Friederici, A.D.: Production and comprehension of prepositions in aphasia. Neuropsychologia 19 (1981) 191–199

Friederici, A.D., P.W. Schönle, M.F. Garrett: Syntactically and semantically based computations: processing of prepositions in agrammatism. Cortex 18 (1982) 525–534

Fritsch, G., E. Hitzig: Über die elektrische Erregbarkeit des Großhirns. Arch. Anat. Physiol. wiss. Med. 37 (1870) 300–332

Fröschels, E.: Lehrbuch der Sprachheilkunde, 3. Aufl. Deuticke, Leipzig 1931

Fröscher-Huerkamp, M., H.A. Linck, H.J. Biersack: Die cerebrale Emissions-Computertomographie

mit [123] Jod-Isopropylamphet-
amin bei Aphasikern. Nervenarzt
57 (1986) 281—286

Furcham, R.W., D.W. Nibbelink;
C.A. Aschenbrenner: Alexia with
left homonymous hemianopsia
without agraphia. Neurology
(Minneap.) 25 (1975) 1164—1168

Gainotti, G.: Troubles du compor-
tement émotional au cours des
lésions cérébrales. Schweiz. Arch.
Neurol. Neurochir. Psychiat. 118
(1976) 215—229

Gainotti, G., M.A. Lemmo: Comprehension of symbolic gestures in
aphasia. Brain and Lang 3 (1976)
451—460

Gainotti, G., C. Tiacci: Patterns of
drawing disability in right and
left hemisphere patients. Neuropsychologia 8 (1970) 379—384

Gainotti, G., A. Ibba, C. Caltagione:
Pertubations acoustiques et se-
mantiques de la comprehension.
Rev. neurol. 131 (1975) 645—659

Gainotti, G., G. Miceli, C. Caltagione:
Constructional apraxia in left
brain damaged patients: a planning
disorder? Cortex 13 (1977) 109—
118

Gainotti, G., M.C. Silveri, G. Villa,
C. Caltagione: Drawing objects
from memory in aphasia. Brain
106 (1983) 613—622

Galaburda, M., M. Le May, Th. L.
Kemper, N. Geschwind: Right-
left asymmetries in the brain.
Science 199 (1978) 852—856

Gamper, E.: Zur Frage der Polioen-
cephalitis haemorrhagica der chronischen Alkoholiker. Anatomsiche
Befunde beim alkoholischen Kor-
sakow und ihre Beziehungen zum
klinischen Bild. Dtsch. Z. Nervenheilk. 102 (1928) 122—129

Gandour, J., R. Dardarananda:
Identification of tonal contrasts
in Thai aphasic patients. Brain
and Lang. 18 (1983) 98—114

Gans, A.: Über einen im Anfang des
18. Jahrhunderts von Dr. Peter
Rommel klassisch beschriebenen
Fall von transcorticaler motorischer
Aphasie. Z. ges. Neurol. Psychiat.
24 (1914) 480—482

Gardner, H., E. Zurif: Critical reading
of words and phrases in aphasia.
Brain and Lang. 3 (1976) 173—
190

Gates, A., J.L. Bradshaw: The role
of cerebral hemispheres in music.
Brain and Lang. 4 (1977) 403—431

Gazzaniga, M.S.: The Bisected Brain.
Appleton-Century-Crofts, New
York 1970

Gazzaniga, M.S.: Neuropsychology.
In: F.A. King (Hrsg.), Handbook
of Behavioral Neurobiology, vol.
II. Plenum, New York 1979

Gazzaniga, M.S., St. A. Hillgard: Language and speech capacity of the
right hemisphere. Neuropsychologia 9 (1971) 273—280

Gazzaniga, M., R. Sperry: Language
after section of the cerebral commissures. Brain 90 (1967) 131—
148

Gazzaniga, M., J.E. Bogen, R.W.
Sperry: Some functional effects
of sectioning the cerebral
commissures in man. Proc. nat.
Acad. Sci: (Wash.) (1962)
1765—1769

Gazzaniga, M.S., J.J. Siatis, B.T. Volpe,
Ch. Smylie, J. Holtzman, D. Wilson: Evidence for paracallosal
verbal transfer after callosal
section. A possible consequence
of bilateral language organisation.
Brain 105 (1982) 53—63

Gerstmann, J.: Fingeragnosie: eine
umschriebene Störung der Orientierung am eigenen Körper. Wien.
klin. Wschr. 37 (1924) 1010—
1012

Geschwind, N.: The anatomy of
acquired disorders of reading. In:
J. Money: Reading Disability:
Progress and Research Needs in
Dyslexia. Hopkins, Baltimore
Maryland 1962 (p. 115—129)

Geschwind, N.: Disconnection syndromes in animals and man. Brain
88 (1965) 237—294

Geschwind, N.: The apraxias. In: E.W.
Strauss, R.M. Griffith: Phenom-
enology of Will and Action.
Duquesne University Press, Pitts-
burgh 1967a (p. 91—102)

Geschwind, N.: Brain mechanisms suggested by studies of hemispheric connections. In: Brain Mechanisms, Speech and Language. Proceedings of a Conference Held at Princeton. New Jersey, 1965. Grune & Stratton, New York 1967b

Geschwind, N.: Aphasia. New Engl. J. Med. 284 (1971) 654—656

Geschwind, N.: Language and the brain. Sci. Amer. 226 (1972) 76—83

Geschwind, N.: Selected Papers on Language and the Brain. Reidel, Dordrecht 1974

Geschwind, N., E. Kaplan: A human cerebral deconnection syndrom. Neurology (Minneap.) 12 (1962) 675—685

Geschwind, N., W. Levitzky: Human brain: left-right asymmetries in temporal speech region. Science 161 (1968) 186—187

Geschwind, N., F.A. Quadfasel, J.M. Segerra: Isolation of the speech area. Neuropsychologia 6 (1968) 327—340

Gesner, J.A.P.: Die Sprachamnesie. In: Sammlung von Beobachtungen aus der Azneygelahrtheit und Naturkunde. Bd. III. Beck, Nördlingen 1770 (S. 107—182)

Gheorghita, N.: The mobility of the thinking process in aphasics. Neurol. Psychiat. (Bucur.) 14 (1976) 253—263

Gheorghita-Sevastopol, N., I. Voinescu: Aspects de la pensée chez les aphasiques. Rev. roum. Neurol. 5 (1968) 127—134

Girbig, J.F.: Ein Beitrag zur Untersuchung und zum Problem des Sprachverständnisses von Aphasikern. Diss., Bonn 1979

Glass, A.V., M.S. Gazzaniga, D. Premack: Artificial language training in global aphasics. Neuropsychologia 11 (1973) 95—103

Gloning, I.: zit. nach H. Goodglass u. E. Kaplan 1972

Gloning, I., K. Gloning, H. Hoff: Neuropsychological Symptoms in Lesions of the Occipital Lobe and the Adjacent Areas. Gauthier-Villars, Paris 1968

Gloning, I., K. Gloning, K. Jellinger, R. Quatemberg: A case of „prosopagnosia" with necropsy findings. Neuropsychologia 8 (1970) 199—204

Gloning, I., K. Gloning, K. Weingarten, P. Berner: Über einen Fall mit Alexie der Brailleschrift. Wien. Z. Nervenheilk. 10 (1954) 260—273

Gloning, K., W.U. Dressler: Paraphasie. Fink, München 1980

Gloning, K., R. Quatember: Some classification of aphasic disturbances with special reference to rehabilitation. Int. J. Neurol. (Montevideo) 4 (1964) 296—304

Godfrey, J.J.: Perceptual difficulty and the right ear advantage for vowels. Brain and Lang. 1 (1974) 323—335

Goldstein, K.: Die amnestische und die zentrale Aphasie. Arch. Psychiat. Nervenkr. 48 (1911) 314—343

Goldstein, K.: Die zentrale Aphasie. Neurol. Cbl. 31 (1912) 739—751

Goldstein, K.: Language and Language Disturbances. Grune & Stratton, New York 1948

Goldstein u. Gelb, zit. nach Landis u. Mitarb.

Goodglass, H.: Binaural digit presentation and early lateral brain damage. Cortex 3 (1966) 295—306

Goodglass, H.: zit. nach Y. Lebrun u. R. Hoops 1974

Goodglass, H., S. Blumstein: Psycholinguistics and Aphasia. University Press, Baltimore 1973

Goodglass, H., J. Hunt: Grammatical complexity and aphasic speech. Word 14 (1958) 197—207

Goodglass, H., E. Kaplan: Disturbances of gesture and pantomime in aphasia. Brain 98 (1963) 703—720

Goodglass, H., E. Kaplan: The Assessment of Aphasia and Related Disorders. Lea & Febiger, Philadelphia 1972

Gordon, H.W.: Cerebral organization in bilinguals. Brain and Lang. 9 (1980) 255—268

Gordon, H.W.: Right hemisphere comprehension of verbs in patients with complete forebrain commissurotomy: use of the dichotic method and manual performance. Brain and Lang. 11 (1980) 76—86

Granjon-Galieret, N., J. de Ajuria-guerra: Troubles de l'apprentissage de la lecture et dominance latérale. Encéphale 3 (1951) 385—398

Grasset, J.: Aphasie de la main droite chez un sourd muet. Progr. Med. 4 (1896) 281

Gratiolet: zit. nach P. Broca 1861

Greenblatt, S.H.: Alexia without agraphia or hemianopsia. Anatomical analysis of an autopsied case. Brain 96 (1973) 307—316

Greenblatt, S.H.: Subangular alexia without agraphia or hemianopsia. Brain and Lang. 3 (1976) 229—245

Grewel, F.: Classification of dysarthrias. Psychiat. Neurol. Scand. 32 (1957) 325—337

Grewel, F.: The acalculias. In: P.S. Vinken, G.W. Bruyn: Handbook of Clinical Neurology, vol. IV. North-Holland, Amsterdam 1969 (p. 181—194)

Grissemann, H.: Die Legasthenie als Deutungsschwäche. Zur psychologischen Grundlegung der Legasthenietherapie. Huber, Bern 1972

Gutzeit, G.: Neuropsychologische Aspekte zur zentralen Organisation von Lernprozessen. Prax. Kinderpsychol. Kinderpsychiat. 27 (1978) 253—260

Gutzeit, G.: Zur Frage der Frühdiagnostik lese- und rechtschreibschwacher Kinder. Med. Welt 31 (1980) 271—278

Gutzmann, H.: Sprachheilkunde. Kornfeld, Berlin 1924

Haberkamp, A.: zit. nach Y. Lebrun u. R. Hoops 1974

Haberkamp, H.: Entwicklung und Beziehung von psychologischen und hirnpathologischen Variablen bei Aphasie. In: G. Peuser: Interdisziplinäre Aspekte der Aphasieforschung. Rheinland-Verlag, Köln 1976 (S. 49—56)

Hadano, R., T. Hamanaka: Über Spiegelschrift. Stud. phonol. 13 (1979) 8—17

Hallgren, B.: Specific dyslexia (congenital wordblindness). Acta psychiat. (Kbh.), Suppl. 65, 1950

Halpern, L.: La lange hébraïque dans la restitution de l'aphasie sensorielle chez les polyglottes. Sem. Hôp. Paris 25 (1949) 1—3

Halpern, L.: Problems of Dynamic Neurology. Rothschild Hadassah University, Jerusalem 1963

Halsey, J.H., U.W. Blauenstein, E.M. Wilson, E.L. Wills: rCBF-activation in a patient with right homonymous hemianopsia and alexia without agraphia. Brain and Lang. 9 (1980) 137—140

Hardyck, C., O.J.L. Tzeng, W.S.-Y. Wang: Cerebral lateralization of function and bilingual decision processes: is thinking lateralized? Brain and Lang. 5 (1978) 56—71

Harskamp: zit. nach Y. Lebrun u. R. Hoops 1974

Hartje, W., M. Kerschensteiner, W. Sturm: Konstruktive Apraxie und räumliche Orientierungsstörung. Akt. Neurol. 2 (1975) 179—187

Hasaerts van Geertruyden, E.: Dyscalculie d'évolution. Rev. Neuropsychiat. infant. 18 (1970) 5—18

Hatfield, F.M.: Some grammatical disturbances in Russian and English aphasic patients. Badania linguistyczue nad afazja. Ossolineum 1978

Hatfield, F.M., K. Walton: Phonological patterns in a case of aphasia. Lang. and Speech 18 (1975) 341—357

Hatfield, F.M., O.L. Zangwill: Ideation in aphasia: the picture-story method. Neuropsychologia 12 (1974) 389—393

Head, H.: Aphasia and Kindred Disorders of Speech. Macmillan, New York 1926

Hécaen, H.: Aphasic, apraxic and agnostic syndromes in right and left hemispheric lesions. In: P.S. Vinken, G.W. Bruyn: Handbook of Clinical Neurology, vol. IV. North-Holland, Amsterdam 1969 (p. 291—311)

Hécaen, H.: Introduction à la neuropsychologie. Larousse, Paris 1972

Hécaen, H.: Acquired aphasia in children and the ontogenesis of hemispheric functional spezialization. Brain and Lang. 3 (1976) 114—134

Hécaen, H., M.L. Albert: Human Neuropsychology. Wiley, New York 1978

Hécaen, H., R. Angelergues: Pathologie du langage. Larousse, Paris 1965

Hécaen, H., M. Piercy: Paroxysmal dysphasia and the problem of cerebral dominance. J. Neurol. Neurosurg. Psychiat. 19 (1956) 194—201

Hécaen, H., J. Ruel: Sièges lésionels intrafrontaux et deficit au test de „fluence verbale". Rev. neurol. 137 (1981) 277—284

Hécaen, H., J. de Ajuriaguerra, M. David: Les déficits fonctionnels après lobectomie occipitale. Mschr. Psychiat. Neurol. 123 (1952) 239—291

Hécaen, H., R. Angelergues, J.A. Douzens: Les agraphies. Neuropsychologia 1 (1963) 179—208

Hécaen, H., R. Angelergues, S. Houllier: Les variétés cliniques des acalculies au cours des lésions rétro-rolandiques, approche statistique du problème. Rev. neurol. 105 (1961) 85—103

Hécaen, H., M. Dell, A. Roger: L'aphasie de conduction. Encéphale 44 (1955) 170—195

Heilman, K.M., Th. van den Abell: Right hemispheres dominance for attention the mechanism underlying hemisphere asymmetries of inattention (neglect). Neurology 30 (1980) 327—330

Heilman, K.M., R.S. Scholes: The nature of comprehension errors in Broca's, conduction and Wernicke aphasics. Cortex 12 (1976) 258—265

Heilman, K.M., E. Valenstein: Clinical Neuropsychology. Oxford University Press, New York 1979

Heilman, K.M., A. Safran, N. Geschwind: Closed head trauma and aphasia. J. Neurol. Neurosurg. Psychiat. 34 (1971) 265—269

Heilman, K.M., D.M. Tucker, E. Valenstein: A case of mixed transcortical aphasia with intact naming. Brain 99 (1976) 415—426

Hendersen, V.W., M.A. Naeser, J.M. Weiner, J.M. Pieniadz, H.C. Chiu: CT-critéria of hemispheric asymmetry fail to predict language

laterality. Neurology 34 (1984) 1086—1089

Henschen, S.E.: Über Sprach-, Musik- und Rechenmechanismen und ihre Lokalisationen im Großhirn. Z. ges. Neurol. Psychiat. 52 (1919) 273—298

Henschen, D.E.: Klinische und anatomische Beiträge zur Pathologie des Gehirnes. V.: Über Aphasie, Amusie und Akalkulie. Nordiska Bokhandlen, Stockholm 1920

Hermann, K., E. Norrie: Is congenital word-blindness a hereditary type of Gerstmann's syndrome? Psychiat. et Neurol. (Basel) 136 (1958) 59—73

Hermann, L.H., A.Z. Ostrowski, E.S. Gurdjan: Perforating branches of the middle cerebral artery. Arch. Neurol. (Chic.) 8 (1963) 32—34

Herrmann, G.: Beiträge zur Lehre von den Störungen des Rechnens bei Herderkrankungen des Okzipitallappens (Akalkulie Henschen). Mschr. Psychiat. Neurol. 70 (1928) 193—278

Hermann, G., O. Pötzl: Über die Agraphie und ihre lokaldiagnostischen Beziehungen. Karger, Berlin 1926

Hervé, C.: A qui appartient la découverte de la cécité verbale? Bull. Soc. d'Anthrop. Paris 12 (1889) 172—278

Hier, D.B., J.P. Mohr: Incongruous oral and written naming. Evidence for a subdivision of the syndrome of Wernicke's aphasia. Brain and Lang. 4 (1977) 115—126

Hinshelwood: Four cases of congenital wordblindness occuring in the same family. Brit. med. J. 1907; ref. Neurol. Cbl. 29, 1908

Hirose, G., T. Kin, E. Murakami: Alexia without agraphia associated with occipital lesion. J. Neurol. Neurosurg. Psychiat. 40 (1977) 225—227

de Hirsch, K.: Specific dyslexia or strephosymbolia. Folia phoniat. (Basel) 4 (1952) 231—248

Hoefft, H.J.: Klinisch-anatomischer Beitrag zur Kenntnis der Nachsprechaphasie (Leitungsaphasie). Dtsch. Z. Nervenheilk. 175 (1957) 560—594

Hoff, H., O. Pötzl: Über eine optisch-agnostische Störung des „Physiognomie-Gedächtnisses". Z. ges. Neurol. Psychiat. 159 (1937) 367 bis 395

Hoff, H., I. Gloning, K. Gloning: Die zentralen Sehstörungen der optischen Wahrnehmung. Wien. med. Wschr. 112 (1962) 1—96

Holler, J., D. Buchanan, M. Singer, J. Lappin, W. Webb: Alexia without agraphia: an experimental case study. Brain and Lang. 5 (1978) 378—387

Howes, D.: Application of the word-frequency concept to aphasia. In: A.V.S. de Reuck, M.O'Connor: Disorders of Language. Churchill, London 1964 (p. 47 to 75)

Hrbek, J.: Vyšší nervosá činnost člověka. Naklad. Palack-Univ., Olomouc 1955

Hrbek, J.: The higher nervous activity (collected papers). Acta univers. Palackianae Olomucensis, Bd. XV. Státní pedagog. nakladatelství, Prag 1976

Huber, W., M. Kerschensteiner, I. Mayer: Untersuchungen zur Prognose und Methode der Therapie von Entwicklungsdysphasien. Nervenarzt 48 (1977) 40—44

Huber, W., K. Poeck, D. Weniger, K. Willmes: Der Aachener Aphasietest. Aufbau und Überprüfung der Konstruktion. Nervenarzt 51 (1980) 475—482

Humphrey, M.E., O.L. Zangwill: Dysphasia in left-handed patients with unilateral brain lesions. J. Neurol. Neurosurg. Psychiat. 15 (1952) 184—193

Illing, E.: Über kongenitale Wortblindheit (angeborene Schreib- und Leseschwäche). Mschr. Psychiat. Neurol. 71 (1929) 297—355

Imura, T.: Aphasie, ihre eigenartigen Erscheinungen in der japanischen Sprache. Psychiat. Neurol. jap. 47 (1943) 196—218

Ingram, D.: Cerebral speech lateralization in young children. Neuropsychologia 13 (1975) 103—105

Ingram, T.T.S.: Specific developmental disorders of speech in childhood. Brain 82 (1959) 450—467

Ingvar, Lassen: zit. nach K. Kohlmeyer 1973

Irwin, R.J., J.K. Newland: Children's knowledge of left and right: research note. J. Child. Psychol. Psychiat. 18 (1977) 271—277

Jaccoud: De l'alalie et de ses diverses formes. Gaz. hebd. Méd. Paris 2. Ser. (1864) 497—577

Jackson, J.H.: Clinical remarks on cases of defects of expression (by words, writing, signs etc.) in diseases of the nervous system. Lancet 1864, 604—605

Jackson, J.: On a case of loss of power of expression; inhability to talk, to write and to read correctly after convulsive attacks. Brit. med. J. 92 (1866) 326—330

Jakobson, R., M. Halle: Fundamentals of Language. Mouton, La Haye 1956

Joanette, Y., A. Ali-Cherif, F. Delpuech, M. Habib, J.F. Pellissier, M. Poncet: Évolution de la sémiologie aphasique avec l'âge. Rev. neurol. 139 (1983) 657—664

Jung, R.: Neurophysiologie und Psychiatrie. In: K.P. Kisker, J.-E. Meyer, M. Müller, E. Strömgren: Psychiatrie der Gegenwart, Bd. I/1A. Springer, Berlin 1967 (S. 325—928)

Just, M.A., G.A. Davis, P.A. Carpenter: A comparison of aphasia and normal adults in sentence verification tasks. Cortex 13 (1977) 402—423

Kainz, F.: Psychologie der Sprache, Bd. II u. IV. Enke, Stuttgart 1956

Kameyama, M.: Vascular lesions of the thalamus of the dominant and nondominant side. Appl. Neurophysiol. 19 (1976/77) 171—177

Kauders, G.: Über polyglotte Reaktionen bei einer sensorischen Aphasie. Z. Neurol. Psychiat. 122 (1929) 651—666

Keith, R.L., A.E. Aronson: Singing as therapy for apraxia of speech and aphasia. Brain and Lang. 2 (1975) 483—488

Kelter, S., R. Cohen, D. Engel, G. List, H. Strohner: Aphasic disorders in matching tasks involving conceptual analysis and covert naming. Cortex 12 (1976) 383–394

Kerr: School hygiene in its mental, moral and physical aspects. The Howard Price Essay of the Royal Statist. Soc. 1896

Kerschensteiner, M., K. Poeck: Bewegungsanalyse bei bucco-facialer Apraxie. Nervenarzt 45 (1974) 9–15

Kerschensteiner, M., K. Poeck, G. Lehmkuhl: Die Apraxien. Akt. Neurol. 2 (1975) 171–178

Kersinger, J.R.: Lateralization in normal 6 year olds as related to later reading disability. Develop. Psychobiol. 11 (1978) 309–319

Kertesz, A., P. McCabe: Recovery patterns and prognosis in aphasia. Brain 100 (1977) 1–18

Kertesz, A., J.B. Phipps: Numerical taxonomy of aphasia. Brain and Lang. 4 (1977) 1–10

Kertesz, A., E. Poole: The aphasic quotient. Canad. J. neurol. Sci. 1 (1974) 7–16

Kertesz, A., A. Sheppard: The epidemiology of aphasic and cognitive impairment in stroke. Age, sex, aphasia typ and laterality differences. Brain 104 (1981) 117–128

Kertesz, A., W. Harlock, R. Coates: Computer tomographic localization, lesion size and prognosis in aphasia and non-verbal impairment. Brain and Lang. 8 (1979) 34–50

Kertesz, A., D. Lesk, P. McCabe: Isotope localization of infarcts in aphasia. Arch. Neurol. (Chic.) 34 (1977) 590–601

Kiml, J.: Afasie a reedukace řeči (Aphasie und Reedukation der Sprache). Státní zdravotnické nakladatelství, Prag 1969

Kimura, D.: Functional asymmetry of the brain in dichotic listening. Cortex 3 (1967) 163–178

Kinsbourne, M., D.B. Rosenfeld: Agraphia selective for written spelling. Brain and Lang. 1 (1974) 215–225

Kinsbourne, M., E.K. Warrington: A variety of reading disabilities associated with right hemisphere le-

sions. J. Neurol. Neurosurg. Psychiat. 25 (1962) 339–344

Kinsbourne, M., E.K. Warrington: A study of finger agnosia. Brain 85 (1962) 47–66

Kinsbourne, M., E.K. Warrington: Jargon aphasia. Neuropsychology 1 (1963) 27–37

Klein, R.: zit. nach R. Klein u. W. Mayer-Gross 1957

Klein, R., W. Mayer-Gross: The Clinical Examination of Patients With Organic Cerebral Disease. Cassell, London 1957

Kleist, K.: Über Leitungsaphasie. Mschr. Psychiat. Neurol. 17 (1905) 503–532

Kleist, K.: Über Leitungsaphasie und grammatische Störungen. Mschr. Psychiat. Neurol. 40 (1916) 61–64 und 41 (1916) 98–118

Kleist, K.: Gehirnpathologie. Barth, Leipzig 1934

Klicpera, C.: Der neuropsychologische Beitrag zur Legasthenieforschung. Eine Übersicht über wichtige Erklärungsmodelle und Befunde. Fortschr. Neurol. Psychiat. 52 (1984) 93–103

Kohlmeyer, K.: Aphasiesyndrome und hirnlokale Zirkulationsstörungen der dominanten Hemisphäre im Karotisangiogramm. In: A. Leischner: Die Rehabilitation der Aphasie in den romanischen Ländern nebst Beiträgen zur Aphasieforschung. Thieme, Stuttgart 1970 (S. 59–70)

Kohlmeyer, K.: Lokalisationsprobleme der Aphasie in moderner Sicht. In: A. Leischner, G. Peters: Beiträge zur klinischen Hirnpathologie. Thieme, Stuttgart 1973 (S. 126–140)

Kohlmeyer, K.: Pathophysiologie, Neurologie und konservative Therapie der zerebralen Arterienverschlüsse. In: E. Müller, R. Walch: Zur Pathologie, Klinik und Therapie der Art. cer. med.-Verschlüsse. Gesellschaft für Hirntraumatologie und klinische Hirnpathologie, Bad Homburg 1975 (S. 124–154)

Kohlmeyer, K.: Untersuchungen der Hirndurchblutung mit Xenon 133. Therapiewoche 26 (1976 a) 4516–4537

Kohlmeyer, K.: Aphasia due to focal disorders of cerebral circulation: some aspects of localization and of spontaneous recovery. In: Y. Lebrun, R. Hoops: Recovery in Aphasics. Swets & Zeitlinger, Amsterdam 1976 b (p. 79–95)

Kohlmeyer, K.: Untersuchungen der regionalen Hirndurchblutung bei Patienten mit neuropsychologischen Störungen infolge Schlaganfall. In: S. Hoyers: Hirnstoffwechsel und Hirndurchblutung. Excerpta medica Foundation, Amsterdam 176 c (p. 63–76)

Konorski, J.: Integrative Activity of the Brain. University of Chicago Press, Chicago 1967

Kopp, N., F. Michel, H. Carrier, A. Brion, P. Duvillard: Étude de certaines asymmetries hémispheriques du cerveau human. J. neurol. Sci. 34 (1977) 349–363

Kotten, A.: Therapy of the so-called „Telegraphic style". In: G. Nickel: Proceedings of the fourth International Congress of Applied Linguistics. Hochschul-Verlag, Stuttgart 1976 (p. 599–607)

Kotten, A.: Aphasietherapie: Kommunikation oder Drill? In: D.W. Althoff: Mündliche Kommunikation: Störungen und Therapie. Scriptor, Königstein 1983 (S. 105–121)

Kotten, A.: Die Behandlung des „rezeptiven Agrammatismus". In: H. Andresen, A. Redder: Aphasie. Kommunikation von Aphatikern in Therapiesituationen. OBST (Osnabrücker Beiträge zur Sprachtherapie) 32 (1985) 85–110

Kreindler, A., A. Fradis: Afazia. Editura Academici R.D.R., Bukarest 1970

Kreindler, A., A. Fradis; L. Michailescu: Quantitative studies on speech characteristics of aphasics. A statistical approach to vocabulary. Hum. Neurobiol. 2 (1983) 171–176

Kreindler, A., A. Fradis, N. Sevastopol: La repartition des dominances hemispheriques. Neuropsychologia 4 (1966) 143–149

Kreindler, Michailescu u. Alexandru: zit. nach Y. Lebrun u. R. Hoops 1974

Kreindler, A., L. Mihailescu, S. Alexandru, V. Stoica: Der Denkprozeß der Aphasiker. Arch. Psychiat. Nervenkr. 223 (1977) 239–247

Kretz, V., R. Suchenwirth, U. Ferner: Händigkeit in Abhängigkeit vom Lebensalter. Neuropsychologia 8 (1970) 215–226

Kroll, M.: Beitrag zum Studium der Apraxie. Z. Neurol. Psychiat. 2 (1910) 315–345

Kussmaul, A.: Die Störungen der Sprache. 2. Aufl. Vogel, Leipzig 1881

Laine, T., R.J. Martilla: Pure agraphia: a case study. Neuropsychologia 19 (1981) 311–316

Lamy, M., C. Launay, Soulé: Dyslexie spécifique chez deux jumeaux identiques. Sem. Hôp. Paris (1952) 1475–1477

Landis, Th., R. Graves, H. Goodglass: Aphasic reading and writing: Possible evidence for right hemispheric participation. Cortex 18 (1982) 105–112

Landis, Th., M. Regard, R. Graves, H. Goodglass: Semantic paralexia: a release of right hemispheric function from left hemispheric control. Neuropsychologia 21 (1983) 359–364

Lange, J.: Agnosien und Apraxien. In: G. Bumke, O. Foerster: Handbuch der Neurologie. Springer, Berlin 1936

Larsen, B., E. Skinhoj, N.A. Larsen: Variations in regional cortical blood flow in the right and left hemispheres during automatic speech. Brain 101 (1978) 193–209

Lascelles, R.G., E.H. Burows: Occlusion of the middle cerebral artery. Brain 88 (1965) 85; zit. nach M.M. Waddington u. B.A. Ring 1968

Launay, C.: Étude d'une classe d'enfants de 6 à 7 ans inaptes à la lecture. Sem. Hôp. Paris 28 (1952) 1459–1463

Lebrun, Y., R. Hopps: Intelligence and Aphasia. Swets & Zeitlinger, Amsterdam 1974

Lebrun, Y., R. Hoops: Recovery in Aphasics. Swets & Zeitlinger, Amsterdam 1976

Lecours, A.R., F. Lhermitte, B. Bryans: Aphasiology. Baillière-Tindall, London 1983

Leischner, A.: Die „Aphasie" der Taubstummen. Ein Beitrag zur Lehre von der Asymbolie. Arch. Psychiat. Nervenkr. 115 (1943) 469–548

Leischner, A.: Über Störungen des Stenographierens. Arch. Psychiat. Nervenkr. 185 (1950) 271–290

Leischner, A.: Analyse einer Alexie mit sensorischer Aphasie. Arch. Psychiat. Nervenkr. 190 (1953) 261–296

Leischner, A.: Die Störungen der Schriftsprache. Agraphie und Alexie. Thieme, Stuttgart 1957

Leischner, A.: Die Psychiatrie der dominanten Hemisphäre. Nervenarzt 34 (1963) 303–307

Leischner, A.: Über Träume in fremden Sprachen bei Gesunden und Aphasischen. Neuropsychologia 3 (1965) 191–204

Leischner, A.: Die Sprachstörungen im Kindesalter. Z. Kinderheilk. 100 (1967) 137–159

Leischner, A.: The agraphias. In: P.S. Vinken, G.W. Bruyn: Handbook of clinical Neurology, Bd. IV. North-Holland, Amsterdam 1969 (p. 141–180)

Leischner, A.: Seitendifferente Schreibleistungen bei Agraphien. In: A. Leischner: Die Rehabilitation der Aphasie in den romanischen Ländern nebst Beiträgen zur Aphasieforschung. Thieme, Stuttgart 1970 (S. 70–83)

Leischner, A.: Über den Verlauf und die Einleitung der aphasischen Syndrome. Arch. Psychiat. Nervenkr. 216 (1972) 219–231

Leischner, A.: Die Sprachentwicklungsbehinderung. In: H. Hager, H. Lange-Cosack, K. Kunze, R.Ch. Behrend: Sensomotorische Störungen bei frühkindlichen Hirnschäden. Hansisches Verlagskontor, Lübeck 1976 a (S. 101–111)

Leischner, A.: Aptitude of aphasics for language treatment. In: Y. Lebrun, R. Hoops: Recovery in Aphasics. Swets & Zeitlinger, Amsterdam 1976 b (p. 112–123)

Leischner, A.: Über die Einteilung der Paraphasien. In: K. Gloning,

W.U. Dressler: Paraphasie. Untersuchungen zum Problem lexikalischer Fehlleistungen. Fink, München 1980 (S. 21–34)

Leischner, A.: Klinische Sprachpathologie. Fink, München 1981

Leischner, A.: Side differences in writing to dictation of aphasics with agraphia: a graphic disconnection syndrome. Brain and Lang. 18 (1983) 1–19

Leischner, A.: Das graphische Disconnections-Syndrom. Europ. Arch. Psychiat. neurol. Sci. 234 (1984) 125–136

Leischner, A.: Die Entwicklung der Aphasielehre: Sachverhalte und Theorien. In: H. Bochnik, W. Richtberg: Sprache-Sprechen-Verstehen. Perimed, Erlangen 1984 (S. 25–36)

Leischner, A., A. Fradis: Die Asymbolien. Fortschr. Neurol. Psychiat. 42 (1974) 264–279

Leischner, A., K. Mattes: Verlaufsuntersuchungen der Spontansprache und der graphischen Leistungen bei 175 Aphasikern. Arch. Psychiat. Nervenkr. 232 (1982) 281–297

Leischner, A., J. Pendzialek-Langer: Die Bedeutung konstruktiver Leistungen, insbesondere des Zeichnens und Malens für die Rehabilitation der Aphasie. In: H.H. Wieck: Psychopathologie musischer Gestaltungen. Schattauer, Stuttgart 1974 (S. 149–165)

Leischner, A., J. Pendzialek-Langer: Katamnestische Untersuchungen bei 200 traumatischen Aphasien. In: E. Müller, G. Peters: Hirnverletzung und Alter. Thieme, Stuttgart 1977 (S. 41–50)

Leischner, A., K. Mattes, U. Mallin: Vergleich der oralen mit der graphischen Performanz bei 175 Aphasikern. Arch. Psychiatr. Nervenkr. 228 (1980) 213–222

Lenneberg, E.H.: Biologische Grundlagen der Sprache. Suhrkamp, Frankfurt 1972

Levine, D.N., R. Calvanio: Visual discrimination after lesions of the posterior corpus callosum. Neurology 30 (1980) 21–30

Levin, H.S., J.E. Rose: Alexia without agraphia in a musician after transcallosal removal of a left intraventricular meningioma. Neurosurgery 4 (1979) 168–174

Levin, H.S., R.G. Grossman, P.J. Kelly: Aphasic disorders in patients with closed head injury. J. Neurol. Neurosurg. Psychiat. 39 (1976) 1062–1070

Levy, J., C. Trevarthen: Perceptual semantic and phonetic aspects of elementary language processes in split-brain patients. Brain 100 (1977) 105–118

Levy, J., R.D. Nebes, R. Sperry: Expressive language in the surgically separated minor hemisphere. Cortex 7 (1971) 49–58

Lhermitte, F., J. Dérouesné: Aphasie amnésique. Rev. neurol. 132 (1976) 669–680

Lhermitte, F., B. Ducarne: La rééducation des aphasiques. Rev. Prat. (Paris) 15 (1965) 1–11

Lhermitte, F., J.C. Gauthier: Aphasia. In: P.S. Vinken, G.W. Bruyn: Handbook of Clinical Neurology. vol. IV. North-Holland, Amsterdam 1969 (p. 84–104)

Lhermitte, F., A.R. Lecours: Recherches sur le langage des aphasiques. Encéphale 6 (1970) 516–570

Lichtheim, L.: On aphasia. Brain 7 (1885) 433–484

Liepmann, H.: Das Krankheitsbild der Apraxie (motorischen Asymbolie). Mschr. Psychiat. Neurol. 8 (1900) 102–132, 182–197

Linck, H.A.: Sprachtherapeutische Versorgung der Aphasiker. Rehabilitation 16 (1977) 229–234

Linck, H.-A., U. Bonson: Aphasie und EEG-Befund. In: G. Peuser: Interdisziplinäre Aspekte der Aphasieforschung. Rheinland-Verlag, Köln 1976 (S. 71–90)

Linck, H.-A., H. Haberkamp: Sprachentwicklungsbehinderung – Sprachentwicklungsverzögerung. Folia phoniat. (Basel) 28 (1976) 141–160

Linder, M.: Über Legasthenie (spezielle Leseschwäche). Fünfzig Fälle, ihr Erscheinungsbild und Möglichkeiten der Behandlung.

Z. Kinderpsychiat. 18 (1951) 97–143

Lissauer, H.: Ein Fall von Seelenblindheit nebst einem Beitrag zur Theorie derselben. Arch. Psychiat. Nervenkr. 21 (1890) 222–270

Lordat, J.: Analyse de la parole pour servir à la théorie de divers cas d'alalie et de paralalie (de mutisme et d'imperfection de parler) que les neurologistes ont mal connus. J. Soc. Méd. Prat. Montpellier 7 (1843) 333–353, 417–433; 8 (1843) 1–17

Lurija, A.R.: Die höheren kortikalen Funktionen des Menschen und ihre Störungen bei örtlichen Hirnschädigungen. VEB Deutscher Verlag der Wissenschaften, Berlin 1970 a

Lurija, A.R.: Traumatic aphasia. Mouton, Paris 1970 b

Lurija, A.R.: Language and brain. Towards the basic problems of neurolinguistics. Brain and Lang. 1 (1974) 1–14

Lyman, R.S., S.T. Kwan, W.H. Chao: Left occipito-parietal brain tumor with observations on alexia and agraphia in Chinese and in English. Chin. med. J. 54 (1938) 491–516

McKeever, W.F., A.D. van Deventer: Visual and auditory language processing asymmetries: influence of handedness, familial sinistrality, and sex. Cortex 13 (1977) 225–241

Marcé: Mémoire sur quelques observations de physiologie pathologique tendant à démontrer l'existence d'un principe coordinateur de l'écriture et ses rapports avec le principe coordinateur de la parole. C.R. Soc. Biol. (Paris) (1856) 93–115

Marcel, T.: Surface dyslexia and beginning reading: a revised hypothesis of the pronunciation of print and its impairments. In: M. Colhaert, K. Patterson, J.C. Marshall: Deep Dyslexia. Routledge & Kegan, London 1980 (p. 227–258)

Marcie, P., H. Hécaen, J. Dubois, R. Angelergues: Les réalisations du langage chez les malades atteints de lésions de l'hémisphère droit. Neuropsychologia 3 (1965) 217—245

Marie, P.: De l'aphasie (Cécité verbale, surdité verbale, aphasie motrice, agraphie). Rev. Méd. (Paris) 3 (1883) 693—702

Marie, P.: Revision de la question de l'aphasie. I. La troisième circonvolution frontale gauche ne joue aucun rôle dans la fonction de langage. Sem. méd. (Paris) 26 (1906 a) 241—247

Marie, P.: Revision de la question de l'aphasie. II. Que faut-il penser des aphasies sous-corticales (aphasies pures)? Sem. méd. (Paris) 26 (1906 b) 493—500

Marie, P.: Revision de la question de l'aphasie III. L'aphasie de 1861 à 1866; essai de critique historique sur la genèse de la doctrine de Broca. Sem. méd. (Paris) 26 (1906 c) 565—571

Marie, P., C. Foix: Les aphasies de guerre. Rév. neurol. 24 (1917) 53—87

Martin, D., N.H. Wasserman, L. Gilden, L. Gerstman, J.A. West: A process model of repetition in aphasia: an investigation of phonological and morphological interactions in aphasic error performance. Brain and Lang. 2 (1975) 434—450

Maruszewski, M.: Language communication and the brain. PWN Polish Scientific Publishers. Warschau, Mouton, Den Haag 1975

Mattes, K.: Zur Ätiologie der Aphasien. Vortrag 16. Jahrestagung Gesellsch. Hirntraumatologie, Bad Homburg, 1975

Mattes, K., A. Leischner: Ätiologie und Verlauf der Totalaphasie. Folia phoniat. (Basel) 30 (1978) 13—21

Mazaux, J.M., J.M. Orgogozo, P. Henry, P. Loiseau: Troubles du langage au cours des lesions thalamiques. Rev. neurol. 135 (1979) 59—64

Mazzocchi, F., L.A. Vignolo: Localisation of lesions in aphasia, Clinical CT-scan correlation in stroke patients. Cortex 15 (1979) 627—654

Mendilaharsu, C., S. Acevedo de Mendilaharsu: Constructional apraxia. Acta neurol. lat.-amer. 17 (1971) 172—193

Messerli, P.' A. Tissot: zit. nach Lebrun u. Hoops 1974

Messerli, P., A. Tissot, J. Rodriguez: Recovery from aphasia: some factors of prognosis. In: Y. Lebrun, R. Hoops: Recovery in Aphasics. Swets & Zeitlinger. Amsterdam 1976 (p. 124—135)

Michailescu, L., I. Weigl, E. Weigl, A. Kreindler: Performance in aphasics at conceptual and operational words used single or within syntagms. Rev. roum. Neurol. 9 (1972) 181—195

Michel, F., B. Schott, M. Baucher, N. Kopp: Alexie sans agraphie chez un malade ayant un hemisphère gauche déafferanté. Rev. neurol. 135 (1979) 347—364

Minkowski, M.: Sur un cas d'aphasie chez un polyglotte. Rev. neurol. 35 (1928) 361—366

Minkowski, M.: On aphasia in polyglotts. In: L. Halpern: Problems of Dynamic Neurology. Hadassah University, Jerusalem 1963 (p. 119—161)

Moek, H.S., W. Pascher: Verbesserungen der Rehabilitation von Aphasien durch individuelle audiovisuelle Therapie. Folia phoniat. 28 (1976) 73—84

Mohr: zit. nach A. Kertesz u. Mitarb. 1977

Mohr, J.P., W.C. Watters, G.W. Duncan: Thalamic hemorrhage and aphasia. Brain and Lang. 2 (1975) 3—17

von Monakow, C.: Die Lokalisation im Großhirn. Bergmann, Wiesbaden 1914

Monrad-Krohn, G.H.: Dysprosody or altered „melody of language". Brain 70 (1947) 405—415

Morais, J., M. Landercy: Listening to speech while retaining music: what happens to the right-ear advantage? Brain and Lang. 4 (1977) 295—308

Morgan, W.P.: A case of congenital wordblindness. Brit. med. J. 1896, 1378

Morley, M.E.: The Development and Disorders of Speech in Childhood. Livingstone, Edinburgh 1957

Moskowitch, M.: On the representation of language in the right hemisphere of right-handed people. Brain and Lang. 3 (1976) 47–71

Moutier, F.: L'aphasie de Broca. Steinheil, Paris 1908

Munk, H.: Seelenblindheit, Tierexperiment. Arch. Physiol. 1878, 1879, 1880, 1881

Naeser, M.A., R.W. Hayward: Lesion localization in aphasia with cranial tomography and the Boston Diagnostic Aphasia Examination. Neurology 28 (1978) 545–551

Naeser, M.A., R.W. Hayward: The resolving stroke and aphasia: a case study with computerized tomography. Arch. Neurol. 36 (1979) 233–235

Nasse, W.: Über die Beziehung des Sprachvermögens zu den vorderen Hirnlappen. Arch. Psychiat. Nervenkr. 8 (1851) 1–16

Nebes, R.D., R.W. Sperry: Hemispheric deconnection syndrom with cerebral birth injury in the dominant arm area. Neuropsychologia 9 (1971) 247–259

Newcombe, F.: Missle Wounds of the Brain. Oxford University Press, London 1969

Newcombe, F., J.C. Marshall: Stages in recovery from dyslexia following a left cerebral abscess. Cortex 9 (1973) 329–332

Newcombe, F., J.C. Marshall, P.J. Carrivick, R.W. Hiorms: Recovery curves in acquired dyslexia. J. neurol. Sci. 24 (1975) 127–133

Niebergall, G., J. Wiese: Neuropsychologische und psychiatrische Aspekte der „Sprachentwicklungsbehinderung" am Beispiel eines 9jährigen Patienten. Klin. Pädiat. 190 (1978) 494–499

Nielsen, J.M.: Agnosia, Apraxia, Aphasia: Their Value in Cerebral Localisation, 2nd ed. Hoeber, New York 1946

Obler, L.K.: Dyslexia in bilinguals. In: R.N. Malatesha, H. Whitaker: Dyslexia. Martineau and Nijhoff, The Hague 1983

Obler, L.K., M.L. Albert, H. Goodglass, D.F. Benson: Aphasia typ and aging. Brain and Lang. 6 (1978) 318–322

Ogle, J.W.: Aphasia and agraphia. St. Georges Hosp. Rep. 2 (1867) 83–122

Ogrezeanu, V., L. Voinescu: Efficiency of methods based on the divergent principle in the therapy of aphasia. Neurol. Psychiat. (Buc.) 19 (1981) 151–157

Ohashi, H.: Aphasia, Apraxia, Agnosia. Shoin, Osaka 1960

Ojemann, G.A.: Language and the Thalamus. Object naming and recall during and after thalamic stimulation. Brain and Lang. 2 (1975) 101–120

Ombredane, A.: L'aphasie et l'élaboration de la pensée explicite. Presse Universitaire de France, Paris 1951

Orgass, B., M. Kerschensteiner: Die visuellen Agnosien. Akt. Neurol. 2 (1975) 189–197

Orgass, B., K. Poeck: Clinical validation of a new test for aphasia: an experimental study of the Token Test. Cortex 2 (1966) 222–243

Orgass, B., W. Hartje, M. Kerschensteiner, K. Poeck: Aphasie und nicht-sprachliche Intelligenz. Nervenarzt 43 (1972) 623–627

Orgogozo, J.M.: Le syndrome de Gerstmann (Revue critique de la littérature). Encéphale 2 (1976) 41–53

Orton, S.T.: Word-blindness in school children. Arch. Neurol. Psychiat. (Chic.) 1915

Osgood, Ch.E., M.S. Miron: Approaches to the Study of Aphasia. University of Illinois Press, Urbana/Ill. 1970

Panse, F.: Sprache als Bewegung. Arch. Psychiat. Nervenkr. 183 (1950) 425–439

Paradis, M.: Aphasie et traduction. Meta 29 (1984) 57–67

Paradis, M., Y. Lebrun: La neurolinguistique du bilinguisme. Répresentation et traitement de deux langues dans un même cerveau. Languages 72 (1983) 7–13

Paradis, M., M.C. Goldblum, R. Abidi: Alternate antagonism with paradoxical translation behavior in two bilingual aphasic patients. Brain and Lang. 15 (1982) 55–69

Parisi, D., L. Pizzamiglio: Syntactic comprehension in aphasia. Cortex 6 (1970) 204–215

Park, G.E.: Mirror and reversed reading. J. Pediat. 42 (1953) 120–128

Park: zit. nach A. Leischner 1957

Pascher, W., H. Bauer: Differentialdiagnose von Sprach-, Stimm- und Hörstörungen. Thieme, Stuttgart 1984

Patterson, K.E.: What is right with „deep" dyslexia patients? Brain and Lang. 8 (1979) 111–129

Pelikan, V.: Patogenese afaisií. Aricenum zdravotnické nakladatelství, Prag 1970

Penfield, W., L. Roberts: Speech and Brain Mechanisms. Princeton University Press, Princeton/N.J. 1959

Peritz, G.: Zur Pathopsychologie des Rechnens. Dtsch. Z. Nervenheilk. 61 (1918) 234–340

Perscheron, G., R. Escourolle: Évaluation de la limité la plus médiale du territoire profond de l'artère cérébrale moyenne sur 96 cas de ramolissements. Rev. neurol. 20 (1969) 245–254

Peters, G.: Klinische Neuropathologie, 2. Aufl. Thieme, Stuttgart 1970

Petersen, U., P. Koepp, M. Solensen, Th. v. Villiez: Aphasie im Kindesalter mit EEG-Veränderungen. Neuropädiatrie 9 (1978) 84–96

Peuser, G.: Aphasie. Eine Einführung in die Patholinguistik. Fink, München 1978

Peuser, G.: Studien zur Sprachtherapie. Fink, München 1979

Peuser, G., M. Fittschen: On the universality of language dissolution: the case of a Turkish aphasic. Brain and Lang 4 (1977) 196–207

Peuser, G., A. Leischner: Störungen der phonetischen Schrift bei einem Aphasiker. Neuropsychologia 12 (1974) 557–560

Pick, A.: Über eine eigentümliche Schreibstörung, Mikrographie, in Folge cerebraler Erkrankung. Prager Med. Wschr. 28 (1903) 1–4

Pick, A.: Über Störungen der Orientierung am eigenen Körper. In: Arbeiten aus der deutschen psychiatrischen Universitätsklinik in Prag. Karger, Berlin 1908 (S. 1–9)

Pick, A.: Die agrammatischen Sprachstörungen. Springer, Berlin 1913

Pick, A., R. Thiele: Aphasie. In: A. Bethe, G.V. Bergmann: Handbuch der normalen und pathologischen Physiologie, Bd. XV. Springer, Berlin 1931 (S. 1416–1524

Pilch, H.: Aphasia in Welch. Word 28 (1972) 207–229

Pillon, B., M. Desi, F. Lhermitte: Deux cas d'aphasie croisée avec jargonaphasie chez des droitiers. Rev. neurol. 135 (1979) 15–30

Pisoni, D.B., S.D. McNabb: Dichotic interactions of speech sounds and phonetic feature processing. Brain and Lang. 1 (1974) 351–362

Pitres, A.: Étude sur l'aphasie chez les polyglottes. Rév. méd. (Paris) 15 (1895) 873–899

Pitres, A.: L'aphasie amnésique et ses variétés cliniques. Alcan, Paris 1898

Poeck, K.: zit. nach Y. Lebrun u. R. Hoops 1974

Poeck, K.: Klinische Neuropsychologie. Thieme, Stuttgart 1982

Poeck, K.: What do we mean by „aphasic syndromes?" A neurologist's view. Brain and Lang. 20 (1983) 79–89

Poeck, K.: Neuropsychological demonstration of splenial interhemispheric disconnection in a case of „optic anomia". Neuropsychologia 22 (1984) 707–713

Poeck, K., B. Orgass: The concept of body schema: a critical review and some experimental results. Cortex 7 (1977) 254–277

Poeck, K., R. de Bleser, D. Graf von Keyserlingk: Neurolinguistic status and localization of lesion in aphasia patients with exclusively consonant vowel recurring utterances. Brain 107 (1984) 199–217

Poeck, K., M. Kerschensteiner, F.J. Stachowiak, W. Huber: Die amnestische Aphasie. J. Neurol. 207 (1974) 1–17

Poeck, K., M. Kerschensteiner, F.J. Stachowiak, W. Huber: Die Aphasien. Akt. Neurol. 2 (1975) 159–169

Poeck, K., M. Kerschensteiner, F.J. Stachowiak, D. Weniger: Therapie der Aphasien. Nervenarzt 48 (1977) 119–126

Poppelreuther: Psychische Schädigungen durch Kopfschuß im Kriege 1914/16. Voss. Leipzig 1917

Pötzl, O.: Die optisch-agnostischen Störungen. Deuticke, Leipzig 1928

Pötzl, O.: Aphasie und Mehrsprachigkeit. Z. Neurol. Psychiat. 124 (1930) 145–162

Preston: zit. nach A. Leischner 1957

Rabinowitch, R.D.: Reading and learning disabilities. In: American Handbook of Psychiatry, vol. I. Aereti, New York 1959

Rabinowitch 1924: zit. nach M. Critchley 1970a

Ranschburg: zit. nach A. Leischner 1957

Regard, M., Th. Landis: Experimentally induced semantic paralexias in normals. A property of the right hemisphere. Cortex 20 (1984) 263–270

Regard, M., Th. Landis, R. Graves: Dissociated hemispheric superiorities for reading stenography versus print. Neuropsychologia 23 (1985) 431–435

Regard, M., Th. Landis, K. Hess: Preserved stenography reading in a patient with alexia without agraphia: a model for dissociated reading processes. Arch. Neurol. 42 (1985) 400–402

de Renzi, E., H. Spinnler: Impaired performance on color tasks in patients with hemispheric damage. Cortex 3 (1967) 194–217

de Renzi, E., I.A. Vignolo: The token test: a sensitive test to detect receptive disturbances in aphasics. Brain 85 (1962) 665–678

de Renzi, E., P. Faglioni, P. Previdi: Spatial memory and hemispheric locus of lesion. Cortex 13 (1977) 424–433

de Renzi, E., A. Pieczuro, L. Vignolo: Ideational apraxia: a quantitative study. Neuropsychologia 6 (1968) 41–52

de Renzi, E., P. Faglioni, M. Savoiardo, L. Vignolo: The influence of aphasia and of the hemispheric side of the cerebral lesion on abstract thinking. Cortex 2 (1966) 399–420

Riese, W.: Semantic aphasia. J. nerv. ment. Dis. 128 (1959) 302–308

Riklan, M., I.S. Cooper: Psychometric studies of verbal functions following thalamic lesions in humans. Brain and Lang. 2 (1975) 45–64

Risse, G.L., A.B. Rubens, L.L. Jordan: Disturbances of long-term memory in aphasic patients. Brain 107 (1984) 605–617

Roberts, L.: Functional plasticity in cortical speech areas and integration of speech. Arch. Neurol. Psychiat. 79 (1958) 275–283

Roberts, L.: Aphasia, apraxia and agnosia in abnormal states of cerebral dominance. In: P.S. Vinken, G.W. Bruyn: Handbook of Clinical Neurology. vol. IV. North-Holland, Amsterdam 1959 (312–326)

Roeltgen, D.P., K.M. Heilman: Lexical agraphia. Further support for the two-system hypothesis of linguistic agraphia. Brain 107 (1984) 811–827

Romero, B.: A neuropsychological analysis of word comprehension. Pol. Psychol. Bull. 7 (1976) 13–18

Rubens, A.B.: Agnosia. In: K.M. Heiman, E. Valenstein: Clinical Neuropsychology. Oxford University Press, New York 1979 (p. 233–267)

Russel, W.R., M.L.E. Espir: Traumatic Aphasia. Oxford University Press, London 1961

Rutherford, W.: The aetiology of congenital wordblindness. Brit. J. Child. Dis. 6 (1909) 484–488

Saffran, E.M., M.F. Schwartz, O.S.M. Marin: Semantic mechanisms in paralexia. Brain and Lang. 3 (1976) 255–265

Salamon, G., Ch. Raybaud, P. Michoty, F. Grisoli, Ph' Farnarier: Etude angiographique des circonvolutions cérébrales et de leur territoire de vascularisation. Rev. neurol. 131 (1975) 259–284

Sarno, E.S., M.T. Sarno, E. Levita: The functional life scale. Arch. phys. Med. 54 (1973) 214–220

Sarno, M., M. Silverman, E. Sands: Speech therapy and language recovery in severe aphasia. J. Speech Res. 13 (1970) 607–623

Sasanuma, S., O. Fujimura: Selective impairment of phonetic and non-phonetic transcription of words in Japanese aphasic patients: Kana vs. kanji in visual recognition and writing. Cortex 7 (1971) 1–18

Sasanuma, S., H. Monoi: The syndrom of Gogi (word meaning) aphasia. Neurology (Minneap.) 25 (1975) 627–632

Satz, P., D. Bakker, J. Teunissen, R. Goebel, H. van der Vlugt: Developmental parameters of the ear asymmetry: a multivariate approach. Brain and Lang. 2 (1977) 171–185

Schachter, M.: L'aphasie croisée des droitiers. Rev. méd. Liège 32 (1977) 176–180

Schaltenbrand, G.: The effects on speech and language of stereotactical stimulation in Thalamus and Corpus callosum. Brain and Lang. 2 (1975) 70–77

Scheller: In: A. Leischner: Die Rehabilitation in den romanischen Ländern nebst Beiträgen zur Aphasie. Thieme, Stuttgart 1970 (S. 98)

Schilder, P.: Fingeragnosie, Fingerapraxie. Fingeraphasie. Nervenarzt 4 (1931) 625–629

Schmandt-Besserat, D.: The earliest precursor of writing. In: Human Communication. Language and Its Psychobiological Bases. (Readings from Scientific American) Freeman, San Francisco 1982 (p. 81–89)

Schmidt, E.W., R.A. Tkatschew: Woprosi kliniki i patofisiologii afasij. Medgis, Moskau 1961

Schubert, K., F. Panse: Audiologische Befunde bei einer sensorischen Aphasie. Arch. Ohr-, Nas.- u. Kehl.-Heilk. 164 (1953) 23–40

Schuell, H.: Differential Diagnosis of Aphasia with the Minnesota Test, 3rd ed. University of Minnesota Press, Minneapolis 1969

Schuell, H., Y.J. Jenkins, E.J. Pabon: Aphasia in Adults. Harper & Row, New York 1964

Schulze, H.A.: Zur individuellen cytoarchitektonischen Gestaltung der linken und rechten Hemisphäre im Bereich des Lobulus parietalis inferior. J. Hirnforsch. 4 (1960) 486–517

Schwartz, M., E.M. Safran, O.S.M. Marin: The word order problem in agrammatism. Brain and Lang. 10 (1980) 249–262

Seemann, M.: Sprachstörungen bei Kindern. 2. Aufl. VEB Volk und Gesundheit, Berlin 1965

Selnes, O.A.: The corpus callosum some anatomical and functional considerations with special reference to language. Brain and Lang. 1 (1974) 111–139

Seron, X., G. Deloche, G. Moulard, M. Rousselle: A computer- based therapy for the treatment of aphasic subjects with writing disorders. J. Speech Dis. 45 (1980) 45–58

Shallice, T.: Phonological agraphia and the lexical route of writing. Brain 104 (1981) 413–429

Shallice, T., E.K. Warrington: Auditory-verbal short-term memory impairment and conduction aphasia. Brain and Lang. 4 (1977) 479–491

Shallice, T., E.K. Warrington: Single and multiple component central dyslexic syndromes. In: M. Coltheart, K. Patterson, J.C. Marshall: Deep Dyslexia. Routledge & Kegan London 1980 (p. 119–145)

Shankweiler, D.: A study of developmental dyslexia. Neuropsychologia 1 (1963) 267–286

Shankweiler, D.: Developmental dyslexia: a critique and review of recent evidence. Cortex 1 (1964) 53–62

Shankweiler, D.: Effects of temporal lobe damage on the perception of dichotically presented melodies. J. comp. physiol. Psychol. 62 (1966) 115–119

Shankweiler, D., M. Studdert-Kennedy: A continuum of lateralization for speech perception? Brain and Lang. 2 (1975) 212–225

Shewan, C.M., G.J. Canter: Effect of vocabulary syntax and sentence lenght on auditory comprehension in aphasic patients. Cortex 7 (1971) 209–226

Silverberg, R., H.W. Gordon: Differential aphasia in two bilingual individuals. Neurology 29 (1979) 51–55

Sipos, J., J. Tägert: Ein neuer dichotischer Hörtest als neuropsychologisches Untersuchungsverfahren. Nervenarzt 47 (1976) 329–332

Sittig, O.: Zur Psychopathologie des Zahlenverständnisses. Z. Psychopathol. 3 (1919) 39–85

Sittig, O.: Über Apraxie, eine klinische Studie. Abhandlg. Neurol. Psychiat. Psychol. u. Grenzgeb. 63 (1931) 1–248

Smirnow, Faktorowitch: zit. nach I. Wald 1961

Smith, M.D.: On the understanding of some relational words in aphasia. Neuropsychologia 12 (1974) 377–384

Spamer, C.: Über Aphasie und Asymbolie. Arch. Psychiat. Nervenkr. 6 (1876) 496–542

Sparks, R., N. Helm, M. Albert: Aphasia rehabilitation resulting from melodic intonation. Cortex 10 (1974) 303–316

Sperry, R.W.: Cerebral organization and behaviour. Science 133 (1961) 1749–1757

Sperry, R.W., M.S. Gazzaniga, J.E. Bogen: Interhemispheric relationships: the neocortical commissures. Syndromes of hemisphere disconnection. In: P.S. Vinken, G.W. Bruyn: Handbook of Clinical Neurology, vol. IV. North-Holland Amsterdam 1969 (p. 272–290)

Spreen, G., A.L. Benton: Neurosensory Center Comprehensive Examination for Aphasia. Universität, Victoria 1969

Springer, L., D. Weniger: Aphasietherapie aus logopädisch-linguisticher Sicht. In: G. Böhme: Therapie der Sprach-, Sprech- und Stimmstörungen. Fischer, Stuttgart 1980 (S. 190–207)

Spurzheim, G.: Observations sur la phraenologie. Trentel & Wurz, Paris 1818

Stachowiak, F.J.: Zur semantischen Struktur des subjektiven Lexikons. Fink, München 1979

Stachowiak, F.J., W. Huber, K. Poeck, M. Kerschensteiner: Text comprehension in aphasia. Brain and Lang. 4 (1977) 177–195

Steffen, H., Ch. Seidel: Perzeptives, kognitives, schulisches und soziales Verhalten sprachretardierter und sprachgestörter Kinder. Kinder- u. Jugendpsychiat. 4 (1976) 216–232

Strauss, H.: Über konstruktive Apraxie. Mschr. Psychiat. Neurol. 56 (1924) 65–124

Strub, R.S., H. Gardner: The repetition defect in conduction aphasia: mnestic or linguistic? Brain and Lang. 1 (1974) 241–255

Subirana, A.: Handness and cerebral dominance. In: P.S. Vinken, G.W. Bruyn: Handbook of Clinical Neurology, vol. IV. North-Holland Amsterdam 1969 (p. 248–272)

Sugishita, M., Y. Toyokura, M. Yoshioka, R. Yamada: Unilateral agraphia after section of the posterior half of truncus of the corpus callosum. Brain and Lang. 9 (1980) 215–225

Tallal, P., M. Piercy: Developmental aphasia: rate of auditory processing and selective impairment of consonant perception. Neuropsychologia 12 (1974) 83–93

Tallal, P., M. Piercy: Developmental aphasia: the perception of brief vowels and extended stop consonants. Neuropsychologia 13 (1975) 69–74

Taylor-Sarno, M.: Understanding Aphasia. A Guide for Family and Friends. Institute of Physical Medicine and Rehabilitation. New York 1958

Taylor-Sarno, M.: Aphasia Rehabilitation Manuel and Therapie. McGraw, New York 1959

Taylor-Sarno, M.: The Functional Communication Profile Manual of Directions. Rehabilitation Monograph 42. Institute of Rehabilitation Medicine, New York 1969

Taylor-Sarno, M.: Acquired Aphasia. Academic Press, New York 1981

Taylor-Sarno, M., M. Silverman, E.
Sand: Speech therapy and language
recovery in severe aphasia. J. Speech
Res. 13 (1970) 607—623

Taylor-Sarno, M.L.: A measurement
of functional communication in
aphasia. Arch. Phys. Med. Rehab.
46 (1965) 101—107

Terwort: zit. nach Y. Lebrun u. R.
Hoops 1974

Teszner, D., A. Tzavaras, J. Gruñer,
H. Hécaen: L'asymmetrie droite-
gauche du planum temporale. Rev.
neurol. 126 (1972) 444—449

Thomsen, I.V.: Evaluation and out-
come of aphasia in patients with
severe closed head trauma. J.
Neurol. Neurosurg. Psychiat. 38
(1975) 713—718

Tissot, A., J. Rodriguez, R. Tissot:
Die Prognose der Anarthrie im
Sinne von Pierre Marie. In: A.
Leischner: Die Rehabilitation
der Aphasien in den romanischen
Ländern nebst Beiträgen zur Apha-
sieforschung. Thieme, Stuttgart
1970 (S. 20—43)

Tissot, R.: Neuropsychopathologie de
l'aphasie. Masson, Paris 1966

Tissot, R., G. Mounin: L'agrammatis-
me. Dessart, Brüssel 1973

Tissot, R., F. Lhermitte, B. Ducarne:
État intellectuel des aphasiques.
Encéphale 52 (1963) 285—320

Tkatschew, R.A.: O klaccifikacii i prognose afasitscheskich rasstrojstw.
In: E.W. Schmidt, R.A. Tkatschew:
Woprosi kliniki i patofisiologii
afasij. Medgis, Moskau 1961 (S. 5—
23)

Trescher, J.H., F.R. Ford: Colloid
cyst of the third ventricle. Arch.
Neurol. Psychiat. 37 (1937)
959—973

Trousseau, M.: De l'aphasie, maladie
décrite récemment sous le nom
impropre d'aphémie. Gaz. Hôp.
(Paris) 37 (1864) 13—14

Tsunoda, T.: Functional differences
between right and left cerebral
hemispheres detected by the key-
tapping method. Brain and Lang.
2 (1975) 152—170

Tsvetkova, L.S.: Aphasietherapie bei
örtlichen Hirnschädigungen. (Aus
dem Russischen übersetzt von E.
Hofer, hrsg. von G. Peuser.) Narr,
Tübingen 1982

Tureen, L.L., E.A. Smolik, J.H. Tritt:
Aphasia in a deaf mute. Neurology
(Minneap.) 1 (1951) 237—244

Urbain, E., X. Seron, A. Remis, A.
Cobben, M. van der Linden, R.
Mouchette: Aphasie croisée chez
un droitière. Rev. neurol. 12
(1978) 751—759

Vargha, M., G. Gereb: Aphasie-Thera-
pie. VEB Fischer, Jena 1959

Vassella, F.: Neurologie der soge-
nannten frühkindlichen minimalen organischen Hirnschädigung.
Bull. schweiz. Akad. med. Wiss.
32 (1976) 67—79

Vignolo, L.A.: Evolution of aphasia
and language rehabilitation: a re-
trospective study. Cortex I (1964)
344—367

Vogt: zit. nach G. Hervé 1889

Voinescu, I.: Rehabilitation of the
word connecting deficiency in
aphasics. Neurol. Psychiat. (Buc.)
15 (1977) 35—41

Voinescu, I., N. Gheorghita: zit. nach
Y. Lebrun u. R. Hoops 1974

Voinescu, I., N. Gheorghita: Thinking
in aphasics. Neurol. Psychiat.
(Buc.) 13 (1975) 255—266

Voinescu, I., N. Gheorghita: Starting
aphasia therapy after spontaneous
recovery. Results in 50 cases.
Neurol. Psychiat. (Buc.) 15 (1977)
227—232

Wada, J.: zit. nach J. Wada u. Th. Rasmussen 1960

Wada, J., Th. Rasmussen: Intracarot-
id injection of Sodiumamytal for
the lateralization of cerebral speech
dominance. Experimental and clinical observations. J. Neurosurg.
17 (1960) 266—283

Waddington, M.M., B.A. Ring: Syndromes of occlusion of middle
cerebral artery branches. Brain
91 (1968) 685—696

Wald, I.: Problema afasii poliglotow.
In: E.W. Schmidt, R.A. Tkatschew:
Woprosi kliniki i patofisiologii
afasij. Medgis, Moskau 1961
(S. 140—176)

Wallesch, C.W., H.H. Kornhuber, T.
Kunz, J. Brunner: Neuropsychological deficits associated with
small unilateral thalamic lesions.
Brain 106 (1983a) 141—152

Wallesch, C.W., H.H. Kornhuber, R.J. Brunner, Th. Kunz, B. Hollerbach, G. Suger: Lesions of the basal ganglia, thalamus and deep white matter: differential effects on language functions. Brain and Lang. 20 (1983b) 286–304

Walter, K.: Beitrag zum Problem der angeborenen Schreib-Leseschwäche Nervenarzt 25 (1954) 146–154

Wapner, W., H. Gardner: A study of spelling in aphasia. Brain and Lang. 7 (1979) 363–374

Warrington, E.K.: Constructional apraxia. In: P.S. Vinken, G.W. Bruyn: Handbook of Clinical Neurology, vol. IV. North-Holland, Amsterdam 1969 (p. 67–83)

Watson, R.T., K.M. Heilman: Callosal apraxia. Brain 106 (1983) 391–403

Weigl, E.: The phenomenon of temporary deblocking in aphasia. Z. Phonet. Sprachwiss. Komm. 14 (1961) 337–364

Weigl, E.: Neuropsychological experiments on transcoding between spoken and written language structures. Brain and Lang. 1 (1974) 227–240

Weinschenk, C.: Die erbliche Lese-Rechtschreibschwäche. Huber, Bern 1965

Weisenburg, T., K. McBride: Aphasia, a Clinical and Psychological Study. Commenwealth Fund, New York 1935; repr. Hafner, New York 1964

Wellman u. Lanser: zit. nach Y. Lebrun u. R. Hoops 1974

Wepman, J.N.: Recovery From Aphasia. Ronald, New York 1951

Wernicke, C.: Der aphasische Symptomencomplex. Cohn & Weigert, Breslau 1874

Wernicke, C.: Die neueren Arbeiten über Aphasie. Fortschr. Med. 4 (1886) 371–377

Wertheim, N.: The amusias. In: P.S. Vinken, G.W. Bruyn: Handbook of Clinical Neurology, vol. IV. North-Holland, Amsterdam 1969 (p. 195–206)

Wertheim, N., M.L. Botez: Plan d'investigation des fonctions musicales. Encéphale 3 (1959) 246–254

Wertheim, N., M.L. Botez: Receptive amusia, a clinical analysis. Brain 84 (1961) 19–30

Whitaker: zit. nach Y. Lebrun u. R. Hoops 1974

Whitaker, H., H.A. Whitaker: Studies in Neurolinguistics. Academic Press, New York 1976

Whitley, A.M., E.K. Warrington: Selective impairment of topographical memory: a single case study. J. Neurol. Neurosurg. Psychiat. 41 (1978) 575–578

Willmes, K., K. Poeck: Ergebnisse einer multizentrischen Untersuchung über die Spontanprognose von Aphasien vaskulärer Ätiologie. Nervenarzt 55 (1984) 62–71

Witelson, S.F., W. Pallie: Left hemisphere spezialisation for language in the newborn: Neuroanatomical evidence of asymmetry. Brain 96 (1973) 641–646

Wolpert, I.: Die Simultanagnosie: Störung der Gesamtauffassung. Z. Neurol. Psychiat. 93 (1924) 397–415

Yamadori, A., M.L. Albert: Word category aphasia. Cortex 9 (1973) 112–125

Yamadori, A., Y. Osumi, S. Masuhara, M. Okubo: Preservation of singing in Broca's aphasia. J. Neurol. Neurosurg. Psychiat. 40 (1977) 221–224

Yamoguchi, F., J. St. Meyer, F. Sekai, M. Yamamoto: Case reports of three dysphasic patients to illustrate rCBF responses during behavioral activation. Brain and Lang. 9 (1980) 145–148

Yeni-Koneshian, G., J.F. Gordon: The effect of memory load on the right ear advantage in dichotic listening. Brain and Lang. 1 (1974) 375–382

Zangwill, O.L.: Cerebral Dominance and Its Relation to Psychological Function. Oliver & Boyd, Edinburgh 1960

Zangwill, O.L.: Intellectual status in aphasia. In: P.S. Vinken, G.W. Bruyn: Handbook of Clinical Neurology. Vol. IV. North-Holland, Amsterdam 1969 (p. 105–111)

Zangwill, O.L.: zit. nach Y. Lebrun u. R. Hoops 1974

Zurif, E.B.: Auditory lateralization: Prosodic and syntactic factors. Brain and Lang. 1 (1974) 391–404

Autorenverzeichnis

Sachverzeichnis